SUPPLÉMENT

AU TRAITÉ

DES MALADIES DES YEUX

DE

WELLER.

LIBRAIRIE MÉDICALE DE GERMER BAILLIÈRE.

WELLER. Traité théorique et pratique des maladies des yeux, traduit de l'allemand, sur la dernière édition, par Reister, augmenté de notes par Jallat. Paris, 1832, 2 vol. in-8°, avec fig. col., et Supplément, par le docteur Sichel. 1 vol. in-8, avec fig. col. En tout, 3 vol. 18 fr.

SCARPA. Traité des maladies des yeux, traduit de l'italien, sur la dernière édition, par les docteurs Bousquet et Bellanger. Paris, 1821, 2 vol. in-8°, avec fig. 7 fr.

BEER. Des moyens les plus efficaces pour conserver la vue, et pour la fortifier lorsqu'elle s'est affaiblie, avec la manière de se traiter soi-même dans les cas où les secours des gens de l'art ne sont pas indispensables ; et celle de soigner les yeux pendant et après la petite vérole ; traduit de l'allemand par Thiercelin, 6ᵉ édition, corrigée et augmentée d'un mémoire sur les inconvénients et les dangers des lunettes communes. Paris, 1819, 1 vol. in-8°. 2 fr. 50 c.

AMUSSAT. Leçons sur les rétentions d'urine causées par les rétrécissements de l'urètre, et sur les maladies de la glande prostate, recueillies et publiées par M. le docteur Petit, de l'île de Ré. Paris, 1832, 1 vol. in-8°, fig. br. 4 fr. 50 c.

BLANDIN. De l'autoplastie, ou Restauration des parties du corps qui ont été détruites à l'aide d'un emprunt fait à d'autres parties plus ou moins éloignées. 1836, 1 vol. in-8°. 4 fr. 50 c.

BLANDIN. Traité d'anatomie topographique, ou Anatomie des régions du corps humain considérée spécialement dans ses rapports avec la chirurgie et la médecine opératoire, 2ᵉ édition, 1834, 1 vol in-8°, et atlas de 20 planches in-4°. 23 fr.

Le même ouvrage, fig. col. 40 fr.

BOURGERY. Traité de petite chirurgie, contenant l'art des pansements, les médicaments topiques, les bandages, les vésicatoires, les cautérisations, les opérations simples, la saignée, les incisions, les ponctions, la vaccination, le cathétérisme, la réduction des hernies, les plaies simples, les brûlures, les ulcères, les abcès, les hémorrhagies, etc. Paris, 1835, 1 fort vol. in-8°. 6 fr.

CHOPART. Traité des maladies des voies urinaires, nouvelle édition, revue, corrigée, augmentée de notes et d'un Mémoire sur les pierres de la vessie et sur la lithotomie, par Félix Pascal, D. M. P. Paris, 1830, 2 vol. in-8°, br. 12 fr.

DUBOIS (D'AMIENS). Traité de pathologie générale. 1837, 2 vol. in-8°, br. 14 fr.

DUPARCQUE. Histoire complète des ruptures et déchirures de l'utérus, du vagin et du périnée (*ouvrage couronné par la Société médicale d'émulation de Paris*). 1836, 1 vol. in-8°. 6 fr. 50 c.

DUPARCQUE. Traité théorique et pratique sur les altérations simples et cancéreuses de la matrice (*ouvrage couronné par la Société de médecine de Bordeaux*). Paris, 1835, 1 vol. in-8. 6 fr. 50 c.

DUPUYTREN. Leçons orales de clinique chirurgicale faites à l'Hôtel-Dieu de Paris, recueillies et publiées par une société de médecins. Paris, 1832 et 1834, 4 vol. in-8, br. 34 fr.

LISFRANC. Des diverses méthodes et des différents procédés pour l'oblitération des artères dans le traitement des anévrismes, de leurs avantages et de leurs inconvénients respectifs, suivies de quelques recherches sur l'histoire chirurgicale des anévrismes, en réponse à M. Dezeimeris. Paris, 1834, 1 vol. in-8. 3 fr. 50 c.

PAULY. Maladies de l'utérus, d'après les leçons cliniques de M. Lisfranc. Paris, 1836, 1 vol. in-8, br. 6 fr.

Paris. — Imprimerie de BOURGOGNE et MARTINET, rue Jacob, 30.

TRAITÉ

DE

L'OPHTHALMIE,

LA

CATARACTE

ET L'AMAUROSE,

POUR SERVIR DE SUPPLÉMENT

AU TRAITÉ DES MALADIES DES YEUX DE WELLER;

PAR

J. SICHEL,

DOCTEUR EN MÉDECINE ET EN CHIRURGIE DES FACULTÉS DE BERLIN ET DE PARIS, LICENCIÉ ÈS-LETTRES DE LA FACULTÉ DE PARIS, PROFESSEUR DE CLINIQUE DES MALADIES DES YEUX, MÉDECIN OCULISTE DU BUREAU DE BIENFAISANCE DU XIe ARRONDISSEMENT DE PARIS, ANCIEN CHEF DE CLINIQUE OPHTHALMOLOGIQUE DE VIENNE, MEMBRE DE PLUSIEURS SOCIÉTÉS SAVANTES FRANÇAISES ET ÉTRANGÈRES, ETC.

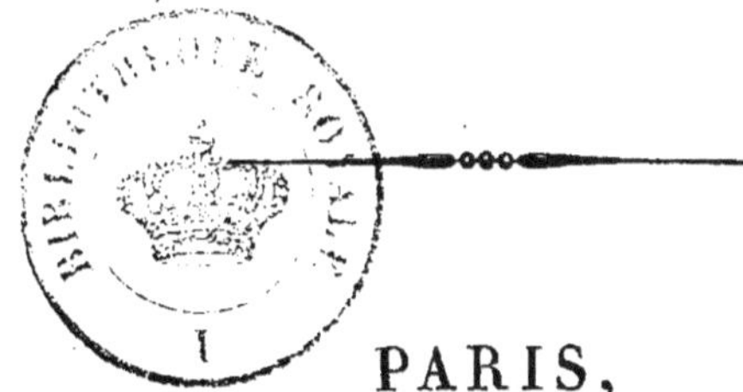

PARIS,

GERMER BAILLIÈRE, LIBRAIRE-ÉDITEUR,

RUE DE L'ÉCOLE-DE-MÉDECINE, 17.

MONTPELLIER,	LONDRES,
Castel et Sevalle, libraires.	J. B. Baillière, 219, Regent street.
LYON,	STRASBOURG,
Savy, quai des Célestins, 49.	Dérivaux et Levrault, libraires.

1837.

A MES AMIS ET MAITRES,

FRÉDÉRIC JAEGER,

Professeur de clinique ophtha'mo'ogique à Vienne,

ET

J. L. SCHOENLEIN,

Professeur de clinique interne à Zurich,

Faible marque de ma reconnaissance éternelle
et de mon inaltérable attachement.

SICHEL, D.-M.

PRÉFACE.

Le besoin d'un bon traité d'ophthalmologie est vivement senti en France. Dans les ouvrages généraux de
chirurgie, les maladies des yeux sont presque toujours
traitées imparfaitement, et plutôt sous le point de vue
des opérations qu'elles peuvent nécessiter, que sous celui
des indications thérapeutiques. La traduction de l'ouvrage de Weller et le manuel de M. Stœber sont les seuls
ouvrages que nous ayons pu recommander jusqu'ici à ceux
qui voulaient acquérir des connaissances spéciales sur cette
branche de la pathologie. Ce n'est que depuis quelques
années qu'on commence de nouveau à apprécier l'importance de cette étude, qui a été singulièrement négligée jusqu'aujourd'hui dans le pays natal des Maître-Jean, des Janin,
des Daviel et des Pellier. Pressé depuis long-temps par nos
amis et par nos élèves de publier nos leçons d'ophthalmo-

logie, nous avons toujours préféré recueillir en silence un vaste corps de matériaux, fournis par l'expérience, avant de soumettre au jugement de nos confrères le résultat de nos recherches. Le temps nous a manqué jusqu'à ce jour pour réunir nos opinions dans un ouvrage qui traitât complétement des maladies des yeux.

Cependant, engagé depuis long-temps, envers notre libraire et envers le public, à publier un supplément à l'ouvrage de Weller, nous nous sommes décidé à faire imprimer trois mémoires, sur l'ophthalmie, la cataracte et l'amaurose, élaborés avec autant de soin que nous l'a permis le peu de loisir qui nous reste. Ce livre est l'avant-coureur d'un ouvrage complet sur la nosologie oculaire, et d'un autre sur l'anatomie pathologique de l'œil, qui sera accompagné d'un grand nombre de dessins faits d'après nature. Nous avions le désir de relever l'intérêt de ces mémoires par des faits pratiques qui eussent prouvé la réalité de nos assertions ; mais ce désir n'a été accompli qu'en partie, à cause du trop grand volume que cet ouvrage, joint à celui de Weller, eût acquis par ces additions. Plusieurs observations, ajoutées aux parties les plus importantes des mémoires, suffiront néanmoins pour démontrer la marche d'expérimenter que nous avons toujours suivie dans nos recherches cliniques. Afin de suppléer aux preuves pratiques que nous n'avons pu incorporer dans cet ouvrage, dans l'étendue que nous eussions désirée, nous avons pris le parti de fournir, dans nos revues cliniques, des faits propres à confirmer les opinions énoncées dans ce traité. Le premier rapport trimestriel de notre clinique ophthalmologique a paru dans la *Gazette médicale*, et, sous peu, nous publierons une seconde revue qui comprendra les faits cliniques les plus importants que nous avons observés depuis six mois (du mois de janvier au mois de juillet de cette année).

Nous n'avons pas cherché à étaler dans ce supplément une grande érudition. Quand nous publierons un jour un ouvrage plus complet sur les maladies oculaires, nous ne négligerons pas d'indiquer avec soin les sources où l'on peut puiser des notions et des connaissances particulières sur cette branche de l'art médical. Ici, nous avons moins eu le dessein de faire une œuvre scientifique que d'exposer simplement les faits tels qu'ils se sont présentés à notre observation. En citant souvent MM. Mackenzie, Rosas, Juengken, nous avons voulu faire connaître les opinions d'ophthalmologie actuellement régnantes en Angleterre et en Allemagne, et indiquer principalement les points sur lesquels nous différons d'opinion avec les hommes célèbres qui maintenant font autorité dans cette science.

L'étendue que ce volume a acquise, nous a forcé également à renoncer au dessein de l'accompagner de notes destinées à rectifier plusieurs erreurs importantes contenues dans le traité de Weller, notes auxquelles nous avons même renvoyé dans plusieurs passages du mémoire sur l'ophthalmie.

Les planches qui accompagnent cet ouvrage, dues au talent de M. Beau, sont faites avec une rigoureuse exactitude. Comme objet d'art, elles nous paraissent également de nature à satisfaire le public médical. Nous espérons cependant encore mieux réussir à l'avenir et prouver, par la 1re livraison de notre iconographie ophthalmologique qui paraîtra prochainement, qu'on peut satisfaire en même temps aux exigences de la vérité, de l'art et de l'économie, lorsqu'on fait des travaux scientifiques plutôt l'objet d'une passion et d'un culte, qu'une spéculation commerciale.

Quant aux formules dont nous nous servons le plus souvent, on les trouvera dans la nouvelle édition du formulaire de M. le docteur Foy (1).

Quelques omissions et quelques erreurs qui nous sont échappées dans la rédaction ont été rectifiées parmi les fautes typographiques ; *nous prions instamment nos confrères de les corriger avant la lecture de cet ouvrage.*

Avant la présente publication, nous n'avions déposé nos opinions ophthalmologiques que dans un opuscule sur l'ophthalmie rhumatismale, publié en 1833, dans des leçons cliniques recueillies dans la *Lancette française* de 1833 et 1836 ; dans un article rédigé par M. Grand-

---

(1) Nouveau formulaire des praticiens, contenant les formules des hôpitaux civils et militaires de Paris, la France, l'Italie, l'Allemagne, la Russie, l'Angleterre ; précédé d'un Mémorial thérapeutique, et suivi des secours à donner aux empoisonnés et aux asphixiés. Deuxième édition, considérablement augmentée, 1837.   3 fr. 50 c.

Boulogne, et inséré dans la *Gazette médicale* de 1836 ; dans un mémoire sur la choroïdite (*Journal hebdomadaire*, 1836), et enfin, dans la revue trimestrielle de notre clinique, publiée dans la *Gazette médicale* de 1836.

Nous devons ajouter que, depuis cette époque, plusieurs de nos disciples ont publié nos opinions, professées dans nos leçons cliniques, dans plusieurs thèses sur des sujets d'ophthalmologie. C'est ainsi que nos doctrines se trouvent verbalement, mais incomplétement, reproduites dans une thèse de M. Cade, sur les ophthalmies spéciales, et dans un opuscule intitulé : *Considérations nouvelles sur l'ophthalmologie*, que vient de faire paraître M. le docteur Delmas-Debia, un de nos anciens élèves.

L'impression de cet ouvrage était déjà terminée lorsque nous avons reçu, de M. le docteur Sébastien Fischer, ancien médecin du vice-roi d'Egypte, une note très détaillée sur l'ophthalmie d'Egypte, qu'il a fréquemment observée au Caire, à Damiette et à Abou-Zabel ; note de laquelle résulte, comme nous l'avons déjà dit, que cette phlegmasie est une ophthalmie catarrhale blennorhagique. Nous publierons ce document intéressant dans tous ses détails à une autre occasion.

Paris, ce 20 juillet 1837.

J. SICHEL.

TRAITÉ

DE

L'OPHTHALMIE,

LA

CATARACTE

ET L'AMAUROSE.

I.

PROPOSITIONS SUR LES GÉNÉRALITÉS DE L'OPHTHALMOLOGIE.

1. Il serait à désirer qu'on parvînt en médecine à fonder un *système* semblable à celui qui est aujourd'hui généralement adopté en histoire naturelle.

2. Un pareil système, excluant les définitions et n'admettant que les descriptions, aurait pour base l'exposition de l'ensemble des caractères appartenant à chaque maladie.

Cette proposition sert de complément à la première. On verra également que les propositions suivantes ont une connexion intime avec celles qui les précèdent. Combien le véritable progrès de l'art n'a-t-il pas été retardé par ces définitions vagues des maladies qui ne sont que des descriptions incomplètes ou des rêveries hypothétiques ! Ce sont, en effet, ces définitions qui, d'une part, ont soulevé mille discussions futiles, établi et propagé de funestes erreurs, et d'autre part, ont exercé sur la thérapeutique une pernicieuse influence ; car la définition d'une maladie étant donnée, une certaine méthode de guérir en est la conséquence inévitable.

Ce n'est pas ainsi que nous comprenons la science. Après avoir indiqué l'erreur, nous saurons l'éviter, et l'*expérience* seule nous guidera dans ce long et difficile ouvrage. La maladie *in concreto* est pour nous, comme tout autre objet du monde externe, reconnaissable à certains caractères plus ou moins perceptibles à nos sens, et subissant, pendant sa durée, certaines modifications plus ou moins constantes. L'ensemble de ces caractères et de ces modifications constitue la nature ou l'essence de la maladie, de même que l'ensemble des caractères botaniques et de leurs modifications successives constitue la nature ou l'essence d'une plante. Cette définition de la *nature des maladies* nous éloigne, comme on le voit, singulièrement de ceux qui, trop superficiels, ne considèrent, dans tous les états pathologiques, que *le siége*, et de ceux qui, par un défaut contraire, ont la prétention d'approfondir la *nature intime* de la maladie, qu'il est évidemment impossible de connaître.

Laissant de côté les travaux des pathologistes anciens, nous dirons quelques mots de trois systèmes qui ont pris naissance dans les derniers temps, et qui doivent, à ce titre, fixer particulièrement notre attention. Au premier rang se place le *physiologisme*, auquel appartient le mérite d'avoir reconnu à l'anatomie pathologique ses véritables droits, d'avoir fait justice des entités et des fièvres essentielles, et introduit dans l'étude de la pathologie une méthode d'observation plus féconde en résultats et moins accessible aux digressions spéculatives. Vint ensuite l'*organicisme*, qui, par l'ardeur avec laquelle ses partisans ont insisté sur l'importance de la localisation , a rendu des services dont personne ne saurait reconnaître mieux que nous la valeur. Et cependant, l'un et l'autre de ces systèmes, s'attachant de préférence à certains caractères morbides pour en négliger d'autres , furent loin de remplir les espérances qu'ils avaient fait concevoir. On doit surtout les accuser d'avoir nui, sous beaucoup de rapports, aux progrès de l'art de guérir. Ainsi le physiologisme , en voulant ramener tout à l'irritation et à l'inflammation , a souvent négligé les indications les plus importantes à remplir, tandis que l'organicisme , en accordant une attention tout entière, non pas à la nature du mal, mais seulement à l'organe qui en était le siége, oublia souvent que deux affections différentes peuvent attaquer le même organe , et s'exposa ainsi à combattre par un mode unique de traitement des maladies qui ne pouvaient céder qu'à des médications différentes. Pour nous (et nous croyons parler le langage de tous les praticiens) un système est sans valeur dès que le *diagnostic différentiel* ne sert pas avant tout à nous fournir des indications plus positives, et partant un *traitement différentiel.*

Reste un troisième et dernier système, auquel nous donnerons le nom de *naturel.* C'est celui de l'homme célèbre dont nous sommes heureux de nous dire l'élève, et d'avoir pu placer le nom en tête de cet ouvrage. Ayant reconnu les vices des doctrines médicales professées jusqu'à ce jour , ce savant professeur a su appliquer avec un rare génie à la science de la pathologie la méthode adoptée pour l'étude de l'histoire naturelle. Ce système, que nous adoptons dans toute son étendue, est fondé sur la réunion méthodique de tous les caractères appartenant aux objets dont il s'occupe, que ces caractères soient anatomiques ou fonctionnels, qu'ils aient trait aux phases et aux métamorphoses qu'une maladie doit parcourir, à ses terminaisons, à ses causes prédisposantes et occasionnelles, ou enfin à son traitement. Toute circonstance qui contribue à éclairer la nature d'une maladie, quelle que soit la catégorie à laquelle elle appartienne, fait partie de ses caractères, et doit pouvoir être mise à profit par l'observateur consciencieux. Le système naturel a donc le mérite de donner toute la latitude possible à l'expérience, de ne laisser passer inaperçu aucun fait, de pouvoir facilement introduire dans le cadre de ses descriptions tout ce que l'observation découvre de nouveau, de s'assimiler tout ce qu'il y a de bon et de vrai dans les différentes doctrines des autres. Cette méthode nosologique est un véritable système, et ne peut donc être comparée en aucune manière à l'éclectisme, qui, tout en prétendant choisir ce qu'il trouve de bon chez les uns et les autres, ne fait qu'accumuler, sans ordre, sans méthode et sans principe suprême, des idées et des faits qui, manquant d'un lien intérieur, ne peuvent que conduire au plus grossier empirisme.

Si, d'un côté, nous reconnaissons au système naturel appliqué à la pathologie le mérite d'avoir élargi le champ de l'observation, et de nous avoir mis à même de mieux approfondir la nature des maladies, en un mot, d'avoir assigné à la pathologie son rang parmi les sciences naturelles ; nous revendiquons encore en sa faveur celui d'avoir rendu les faits observés plus directement utiles, en tant qu'il en a tiré des conclusions importantes pour le traitement des maladies, en formant des indications d'après les caractères réunis, ou quelquefois d'après les caractères isolés, mais prédominants. Si l'on nous faisait le reproche d'adresser ici au système naturel un éloge qui revient avec le même droit à ses devanciers, nous ferions un appel à l'opinion publique qui, depuis long-temps, s'est ouvertement prononcée sur ce point, et ne cesse pas, dans le moment même où nous écrivons, d'accuser hautement le physiologisme et l'organicisme d'avoir fait plutôt rétrograder qu'avancer la thérapeutique.

3. Les caractères des maladies sont *anatomiques* (y compris les caractères physiques ou lésions de rapports, etc.), *chimiques* (négligés et peu connus jusqu'à présent), et *physiologiques*.

Nous entendons par caractères *anatomiques* toutes les altérations de structure reconnaissables aux sens, qu'elles soient découvertes après la mort ou pendant la vie, qu'elles soient perceptibles à l'œil nu ou muni de verres grossissants. Ces caractères peuvent se modifier durant la marche même de la maladie. Leurs modifications ou métamorphoses ont presque entièrement été négligées jusqu'à ce jour, malgré l'attention exclusive qu'on a accordée dans les derniers temps à l'anatomie pathologique au détriment d'autres caractères (chimiques et physiologiques) non moins importants.

4. Ces *caractères réunis* donnent une idée nette et complète des maladies.

Plus haut nous avons dit : Tout ce qui contribue à éclairer la nature d'une maladie constitue un de ses caractères. L'expression *nature d'une maladie* équivaut, selon nous, à *l'ensemble de ses caractères*. En disant que les caractères des maladies sont *anatomiques*, *chimiques* et *physiologiques*, peut-être avons-nous trop restreint la latitude que nous voulions laisser à leur examen. Des maladies se caractérisent incontestablement par quelque chose de plus que les phénomènes fonctionnels et organiques. Ainsi la marche, les modifications qui surviennent spontanément dans le cours de l'affection, la durée, la terminaison, les causes, les changements produits dans les symptômes par l'influence des agents nécessaires à la vie et même par la méthode curative, constituent de véritables caractères. Deux maladies peuvent paraître identi-

ques tant qu'on les étudie anatomiquement et physiologiquement, et leur différence ne se faire sentir qu'à l'examen des
causes qui les ont produites, ou des moyens thérapeutiques
qui les combattent ou les aggravent; de là l'ancien adage :
Ex juvantibus et nocentibus etiam indicatio.

5. Sur les corps vivants les maladies se manifestent
par certains phénomènes appréciables, appelés symptômes (de συμπίπτω, tomber avec, c'est-à-dire, coïn-
cider).

6. Les symptômes sont *objectifs* quand ils peuvent
être reconnus par les sens.

C'est surtout sur cet ordre de symptômes que nous aurons
constamment soin d'appeler l'attention du lecteur, comme nous
y appelons toujours celle de nos élèves. Ils ne donnent pas
aussi souvent lieu à l'erreur que les symptômes subjectifs, et
lorsque celle-ci arrive, elle dépend alors bien plus souvent dés
facultés imparfaites de l'observateur lui-même que de toute
autre chose.

7. Les symptômes objectifs se rattachent quelquefois à des altérations organiques qui deviennent apparentes ; ils correspondent alors à des caractères
anatomiques, on peut les appeler *phénomènes* (de φαί-
νομαι, apparaître); d'autres fois, ils se rapportent à des
lésions fonctionnelles qui sont en rapport direct avec
des altérations organiques; le nom de *signes* leur con-
viendrait alors (signes stéthoscopiques, par exemple).

8. Les symptômes sont *subjectifs* quand ils ne
consistent qu'en certaines sensations plus ou moins

obscures, ressenties par le malade, sensations que le médecin n'a aucun moyen d'apprécier indépendamment du dire de ce dernier. On pourrait les appeler *symptômes* proprement dits. Ils se rattachent d'ordinaire à des lésions fonctionnelles qui ne sont pas la conséquence nécessaire des altérations organiques avec lesquelles elles coïncident.

L'examen du malade devrait toujours commencer par l'exploration des symptômes objectifs, dont la valeur, nous le répétons, est bien supérieure à celle des symptômes subjectifs. Si cette règle est difficile à suivre pour la généralité des maladies internes, elle est, selon nous, possible et rigoureusement nécessaire pour les affections des yeux, les maladies dites chirurgicales et celles de la peau. Aussi est-ce pour nous une loi (et ceux qui ont assisté à notre clinique confirmeront tous au besoin la vérité de ce que nous avançons) de ne jamais laisser parler le malade de ses sensations individuelles avant que nous n'ayons terminé l'examen des phénomènes appréciables par les sens de l'observateur. Quelque simple et naturelle que cette manière de procéder puisse paraître, nous croyons cependant qu'il importe d'autant plus d'insister sur ce point, qu'il ne se passe pas de jour où nous ne soyons témoins de fausses méthodes employées dans l'examen des malades, suites de la légèreté avec laquelle on passe sur ce point important de l'instruction médicale dans la plupart des cliniques. Quant à nous, pénétré de cette conviction, que sans la méthode d'examen indiquée tout à l'heure il n'est pas de diagnostic prompt ni certain, nous affirmons encore qu'avec les méthodes contraires le médecin est exposé à mille erreurs, et, chose non moins funeste pour le malade, à des tâtonnements qui exercent toujours sur le traitement une pernicieuse influence.

9. Plus une maladie a des *symptômes objectifs,* ou plus le médecin sait lui en reconnaître, et plus le diagnostic est clair et positif (par exemple, les maladies des poumons); plus sont nombreux les *symptômes subjectifs,* et plus le diagnostic perd de certitude (comme dans les maladies du système nerveux ganglionnaire). Il est évident par cette raison que, pour la nosologie, les symptômes proprement dits, comparés aux phénomèmes et aux signes, sont d'une importance secondaire.

10. Le *commémoratif* doit se classer dans la même catégorie que les symptômes proprement dits. Expression de ce que les malades ou les personnes qui les entourent ont observé hors la présence du médecin, il doit occuper un rang encore inférieur.

11. La médecine éviterait la plupart des reproches dont elle est l'objet, si le diagnostic n'était fondé que sur des phénomènes et sur des signes. Pour arriver approximativement à ce degré de certitude, il faut : 1° *séparer soigneusement les symptômes objectifs des symptômes subjectifs et du commémoratif;* 2° *étudier d'abord les maladies qui présentent exclusivement ou principalement des phénomènes et des signes.*

12. Les *caractères anatomiques* s'étudient presque toujours sur le cadavre. C'est sur le vivant qu'il faudrait les rechercher, quand ils se manifestent comme *phénomènes,* pour parvenir à apprécier exactement la manière dont ils se rapportent aux caractères physio-

logiques ainsi qu'à la nature et à la marche des maladies.

Cette proposition, qui serait paradoxale si elle n'était appliquée qu'aux maladies internes, s'explique par celle qui suit.

13. On ne peut bien étudier ces caractères sur le vivant que dans les organes externes. Beaucoup de points de médecine encore en litige aujourd'hui trouveront peut-être leur solution quand on aura donné plus d'attention et étudié plus à fond la pathologie des organes externes, la doctrine des *maladies de la peau*, la *chirurgie médicale* (non mécanique), spécialement celle des ulcérations, et les *maladies des yeux*.

L'influence favorable de l'étude plus approfondie de ces branches sur la pathologie en général se fait même déjà sentir d'une manière bien marquée. L'erreur si généralement répandue de nos jours, concernant l'identité des phlegmasies, commence à faire place aux preuves évidentes qui surgissent de toutes parts sur la multiplicité des formes que présentent les phénomènes inflammatoires. De ces travaux naissent des doctrines qui ne tarderont pas sans doute à opérer dans la science une réforme depuis si long-temps désirée ; en s'assimilant désormais ce que nos prédécesseurs ont laissé de bon, on ne craindra pas d'abandonner leurs erreurs pour les remplacer par des principes plus justes, lors même que la routine chercherait à les combattre par l'arme du ridicule.

14. *L'ophthalmologie*, plus encore que la chirurgie et la dermatologie, est propre à jeter une vive

lumière sur les questions les plus importantes de physiologie et de pathologie générale et spéciale.

C'est ce que tendent à prouver les aphorismes suivants, qui seront développés ailleurs avec tous les détails qu'ils demandent.

15. Le globe de l'œil est un *organe externe*, situé à la périphérie du corps et accessible presque dans tous les détails de son organisation à nos sens; il n'y a guère d'organe qui se prête mieux que le globe oculaire à l'*exploration externe*. Voilà le véritable sens de notre 14ᵉ aphorisme. D'un autre côté, nous aurions pu ajouter dans un autre sens que le globe de l'œil est un organe *éminemment interne*, c'est-à-dire qu'il n'y a guère d'organe dont les rapports, avec le reste de l'économie, soient plus intimes, plus multiples et plus variés, et dans lequel les différentes modifications morbides de l'économie tout entière se réfléchissent plus promptement et plus distinctement.

16. Quelques unes des parties de sa surface externe sont douées d'une *transparence* parfaite.

17. Par suite de cette position extérieure et de cette transparence on reconnaît dans l'œil des caractères anatomiques des maladies de ses parties constituantes, que dans la plupart des autres organes l'autopsie peut seule révéler, et *l'on est toujours sûr de rapporter les lésions organiques à l'affection qui leur correspond réellement*. On évite par là le reproche le plus grave qui soit fait à l'anatomie pathologique.

18. En outre on n'a pas les mêmes difficultés à éta-blir *des rapports directs et certains entre les altérations organiques et les lésions fonctionnelles correspondantes;* et par des inductions tirées des maladies des yeux, on pourra même éclairer ces rapports pour d'autres organes. Ces avantages deviendront encore plus grands et plus importants, si on les applique aux con-sidérations suivantes.

19. L'œil se compose d'un grand nombre de par-ties appartenant aux systèmes dont se composent les autres organes, comme le système séreux, muqueux, fibreux, vasculaire, nerveux, lymphatique, etc. Les affections de ces systèmes doivent donc se trouver répétées dans les différentes membranes de l'œil, de sorte que *presque toute la nosologie doit être et est réellement représentée dans l'œil,* abstraction faite toutefois des différences qui résultent nécessairement du peu de volume de l'organe, de la finesse de ses tissus et des modifications qu'ils ont subies.

20. Outre les membranes qui appartiennent aux systèmes connus, il y a encore dans l'œil certains tis-sus particuliers, tels que la cornée, l'iris, la choroïde, tissus sans analogues dans le reste de l'économie et généralement très composés, à structure peu con-nue encore, mais susceptibles d'être bien étudiés, surtout à l'aide du microscope. Leurs maladies, et principalement leurs caractères anatomiques visibles, pourront éclairer une foule de questions de physio-

logie et de pathologie encore très obscures aujour-
d'hui.

21. On observe mieux que partout ailleurs *les rapports de contiguité et de continuité* des différentes parties de l'organe malade, et par conséquent le mode
de propagation des affections pathologiques d'un
tissu à l'autre, la marche des maladies, leurs transfor-
mations, etc.

22. Nul organe ne présente plus que l'œil des sympathies nombreuses et étendues, que ces sympathies
soient effectuées par des connexions directes ou in-
directes de vaisseaux, de nerfs ou d'autres parties, ou
qu'elles soient le produit de la similarité de structure ou des fonctions des organes. Ces sympathies
encore sont plus patentes qu'ailleurs, par exemple
celles des nerfs ciliaires avec les organes abdominaux.

23. Les *compositions, complications* et *combinaisons*
des maladies sont un point très important de la pathologie et de la nosologie, auquel on n'a pas encore
donné l'attention qu'il mérite.

24. Deux ou plusieurs maladies peuvent siéger sur
le même individu ou sur le même organe ; si les
symptômes de ces deux différentes affections n'exercent aucune influence les uns sur les autres, on les
appelle *composées* (une encéphalite et un ulcère syphilitique ; une ophthalmie traumatique et une plaie
de la jambe).

25. Si les symptômes se mêlent ou se confondent

jusqu'à un certain degré, de telle sorte qu'il devienne difficile de les analyser et de rapporter chacun d'eux à l'affection qui le produit, ces maladies sont dites *compliquées* (une encéphalite et une gastrite ou une pneumonie ; une ophthalmie traumatique et une plaie de la tête).

26. Si, par suite d'une affinité organique, comparable jusqu'à un certain point à l'affinité chimique, les symptômes des deux maladies coëxistantes se réunissent de manière à n'en former pour ainsi dire qu'une seule et à déterminer ainsi de nouveaux caractères, différant plus ou moins de ceux qui appartiennent aux deux affections primitives, ces dernières se seront *combinées* ou auront formé une véritable combinaison. (C'est ainsi qu'une affection hémorrhoïdale préexistante, une maladie scrofuleuse ou une simple disposition lymphatique impriment à une ulcération syphilitique, à une ophthalmie traumatique, un cachet particulier et des caractères spéciaux bien différents de ceux des deux maladies primitives.) Quelquefois les symptômes de l'une des deux affections combinées absorbent presque entièrement ceux de l'autre.

27. Ces combinaisons peuvent être *simples* (l'ophthalmie et l'affection scrofuleuse, par exemple, forment en se combinant l'ophthalmie scrofuleuse), ou *doubles* (l'ophthalmie scrofuleuse catarrhale, par exemple, est la combinaison de l'ophthalmie scrofu-

leuse et de l'ophthalmie catarrhale) ; elles peuvent même être *multiples*.

28. Ces combinaisons sont très importantes pour l'étude de la nosologie et de la pathologie ; en leur prêtant plus d'attention, bien des discussions oiseuses auraient été épargnées. Ce sont incontestablement les affections de l'œil qui en offrent les exemples les plus évidents et les plus remarquables ; peut-être devrions-nous faire une exception pour les ulcérations du derme et des parties sous-jacentes.

29. *Les combinaisons de l'ophthalmie proprement dite avec les autres maladies* qui peuvent résider dans les différentes membranes de l'œil sont du plus haut intérêt. Elles constituent ce qu'on a appelé les *ophthalmies spécifiques*. Nous n'admettons ce dernier mot que parce qu'il est généralement admis et compris ; mieux vaudrait peut-être les appeler *ophthalmies combinées*. L'ophthalmie, comme l'inflammation, est toujours la même et n'admet que des variétés selon la différence des tissus. Nous avons déjà dit que la multiplicité des tissus constituant l'œil et appartenant aux différents systèmes de l'économie fait que les maladies les plus fréquentes, telles que le catarrhe, le rhumatisme, la goutte, les affections hémorrhoïdales et dysménorrhoïques, la syphilis, etc., peuvent se reproduire dans l'œil et s'annoncer par des phénomènes manifestes. Ces affections se montrent presque toujours sous forme inflammatoire, soit parce

que dans l'œil, organe très délicat, extrêmement riche en nerfs et en vaisseaux, et par conséquent doué d'une excitabilité nerveuse et vasculaire exquise, toute irritation prend facilement la forme et l'aspect de l'inflammation; soit parce que, dans un tissu disposé à telle ou telle maladie, l'inflammation se combine facilement avec cette dernière affection.

30. Un examen attentif des yeux affectés d'inflammation prouve que leur aspect n'est pas toujours le même; que ces différences d'aspect ne peuvent être rapportées exclusivement au degré d'intensité; qu'elles sont par conséquent essentielles et coïncident presque toujours avec des maladies de certains autres organes, dont la structure et la fonction sont analogues ou identiques à celles de la partie affectée de l'œil; qu'ainsi il y a inflammation combinée.

31. Les caractères différentiels objectifs ou anatomiques des ophthalmies combinées siégent principalement dans l'injection vasculaire, dans ses différentes formes et ses terminaisons.

Jusqu'ici l'on a fait peu d'attention à ces *diverses formes d'injection*, bien que leur existence presque toujours constante eût dû suffire pour démontrer quelle utilité il y aurait à les étudier.

Les *terminaisons*, il est vrai, ont été mieux observées; mais on a commis de graves erreurs en attribuant quelques unes d'entre elles à des ophthalmies qui ne les amènent jamais.

L'injection, de même que les terminaisons, telles que la formation de *phlyctènes* ou de *pustules*, la suppuration, etc., *indique avec certitude la présence de telle ou telle maladie* (scrofules, rhumatisme, etc.), qui se combine avec l'inflammation de l'œil.

3₂. Presque toujours le *commémoratif* vient à l'appui de ces conclusions. Souvent on n'a qu'à faire l'inspection des yeux pour prononcer sur l'existence de telle ou telle affection pathologique. Le diagnostic est cependant susceptible d'être amené à une plus grande perfection encore.

33. L'injection vasculaire spéciale et les autres phénomènes présentés par les différentes ophthalmies combinées trouveront probablement *leur explication* :

A. Dans les vaisseaux que presque chaque membrane de l'œil reçoit d'un tronc différent.

B. Dans les rapports de structure et de fonction des diverses membranes avec certains systèmes et organes.

C. Dans la texture probablement très complexe de certaines membranes et parties de l'œil, réputées simples parce qu'elles sont peu connues sous les rapports anatomiques et physiologiques. C'est ainsi que les variétés de formes de la pupille dans les iritis combinés reposent peut-être sur la structure composée de l'iris.

34. Du reste, dans les sciences d'expérience les faits précis et certains doivent toujours précéder les

explications, autrement on se voit à tout moment
forcé d'avoir recours à des hypothèses. C'est pour
avoir voulu donner des explications de faits mal établis et pour avoir négligé la *statistique*, que les médecins eux-mêmes retardent journellement les progrès
de l'art de guérir. Assurément le reproche d'incertitude
adressé si fréquemment à la médecine a bien moins
sa cause dans cette science elle-même que dans la
manière dont on l'exerce et surtout dans celle dont
on observe.— Pour ne point tomber dans cette faute,
nous nous sommes proposé, quelle que soit la fermeté de notre conviction sur la justesse des principes
ci-dessus présentés, de refaire toutes nos expériences
et nos observations, mais de les refaire d'une manière
statistique qui, en excluant toute idée préconçue,
mènerait définitivement à la vérité. Dans ce but, nous
avons fait lithographier des tableaux synoptiques pour
y inscrire une histoire abrégée des maladies observées
par nous. Ces tableaux contiennent vingt colonnes
destinées à l'indication de la date, des nom et pré-
noms du malade, de son âge, sa profession, son domicile, du nom de la maladie, des symptômes, de
l'invasion, du commémoratif, du traitement antérieur
et actuel, interne et externe, du régime, de la marche
de la maladie, du nombre des jours du traitement
pour chaque maladie, du chiffre des malades traités
dans chaque mois, et des observations particulières qui
pourraient se présenter. Nous n'insisterons pas sur les

avantages de ces divisions. Notre but dans la formation de ces tableaux est de faire voir que le diagnostic, les phénomènes et le commémoratif, inscrits dans leurs colonnes respectives et comparés entre eux, prouvent d'une manière positive que sur un nombre donné d'ophthalmies une légère fraction n'a point présenté dans le commémoratif les circonstances nécessaires pour constater le diagnostic; d'après nos observations faites jusqu'ici, ce résultat n'a pas lieu trois fois sur dix, et, dans le reste des cas, les antécédents aussi bien que les phénomènes actuels viendront prouver ce que nous établissons en règle. Nous ne croyons pas nous faire illusion en espérant que cette manière d'observer appliquée à la médecine en général et avec exactitude par tous les médecins, et ses résultats étant réunis, après un grand nombre d'années, dans les différents pays et leurs diverses localités, etc., porterait la science de guérir presque au degré de perfection dont sont susceptibles les autres branches des sciences naturelles.

Nous ne nous sommes pas pressé jusqu'ici de publier les résultats et les conclusions tirés de la statistique, par la raison toute simple qu'il faut avoir observé avec soin pendant des années avant de présenter des chiffres qui puissent servir de base à des axiomes. Cependant les travaux de ce genre que nous avons entrepris depuis long-temps nous mettent déjà à même d'annoncer comme un résultat certain la confirmation du diagnostic différentiel des ophthalmies par le commémoratif, et le succès des méthodes mixtes de traitement, telles que

nous les avons proposées et mises en pratique pour les inflammations que nous appelons *combinées*. Si la statistique parvient
à démontrer d'une manière certaine, ainsi que nous n'en doutons pas, la nécessité de traiter les inflammations de l'œil et
celles des autres organes comme des maladies composées là où
elles le sont effectivement, nous nous verrons suffisamment ré-
compensé des difficultés que nous avions à vaincre, et qui se
sont encore accrues à raison du nombre des malades qui se
présentaient à notre clinique. Nous persévérons donc dans la
tâche que nous nous sommes imposée, et nous continuerons
ce travail statistique jusqu'à ce que nous jugions être arrivé à
un résultat positif, digne d'être soumis à l'opinion du public
médical.

35. La nature même de l'inflammation et les différences qu'elle présente d'avec la simple congestion
et l'irritation, pourront, par les raisons ci-dessus exposées, être mieux étudiées sur l'œil que sur les
autres organes.

36. Il nous reste à indiquer en quelques mots
l'utilité pratique qu'on tire de l'ophthalmologie pour
éclairer la *thérapeutique*. Nous reviendrons ailleurs
avec plus de détails sur ces questions qui du reste se
commentent d'elles-mêmes.

D'abord aucun organe ne fournit par ses maladies
un champ aussi vaste à l'emploi des moyens pharmaceutiques et des moyens chirurgicaux.

37. Tant qu'il s'agit de l'emploi des agents pharmaceutiques, le tissu malade et ses caractères anatomiques, accessibles aux sens, donnent des indica-

tions bien plus précises ; le moindre changement, produit par les agents thérapeutiques ou par des circonstances accidentelles, devient manifeste. On conclut bien plus sûrement des causes agissantes aux effets obtenus. Les combinaisons, les complications cèdent successivement aux moyens mis en usage, la maladie se simplifie visiblement et finit par guérir.

38. Quant aux moyens chirurgicaux, non seulement la nécessité de leur emploi est indiquée d'une manière bien moins équivoque, mais encore le choix des moyens spéciaux est mieux caractérisé. Nulle part la chirurgie et la médecine interne ne sont mieux en état de combiner leurs efforts. Partout des indications *claires et précises.*

39. Nulle part enfin la grande question si souvent débattue et non encore définitivement résolue, celle *de la force médicatrice de la nature*, et la dispute entre la médecine active et la médecine expectante, ne peut être aussi admirablement éclairée.

L'ophthalmologie démontre que, dans les maladies, comme dans les grandes crises, la nature suit ses lois générales, qui tendent à la conservation de l'espèce, bien plus qu'à celle de l'individu. Tous les efforts qui se manifestent et qu'on a imputés à une tendance restauratrice réglée, peuvent fort souvent amener la destruction de l'organe et de l'individu lui-même. Il est important d'expecter quand la nature elle-même fait bien ou peut tout faire, et d'agir hardiment lorsqu'elle demeure stationnaire ou tend à la destruction. Le bon médecin, le médecin qui profite des conseils et des moyens que

lui offre la nature, guérit bien plus fréquemment et bien plus
sûrement que la nature seule. Au lieu de répéter l'ancien
axiome « *medicus naturæ minister*, » on pourrait défendre la
thèse « *natura medici ministra.* » Qu'on nous comprenne
bien : que le médecin utilise toutes les ressources de la nature,
qu'il n'en néglige, qu'il n'en méprise aucune, mais qu'il ne
croie pas que, laissées à elles-mêmes, elles suffisent à la guérison. Qu'il dirige sagement la nature, qu'il n'ait pas trop de
confiance dans sa puissance médicatrice. Et pour revenir aux
preuves que l'ophthalmologie fournit au sujet de ce que nous
venons d'avancer nous affirmons qu'un iritis tant soit peu
intense ne sera jamais radicalement guéri par la nature seule,
tandis qu'il est fréquent de le voir guérir par les efforts sagement réunis de la nature et du médecin. Quant aux maladies
réputées incurables, leur guérison n'est pas plus fréquente par
les efforts seuls de la nature, qu'elle ne l'est par les secours de
l'art.

40. Les changements matériels qui surviennent
dans l'œil et qui se manifestent si visiblement aux regards de l'observateur guident avec certitude le médecin dans les essais comparatifs qu'il fait sur la valeur relative des différents systèmes de thérapeutique.
Il suffirait, en effet, de quelques guérisons d'amauroses bien constatées ou d'iritis graves, produites en
ma présence par le traitement homœopathique,
pour me faire devenir un zélé partisan de ce système.

41. Ces considérations générales suffiront pour
montrer quelle est *la dignité de l'ophthalmologie*, l'u-
tilité qu'en peuvent retirer la nosologie rationnelle et
le système naturel de la médecine, et quelle est en

même temps la tendance que nous tâchons de lui imprimer. Tous nos efforts auront pour but d'éclairer cette science et de lui faire reprendre, en France, le rang qu'elle mérite parmi les parties de l'art de guérir, en France, sa première patrie, où elle a été créée par les Saint-Yves, les Janin, les Maître-Jan, etc., et où elle n'a été injustement négligée, sans doute, que parce qu'on en a méconnu la véritable portée, et qu'on l'a confondue avec ce qu'on appelle ordinairement une *spécialité médicale*. Ce nom convient bien mal à l'ophthalmologie, puisque, loin de s'occuper exclusivement des affections chirurgicales ou médicales de certains organes, elle embrasse au contraire en entier le vaste champ de la nosologie et de la thérapeutique chirurgicales.

II.

RÉPONSE A LA QUESTION SUIVANTE :

Les diverses espèces d'ophthalmie présentent-elles des caractères anatomico - pathologiques qui leur soient particuliers, et peut-on fonder sur cette base la distinction de leurs espèces ?

Cette question, donnée pour sujet de thèse lors d'un récent concours de chirurgie, était de nature à ne pouvoir être traitée à fond que par une personne qui eût une longue expérience sur ce sujet, et qui pût y donner tout le temps nécessaire. Dix jours ne pouvaient guère suffire pour approfondir cette question à un homme de l'art qui n'avait pas eu occasion de s'occuper spécialement de cette matière, et qui était forcé de partager le peu de temps qui lui était accordé entre l'observation des faits, pour la plupart nouveaux pour lui, et la rédaction de son travail.

Nous allons essayer de répondre à cette question, l'une des plus intéressantes et des plus importantes de la pathologie, et nous tâcherons de ne rien avancer qui ne soit conforme à l'expérience.

En parlant des *espèces* et des *diverses espèces d'ophthalmies*, l'auteur de la question a prouvé, d'une part, qu'il admet que les ophthalmies ne sont pas toutes identiques ; et d'autre part, qu'il ne désigne pas seulement, comme le plus grand nombre des auteurs français, sous le nom d'ophthalmie, l'inflammation de la conjonctive. Ces points, sur lesquels nous sommes d'accord avec lui, nous conduisent tout naturellement à fixer d'abord le sens du mot *ophthalmie*. Sous ce nom, nous comprenons l'*inflammation d'une ou de plusieurs des membranes et des autres parties qui constituent l'œil*. Nous disons *autres parties*, puisque le cristallin et le corps vitré, qui ne sont pas des membranes, semblent être quelquefois le siége d'une inflammation. Examinons donc les espèces qui se trouvent renfermées dans ce terme général d'ophthalmie.

1° Dans toutes les maladies, la première chose à considérer c'est *le siége* de l'affection; tel est le point le plus important, sur lequel l'exploration médicale doit porter avant tout. Certainement la médecine moderne peut être fière d'avoir avancé cette partie du diagnostic, la localisation des maladies, à un point dont les anciens n'avaient aucune idée, aucun pressentiment. Mais ce serait pourtant un mauvais médecin, celui qui, après avoir fixé le siége d'une affection dans tel ou tel organe, ne tâcherait pas d'en explorer ultérieurement *la nature*, et qui baserait son traitement uniquement sur la connaissance de l'organe affecté.

2° Dans le même organe, dans la même partie d'un organe, peuvent résider des maladies différentes par leur *nature*. Nous ne parlons pas ici de la nature *intime* des maladies, nous ne la connaissons point, mais de leur nature telle qu'elle se révèle par les caractères physiologiques et anatomiques, la marche, la durée, le plus ou moins de gravité, la terminaison, les causes externes et internes, les combinaisons, le traitement qu'elles exigent, circonstances dont l'ensemble constitue la nature des maladies. Or, nous trouverons que les maladies d'un même organe, d'une même partie d'organe, peuvent présenter les plus grandes différences quant à ces circonstances.

3° Un grand nombre de maladies peuvent se porter sur divers tissus; par différentes raisons, plusieurs parties d'un même organe sont souvent malades en même temps, soit qu'un système entier, étant le siége d'un travail morbide, fournisse plusieurs des parties constituantes d'un organe, soit qu'une maladie soit complexe et ait son siége dans différents systèmes en même temps (comme la goutte, par exemple, maladie simultanée du système fibro-séreux et du système veineux, etc.).

Les trois propositions précédentes, appliquées à l'analyse des phénomènes que nous rapporterons d'après une fidèle observation, nous fourniront la réponse méthodique et explicite à la question qui nous occupe.

L'œil est l'organe le plus composé de l'économie animale. Tous les systèmes, presque sans exception, y ont leurs représentants. Des nombreuses parties qui le constituent, aucune n'est exempte de l'inflammation ; ce qui forme, d'après notre définition, autant d'*ophthalmies diverses*, différentes par leurs caractères, leurs terminaisons, leur marche, etc. Il n'y a guère d'organes dans l'économie animale où les modifications imprimées au travail phlegmasique *par la variété des tissus* se manifestent d'une manière plus prononcée et plus évidente, et où elles puissent être mieux étudiées que dans l'œil. Les parties de cet organe étant toutes accessibles au sens de la vue, leurs caractères anatomiques peuvent être facilement saisis pendant la vie. De là, une première réponse catégorique à la question qui fait l'objet de ces recherches :

Les diverses espèces d'ophthalmies, basées sur leur siége, présentent des caractères anatomico-pathologiques qui leur sont particuliers, et on peut fonder sur cette base la distinction de leurs espèces.

Nous allons d'abord nous arrêter à ces espèces que nous pourrions appeler *espèces primitives*, et en exposer les caractères essentiels et différentiels. Nous passerons sous silence tous les caractères qui n'appartiennent pas à ces espèces primitives, et qui, dans l'inflammation de la même membrane, existent tantôt et tantôt manquent, selon le caractère spécial que l'ophthalmie revêt sous l'empire de certaines circonstances dont nous nous occuperons dans la seconde partie de ce travail.

Ces *espèces primitives*, qu'on peut aussi appeler *ophthalmies simples* (les *ophthalmies idiopathiques* des Allemands) sont représentées par les *ophthalmies traumatiques*, c'est-à-dire, par les phlegmasies oculaires produites par des corps vulnérants sur des sujets d'ailleurs parfaitement sains, chez lesquels il n'y a prédominance d'aucun système, ou tout au plus du système vasculaire sanguin.

On verra par la suite que notre division des ophthalmies en *simples* et *combinées*, sans être compliquée ou difficile à saisir, comprend d'une manière naturelle les espèces de ce genre de maladie, et rend inutiles toutes les autres divisions, d'ailleurs mauvaises sous tous les rapports, puisqu'elles ne se basent que sur quelques symptômes isolés et peu aptes à devenir des caractères distinctifs généraux. Ainsi, on a partagé les ophthalmies en *aiguës* et *chroniques*, en *sèches* et *humides*, en *externes* et *internes*, en *chaudes* et *froides*, en *sthéniques* et *asthéniques*, en *actives* et *passives*, en *taraxis* et *chémosis*, divisions insuffisantes et en partie fausses et absurdes, dont il n'est pas nécessaire de faire ici la critique. Les termes d'ophthalmie *interne* et *externe*, qui, encore aujourd'hui, malgré l'état avancé de la science, conservent une valeur relative, seront expliqués quand nous traiterons de la rétinite. Quant au *taraxis*, on a désigné par ce mot la conjonctivite légère qui n'exige point d'autre nom, et on l'a opposé au chémosis, comme au plus haut degré, bien que le chémosis ne soit point toujours le symptôme d'une inflammation très intense, comme nous le verrons dans la description de la conjonctivite. Les autres expressions citées plus haut et employées par les auteurs pour la classification des ophthalmies, leur ont semblé pouvoir désigner d'une manière concise les caractères appartenant aux groupes des ophthalmies; mais elles remplissent mal leur but, car il est difficile, sinon impossible, de rien dire de général sur les ophthalmies, à moins de les réunir, comme nous le ferons, en espèces, d'après les tissus qu'elles affectent. Aussi passerons-nous de suite à la description de ces espèces. Toutefois, avant de le faire, trouvons-nous nécessaire de formuler, en un résumé succinct, les généralités des causes et du traitement des phlegmasies oculaires, pour ne point nous exposer à des répétitions.

SECTION I. — DES CAUSES DES OPHTHALMIES EN GÉNÉRAL.

Avant d'entrer dans des considérations générales sur le traitement des ophthalmies, il nous paraît à propos de les faire précéder de quelques mots sur les causes des ophthalmies afin de ne pas tomber dans des longueurs inutiles en énumérant toujours de nouveau les causes presque identiques qui produisent les inflammations des divers tissus de l'œil.

Nous les distinguons en causes *locales* et *générales*. Parmi les premières nous comprenons tout ce qui par son action directe sur l'organe de la vue peut provoquer et entretenir l'irritation. Ces causes, à moins qu'on ne veuille ranger parmi elles l'influence locale mais toujours obscure des travaux pathologiques intimes et dyscrasiques, sont ou traumatiques, ou bien atmosphériques. Telles sont les diverses lésions de l'œil produites par les corps étrangers, par les cils renversés, par les corps vulnérants, telles sont l'influence nuisible des divers degrés du froid et de la chaleur, de l'humidité, d'un air infecté et enfin de la lumière trop intense ou peu modérée. Le premier effet de toutes ces causes est l'impression soudaine et irritante sur les nerfs ou les tissus nerveux, avec lesquels elles se mettent en contact. La modification produite dans ces parties donne ensuite lieu au mouvement réactionnaire, soit dans les vaisseaux des tissus directement frappés par l'agent morbifique, soit dans d'autres tissus se trouvant en connexion étroite avec les premiers et dans une prédisposition morbide plus marquée que ceux-ci. Les paupières, la conjonctive, la sclérotique et la cornée sont les parties de l'œil qui le plus souvent éprouvent l'impression des causes externes. Ce sont aussi ces membranes dont les inflammations sont les plus fréquentes. Nous verrons cependant en parlant de la rétinite, que la rétine par le rôle important qu'elle joue dans la fonction visuelle, en recevant directement et immédiatement l'impression de la lumière, n'est pas moins exposée à l'action des causes externes que les tissus que nous venons de nommer. Il est des cas dans lesquels la choroïde, l'iris ou la capsule peuvent s'enflammer primitivement sans qu'on puisse découvrir une cause générale ou constitutionnelle qui explique l'origine de cette inflammation, et sans qu'une cause traumatique ait directement agi sur ces tissus internes de l'œil. Dans ce cas les communications nerveuses de ces derniers avec les membranes externes ou avec la rétine suffiront pour expliquer la transmission de l'impression morbifique sur les vaisseaux de la choroïde, de l'iris ou de la capsule. Pour se convaincre de cette opinion on n'a qu'à considérer qu'il est peu de ces inflammations internes, non constitutionnelles, qui ne soient accompagnées de conjonctivite, de sclérotite ou de rétinite.

Tant que les causes externes agissent seules, les ophthalmies sont simples. Si au contraire à leur action locale se joint l'influence d'une cause générale ou constitutionnelle, l'influence d'un état pathologique d'un ou de plusieurs systèmes, la syphilis, les scrofules par exemple, l'action phlegmasique elle-même se modifie, se combine avec un autre élément de maladie ; en un mot l'ophthalmie devient combinée. C'est dans le Traité des ophthalmies combinées ou spéciales que nous devons nous occuper plus particulièrement des causes qui les produisent.

SECTION II. — DU TRAITEMENT DES OPHTHALMIES EN GÉNÉRAL.

S'il est difficile, comme nous l'avons dit, de parler d'une manière générale des ophthalmies, sans s'exposer à des répétitions fréquentes, il doit également être difficile d'en fixer le traitement général. Néanmoins, pour abréger, nous allons établir ici les lois thérapeutiques qui trouvent leur application dans la plupart des ophthalmies, nous réservant de revenir sur ce sujet aussi souvent que les cas spéciaux l'exigeront.

Le traitement des ophthalmies est celui de l'inflammation en général. Les variations qu'il subit sont en rapport avec le siége, le degré, les caractères de l'inflammation, sa tendance à telle ou telle terminaison et les causes qui lui donnent naissance.

Parmi les causes, il en est qu'il faut combattre avant d'attaquer directement l'ophthalmie elle-même; il en est d'autres qu'on attaque avec succès seulement au déclin ou même à la convalescence de l'inflammation. Parmi les premières sont les corps étrangers tombés entre les paupières, mobiles entre celles-ci et la surface antérieure du globe, ou fixés dans les membranes externes, corps étrangers qu'il faut retirer ou extraire; les cils renversés vers le globe oculaire et dont le redressement ou l'arrachement est indispensable. On les redresse si leur renversement est passager, lorsque, par exemple, il a été déterminé par des frictions exercées sur les paupières; on les arrache, si leur déviation résulte d'une maladie siégeant sur le bord libre des paupières, comme dans le cas de trichiasis partiel. On peut encore rapporter à cette première classe de causes l'action trop forte et trop continue de la lumière solaire ou artificielle qu'il faut mitiger (car on n'y soustrait pas impunément le malade d'une manière absolue), ainsi que la fatigue excessive des yeux à laquelle on oppose le repos absolu de cet organe. Parmi les secondes on doit ranger toutes les causes internes, telle qu'une constitution lymphatique, des affections scrofuleuses, d'anciennes maladies rhumatismales, syphilitiques ou autres qui doivent être combattues par des agents thérapeutiques spéciaux dont l'usage n'est pas toujours sans inconvénients pendant la période franchement inflammatoire.

Sans entrer dans des détails trop étendus sur les symptômes de l'inflammation, nous devons nous arrêter aux deux caractères anatomiques les plus saillants et les plus importants, caractères fixant à eux seuls le traitement antiphlogistique et devenant ainsi la source de la division des phlegmasies en deux grands groupes, et fournissant les deux indications auxquelles dans le traitement des affections inflammatoires on doit attacher la plus grande importance. Les deux caractères anatomiques sont :

1º L'irritation sanguine, l'hypérémie ou la congestion locale, c'est-à-dire, l'abord permanent trop abondant du sang dans l'organe malade.

2º L'augmentation de la plasticité du sang et la tendance de celui-ci à se décomposer pendant la vie dans ses parties constituantes, à produire des exsudations fibro-albumineuses, s'organisant facilement en fausses membranes : ici il faut compter encore la formation de vaisseaux nouveaux.

Selon que l'un ou l'autre de ces caractères prédomine dans les inflammations, on peut les partager, sous le point de vue thérapeutique, en deux groupes, affectant des formes particulières et exigeant un traitement différent.

1º Inflammations avec prédominance de la congestion.

2º Inflammations avec prédominance de la plasticité augmentée du sang.

3º Un dernier groupe serait formé par les phlegmasies avec

un développement à peu près uniforme de ces deux phénomènes.

Si nous prenons en considération ces deux principaux caractères, les moyens antiphlogistiques peuvent être partagés
en deux groupes :

1. Moyens dirigés contre la congestion.

2. Moyens dirigés contre l'augmentation de la plasticité du
sang.

A. Moyens anti-congestifs.

La congestion sanguine ne consiste pas seulement dans la
pléthore ou l'hypérémie locale, mais aussi dans la direction
vicieuse du sang vers l'organe malade, où il est incessamment
appelé par l'irritation inflammatoire. De là résulte la nécessité
de soutirer à l'organe malade ou à l'économie tout entière le
fluide sanguin surabondant, de manière à affaiblir l'impulsion
trop violente imprimée au système sanguin par l'irritation locale (*déplétion*), et de repousser loin de l'organe affecté le courant morbide (*répercussion*), ou de le diriger plus ou moins
énergiquement vers les parties saines et vers la périphérie (*révulsion* et *dérivation*).

La *répercussion* convient au degré le moins élevé de l'inflammation, à celui qui se rapproche le plus de la simple congestion, mais seulement quand elle siège dans des organes plus
ou moins externes. Dans la plupart des conjonctivites (et nous
verrons que la conjonctivite n'est souvent qu'une simple congestion) la répercussion, employée de bonne heure, jugule la
maladie. L'eau froide, moyen si simple et qu'on se procure
partout si facilement, est le meilleur, le plus énergique et le plus
sûr des répercussifs, quand elle est employée d'une manière
continue. Mais il y a beaucoup de phlegmasies dont la nature
est antipathique au froid, telle est l'ophthalmie catarrhale par

exemple ; dans ces cas, les astringents de toute nature, mais principalement les solutions minérales astringentes qu'on peut employer tièdes ou à la température ordinaire de l'atmosphère, remplissent l'indication. Moins l'inflammation est franche, plus elle se rapproche de la nature de la simple congestion, et plus aussi on peut augmenter la force du collyre. Dans les degrés plus considérables de l'inflammation, on se servira simplement d'une solution d'acétate de plomb, astringent dont la vertu antiphlogistique est connue.

La *déplétion* elle-même peut être *immédiate* ou *dérivative*, c'est-à-dire, pratiquée près de l'organe malade ou à une certaine distance de celui-ci. Si la première a l'avantage de soulager plus vite la partie phlogosée, en faisant cesser rapidement et souvent soudainement (ce que les malades sentent fort bien) l'irritation, la douleur, la compression, etc., la seconde remplit en même temps l'indication importante de provoquer une direction opposée à celle du courant morbide.

Pour obtenir le double effet de ces deux méthodes déplétives, on fait bien de les employer, dans les phlegmasies et partant dans les ophthalmies un peu graves, simultanément ou alternativement, en faisant succéder l'une à l'autre à de très petits intervalles. Les saignées locales conviennent aux degrés inférieurs, les saignées générales à l'intensité des ophthalmies. Voici la gradation que l'expérience a consacrée. Dans les ophthalmies peu graves, mais ne pouvant plus céder aux simples répercussifs, on prendra en considération les différences d'âge, et on ordonnera aux enfants, d'une à douze ou quinze sangsues, et aux adultes de dix à trente, et même quelquefois davantage. Chez les enfants les saignées générales sont très rarement indiquées ; il est cependant quelques cas dans lesquels on est forcé d'y avoir recours ; nous les signalerons dans le traité spécial des ophthalmies. Chez les adultes on abrège considérablement la durée des ophthalmies et l'on en diminue no-

tablement le danger, en faisant toujours précéder, dans les cas
d'une intensité et d'une gravité un peu marquées, les saignées
locales par les émissions sanguines générales de 3 à 5, quelquefois même 6 palettes, réitérées toutes les fois que les
symptômes ne perdent pas de leur intensité en douze ou vingt-
quatre heures. Dans certains cas que nous indiquerons plus
tard , il faut que la saignée provoque la syncope. L'artériotomie, la saignée de la veine jugulaire et celle de la veine nasale ne semblent point avoir des avantages marqués , et elles
ont l'inconvénient grave de nécessiter souvent près de l'organe
malade une compression qui gêne la circulation veineuse et
augmente la phlogose. La saignée du bras comme simplement
déplétive, et celle du pied comme révulsive, nous ont toujours
suffi. On peut les faire alterner pour réunir leurs avantages.
La meilleure saignée locale déplétive consiste dans les applications de sangsues à l'apophyse mastoïde, à la tempe, ou bien
encore au-devant de l'oreille, dans l'espace qui, chez l'homme,
est circonscrit entre les favoris et l'antitragus. Trop rapprochées des paupières, elles produisent facilement, à cause de la
laxité du tissu cellulaire sous-palpébral , un œdème érysipélateux avec gonflement souvent énorme des paupières, et quelquefois des ecchymoses qui effraient inutilement le malade ,
le font souvent souffrir, empêchent le médecin d'examiner
pendant un certain temps l'état de l'œil, et ne déterminent pas
en général une diminution plus rapide de l'ophthalmie ; elles
l'aggravent même quelquefois. Les mêmes inconvénients résultent de l'application de ces annélides sur la surface interne
des paupières, à la conjonctive palpébrale. Ici l'étroitesse de
l'espace ne permet d'en placer qu'un petit nombre, de sorte
que la déplétion est moins considérable que l'irritation toujours causée par la morsure. Cette dernière raison, appuyée
d'ailleurs sur une longue expérience, nous engage à employer
toujours un plus grand nombre de sangsues dans le cas de dé-

plétion directe que dans le cas de révulsion ; en effet, si dans ce dernier cas on tire parti de l'irritation même de la peau, provoquée par la saignée, dans le premier cas cette irritation est en pure perte, et ajoute souvent, au moins passagèrement, à l'intensité de la phlegmasie que la saignée est destinée à combattre.

Les saignées révulsives trouvent surtout leur emploi, soit après les émissions sanguines directes, soit dans le cas où la suppression d'une évacuation habituelle de sang, du flux menstruel ou hémorroïdal, d'une épistaxis, etc. ; fournit une indication spéciale. C'est ici que les sangsues, au nombre de dix, quinze, vingt, à l'anus ou aux parties génitales, les ventouses scarifiées au dos, aux lombes, aux extrémités inférieures, et enfin la saignée du pied trouvent leurs applications.

La *révulsion* opérée par les émissions sanguines est puissamment secondée par certains moyens irritants, qui appellent le sang vers la périphérie, et le détournent ainsi de l'organe enflammé. De ce nombre sont les bains de pieds sinapisés ou hydrochloro-nitriques, les sinapismes aux extrémités, l'application autour des pieds de cataplasmes chauds, préparés avec la farine de graine de lin, avec addition d'une petite quantité de moutarde ou de levain (ce moyen remplace les sinapismes chez les enfants et chez les individus dont la peau est fort délicate), l'application d'un emplâtre de poix de Bourgogne, mêlé avec une petite quantité d'emplâtre vésicatoire de Janin, sur le dos, entre les épaules, afin de provoquer une rubéfaction passagère de la peau, etc. Autant ces moyens révulsifs d'une action transitoire sont utiles et servent à seconder les effets directs de la déplétion et de la répercussion, autant les exutoires plus énergiques qui donnent lieu à la vésication de la peau, ou qui entretiennent long-temps une sécrétion puriforme dans le voisinage de l'organe enflammé, nous paraissent être nuisibles et

propres à ajouter plutôt une nouvelle irritation à l'inflammation primitive qu'à déplacer cette dernière. Nous avouons, au
risque de nous trouver ici en contradiction avec des praticiens
distingués, n'avoir vu que très exceptionnellement des effets
salutaires résulter de ces remèdes violents dans la période active des inflammations oculaires. Nous ne leur accordons un
avantage marqué que dans les phlegmasies des muqueuses,
accompagnées d'une sécrétion puriforme abondante, par
exemple dans les ophthalmies blennorrhagiques; encore faut-
il, dans ces cas, que l'acuité de l'inflammation ait été modifiée
par l'emploi préalable des saignées et des répercussifs. Mais
nous sommes loin de déprécier la valeur de ces moyens, lorsque la marche de l'ophthalmie commence à se ralentir et que
l'inflammation s'apaise, ou bien encore lorsqu'il s'agit de
prévenir les récidives d'une phlegmasie rebelle. Dans la plupart
des cas, l'application d'un emplâtre vésicatoire de Janin, ou
les frictions avec la pommade de tartre stibié, composée d'un
gros de poudre de tartre stibié et de deux gros d'axonge, suffit,
vers le déclin de l'ophthalmie, pour produire une amélioration rapide, et pour imprimer à la marche de la maladie le
caractère d'une progression plus franche vers une terminaison
heureuse. Ce n'est que dans des cas peu nombreux, très compliqués, très chroniques et très opiniâtres, que l'on a besoin
de recourir aux moxas, aux cautères ou aux sétons. Le vésicatoire de Janin et les frictions de tartre stibié ont, sur ces
derniers, l'avantage de provoquer une irritation qu'on peut
arrêter fréquemment sans danger, et reproduire ensuite avec
une nouvelle activité, tandis que les exutoires profonds, tels
que les sétons, etc., se déplacent difficilement et deviennent
bientôt pour les malades une sécrétion habituelle, inutile et
nuisible; inutile, puisque, accompagnée d'irritation bien
faible, elle ne peut déterminer le déplacement d'une irritation
pathologique non sécrétive; et nuisible, puisqu'elle constitue

un état pathologique artificiel et accessoire, dont souvent le malade n'ose ou ne peut se défaire sans précautions et souvent sans des suites fâcheuses.

Les *purgatifs* agissent en divers sens, comme moyens déplétifs, révulsifs et antiplastiques. Nous en parlons ici parce qu'ils établissent une sorte de transition aux moyens qui appartiennent au second chef des indications thérapeutiques relatives aux affections inflammatoires.

Les purgatifs, en sollicitant la sécrétion abondante de la surface gastro-intestinale, donnent lieu à l'évacuation d'une grande quantité de matière séreuse et fibro-albumineuse, ou de ce que les anciens entendaient sous le nom de sucs blancs, de lymphe. Ce genre d'évacuation n'est pas moins important que les émissions sanguines, surtout lorsque l'inflammation oculaire attaque des sujets fort jeunes, chez lesquels les parties séreuses et fibro-albumineuses prédominent sur la cruorine. Les purgatifs sont encore très importants quand une disposition morbide particulière, telle que les scrofules, est cause de la prédominance de la lymphe dans la composition des liquides organiques. Cette prédominance, qu'on peut véritablement appeler pléthore lymphatique, accompagne assez fréquemment la pléthore sanguine.

Si les avantages de la déplétion à l'aide des purgatifs sont évidents, ils n'offrent pas non plus les inconvénients qu'on a quelquefois voulu leur attribuer. La crainte de l'irritation intestinale que leur usage peut provoquer n'est pas fondée sur l'expérience. A moins qu'il ne préexiste un état pathologique de la surface intestinale qui défende leur emploi, ils sont aisément supportés par les individus de tous les âges. L'espèce de supersécrétion qu'ils provoquent est elle-même la crise de leur première impression irritante sur la muqueuse et la garantie la plus sûre que cette congestion sécrétoire ne se transforme en irritation permanente ou inflammatoire : ainsi l'irritation s'éteint et se combat elle-même par ses propres effets. Le second effet produit par les purgatifs consiste à transporter l'irritation de la muqueuse de l'œil sur une autre partie très étendue du système muqueux. Cette révulsion puissante et si favorable, surtout dans les inflammations conjonctivales, est également utile dans les phlegmasies des autres tissus oculaires.

En enlevant à la masse du sang une grande quantité de fibro-albumine, les purgatifs contribuent nécessairement à diminuer la plasticité de ce fluide, et remplissent déjà en partie cette seconde indication thérapeutique.

Enfin ils sont encore utiles dans les cas assez fréquents où la phlegmasie locale est accompagnée et souvent entretenue par un embarras gastrique. C'est principalement dans la pratique des pauvres que l'emploi des purgatifs est d'une grande valeur et d'une grande étendue, par la double raison de la mauvaise qualité des aliments, qui produisent, dans toutes les maladies, des complications fréquentes de gastro-ataxie (état saburral), et du prix malheureusement exorbitant des sangsues, qu'on peut très souvent remplacer par les évacuants du tube intestinal, principalement sur les individus lymphatiques. Il est des cas de conjonctivite légère où un simple purgatif remplit à lui seul l'indication de la déplétion, et dissipe à la fois tous les phénomènes morbides.

Les purgatifs que nous avons l'habitude d'employer sont, pour les adultes, les sels neutres, tels que le sulfate de soude ou de magnésie, à la dose d'une à deux onces, fondus dans une petite quantité d'eau, ou sous la forme de l'eau de Sedlitz, à huit ou à douze gros ; ces sels, outre leur effet purgatif, ont encore une action particulièrement tempérante sur le sang, dont ils ralentissent la circulation, et conviennent, par cette raison, très bien dans les états inflammatoires. Chez les enfants, nous nous servons de la manne, à la dose d'une ou deux onces, dissoute dans l'eau, d'une infusion de feuilles de séné avec du café, ou d'un électuaire de séné avec des pruneaux et de la crème de tartre, du sirop de rhubarbe, etc. Si l'on désire d'obtenir un effet plus drastique, on emploie la scammonée ou la racine de jalap, à la dose d'un scrupule à un demi-gros pour les adultes, et d'un demi-scrupule pour les enfants; la résine de la même substance, donnée à la dose de trois à douze grains, auxquels on ajoute d'ordinaire deux à quatre grains de calomel. Le calomélas peut aussi être donné seul, à dose purgative (de quatre à douze grains); nous évitons cependant d'employer ce sel comme simple purgatif, de peur que, s'il est administré en quantité nécessaire pour cet effet, quelques particules de cet agent, retenues entre les replis valvulaires de la muqueuse, ne soient rapidement absorbées et ne provoquent ainsi, surtout chez les enfants, une salivation intempestive.

L'expérience nous a appris qu'on obtenait des effets purgatifs assez certains avec la teinture de semence de colchique, donnée aux enfants à la dose de quatre, huit à douze gouttes, et aux adultes à celle de quinze à vingt gouttes, quatre fois par jour et même davantage. Ce remède est doublement précieux dans la pratique des pauvres, à cause de son prix peu élevé, et de la facilité avec laquelle son goût peut être caché dans l'eau gommée ou dans toute autre boisson mucilagineuse et édulcorée, que les enfants prennent sans répugnance.

Les *émétiques*, dont l'action est semblable à celle des purgatifs, s'emploient rarement dans les inflammations qui attaquent l'œil. La déplétion opérée par les vomitifs est moins complète que celle obtenue par les purgatifs. Les efforts qui précèdent ou accompagnent les vomituritions ont d'ailleurs l'inconvénient de diriger le flux du sang vers la tête, et par conséquent vers les yeux. Ces moyens sont indiqués dans les cas d'une complication saburrale. Cette complication, traduite par des symptômes non équivoques, tels que nausées, éructations, amertume de la bouche, oppression de l'épigastre non accompagnée de sensibilité marquée à la pression, enduit épais et jaunâtre de la langue, teint jaune de la peau et céphalée frontale, réclame l'emploi urgent d'un émétique. Il est encore très utile lorsqu'il s'agit de provoquer la diaphorèse et d'imprimer à tout le système une détente soudaine, comme par exemple dans des ophthalmies rhumatismales et catarrhales rebelles et intenses. Le tartre stibié à haute dose, non comme vomitif, mais comme contro-stimulant, peut être mis en usage dans le cas de violentes ophthalmies, d'après les mêmes règles qui ont été fixées pour les inflammations des autres organes, et principalement pour celles des organes respiratoires.

Il est certains cas d'ophthalmie chronique, compliqués de pléthore abdominale ou de rhumatisme, qui s'améliorent rapidement par l'usage des doses nauséatives de tartre stibié ou d'ipécacuanha.

B. Moyens antiplastiques.

Un des caractères essentiels de l'inflammation consiste dans la disposition à s'isoler que présentent les parties constituantes du fluide sanguin, que ce fluide soit contenu dans ses vaisseaux ou qu'il en ait été artificiellement extrait. Le sang phlogistique, tiré des veines, se prend rapidement en masse et forme, à la surface du caillot, une couenne composée de fibrine, qui, précisément à cause de la fréquence de ce phénomène dans les inflammations, a été appelée *couenne inflammatoire*. Le sang se sépare d'une manière semblable dans les vaisseaux appartenant au tissu inflammé ; l'albumine et la fibrine transsudent dans le tissu cellulaire, produisent son gonflement, et donnent ainsi naissance au travail de la suppuration. Lorsque l'inflammation siége dans des membranes séreuses et vasculaires, des flocons de fibro-albumine se déposent à leur surface et forment des fausses-membranes. Celles-ci s'organisent, de nouveaux vaisseaux s'y développent, etc. C'est l'ensemble de ces phénomènes qui constitue l'augmentation de la plasticité du sang.

Il est des inflammations qui résistent opiniâtrement aux déplétions sanguines, quelle que soit l'énergie et l'étendue de leur emploi, tant qu'on ne leur oppose pas des moyens propres à diminuer la plasticité du sang. Cette indication est de la plus haute importance dans l'inflammation des membranes séreuses et vasculaires, inflammation toujours prompte à se terminer par une exsudation de matière plastique. Elle mérite par conséquent une attention particulière, d'autant plus que nulle part les tissus séreux et vasculaires sont aussi prédominants que dans l'organe de la vision.

Nous avons indiqué tout à l'heure comment et jusqu'à quel point les purgatifs remplissaient cette indication. Nous allons parler maintenant de l'agent qui présente à cet égard l'efficacité la plus incontestable.

Pour peu que l'on examine chez l'homme sain les effets produits par le *mercure*, on peut reconnaître à cette substance des propriétés qui doivent faire soupçonner déjà son application heureuse dans les affections inflammatoires. Ce qu'on ne fait que soupçonner d'abord, est bientôt surabondamment confirmé par l'expérience. Administré de manière à produire lentement ses effets, et continué pendant un temps assez long, le mercure produit tous les phénomènes du scorbut, tels que hémorrhagies difficiles à arrêter, ecchymoses, ulcères, etc., etc. Il provoque donc une affection pour ainsi dire diamétralement opposée à l'inflammation, affection qui se caractérise, contrairement à cette dernière, par la diminution de la plasticité du sang. La difficulté avec laquelle on arrête les hémorrhagies chez des individus atteints de scorbut provient de ce que chez eux le sang, pauvre en matériaux plastiques, ne forme pas de caillots qui bouchent l'orifice béant des vaisseaux artériels ou

veineux fournissant l'hémorrhagie. La coagulabilité du sang,
même en dehors de ses vaisseaux, étant au contraire augmentée pendant l'inflammation, il n'est pas étonnant que le mercure, en diminuant d'une manière si énergique la plasticité du
sang, amène la guérison des inflammations; son action n'a
rien d'empirique, et s'explique aussi rationnellement que celle
des saignées. Son action antiplastique s'étend également à
d'autres états pathologiques, qui, sans reconnaître l'inflammation pour cause, dépendent cependant de la trop grande
plasticité des liquides et d'une reproduction trop énergique;
telle est la syphilis, par exemple. Nous ne reconnaissons point
ici aux préparations hydrargyriques une action spécifique; c'est
en appauvrissant plus énergiquement le sang, en affaiblissant
plus rapidement la reproduction que les autres moyens, c'est
en stimulant en même temps le système lymphatique que ces
préparations triomphent de maladies rebelles à tout autre
mode de traitement. On aurait tort de regarder le mercure
comme un médicament excitant. Son premier effet, lors de son
contact avec l'économie vivante, est légèrement irritant à la vérité, comme celle de toute substance non alimentaire; mais
cette irritation est si passagère qu'elle doit être regardée comme
de fort peu d'importance, quand on considère l'immense action
antiphlogistique résultant de sa vertu antiplastique. On aura
cependant soin d'éviter dans les véritables phlegmasies celles
de ses préparations dont la première impression sur l'orga-
nisme est tellement stimulante qu'elle pourrait augmenter
l'irritation, s'opposer à la résorption, et empêcher que le
moyen ne fût employé à une dose suffisante pour provoquer
en peu de temps le changement désiré dans la composition du
sang. Le deutochlorure, le nitrate, le sulfate, l'oxide rouge
de mercure, etc., ne peuvent donc servir comme véritables
antiphlogistiques. Ils seront au contraire d'une grande utilité
dans les maladies chroniques avec augmentation de la plas-

ticité , comme dans les affections syphilitiques, et principalement dans leurs formes les plus anciennes et les plus graves. Ils
exercent encore, indépendamment de leur vertu antiplastique,
une action excitante sur le système lymphatique. Il faut observer d'ailleurs que dans les maladies dont la marche est très
lente les moyens actifs administrés à doses petites et long-temps
prolongées, trouvent leur indication, tandis que dans les maladies aiguës il faut des médicaments dont la dose puisse
être assez élevée pour produire avec promptitude les effets
que l'on désire.

Ce ne sont pas non plus les préparations ou les doses purgatives du mercure qu'il faut choisir quand on veut l'employer
comme antiplastique. On attacherait une fausse idée à l'action
du mercure dans l'inflammation, en croyant que c'est par
l'excitation de la surface intestinale et en provoquant des
évacuations abondantes , qu'il atténue le travail phlogistique.
En poussant les doses à ce point, on perd au contraire les
effets les plus importants de cette substance. Ce médicament
alors est trop vite expulsé pour pouvoir être absorbé en
quantité suffisante; ce n'est que quand il est porté dans le
torrent de la circulation qu'il exerce une action directe sur le
sang.

Partant de ces principes, lorsque nous avons pour but de
diminuer la plasticité du sang, nous ordonnons les frictions
d'onguent napolitain, le calomélas préparé à la vapeur à la
dose d'un quart, d'un tiers ou tout au plus d'un demi-grain,
les pilules bleues de la pharmacopée de Londres, à la dose d'un
à trois grains de deux en deux heures ou à des intervalles plus
rapprochés. Pour empêcher la décomposition du calomélas
que détermine l'acide développé dans le suc gastrique par suite
de certains états pathologiques, on fait bien d'associer à chaque
dose un ou deux grains de magnésie calcinée. La sensibilité de la
muqueuse gastrique est souvent telle chez certains individus,

qu'ils ne supportent pas bien les préparations mercurielles sans l'addition d'une petite dose d'un narcotique, comme, par exemple, de l'extrait gommeux d'opium.

Il est important, lors de l'usage des mercuriaux, que les malades observent une diète sévère. Il faut en même temps recommander les plus grandes précautions pour éviter le refroidissement, si l'on ne veut pas s'exposer à voir survenir des symptômes de salivation avant qu'une quantité suffisante de mercure n'ait été ingérée dans l'économie.

Aussitôt que les prodromes de la salivation , haleine fétide, goût métallique dans la bouche, sensibilité aux gencives, etc., se font sentir , il faut de suite cesser l'emploi des mercuriaux. Ce n'est pas la salivation que nous voulons provoquer en administrant ces agents médicamenteux; il y aurait un véritable abus à pousser aussi loin l'usage des mercuriaux. Ce n'est que dans des cas très graves ou rebelles qu'il est nécessaire de revenir à l'usage du médicament, après la cessation des prodromes de la salivation. Le mercure est un de ces agents qui, employés dans les cas opportuns, ne produisent des effets toxiques, morbifiques, qu'après avoir épuisé l'action qui porte directement sur l'état pathologique. La salivation n'est par conséquent pour nous qu'un moyen de nous assurer que l'économie a été suffisamment saturée de mercure.

Il ne faut pas oublier qu'il y a des individus chez lesquels, par suite d'une idiosyncrasie particulière , les plus petites doses des préparations hydrargyriques produisent toujours la salivation. Ces exceptions ne sauraient infirmer la règle générale que nous avons essayé d'établir, et qui, comme tout ce que nous disons ici sur la vertu antiphlogistique des mercuriaux, se base sur l'expérience de longues années.

De tout ce qui précède, il résulte qu'il est à peu près impossible de fixer d'une manière positive les doses de ce médicament. L'âge, la constitution, la sensibilité individuelle, l'intensité de la maladie, doivent être prises en considération; la disparition des phénomènes morbides et les indices de la salivation sont ici la boussole la plus sûre. Des symptômes de salivation surviennent-ils alors que l'inflammation n'est pas entièrement jugulée, les autres moyens antiphlogistiques, les émissions sanguines, les purgatifs, les révulsifs et les répercussifs sont là pour enrayer les progrès de l'affection jusqu'au moment où l'état du malade permette de renouveler l'emploi modéré et mesuré des préparations hydrargyriques.

A l'usage interne du mercure nous associons, dans la plupart des phlegmasies oculaires, l'onguent napolitain en frictions sur les régions voisines de l'œil, sur la région sus-orbitaire, les tempes, le front, les pommettes, mais jamais sur les sourcils mêmes et sur les paupières. Sur ces derniers organes, en rapport trop direct avec la surface du globe oculaire, l'action irritante, mécanique de la friction augmente presque toujours la violence de l'inflammation. Le mercure employé dans cette forme est absorbé et porté dans le torrent de la circulation, et agit plus rapidement et plus directement sur les vaisseaux du globe oculaire. Des frictions, chacune à la dose de six grains à un demi-scrupule d'onguent, sont faites de quatre à huit fois par jour.

On comprend maintenant que les purgatifs et les mercuriaux remplissent parfaitement l'indication de diminuer la plasticité du sang. Nous nous contentons ici d'en avoir rapidement indiqué l'usage et expliqué l'action; nous n'entrerons pas dans des détails ultérieurs relativement aux sels neutres, au nitrate de potasse, à l'eau de laurier-cerise, à certaines autres substances vénéneuses, agents dans lesquels l'expérience a fait connaître des vertus analogues. Ils semblent, en effet, presque tous agir en diminuant la plasticité des liquides et en rendant le sang artériel plus veineux.

Il nous reste à dire quelques mots sur certaines *indications auxiliaires* de l'inflammation, et sur les agents thérapeutiques les plus propres à les remplir.

I. La sensibilité est considérablement exaltée dans l'inflammation. Ce phénomène est d'autant plus saillant dans l'œil que cet organe reçoit un grand nombre de nerfs, qui, après un court trajet, se rendent presque directement aux parties auxquelles ils sont destinés. Dans l'ophthalmie, et surtout dans la phlegmasie des membranes internes de l'œil, y compris la sclérotique, l'exaltation de la sensibilité se manifeste d'une double manière, savoir :

1° Par la douleur, 2° par la photophobie, ou sensibilité à la lumière, et les photopsies (phantasmes lumineux), sensations morbides qui sont exclusivement propres à la rétine, organe immédiat de la vision.

L'innervation se trouvant toujours en connexion étroite avec l'état du système sanguin, la douleur, bien qu'elle soit un symptôme de l'inflammation, ne manque jamais d'augment'er à son tour la congestion et l'irritation. Ce qui est plus remarquable encore, c'est que dans les inflammations de nature exsudative, plastique, dans les inflammations des tissus séreux et membraneux, chaque paroxysme de douleur se termine par l'exsudation de lymphe, travail qui dans l'iritis s'accomplit pour ainsi dire sous nos yeux. Or, il est de la plus haute importance de combattre la douleur, tant pour en empêcher les résultats funestes que pour soulager le malade. L'opium nous paraît à cet égard le meilleur agent thérapeutique. On l'administre à l'intérieur en substance ou en extrait à la dose d'un quart, un demi-grain, et quelquefois à des doses plus élevées, si les circonstances l'exigent. Lorsque les douleurs affectent la forme de paroxysmes, on emploie avec avantage les frictions sur la région sus-orbitaire avec le laudanum de Rousseau ou la poudre d'opium, à la dose de trois à six grains, humectée avec de l'eau ou un peu de salive. Ces frictions peuvent être répétées plusieurs fois par jour, et surtout avant les accès de douleur.

La belladone, la jusquiame et le stramonium sont des moyens doués de propriétés spéciales, et trouvent un emploi étendu dans les circonstances suivantes, savoir :

1° Dans les cas où il s'agit d'obtenir la dilatation mécanique et temporaire de la pupille, afin d'en empêcher l'oblitération, ou bien encore afin que l'iris ne contracte pas des adhérences avec les tissus voisins.

2° Dans la photophobie et les photopsies, qui dépendent toujours de l'irritation primitive ou secondaire de la rétine.

Nous employons de préférence la belladone à cause de la certitude de son action. Les instillations dans l'œil, d'une solution filtrée d'extrait de belladona (huit grains pour un gros d'eau distillée), s'emploient surtout quand on veut obtenir la dilatation de la pupille. Lorsqu'il s'agit de diminuer la sensibilité de la rétine, et que l'on craint que le contact immédiat du médicament avec les tissus irrités de l'œil n'augmente l'irritation, on prescrit des frictions quatre à huit fois par jour, à l'aide de l'extrait de belladona sans fécule, sur le front, la région sus-orbitaire, les pommettes, les tempes, etc. Ces frictions, jointes aux autres antiphlogistiques, sont le plus puissant moyen pour faire cesser la photophobie. Si la sensibilité morbide de la rétine était cependant assez rebelle pour résister à ce traitement, on pourrait en augmenter l'action en administrant la belladona à l'intérieur chez les enfants, à la dose d'un quart à un tiers de grain en poudre, et chez les adultes, à celle d'un demi-grain et davantage, quatre à six fois par jour.

II. Nos idées sur le traitement local des ophthalmies seront plus spécialement exposées lorsque nous traiterons de leurs différentes espèces. Nous dirons en passant que nous n'admettons qu'avec une extrême réserve l'usage des fomentations émollientes, et que nous proscrivons d'une manière presque absolue celui des cataplasmes émollients sur l'œil enflammé. Il n'y a qu'un seul cas où leur application, encore assez générale en France, puisse être admise ; c'est lorsque toutes les membranes ayant été envahies par la phlegmasie, le travail de la suppuration s'est emparé de la totalité du globe, et qu'il n'y a plus d'autre indication à remplir que celle de faire cesser le plus vite possible l'état de tension extrême des parties phlogosées, les souffrances atroces du malade, et le danger de la propagation de la phlogose au cerveau et aux méninges.

Dans tous les autres cas de phlegmasie oculaire, le but du médecin doit être, non pas de favoriser la suppuration et de ramollir les parties enflammées, mais de faire avorter toute action morbide qui tendrait à laisser dans l'œil une lésion apte à en troubler les fonctions, d'empêcher, par exemple, la formation des cicatrices opaques de la cornée transparente, etc.

Nous avons dit plus haut quelques mots relatifs aux collyres en parlant des moyens répercussifs. Nous répétons ici que ces moyens topiques, de même que les pommades ophthalmiques, moyens si dangereux entre les mains des charlatans, ne sont utiles que dans la conjonctivite ; encore faut-il distinguer les espèces de cette inflammation, si l'on veut les employer avec avantage.

III. Il est presque superflu de dire que l'exercice de l'organe phlogosé doit nécessairement augmenter sa congestion. Cependant, il faut distinguer entre l'exercice actif de la vision, et l'impression pour ainsi dire passive de la lumière. Un certain degré de lumière, ce stimulus naturel de l'organe visuel, lui est nécessaire, lors même que l'une ou l'autre de ses parties est malade. La lui soustraire d'une manière absolue, comme on le pratique souvent dans les plus légères conjonctivites et sclérotites, rend la rétine d'une sensibilité telle, que bientôt la lumière la plus modérée suffit pour provoquer une rétinite. Nous reviendrons sur ce point en parlant des ophthalmies spéciales.

Si maintenant nous résumons les règles du traitement des ophthalmies en général, nous établirons les indications suivantes :

1° Il faut rechercher et combattre les causes locales ou constitutionnelles qui ont provoqué ou qui entretiennent l'inflammation oculaire.

2° Faire cesser l'abord trop violent du sang vers l'œil par des moyens appropriés, c'est-à-dire :

a, les répercussifs ;

b, les déplétifs ;

c, les révulsifs.

3° Diminuer la plasticité du sang.

4° Combattre la sensibilité exaltée de l'œil.

5° Seconder, dans certains cas, le traitement général par un traitement local.

6° Accorder à l'organe enflammé le repos, sans lui soustraire entièrement son stimulus naturel.

SECTION III. — DES OPHTHALMIES SIMPLES.

CHAPITRE I. — DE LA CONJONCTIVITE OU INFLAMMATION DE LA CONJONCTIVE.

Caractères anatomiques. — La conjonctive, partiellement ou totalement affectée, présente une injection vasculaire tantôt discrète, tantôt confluente, d'une couleur rouge cinnabre ou

vermillon, différemment nuancée et tirant quelquefois sur le
jaune, le rouge briqueté, d'autres fois même sur le pourpre et
le violet. Les vaisseaux injectés sont d'un calibre assez fort, en
général un peu flexueux, saillants au-dessus de la surface antérieure du globe oculaire, faciles à déplacer à l'aide du doigt et
de la paupière inférieure interposée, ou quand on tiraille la
paupière latéralement; ils suivent facilement les mouvements
imprimés aux paupières par suite du nexus anatomique qui
existe entre celles-ci et la conjonctive. MM. Juengken et
Mackenzie attribuent à la conjonctivite un réseau vasculaire
qui, selon ce dernier, présente des vaisseaux largement anastomosés entre eux. Dans les degrés moins avancés de cette inflammation, cela ne peut cependant point se dire ; car les vaisseaux
alors sont isolés, et dans certaines conjonctivites, la scrofuleuse,
par exemple, les anastomoses manquent, bien que la maladie
soit parvenue à son plus haut degré.

Pendant le déplacement de la conjonctive, on voit sous les
vaisseaux mobiles la couleur blanche de la sclérotique saine et
les gros troncs vasculaires qui viennent des muscles droits, ou
l'injection propre à la sclérotique quand elle est enflammée.
Les vaisseaux de la conjonctive, en se déplaçant, se croisent
avec ceux de la sclérotique, et, par conséquent, changent leur
direction relativement à celle des diamètres de la sclérotique
et de la cornée.

Il existe quelquefois une sécrétion muqueuse, mais il n'y a
point de larmoiement, ni de photophobie. Si un ophthalmolo
giste du mérite de M. Juengken assigne à cette inflammation la
photophobie et le larmoiement comme symptômes, c'est qu'il
lui donne également pour caractère une rougeur uniforme produite par un réseau vasculaire d'un rouge intense qui n'existe
cependant que dans le chémosis, où la sclérotique est souvent
affectée. C'est à la sclérotite qu'appartiennent alors la photophobie et le larmoiement. M. Mackenzie reconnaît aussi que,

4

lorsque le chémosis existe, il est très difficile de savoir d'après les signes locaux, comme l'injection vasculaire, si la sclérotique est affectée ou non. Mais d'après ce que nous avons observé, nous pensons que c'est à tort qu'il résoud négativement la question de savoir si la conjonctivite et la sclérotite peuvent exister isolément. Il est vrai que chacune de ces membranes a la plus grande tendance à s'enflammer consécutivement, quand l'une d'elles est déjà prise d'inflammation. Mais le nombre des cas où l'une de ces membranes est prise d'inflammation sans la moindre trace phlegmasique dans l'autre, est extrême, et les phénomènes sont si tranchés et si faciles à reconnaître, qu'il ne peut pas y avoir de doute à cet égard. Il est beaucoup plus rare cependant de voir la sclérotite non accompagnée de conjonctivite que la conjonctivite non accompagnée de la première; et ce n'est guère qu'à son début que la sclérotite existe seule.

Caractères physiologiques. — La conjonctivite est accompagnée de peu de douleur, tout au plus de cuisson, quelquefois d'une douleur poignante, rarement pressive et tensive. Souvent les malades se plaignent de la sensation d'un corps étranger qui roule entre les paupières, et que le malade ressent principalement sous la paupière supérieure. La vue est peu troublée; elle ne l'est aucunement dans certains cas. Quelquefois il existe une difficulté dans les mouvements des paupières. Les exacerbations ont lieu vers le soir.

Terminaisons. — Souvent l'affection se termine par la résolution, quelquefois par des pustules, par le chémosis, par des granulations; jamais elle n'offre de phlyctènes. Ces terminaisons ne peuvent être décrites que lorsque nous parlerons des ophthalmies spéciales auxquelles elles appartiennent. Nous ne traiterons, quant à présent, que du *chémosis*. On a appelé ainsi un état de gonflement et de boursouflement considérable de la conjonctive, altération que la plupart des auteurs ont, à tort, regardée comme le plus haut degré de l'inflammation de cette membrane et comme d'une nature toujours identique. Ils commettent sous ce rapport une double erreur. Nous admettons deux espèces bien distinctes de chémosis.

1° *Chémosis séreux* ou *œdémateux*. — Cet état pathologique n'est point essentiellement lié à une très grande intensité de l'inflammation; on le rencontre au contraire assez fréquemment, quand celle-ci n'est que médiocrement violente. La conjonctive scléroticale se soulève peu à peu par l'effusion, dans le tissu cellulaire qui l'attache à la sclérotique, d'un liquide séreux et transparent, légèrement jaunâtre, communiquant cette teinte à toute la surface de la conjonctive, et s'échappant pur et non mêlé de sang lorsqu'on ponctionne le tissu malade. Quand on a occasion d'observer dès son début les progrès de la maladie, on voit la conjonctive devenir, en s'élevant et en se détachant de la sclérotique, plus transparente et plus tendue. Les vaisseaux qui la sillonnent s'écartent un peu les uns des autres, et tant que l'ophthalmie n'augmente point d'intensité, on continue à pouvoir bien reconnaître le caractère de l'injection. La saillie de la conjonctive devient de plus en plus marquée et plus convexe en avant; sa turgescence s'accroît, sans toutefois produire beaucoup de douleur et sans occasionner une intensité plus grande des symptômes inflammatoires. Quelquefois la conjonctive gonflée forme plusieurs lobes ou bourrelets distincts. L'infiltration peut gagner les paupières et y produire un gonflement œdémateux. Parvenu à son plus haut degré, l'épanchement peut rester stationnaire pendant un certain temps; néanmoins, abandonné à lui-même, il se dissipe toujours après une durée plus ou moins longue. Nous ne l'avons pas vu devenir chronique, et les cas peu nombreux d'œdème chronique de la conjonctive que nous avons eu occasion d'observer ne nous ont point paru avoir été précédés d'inflammation de la conjonctive. Ce chémosis est une complication de l'inflammation, le plus souvent dûe à la constitution lymphatique du malade ou à une certaine laxité de tissus organiques. La sclérotite ainsi que la conjonctivite peuvent produire cette espèce d'infiltration sous-conjonctivale. Le tissu cellulaire sous-conjonctival est le plus souvent infiltré dans sa totalité ; quelquefois néanmoins l'affection n'occupe qu'une portion circonscrite de ce tissu. (Voyez les terminaisons de l'ophthalmie catarrhale.)

2° *Chémosis inflammatoire ou phlegmoneux.* — Il est comparativement au chémosis séreux ce que le gonflement phlegmoneux du derme est à l'œdème sous-cutané. Le boursouflement de la conjonctive tient dans ce cas à la réplétion de tout le tissu de cette membrane par du sang rouge ; c'est là un véritable phlegmon, caractérisé par une rougeur de cinabre, ou plus foncée, confluente, dans laquelle il est impossible de distinguer les troncs ou ramifications vasculaires qui la composent ; la conjonctive, extrêmement gonflée, est dure au toucher, ne se laisse pas déplacer avec la même facilité que les bourrelets de cette membrane, lorsqu'elle est infiltrée de sérosité ; la tumeur est plus uniforme, elle s'étend également au tissu cellulaire sous-conjonctival ; sa tension extraordinaire et la pression qu'elle exerce sur la sclérotique sous-jacente et sur le globe oculaire provoque des douleurs violentes et donne lieu à l'irritation secondaire de la membrane fibreuse, et par conséquent à la photophobie et au larmoiement. Lors même que la sclérotique n'est pas encore affectée, l'irritation mécanique des paupières occasionnée par le gonflement rénitent de la conjonctive oculaire produit un froissement très douloureux et accompagné d'élancements. Les bourrelets conjonctivaux sont souvent moins volumineux dans le chémosis phlegmoneux que dans le chémosis séreux. Dans le premier de ces états, la conjonctive scarifiée laisse échapper un sang très rouge et non mêlé de sérosité limpide. La conjonctive palpébrale est rouge et tendue. Souvent les paupières en totalité participent à l'inflammation phlegmoneuse, et deviennent gonflées, rouges, tendues, sensibles au toucher et brûlantes. La sécrétion conjonctivale est le plus souvent puriforme et très copieuse.

Nous n'insistons pas davantage sur ces états de la conjonctive. Nous reviendrons sur ce sujet en traitant des inflammations particulières, dans lesquelles on rencontre fréquemment le chémosis, et surtout à l'occasion de l'ophthalmie blennorrhagique.

La *marche* et la *durée de la conjonctivite* sont très variables, mais en général plus rapides et moins longues que celles des autres ophthalmies.

Traitement de la conjonctivite. —Il est en général fort simple. Sauf une seule de ses sous-espèces spéciales (la conjonctivite blennorrhagique), elle n'exige presque jamais un traitement antiphlogistique énergique. On peut se passer des saignées générales, et souvent même des saignées locales, et de l'usage des mercuriaux. Les purgatifs et certains collyres remplissent à eux seuls presque toutes les indications. Les révulsifs appliqués à la peau sont rarement nécessaires.

Il est rare de rencontrer la conjonctivite à son état de pureté et avec les caractères tranchés et toujours identiques décrits ci-dessus, et qui appartiennent à cette ophthalmie primitive exempte de toute complication. Presque toujours ses caractères sont modifiés par l'influence de circonstances spéciales dont nous parlerons plus bas. Ce que nous disons ici de la conjonctivite s'applique également, mais dans un sens moins étendu, à toutes les ophthalmies primitives que l'on rencontre rarement à leur état de simplicité.

L'inflammation de la conjonctive cornéale sera décrite avec la kératite.

CHAPITRE II. — DE LA SCLÉROTITE, SCLÉRITE OU INFLAMMATION DE LA SCLÉROTIQUE.

Caractères anatomiques. — Cette inflammation présente une injection vasculaire toujours discrète, jamais confluente, composée de vaisseaux extrêmement ténus, filiformes ou plutôt tout-à-fait capillaires, d'un rouge pâle, rose ou carmin, privés de toute anastomose, disposés parallèlement entre eux de manière à former dans la sclérotique autour de la cornée une zone rayonnée semblable au disque d'une fleur radiée. Ces vaisseaux, qui se terminent tous brusquement au bord de la cornée, sont un peu plus fins à leur bout opposé, où ils se perdent moins subitement. Ils sont situés profondément sous ceux de la conjonctive, et ils se déplacent en suivant les mouvements du globe oculaire et en se croisant avec les vaisseaux conjonctivaux, sans que, pour cela, leur direction cesse d'avoir les mêmes rapports avec celle des diamètres de la sclérotique et de la cornée.

Caractères physiologiques. — La sclérotite n'est point accompagnée de secrétion muqueuse, mais d'un écoulement abondant de larmes (*épiphora*), et d'une grande sensibilité à la lumière solaire, ou à la lumière artificielle (*photophobie*). Ce dernier symptôme se rapproche jusqu'à un certain point des caractères anatomiques, puisqu'on le reconnaît à des signes très positifs et visibles, et sans qu'on interroge le malade. Les paupières, quand même elles ne sont point gonflées (ce qui d'ordinaire a lieu à un certain degré d'intensité de la sclérite) sont rapprochées; le malade éprouve de la difficulté à les ouvrir, et dès qu'il y parvient, la cornée, fuyant la lumière, se porte en haut et se cache sous la paupière supérieure. A mesure qu'on élève cette dernière avec le doigt, la cornée se tourne de plus en plus en haut, se renverse dans le grand angle, ou bien, ce qui est plus rare, affecte des mouvements alternatifs d'un côté à l'autre. Le malade baisse la tête, s'abrite de la lumière en plaçant les mains ouvertes au-dessus des sourcils, et cherche l'obscurité. Chez les enfants, tous ces symptômes sont portés à leur plus haut degré, car chez eux ils ne sont contrebalancés en rien par l'empire de la volonté. La sécrétion abondante des larmes qui sont pompées par les points et les canaux lacrymaux, occasionne souvent un écoulement d'un mucus ténu par les narines. Sauf quelques exceptions peu nombreuses, le larmoiement et la photophobie sont en raison directe du degré de l'inflammation et de l'injection de la sclérotique.

Lorsque la sclérotite est très intense, avec ou sans chémosis, ou qu'elle a existé pendant un certain temps, le bord libre des paupières, plus constamment celui de la paupière supérieure, se gonfle, s'enflamme légèrement, prend une rougeur un peu sombre et même bleuâtre, et le plus souvent devient un peu diaphane et légèrement œdématié. Quelquefois ce gonflement inflammatoire s'étend au-delà du bord libre, mais il ne dépasse jamais le pli de la paupière supérieure.

La photophobie n'appartient qu'à la sclérotite et à la rétinite ; quand elle existe dans les autres phlegmasies oculaires, c'est que la sclérotique ou la rétine sont en même temps frappées d'inflammation. Dans la sclérotite même, ce symptôme doit être attribué à une irritation secondaire de la rétine, qui s'explique facilement par la tension inflammatoire et l'espèce d'étranglement qu'éprouvent les membranes internes de l'œil, et particulièrement la membrane sensitive, à cause du gonflement de la membrane fibreuse externe. Nous reviendrons sur ce symptôme et sur la manière dont il doit être interprété à l'occasion de la rétinite et de l'ophthalmie rhumatismo-lymphatique.

Dans une thèse soutenue devant la Faculté de médecine de

Paris (*Sur les ophthalmies spéciales*, 1837, n° 26), et dans
laquelle un de mes élèves, M. le docteur *Cade*, a donné un
résumé assez complet de mes idées sur les ophthalmies spéciales, ce jeune médecin a consigné une explication fort in-
génieuse du symptôme de la photophobie. « Il est hors de
» doute, dit M. Cade (page 21), que la double couronne ra-
» diée péricornéenne est due à l'hypérémie des artères ciliaires
» de la sclérotique, qui, s'anastomosant avec celles de la con-
» jonctive, se perdent dans la cornée, le *ligament ciliaire* et
» l'iris. Si donc le ligament ciliaire, traversé en outre par les
» nombreux nerfs ciliaires, est le centre premier du mouve-
» ment fluxionnaire inflammatoire dans toute kérato-scléro-
» tite, on conçoit combien (p. 22) douloureuse devra être toute
» traction exercée sur cette partie de la sclérotique devenue
» éminemment sensible. Or, la pupille se contracte-t-elle sous
» l'influence de la lumière, il y a tiraillement concentrique
» du ligament ciliaire, dans la circonférence duquel est en-
» châssé l'iris, et, par suite, douleur intolérable, aversion
» extrême du grand jour ou photophobie. La pupille se di-
» late-t-elle lors du passage de l'individu dans un lieu sombre
» et obscur, il y a relâchement de la membrane irienne, ces-
» sation de traction du ligament ciliaire, et, par suite, ab-
» sence de douleur.

» Instillez quelques gouttes d'une solution d'extrait de bel-
» ladone entre les paupières, le malade supportera sans souf-
» frir l'action du grand jour, tant que l'ouverture pupillaire
» restera dilatée ; mais à peine l'action momentanée de ce nar-
» cotique est-elle épuisée, que l'iris se contracte, tiraille le
» ligament ciliaire, et le blépharospasme photophobique sur-
» vient. Peut-on voir des rapports plus immédiats de cause à
» effet ? Que l'on soumette ces faits au contrôle sévère de l'ex-
» périence, et l'on sera convaincu....

» Si la photophobie était le résultat d'une compression ré-

» tinienne , pourquoi cette irritation si vive, cette douleur
» (p. 23) si intolérable au grand jour, s'évanouirait-elle comme
» par enchantement dans un jour plus sombre et plus obscur?
» Pourquoi l'instillation dans l'œil de quelques gouttes d'une
» solution belladonée permettrait-elle à cet organe , qui tout
» à l'heure se convulsait au contact d'un faible rayon de lu-
» mière , de supporter un instant après , avec calme et sans
» douleur, l'impression momentanée des rayons solaires?... »

En résumé , la photophobie dans la sclérotite est due, d'a-
près M. Cade, au tiraillement du ligament ciliaire congestionné
et irrité , tiraillement produit par la contraction que détermine dans la pupille l'influence de la lumière.

Examinons les arguments donnés par M. Cade à l'appui de
son explication ; voyons d'une part s'ils sont fondés sur des
faits bien avérés, et d'autre part si ses conclusions sont justes
et logiques.

Et d'abord, mettons de côté la question de savoir si les
mouvements de l'iris, membrane molle et vasculaire, peuvent
tirailler le ligament ciliaire, anneau très ferme et fortement
serré entre la choroïde et la sclérotique. Admettons pour un
moment la possibilité de ce tiraillement, admettons également qu'il puisse donner lieu à la photophobie, circonstances
qui nous paraissent plus que contestables. Comment M. Cade
est-il arrivé à établir sa théorie? nous ne craignons pas de dire
qu'elle est basée sur une méprise. Ce jeune praticien a vu à
notre clinique que le symptôme de la photophobie cède d'ordinaire avec promptitude, après toutefois que les émissions
sanguines nécessaires ont été pratiquées , à l'usage de l'extrait
de belladone en frictions sur le front et les tempes. Il conclut
de là que l'instillation de ce médicament en dissolution doit
produire le même effet. S'il avait une seule fois essayé ce procédé , dans un cas de sclérotite, il se serait convaincu que tant
que l'inflammation est violente la pupille ne se dilate que fort

peu, et que sa dilatation, loin de diminuer la photophobie, l'augmente encore. Ce phénomène prouve jusqu'à l'évidence que c'est de la sensibilité exaltée de la rétine et non pas de l'irritation et du tiraillement du ligament ciliaire, que dépend cette aversion pour la lumière. En effet, la rétine ne pouvant supporter l'excitation normale déterminée par le nombre ordinaire des faisceaux lumineux qui s'introduisent au fond de l'œil, doit être encore plus vivement affectée par le surcroît des rayons qui la frappent, lors de l'agrandissement artificiel de l'ouverture pupillaire. L'excessive violence de la photophobie dans la rétinite simple, phlegmasie exempte de toute injection précornéo-sclérotidienne, et par conséquent ne pouvant donner lieu à la douleur par le tiraillement du ligament ciliaire, vient à l'appui de ce que nous avançons, et démontre que c'est dans la membrane sensitive du globe oculaire et non dans le ligament ciliaire qu'il faut chercher le siége de la photophobie. D'ailleurs la sensation pénible et douloureuse ne cesse pas complétement dans l'obscurité ; elle ne fait que diminuer sous son influence, non pas que l'irritation de la rétine, produite par l'étranglement de cette membrane, s'évanouisse comme par enchantement, mais parce que la cause irritante, la lumière, a cessé d'agir. Dans l'inflammation de la choroïde aussi la photophobie ne manque que tant que cette membrane n'est pas assez gonflée pour comprimer ou irriter la rétine ; c'est par cette raison que ce symptôme accompagne plutôt la phlogose de la moitié postérieure de la choroïde que celle de sa partie antérieure et du corps ciliaire. Tout le contraire devrait avoir lieu, à cause du gonflement souvent énorme de ce dernier et de la pression qu'il doit exercer sur le ligament ciliaire, si celui-ci était le siége du symptôme dont il s'agit.

Nous nous réjouissons d'ailleurs de voir que notre jeune confrère ne se soit point borné, comme les uns, à écouter et à répéter servilement et sans jugement les leçons de ses maîtres, ou, comme beaucoup d'autres, à laisser passer dédaigneusement, sans leur accorder une attention sérieuse, les cas curieux et les aperçus nouveaux que fournissent les maladies oculaires. Nous l'en félicitons sincèrement, en l'engageant à persévérer dans la bonne voie de l'étude indépendante et de l'appréciation rigoureuse des faits. Nous profiterons de cette occasion pour donner à nos élèves l'assurance que nous leur saurons toujours gré d'une opposition consciencieuse et de l'application du précepte : *Ne jurare in verba magistri*, et que nous serons fier d'être réfuté par eux à l'aide des principes d'une saine observation que nous faisons nos efforts de leur tracer journellement.

Une douleur lancinante, tensive, qui s'accroît par les mouvements du globe oculaire, est presque constante dans la sclérotite; elle s'étend même, quand la sclérite augmente, dans la tempe et dans la partie de la tête qui correspond à l'œil affecté. La vue est toujours plus ou moins troublée. Souvent le globe oculaire éprouve de la difficulté à se mouvoir. L'exaspération des symptômes a lieu le matin, quand le malade, en se réveillant, passe de l'obscurité à la clarté du jour; cette même exaspération se manifeste encore dans la journée, lorsque le malade s'expose à une lumière un peu vive. Toutefois, quand la sclérite devient très intense, des exacerbations peuvent survenir vers le soir, comme dans les phlegmasies en général.

La *terminaison* la plus ordinaire de la maladie est la résolution; jamais la sclérotite ne se termine par la suppuration ou l'ulcération, à moins qu'elle ne soit la suite d'une solution de continuité ou d'une brûlure. Il n'est pas rare de voir un chémosis séreux survenir pendant la durée de cette affection. La sclérite traumatique ne produit pas de phlyctènes sur la cornée. (Voir SCLÉROTITE RHUMATISMALE.)

Marche. — La sclérotite est rarement chronique, mais elle dure rarement moins d'un septénaire. Les récidives sont très fréquentes.

Traitement. — Des saignées locales assez énergiques et l'emploi externe des mercuriaux sont indispensables dans la sclérotite. On combattra avec succès la photophobie et la douleur par les narcotiques et principalement par la belladona. Les saignées générales sont souvent nécessaires. Vers le déclin de la maladie, on trouvera quelque avantage dans l'emploi des révulsifs pour prévenir les récidives. Tous les collyres doivent être bannis de la thérapeutique de cette affection. Les fomentations d'eau froide ne seront prescrites que dans les cas de sclérotite traumatique.

CHAPITRE III. — DE LA KÉRATITE OU PHLEGMASIE DE LA CORNÉE.

A. Première espèce : INFLAMMATION DE LA CONJONCTIVE CORNÉALE OU KÉRATO-CONJONCTIVITE.

Caractères anatomiques. — La conjonctivite cornéale succède toujours à la conjonctivite scléroticale, qui d'ordinaire ne cesse pas d'exister quand l'inflammation gagne la conjonctive de la cornée. Les vaisseaux sanguins de la conjonctive scléroticale se prolongent sur la surface de la cornée ; ils peuvent devenir tellement nombreux qu'ils finissent par couvrir toute la cornée et donner à sa face antérieure un aspect uniformément rouge, maladie qui, lorsqu'elle est chronique, a reçu le nom de *pannus*. Mais avant que l'affection ne soit arrivée à ce degré d'intensité, on voit entre les vaisseaux qui sont rouges et plus ou moins élevés au-dessus du niveau de la cornée, des espaces où la cornée et la conjonctive cornéale ont conservé leur structure normale ; seulement cette dernière membrane est devenue un peu trouble et grisâtre ou d'un gris-bleuâtre, mais sans aspect pointillé.

Les *caractères physiologiques*, quant à la douleur, à l'absence de la photophobie et du larmoiement, sont semblables à ceux de la conjonctivite. Le trouble de la vision est proportionné à l'obscurcissement plus ou moins considérable du miroir de l'œil.

La *marche* de cette affection est presque toujours chronique.

Terminaison. — Elle peut se terminer par le pannus, après s'être compliquée de kératite proprement dite ; quelquefois la suppuration et l'ulcération de la cornée se manifestent sous l'empire de circonstances différentes que nous exposerons en parlant de l'ophthalmie rhumatismo-scrofuleuse.

Traitement. — Bien que nous ayons décrit la maladie comme un inflammation simple, elle est toujours le résultat de causes spéciales ; la médication antiphlogistique ordinaire ne saurait en triompher, si elle n'est pas aidée par l'usage de moyens spéciaux.

B. Seconde espèce : KÉRATITE PROPREMENT DITE, KÉRATITE PRIMITIVE OU NON VASCULAIRE ; INFLAMMATION DE LA SUBSTANCE OU DES LAMES DE LA CORNÉE.

Caractères anatomiques. — Un trouble de la cornée siégeant dans la totalité de cette membrane ou dans quelques unes de ses parties, car la kératite est souvent partielle, une opacité de plus en plus considérable sans vascularités, annoncent la phlogose de la substance propre de la cornée, qui devient terne et prend une teinte d'un gris cendré. Je n'ai jamais observé la couleur d'un vert de mer que MM. Mackenzie et Velpeau assignent à la cornée frappée d'inflammation ; aucun autre observateur ne l'a pas non plus signalée ; nous pensons donc que l'opinion de MM. Mackenzie et Velpeau est erronée à cet égard. M. Velpeau assigne à la kératite un grand nombre de symptômes qui appartiennent à d'autres ophthalmies, et qui n'existent dans la phlegmasie de la cornée que lorsqu'elle est compliquée d'une inflammation siégeant dans d'autres membranes. La surface de la cornée malade est parsemée de petits points extrêmement fins, d'un aspect varié; tantôt ils sont opaques et gris, et la cornée ressemble alors à un verre dépoli; on dirait qu'elle est couverte de cendre ou d'une poussière fine; tantôt ces points sont diaphanes, et semblables à de très petites phlyctènes contenant un liquide limpide, ce qui donne à la surface de la membrane une apparence inégale et granulée. Souvent on aperçoit dans la cornée une infinité de petites excavations larges environ comme la pointe d'une épingle. Si l'on regarde la cornée de côté, la partie la plus enflammée de cette membrane paraît souvent gonflée, saillante et quelquefois ramollie. Quand la phlegmasie est pure, elle n'est accompagnée d'aucune vascularité dans la cornée, dans la sclérotique, ni dans aucune portion de la conjonctive.

Caractères physiologiques. — Dans la kératite pure et simple, il y a absence complète de photophobie et de sécrétion.

En général, il n'y a point de douleur dans cette inflammation, le malade ressent tout au plus une douleur obtuse; il éprouve une sensation de tension et de pression dans le globe oculaire. La vision est troublée; ce trouble survient peu à peu. Les objets semblent entourés d'un brouillard ou d'une fumée. La cécité devient complète dans les degrés les plus avancés de la maladie.

Marche. — Elle est presque toujours lente, même quand l'affection est intense. Cette phlegmasie débute de prime abord dans la cornée même, sans être précédée de conjonctivite scléroticale ou cornéale, et alors il n'y a dans la membrane affectée aucun développement de vaisseaux, charriant du sang rouge, appréciables à l'œil nu ou à la loupe. Cette forme peut être appelée *kératite primitive*, pour qu'on la distingue de la troisième variété, dont elle diffère également par ses symptômes, sa marche et ses terminaisons.

Terminaisons. — Abandonnée à la nature, la maladie ne se termine pas par résolution. Des épanchements interlamellaires formés par une matière fibro-albumineuse, des taies épaisses, véritables cicatrices interlamellaires, des opacités occupant tout le tissu malade, quelquefois enfin des staphylômes de la cornée, lui succèdent; jamais elle ne se termine par la suppuration, par des abcès, par l'ulcération de la cornée; ces phénomènes ne surviennent que dans les cas où elle est traumatique, ou bien quand il y a eu complication de sclérite sur un individu lymphatique.

Traitement. — Il doit être très énergiquement antiphlogistique. Les moyens que nous avons conseillés dans la sclérotite sont également applicables à la kératite. Quand la maladie n'est pas traumatique, les antiphlogistiques seuls ne suffisent pas. M. Juengken préconise les applications locales, qui ne nous paraissent utiles que dans la kératite traumatique, maladie qui, selon nous, ne se présente presque jamais sous la forme de kératite primitive. Nous ne pouvons pas approuver davantage le conseil du même auteur, qui prétend qu'on doit remplacer les émissions sanguines par les mercuriaux, quand l'inflammation est prête à se terminer par la suppuration. Une pareille tendance de la phlogose, si elle pouvait avoir lieu dans la kératite primitive, serait plutôt de nature à nous faire cesser l'emploi de mercuriaux, moyens qui, loin d'enrayer le travail de la suppuration, ne manqueraient guère de le seconder et de le solliciter par leurs propriétés antiplastiques. Les collyres chargés de sublimé ou de laudanum, et portés sur la cornée affectée dans l'épaisseur de sa substance, ne sont guère employés impunément, car souvent leur usage est suivi de l'aggravation des symptômes d'irritation.

C. Troisième espèce : KÉRATITE SECONDAIRE A LA KÉRATO-CONJONCTIVITE.

Elle réunit les caractères des deux variétés précédentes, avec prédominance tantôt des uns, tantôt des autres. La vascularité envahit quelquefois la substance même de la cornée; l'aspect pointillé est le plus souvent moins marqué. La terminaison par suppuration n'est pas rare. C'est à cette forme et à la première que se rapportent les descriptions données par la plupart des auteurs français, qui connaissent moins la deuxième variété. (Voir OPHTHALMIES SCROFULEUSE ET RHUMATISMALE.) Le traitement est celui de la kératite primitive.

D. Quatrième espèce : INFLAMMATION DE LA MEMBRANE DE L'HUMEUR AQUEUSE ; AQUO-CAPSULITIS DES ANGLAIS.

La surface interne ou concave de la cornée est terne, trouble, légèrement grisâtre, parsemée de points opaques et quelquefois colorés. Cette affection est extrêmement rare, et a été probablement confondue avec la seconde variété par la plupart des observateurs qui l'admettent comme très fréquente. On ne peut la bien observer que quand elle existe seule et sans complication de kératite proprement dite; dès que la cornée elle-même devient opaque, il est impossible d'apercevoir les changements qui se développent à sa surface postérieure. Pour la bien observer, il faut qu'on regarde la cornée de profil; on reconnaît alors que celle-ci a conservé sa pureté, sa transparence, enfin son aspect normal dans toute sa partie externe et dans sa substance, et que les phénomènes morbides n'occupent que sa surface concave ou postérieure.

CHAPITRE IV. — DE L'IRITIS, IRIDITE OU INFLAMMATION DE L'IRIS.

(NOTA. Ce mémoire, ainsi que la description des iritis

spéciaux, était primitivement destiné à concourir pour le prix proposé par la Société médico-pratique de Paris. Empêché par des occupations nombreuses d'en terminer la rédaction avant le terme fixé, j'ai présenté ce travail, accompagné de dessins d'iritis, à cette Société savante, deux mois avant que la décision ne fût prononcée; elle me fit l'honneur de me nommer membre résident, à cause de cette communication.)

L'iris se compose : 1° d'une membrane séreuse très fine, qui le tapisse en avant, c'est-à-dire du côté où il borne en arrière la chambre antérieure; 2° d'une trame cellulo-vasculaire, très riche en filets nerveux, trame qui en forme pour ainsi dire le parenchyme; 3° d'une couche pigmenteuse qui recouvre la face de la membrane du côté où elle correspond à la chambre postérieure. Cette couche pigmenteuse est regardée comme une membrane distincte par des anatomistes du premier ordre, bien qu'elle ne soit constituée que par une agrégation de molécules pigmenteuses, et ne ressemble à une membrane véritable que dans certains états pathologiques. En localisant l'inflammation de l'iris dans ces différentes parties, nous établirons les divisions suivantes :

A. Première espèce. Inflammation de la lame séreuse, qui couvre l'iris antérieurement : *iritis séreux*.

B. Deuxième espèce. Inflammation du tissu parenchymateux de l'iris : *iritis parenchymateux, iritis phlegmoneux* ou *iritis proprement dit.*

C. Troisième espèce. *Uvéitis* ou *inflammation de l'uvée*, si nous admettons l'existence d'une véritable membrane uvée. Mais nous verrons que l'uvéitis des auteurs n'est autre chose que l'inflammation de la capsule antérieure du crystallin, inflammation qui se propage à la surface postérieure de l'iris, et de là à son parenchyme ou tissu propre, et que, par conséquent, l'on ne doit pas regarder comme une espèce distincte d'iritis une lésion qui n'est qu'une complication de la maladie qui fait l'objet de ce travail.

Nous aurons soin, en décrivant l'iritis, de donner les symptômes le plus complétement qu'il nous sera possible, et dans l'ordre de succession qu'ils observent le plus souvent. Mais n'oublions pas que la nature ne s'est point imposé une marche invariable, et que les caractères des maladies ne sont point toujours aussi tranchés, aussi constants et aussi fixes qu'on veut bien les présenter dans les manuels.

Un nosologiste qui, au fond de son cabinet, isole et classe ces caractères symptomatiques, a souvent bien de la peine à les reconnaître au lit du malade. Nous devons donc avant tout avertir, 1° qu'une partie des symptômes peut manquer dans un grand nombre de cas; 2° que leur ordre de succession est sujet à quelques variations. Nous mentionnerons les exceptions qui offrent un certain degré de stabilité, et les différences qui peuvent avoir lieu. Nous tâcherons, d'ailleurs, de mettre quelque ordre et quelque clarté dans nos descriptions, en traitant séparément, dans des sections particulières, des différentes formes accidentelles qui dépendent de la marche de la maladie, de ses complications, de ses variétés, etc., etc.

A. Première espèce : INFLAMMATION DE LA SÉREUSE DE L'IRIS OU IRITIS SÉREUX.

Caractères anatomiques.—Un aspect plus luisant du globe oculaire, dont la surface antérieure paraît lubrifiée par une quantité abondante de larmes, constitue un des premiers symptômes que l'on aperçoit quand on a l'occasion d'observer cette inflammation dès son début. Il faut joindre à ce symptôme une diminution dans la mobilité de l'iris, dont les mouvements deviennent plus lents et moins étendus. Presque toujours la pupille de l'œil qui est le premier affecté est plus étroite que la pupille de l'œil sain ; au début, cependant, il peut arriver que la pupille ne perde rien de ses caractères normaux, qui subsistent quelquefois assez long-temps. Cette lenteur dans les mouvements de l'iris, peu marquée d'abord, augmente insensiblement, de même que le resserrement de la pupille, et quelquefois, bien que très rarement, elle est telle que l'iris semble privé de toute mobilité ; néanmoins, il n'est jamais complétement immobile. En effet, en faisant passer soudainement l'œil malade d'une lumière douce ou d'une demi-obscurité à la clarté du grand jour, on obtient une forte contraction de la pupille ; et si vous faites ensuite cesser l'action de cette vive lumière, la pupille se dilatera peu à peu.

Quand même la contraction de la pupille, qui se manifeste au début de l'affection, serait excessive et ne cesserait pas sous l'influence d'un jour modéré ou d'une demi-obscurité, toujours au moins quelques gouttes d'une solution d'un extrait narcotique ou d'atropine, instillées entre les paupières, provoquent promptement la dilatation de l'ouverture pupillaire, tant que la phlogose n'a point envahi le parenchyme de l'iris. Le rétrécissement de la pupille, quel qu'en soit le degré, est régulier et uniforme ; le bord pupillaire reste nettement découpé, uni et lisse, et la forme de la pupille est ronde ; celle-ci ne se dévie dans aucune direction, et ne se porte point en arrière ; son limbe brun conserve toute son intégrité ; il ne se rétracte, ni ne s'allonge dans aucune de ses parties ; il ne devient ni effilé, ni frangé. Dans cette première période de l'iritis séreux, l'ouverture pupillaire a sa clarté normale et sa teinte d'un noir foncé ; on n'y aperçoit que rarement un léger trouble ; ce phénomène ne survient que lorsque l'affection est très avancée. Ce n'est aussi que plus tard que l'humeur aqueuse perd sa limpidité. L'investigation à la loupe ne démontre aucune altération dans la configuration, la structure et la couleur

du bord pupillaire et de la capsule , aucun commencement d'é-
panchement dans les chambres antérieure ou postérieure, nulle
trace de trame filamenteuse , cellulaire ou vasculaire entre l'i-
ris et la capsule antérieure du cristallin. Une irrégularité dans
la forme de l'ouverture pupillaire, une lacération et une dé-
chiqueture du limbe brun de l'iris, un trouble plus ou moins
considérable dans la pupille, dénotent une complication de
cristalloïdite. (Voir uvéitis.)

A la diminution de la mobilité de l'iris, et à l'altération de
ses diamètres, il faut joindre un léger changement dans la couleur de cette membrane. Peu appréciable au début, il n'est
visible que pour un observateur très exercé. Quelle que soit
cette couleur, elle contracte une nuance plus terne et plus
sale que dans l'état physiologique, mais la couleur fondamentale n'éprouve dans aucun cas un véritable changement. On
peut définir avec quelque exactitude cette altération dans la
couleur de l'iris, en disant qu'une teinte d'un gris pâle a été
ajoutée à la couleur normale et non essentiellement altérée de
la membrane; l'iris bleu, par exemple, reste toujours bleu,
mais on y voit un léger mélange grisâtre ; un iris brun conserve
sa couleur, mais subit aussi la même addition d'une teinte
grise. Ce mélange du gris avec les couleurs normales ôte à
celles-ci leur éclat physiologique, et les rend ternes. Nous
verrons au contraire que, dans l'iritis parenchymateux, il
existe un changement véritable dans la teinte fondamentale de
la membrane; alors l'iris bleu devient vert, l'iris brun devient
d'un brun rougeâtre, etc.

La légère altération de couleur qui survient dans l'iritis séreux n'est pas plus manifeste à la loupe; mais quand l'affection est arrivée à son plus haut degré, on reconnaît que la surface antérieure de l'iris est inégale, et offre des points, des
stries opaques et grisâtres, qui proéminent légèrement, et qui
quelquefois même sont tomenteux ou villeux. Ces inégalités

cependant sont si peu considérables, qu'il est toujours facile de discerner la structure rayonnée de la membrane et sa couleur normale, à travers la séreuse opaque placée devant l'iris. Les stries, les fibres, les sillons du petit et du grand cercle, continuent à être parfaitement manifestes, et l'on voit qu'ils ont conservé toute leur intégrité.

La teinte grisâtre de l'iris, que l'on rencontre dans l'iritis séreux, est formée par un épanchement d'un liquide albumineux trouble, sécrété par la séreuse enflammée, épanchement qui doit nécessairement lui enlever une partie de sa diaphanéité.

Il est rare de voir l'iris se gonfler durant cette inflammation de sa séreuse, se rapprocher de la cornée par suite d'une turgescence, et rétrécir l'espace de la chambre antérieure. Ce phénomène ne survient que lorsque son parenchyme commence à s'enflammer, ou tout au plus dans les cas où une congestion dans les membranes internes de l'œil a précédé ou accompagne la phlegmasie. Il est moins rare au contraire de voir la chambre antérieure offrir plus d'ampleur que de coutume par suite de la tension que l'iris éprouve et du rétrécissement de la pupille. Quelquefois, par suite de cette plus grande capacité de la chambre antérieure, la cornée a un aspect plus luisant, et paraît plus convexe. Nous devons dire néanmoins que ce phénomène est bien moins fréquent dans l'iritis séreux que dans les cas d'adhérences existant entre l'iris et la cristalloïde antérieure, et occasionnées soit par un iritis parenchymateux, soit par une périphakite, peut-être même est-il toujours dû à un degré plus ou moins élevé de ces dernières maladies.

Caractères physiologiques. — Une sensation de tension et de pression incommode dans la partie antérieure du globe oculaire existe quelquefois dans l'iritis séreux, mais il arrive fréquemment que ce symptôme manque. Cette affection n'est accompagnée de photophobie, de larmoiement, et d'une véritable douleur aiguë, que lorsqu'elle est compliquée d'une inflammation de quelque autre membrane de l'œil. Cette complication existe dans la plupart des cas où l'on observe l'iritis séreux dès son début. Nous devons dire ici que les auteurs n'ont pas assez localisé les altérations que les différentes membranes oculaires peuvent offrir, ni fait assez attention à la succession des phénomènes inflammatoires que ces membranes sont susceptibles de présenter. Quant à la vision, elle n'est que légèrement troublée, tant que la maladie se maintient dans cet état de simplicité.

Plusieurs auteurs regardent comme un signe sinon constant, du moins très fréquent d'iritis séreux, une injection fine de la sclérotique, injection souvent partielle et bornée quelquefois à la partie supérieure de cette fibreuse. Cette disposition vasculaire ne doit pas être considérée comme un caractère propre à l'iritis, mais comme indiquant une complication accidentelle de sclérotite naissante qui ne tarde pas à faire des progrès, si l'affection est abandonnée à elle-même.

L'iritis séreux a déjà été décrit comme tel par plusieurs auteurs. Quelques uns, M. Mackenzie par exemple, le considèrent comme formant le premier degré de l'iritis, ce qui, au fond, peut paraître indifférent quand on se rappelle bien les synonymies. Ainsi, par suite des qualifications différentes dont se sert M. Mackenzie, ce qu'il appelle second degré de l'iritis correspond à ce que nous décrirons comme le premier degré de l'iritis proprement dit.

Marche de la maladie. — L'affection est tantôt aiguë, survient subitement, et atteint avec rapidité le plus haut degré d'intensité ; tantôt sa marche est lente, et même chronique. Sa durée peut donc être de quelques jours, de quelques semaines, et même de plusieurs mois ; mais nous ne croyons pas que la maladie, dans son état de simplicité, puisse dépasser une ou tout au plus deux semaines, lorsqu'elle est convenablement traitée. Une durée plus longue de l'iritis séreux semble toujours se lier, soit à une complication inflammatoire d'une des membranes externes de l'œil, soit à la coexistence de ce que l'on a appelé *uvéite*, forme qui n'est en réalité que l'inflammation de la cristalloïde antérieure. Toutes les fois, en effet, que nous avons observé l'iritis séreux dans son état de chronicité, nous avons trouvé en même temps les symptômes de la cristalloïdite antérieure, ou ses suites, telles que les adhérences de l'iris à la capsule, une irrégularité et une forme anguleuse de la pupille, etc.

Comme nous l'avons déjà mentionné, l'affection peut débuter sans aucune complication de conjonctivite ni de sclérotite, etc., etc, sans avoir été précédée d'aucune inflammation d'une ou de plusieurs membranes oculaires. De toutes les phlegmasies auxquelles elle peut succéder, une des plus fréquentes que l'on cite est celle de la membrane de l'humeur aqueuse qui revêt la surface postérieure de la cornée. La continuité des deux feuillets séreux semblerait expliquer d'une manière très naturelle cette circonstance. Néanmoins, d'après notre expérience, l'inflammation de la membrane de l'humeur aqueuse est très rare.

L'inflammation de ces deux séreuses peut se propager aux tissus propres de la cornée et de l'iris, sans que les symptômes de ces inflammations en éprouvent quelque modification. C'est donc sans raison que des auteurs ont fait de cette variété, qui à peine en est une, une affection à part (kérato-iritis).

D'après notre observation, l'iritis séreux n'affecte qu'un seul œil à la fois, mais il peut abandonner son siége primitif et se fixer sur l'autre œil, surtout quand on a négligé de combattre les causes qui lui ont donné naissance.

Causes. — Elles sont les mêmes que celles de l'iritis parenchymateux. L'iritis séreux est produit quand ces causes ont agi avec moins d'intensité et pendant un laps de temps plus court.

Terminaisons. — Je n'en connais que trois :

1° *La résolution.* Nul doute que les effets seuls de la nature, aidés tout au plus par un régime convenable, ne puissent amener ce mode de terminaison, quand l'affection est simple, c'est-à-dire bornée uniquement à la séreuse, sans complication d'*uvéite*. Un traitement approprié finit toujours par triompher de l'iritis séreux, même quand il a duré long-temps, dans les cas où il n'est accompagné d'aucune lésion coexistante.

2° *La transition de la phlegmasie au parenchyme de l'iris.* Quand cette terminaison survient, l'iritis séreux coïncide avec l'iritis parenchymateux. Le premier joint alors ses caractères à ceux de l'iritis proprement dit, lesquels éprouvent toujours quelques modifications. Dans ce cas, les attributs symptomatiques des deux maladies combinées l'une avec l'autre, sont plus difficiles à reconnaître et à isoler.

3° L'inflammation qui, dans le principe, siége dans la membrane qui tapisse l'iris en avant, peut enfin gagner une ou plusieurs des autres membranes oculaires. L'iritis séreux cesse quelquefois alors d'exister, mais il subsiste dans la plupart des cas. On s'expliquera facilement la raison de ce phénomène en pensant que l'invasion d'une phlegmasie nouvelle provient des mêmes causes qui primitivement ont produit l'iritis, causes qu'on a négligées, ou qu'on n'a pu réussir à combattre.

Pronostic. — Il résulte de ces considérations sur les différents modes de terminaison de l'iritis séreux, que cette affection est peu grave, quand elle est rationnellement traitée, et qu'elle cesse même par la seule force médicatrice de la nature, lorsque les causes qui ont présidé à son développement cessent d'agir.

Toutes les fois, cependant, que la maladie a été reconnue, on se gardera bien de se confier aux seuls efforts de la nature, puisque cette affection peut être suivie de l'iritis parenchymateux, lésion qui, très probablement, ne se développe, dans la plupart des cas, qu'après une invasion d'iritis séreux.

Traitement. — Nous l'exposerons en même temps que celui de l'iritis phlegmoneux, pour éviter des répétitions oiseuses.

B. Deuxième espèce : IRITIS PARENCHYMATEUX OU PHLEGMONEUX ; INFLAMMATION DU TISSU PROPRE DE L'IRIS.

Premier degré.

Caractères anatomiques. — Lorsque l'iritis séreux a existé pendant quelque temps, et que ses symptômes sont arrivés à leur maximum d'intensité, il survient un nouvel ordre de phénomènes qui annoncent le début d'une inflammation dans le tissu propre de l'iris. La contraction de la pupille augmente alors de plus en plus, et finit même par devenir permanente ; l'iris paraît complétement immobile. Cependant, si l'on examine avec attention les phénomènes morbides, l'on verra qu'une transition brusque d'une lumière vive à l'obscurité, ou de l'obscurité à la lumière, est encore susceptible de provoquer la dilatation ou la contraction de la pupille. Cette dilatation et cette contraction sont lentes, mais néanmoins sensibles ; elles ne s'exécutent pas régulièrement sur tout le bord pupillaire, comme dans l'état normal, mais elles sont plus marquées dans certains points de la circonférence de la pupille que dans d'autres. Celle-ci conserve cependant encore sa forme ronde ; elle n'est point ovalaire ou anguleuse ; on n'y voit ni angles saillants, ni échancrures, ni sinuosités. Si les mouvements de l'iris sont peu sensibles ou douteux, on peut toujours les rendre plus apparents par une instillation entre les paupières de quelques gouttes d'une solution narcotique, à la suite de laquelle la pupille se dilate considérablement, mais rarement d'une manière régulière, car elle devient presque toujours anguleuse, sinueuse et difforme.

Le fond de l'œil perd sa teinte noire; il devient trouble, terne; il est comme rempli d'une légère fumée ou d'un nuage; il semble grisâtre, ou un peu jaunâtre. L'usage de la loupe rend ces changements plus apparents. Ce trouble commençant et l'irrégularité de la forme pupillaire tiennent moins à l'inflammation de l'iris qu'à celle de la capsule antérieure, dans laquelle un certain degré de phlegmasie accompagne très souvent l'iritis.

L'humeur aqueuse perd sa limpidité normale, et devient également trouble. Le limbe brun ou noirâtre de la pupille est plus pâle, plus étroit, plus inégal que dans l'état physiologique; il subit des changements que nous décrirons en traitant de l'uvéite.

L'iris se gonfle, se rapproche de la cornée, et rétrécit la chambre antérieure. Cette turgescence de l'iris n'a lieu, selon Beer, que quand le grand cercle est déjà considérablement décoloré; nous l'avons observée à une période bien moins avancée. Au lieu de se porter en avant et de se rapprocher de la cornée, l'iris peut encore se rétracter en arrière, et être tellement retenu dans cette position, que la capacité de la chambre antérieure se trouve augmentée; mais ces cas sont rares et exceptionnels. Ce phénomène, suivant M. Rosas, semble se manifester plus fréquemment dans le premier degré de l'iritis, et provient d'une sécrétion plus copieuse de l'humeur aqueuse. « L'humeur aqueuse, dit M. Rosas, est sécrétée plus abondamment, et l'iris est un peu refoulé en arrière. » Ce phénomène est pour nous exceptionnel, et il trouve une explication bien plus naturelle dans un degré marqué d'*uvéite*, savoir de cristalloïdite antérieure; il n'existe presque jamais sans cette inflammation qui produit des adhérences membraniformes étendues entre la surface postérieure de l'iris et la face antérieure de la capsule. (Voir uvéitis). L'anatomie pathologique vient d'ailleurs à l'appui de notre opinion.

Mais les changements les plus intéressants, les plus essentiels et en même temps les plus manifestes sont ceux qui surviennent dans la couleur et dans la texture de l'iris. Ils sont toujours un peu plus marqués dans le petit cercle, sur lequel on les reconnaît avant que le grand cercle ne paraisse véritablement malade. La couleur du petit cercle s'altère de bonne heure; bientôt une décoloration semblable a lieu dans le grand cercle. Quelle que soit la teinte morbide que revêt l'iris, toujours elle s'explique parfaitement, et peut même être indiquée d'avance, d'après la couleur de l'iris sain , si l'on ajoute à celle-ci une teinte rouge , teinte qui n'a pas toujours la même intensité, et qui tantôt est plus pâle, tantôt plus foncée. C'est ainsi qu'un iris d'un brun foncé devient d'une teinte brun-rougeâtre ; un iris d'un brun clair devient rougeâtre ou orangé avec un mélange de brun ; un iris bleu devient vert ou verdâtre ; un iris d'un gris bleuâtre devient verdâtre avec un mélange de gris; un iris verdâtre devient jaunâtre , etc.

Cette altération dans la couleur de l'iris commence dans le petit cercle de cet organe ; ce n'est qu'à une période plus avancée de la maladie qu'elle se manifeste aussi dans le grand cercle. La coloration nouvelle qui survient n'est , dans tous les cas, qu'une modification de la coloration physiologique préexistante ; ainsi quand les deux cercles diffèrent de couleur dans l'état normal , ils diffèrent également sous ce rapport dans l'état pathologique ; en outre, la coloration normale du petit cercle étant toujours plus foncée que celle du grand cercle , la teinte morbide du premier est aussi beaucoup plus foncée que celle du second.

Selon M. Rosas, le petit cercle de l'iris devient vert dans les yeux d'une nuance claire ; des observations attentives m'ont amené à un autre résultat ; dans les yeux bleus, le petit cercle a presque toujours une teinte d'un gris d'acier qui, durant l'état de phlogose, se change en une teinte verdâtre peu tranchée, tirant sur le violacé, le gris rougâtre ou même le gris brunâtre. Je suis d'accord avec M. Rosas et avec les autres ophthalmologistes, quant à ce qui concerne les yeux bruns; dans ce dernier cas, la teinte d'un brun rougeâtre du petit cercle devient, dans l'état de maladie, plus rougeâtre ou même orangé.

Ainsi, dès que la contraction de la pupille est devenue un peu considérable, le petit cercle commence à prendre une coloration nouvelle, qui, comme nous l'avons précédemment exposé, est le résultat d'une combinaison du rouge avec la couleur naturelle de la membrane; nous n'oublierons pas de mentionner que la nuance qu'offre l'iris est toujours un peu terne, vu la coexistence de l'inflammation de la séreuse, qui ne jouit plus de sa diaphanéité normale. La surface du petit cercle devient moins lisse; ses stries commencent à s'effacer; elles se couvrent d'un tissu floconneux et tomenteux. D'après les auteurs, l'altération dans la couleur et les divers phénomènes morbides que l'on remarque dans l'iritis ont leur premier début auprès du bord pupillaire; nous avons au contraire le plus souvent trouvé leur point de départ sur la limite extérieure du petit cercle de l'iris, voisine du grand cercle de cette membrane; cette circonstance semble s'expliquer par la couronne vasculaire placée dans cet endroit et envoyant dans toutes les directions, mais d'abord vers le petit cercle, des ramuscules d'un rouge plus ou moins foncé, de la présence desquels la décoloration de la membrane malade dépend principalement.

C'est donc dans le petit cercle que se manifestent au début de la maladie les premières modifications de la couleur et de la texture de l'iris. Enfin la couleur du grand cercle ne tarde pas aussi à subir l'influence de l'inflammation; la nuance nouvelle qu'il contracte s'établit d'après les principes que nous avons exposés précédemment.

Beer ne mentionne pas l'altération de texture qui se manifeste dans la première et dans la seconde période de l'iritis ; il dit seulement que dans la première période l'iris semble couvert d'un léger brouillard.

Cette membrane frappée d'inflammation est encore le siége de phénomènes divers. Ainsi la surface du grand cercle finit par perdre son aspect lisse et luisant, et se couvre aussi d'une matière floconneuse, moins appréciable cependant à l'œil nu que dans le petit cercle. Quand la maladie existe depuis plus long-temps, cette substance floconneuse devient plus abondante ; les stries de l'iris et les sillons plus profonds qui les séparent, jusqu'alors très distincts encore, ne se voient plus qu'au travers d'une gaze qui devient de plus en plus épaisse ; et finalement ils s'effacent, et leur existence peut à peine être constatée.

Si, lors de ce premier degré de l'iritis parenchymateux, on examine avec attention l'organe malade à la loupe, on voit, dans un grand nombre de cas, un phénomène que son importance rend digne d'intérêt, dont l'aspect même est gracieux, s'il est permis de se servir de cette expression quand on traite des misères humaines. Sur la limite existant entre le petit et le grand cercle est une couronne formée par des vaisseaux d'un rouge vermeil, et d'une extrême ténuité ; ces vaisseaux suivent les échancrures périphériques du petit cercle. Du bord convexe de cette couronne vasculaire partent des ramuscules, qui se dirigent vers le grand cercle, s'y dichotomisent plusieurs fois et se terminent par des ramifications imperceptibles ; et du bord concave du même anneau vasculaire dérive une infinité d'autres petits vaisseaux, très fins, parallèles entre eux, pénétrant dans le petit cercle, et se perdant enfin près du bord pupillaire, ou dans le bord lui-même. Nous ne connaissons aucun auteur qui ait décrit avec exactitude cette disposition vasculaire que l'on rencontre sur le cadavre quand on injecte l'iris, et sur le vivant, seulement quand cette membrane est frappée de phlegmasie.

Quelques ophthalmologistes, il est vrai, ont parlé de vaisseaux sanguins apparents dans l'iris frappé d'inflammation ; mais ils n'ont mentionné ni la forme ni les ramifications de ces vaisseaux, et ils n'ont point indiqué avec précision la période de l'iritis dans laquelle existent ces vascularités, ce qui cependant nous paraît de la plus haute importance. D'après notre expérience, ce n'est que dans le premier degré de la maladie et avant même le terme de ce premier degré que l'on observe l'injection que nous avons décrite, circonstance qui s'expliquera très naturellement dans la suite.

L'injection dont nous avons tracé les caractères se manifeste dans l'iritis dès le début de la première période ; elle est très fine alors, à peine perceptible, et c'est elle qui donne au petit cercle une teinte rougeâtre. Les vaisseaux qui la composent semblent produire deux espèces d'épanchements, l'un séreux et mêlé avec une certaine quantité de la matière colorante du sang, l'autre fibro-albumineux. C'est le premier épanchement qui, joint à une foule de petits vaisseaux ramifiés dans l'iris, fait entrer dans la teinte morbide de cette dernière membrane la couleur rouge, ce qui est clairement démontré par les terminaisons des vaisseaux dans des plaques d'une couleur rouge pâle existant dans le grand cercle. L'épanchement fibro-albumineux couvre les rayons de l'iris ainsi que les vaisseaux injectés, parties plus ou moins masquées par cet épanchement. Interposé entre les fibres de cette membrane, il en altère la structure d'une manière notable ; la matière fibro-albumineuse épanchée sur l'iris en rend la surface inégale, tomenteuse, villeuse, surtout dans le petit cercle, disposition que la loupe rend plus évidente. En outre, l'épaississement de l'iris qui en ré-

sulte, joint au gonflement qu'éprouve cette membrane enflammée, diminue la capacité de la chambre antérieure.

Quand l'injection vasculaire a acquis un haut degré de développement, elle peut être constatée à l'œil nu, au moins
dans quelques parties de l'iris. Une bonne loupe en rend
l'examen plus facile ; lorsqu'on a étudié préalablement l'injection avec cet instrument, on la retrouve partiellement sans
son secours. Quelques jours après la naissance des vascularités, du sang épanché entre les vaisseaux les réunit en faisceaux,
d'où résultent des plaques d'un rouge pâle dans certains endroits, d'un rouge foncé dans d'autres ; plus tard des taches
d'un rouge plus sombre, brunâtre quelquefois, surviennent
au centre de quelques unes de ces plaques ; en même temps
l'anneau vasculaire commence à pâlir ; il se décolore peu
à peu, et les plaques rouges qui tantôt sont très nombreuses
et presque confluentes, et tantôt sont discrètes, finissent par
se décolorer graduellement ; pendant quelques jours elles laissent dans les parties qu'elles occupaient une teinte d'un rouge
clair ; enfin celle-ci disparaît également, et dès lors aucune
trace de l'ancienne existence de ces plaques vasculaires ne peut
plus être constatée. Dans d'autres cas, au contraire, l'épanchement de lymphe plastique exsudée à leur surface soustrait
celle-ci de bonne heure à l'œil de l'observateur ; ainsi, plus
l'iris est tomenteux, moins est sensible dans cette membrane
phlogosée la couleur rouge.

Caractères physiologiques. — Tout ce que nous avons dit à
l'article *Iritis séreux* au sujet de l'absence de photophobie, de
larmoiement et d'injection siégeant sur d'autres membranes
oculaires, est également applicable à l'iritis parenchymateux
dans les deux degrés de cette affection. Quand ces symptômes
existent, ils sont accidentels, et dépendent de la propagation de
la phlegmasie à d'autres tissus, et en particulier à la rétine. La
plupart des auteurs ne semblent point partager cette opinion ;

nous la croyons cependant conforme à l'observation, et elle ressort même des assertions des ophthalmologistes qui ont écrit sur
cette importante matière. Si, par exemple, vous parcourez l'excellent ouvrage de M. Mackenzie, vous y verrez la photophobie et le larmoiement figurer au nombre des caractères essentiels et constants de l'iritis arrivé au second ou au troisième
degré ; et à son article sur la rétinite, cet auteur vous indiquera
les mêmes symptômes comme caractéristiques de l'inflammation de la membrane nerveuse oculaire. M. Juengken prétend
aussi qu'il existe dans l'iritis une sensibilité exquise , une
violente photophobie, et un épiphora abondant, symptômes
qui s'exaspèrent par la fatigue de l'organe malade, et baissent
avec l'inflammation de l'iris. Le même auteur ajoute que, dans
la seconde période , les bords palpébraux deviennent d'un
rouge foncé, et que, dès que la conjonctive commence à
rougir, l'œil sain souffre sympathiquement et devient photophobe. Beer indique une photophobie toujours croissante dès
le commencement; suivant lui , la rougeur du globe oculaire,
peu considérable dans la première période, n'est nullement en
harmonie avec l'intensité et le danger de la maladie, car la
sclérotique seule présente une injection d'un rose pâle.

Les opinions des ophthalmologistes que nous venons de citer
doivent être selon nous rectifiées de la manière suivante : la
photophobie n'est pas un symptôme propre à l'iritis, mais à la
rétinite ; une invasion de rétinite doit donc être admise, dès
que la photophobie survient. Nous en dirons autant d'un
grand nombre de caractères qui d'ordinaire sont vaguement
rapportés à l'iritis et à l'uvéite et qui en définitive n'appartiennent réellement qu'à une cristalloïdite antérieure ; complication très fréquente et presque habituelle de l'iritis, vu le
court espace qui sépare l'iris de la capsule antérieure, comme
nous le démontrerons tout à l'heure. Nous ajouterons que la
sensibilité de l'œil et l'épiphora augmentent ou diminuent

d'intensité suivant la violence croissante ou décroissante de l'iritis dont ils suivent la marche, et que la photophobie est d'autant moins forte que la quantité et l'épaisseur de la lymphe plastique épanchée sont plus considérables.

La douleur qu'éprouvent les malades affectés d'iritis a été regardée avec quelque raison comme un signe pathognomonique de cette maladie. Ce serait une erreur de croire que ce symptôme est constant dans l'iritis aigu ; il peut quelquefois manquer, mais cela est rare. Ce n'est pas dans le globe oculaire que se fait sentir la douleur ; cet organe en est presque exempt, et il n'éprouve qu'une sensation de tension et de pression gênante, qui siége au fond de la cavité orbitaire. Dans les iritis aigus, quels que soient d'ailleurs leur nature et leurs caractères particuliers, la douleur occupe le front et les tempes. Elle est en général très violente, lancinante et presque toujours en rapport avec l'acuité de l'affection ; moins intense dans la journée, elle s'exaspère le soir, d'ordinaire vers neuf ou dix heures, et ne cesse qu'après minuit, après avoir fait éprouver au malade des souffrances atroces. C'est surtout pendant son exacerbation que la matière fibro-albumineuse est exsudée aux faces antérieure et postérieure de l'iris et dans la pupille. Celle-ci se rétrécit peu à peu, devient de plus en plus grisâtre, d'un gris jaunâtre et opaque ; elle se remplit d'une matière plastique qui forme la base d'une fausse membrane ; enfin l'oblitération de l'ouverture pupillaire et partant la cécité deviennent imminentes.

Quand l'iritis est à son début, le symptôme dont nous venons d'énumérer les caractères est loin de sévir avec autant de violence. Le malade n'éprouve que quelques élancements passagers dans l'œil ou dans la région sus-orbitaire, élancements qui peuvent se manifester périodiquement et qui sont en général d'une durée plus longue à chaque retour.

Les auteurs qui ont écrit sur l'iritis, *Beer*, *Schmidt*, *MM. Juengken*, *Mackenzie*, *Rosas*, etc., n'ont pas oublié de mentionner la douleur qui existe dans cette affection. Suivant M. Juengken, elle précède même les changements dans la couleur et la mobilité de l'iris. Dès le début de la maladie, dit Beer, et dès que la contraction de la pupille commence à s'opérer, une douleur obtuse et tensive se fait sentir au fond de l'œil; le malade compare la sensation qu'il éprouve à la pression qu'exercerait un doigt qui comprimerait le globe oculaire. La violence de la douleur croît avec l'intensité de l'inflammation, et à la fin de la première période la douleur s'étend jusqu'au vertex, de telle sorte que les élancements que le malade éprouve dans la tête s'exaspèrent sous l'influence de la cause la plus légère, telle que l'attouchement de l'œil, etc. La douleur que l'iritis aigu occasionne a été parfaitement localisée par Schmidt, qui dit qu'elle est rémittente et qu'elle occupe la région sourcilière, le front et la tempe du côté de l'œil affecté, et peut même s'étendre jusqu'à l'occiput.

L'absence du symptôme qui vient de fixer notre attention peut être regardée comme exceptionnelle. J'ai vu cependant des cas où des iritis très aigus ont parcouru leurs différents degrés, sans la moindre douleur autour de l'orbite. Mes observations à cet égard sont entièrement confirmées par celles d'un excellent ophthalmologiste, M. Mackenzie.

Dès le début de la première période de l'iritis, la vue est trouble, et les objets paraissent au malade comme couverts d'une gaze légère ou entourés d'un brouillard grisâtre. Ce trouble est en raison directe de l'opacité que l'on découvre dans la pupille, opacité qui doit être attribuée à l'inflammation de la capsule et au dépôt fibro-albumineux qui existe sur cette membrane. Des bleuettes, des étincelles, des éclairs (photopsies) sont quelquefois aperçus par le malade; elles indiquent

toujours un trouble sympathique de la rétine ou une hypérémie secondaire ou primitive de cette membrane , altération
qui coexiste avec l'iritis.

Cette affection peut encore avoir un retentissement dans les
appareils circulatoire, digestif, etc., moins souvent cependant
que ne le disent les auteurs. Quelquefois le pouls est dur, le
malade est agité , la langue est rouge et sèche, la soif ardente,
la constipation opiniâtre, la peau chaude, etc. J'ai vu dans un
grand nombre de cas ces symptômes manquer entièrement.
Tel est le premier degré de l'iritis parenchymateux.

Deuxième dégré (3e période de M. Mackenzie et de quelques autres auteurs).

Dans le second degré de la maladie, tous les symptômes précédemment décrits augmentent d'intensité. Le brouillard dont
les objets semblent couverts devient de plus en plus épais, et
il est noirâtre. La pupille se rétrécit encore, et l'immobilité de
l'iris est complète. La transition la plus brusque de l'obscurité
profonde à la lumière la plus vive et les instillations d'une
forte solution d'extrait de belladone ne sauraient plus agir sur
la pupille qui reste immobile. La régularité de ses bords peut
persister jusqu'au dernier moment ; d'autres fois elle devient
plus ou moins anguleuse , ainsi que Beer l'a fait remarquer.
Il peut arriver qu'elle soit réduite au volume d'une petite tête
d'épingle ou qu'elle soit complétement effacée. Le plus ordinairement la matière fibro-plastique exsudée fait adhérer ses
bords entre eux , et soude l'iris à la capsule antérieure du
cristallin , si un traitement convenable ne prévient point ces
accidents funestes.

A mesure que l'inflammation fait des progrès, la substance
fibro-albumineuse qui se dépose dans la chambre postérieure
devient de plus en plus copieuse , épaisse et d'une couleur
foncée, bien qu'elle conserve toujours une teinte d'un gris
jaunâtre. La vision, dont le trouble augmente en même temps

que la pupille se resserre et que l'épanchement fibro–albumineux se forme, s'éteint peu à peu, et finalement elle se réduit à la simple perception de l'ombre des objets présentés au malade ou que l'on agite devant lui ; et lorsque l'épanchement est très épais, à peine peut-il distinguer la lumière d'avec les ténèbres. Dans les cas d'une inflammation des plus violentes, et quand la rétine y participe, la faculté visuelle peut être complétement éteinte.

Dans le second degré de l'iritis la membrane phlogosée se gonfle parfois tellement qu'elle s'applique contre la paroi interne de la cornée, de telle sorte que la chambre antérieure est complétement effacée, et la sécrétion de l'humeur aqueuse totalement abolie. Il peut encore arriver que le gonflement de l'iris rétrécisse seulement la chambre antérieure, dont la capacité est encore diminuée par la matière fibro–albumineuse déposée sur la partie antérieure de l'iris. Dans le cas où la turgescence de l'iris est telle que celui-ci s'applique contre la face postérieure de la cornée, on a tout lieu de craindre d'après les auteurs un staphylôme total de l'iris et de la cornée. Il n'en résulte, pour nous, le plus souvent dans ce cas d'ailleurs fort rare, qu'une synéchie antérieure complète.

Quand la désorganisation de l'iris est arrivée à ce point, il est impossible de dire quelle a été sa couleur normale. La coloration nouvelle qu'il a contractée est d'un brun rougeâtre mêlée à celle de la matière plastique dont il est couvert. On chercherait vainement dans cette membrane quelques vestiges de son ancienne organisation ; les fibres et les sillons ont disparu ; on ne les retrouve plus, même à la loupe. On dirait que l'iris a été barbouillé avec un pinceau préalablement trempé dans de la colle. En quelques points les rayons semblent avoir été disjoints par de la matière albumineuse épanchée derrière l'iris, et dans les interstices qui séparent ces rayons, la fausse membrane, molle encore, fait hernie. Elle est tantôt brunâtre à cause du pigmentum dont elle est enduite, tantôt elle offre sa teinte naturelle, c'est-à-dire une couleur d'un gris jaunâtre, quelquefois argentin, le pigmentum ayant disparu des endroits qu'occupe la procidence, soit qu'il ait été détruit, soit qu'il existe encore sur la surface postérieure de l'iris et aux bords de l'interstice nouvellement formé. Les tumeurs albumineuses dont nous venons de parler présentent de petits bourrelets le plus souvent d'un gris brunâtre et constitués par des espèces d'ampoules visibles à l'œil nu. Cependant elles sont assez rarement la suite de l'iritis aigu ; c'est presque toujours l'iritis chronique qui les produit, et cette désorganisation s'opère principalement dans le grand cercle.

Dans la seconde période de l'iritis parenchymateux, les souffrances s'exaspèrent de plus en plus ; elles arrachent des cris au malade, et le privent du repos et du sommeil. La fièvre est presque toujours intense.

Les symptômes qui viennent d'être décrits sont à peu près constants. Il existe d'autres phénomènes qui, quelquefois, se manifestent dans cette seconde période, mais qui manquent dans le plus grand nombre des cas, tels que le dépôt sur la face antérieure de l'iris et au fond de la chambre antérieure d'une matière puriforme (hypopyon) et la formation d'abcès dans l'iris. Nous en parlerons quand nous traiterons des terminaisons de la maladie.

Marche de l'iritis parenchymateux. — Elle peut être suraiguë, aiguë ou chronique. La forme suraiguë est la plus rare ; elle se termine au bout d'un petit nombre de jours ; je ne l'ai jamais observée. L'iritis aiguë est assez fréquente ; mais la forme chronique est celle qui existe le plus ordinairement. La difficulté du diagnostic, la lenteur de la marche de l'affection, les symptômes peu manifestes et pour le malade et pour le médecin, enfin l'absence de toute sensation douloureuse, sont les motifs pour lesquels cette forme insidieuse d'iritis passe souvent inaperçue dans le principe, et n'est appréciable plus tard que par les altérations secondaires qu'elle détermine.

La marche de la maladie que nous étudions peut encore offrir des différences d'après son point de départ, qui tantôt est dans l'iris lui-même, tantôt dans les membranes externes de l'œil, tantôt enfin dans les membranes internes. Les cas d'inflammation débutant primitivement dans l'iris, sans phlegmasie siégeant dans une autre membrane, ou dans les annexes oculaires, sont assez communs; c'est presque toujours dans la séreuse que la maladie prend alors naissance (V. IRITIS SÉREUX), et elle parcourt les différents degrés que nous avons indiqués plus haut. Ce serait une erreur de croire que l'inflammation commence toujours dans la séreuse et sur la partie antérieure du tissu propre de l'iris; très fréquemment elle débute sur la surface postérieure de cette membrane, et presque toujours, dans ce cas, elle est due à une inflammation qui siégeait d'abord dans la cristalloïde antérieure, et qui s'est ensuite propagée à l'iris.

Il peut encore arriver que l'iritis succède à une kératite, et plus fréquemment encore à une sclérotite. Je ne l'ai jamais vu suivre une simple conjonctivite sans que l'inflammation ait gagné la sclérotique sous-jacente. L'iritis survient parfois à la suite d'une rétinite; mais la choroïdite et la cristalloïdite antérieure sont de toutes les inflammations celles dont les progrès et l'extension par contiguïté produisent le plus souvent l'iritis. (V. UVÉITE et IRITIS ARTHRITIQUE.)

La plupart des auteurs prétendent, ainsi que nous l'avons déjà observé, que l'inflammation de la conjonctive, de la sclérotique, etc., accompagne l'iritis d'une manière constante. Nous pensons que la grande fréquence des cas dans lesquels l'iritis est compliqué de ces diverses inflammations, et peut-être une observation peu attentive, ont donné naissance à cette opinion qui nous paraît erronée. Si, en effet, l'iritis aigu se présente le plus souvent avec un cortége de phénomènes inflammatoires dans d'autres tissus de l'œil, au moins il suffit de l'iritis chronique pour nous montrer que la coexistence de ces différentes inflammations n'a rien d'essentiel, de constant et de pathognomonique.

Variétés. — Jusqu'à ce jour je n'ai point encore vu l'*iritis partiel*, tel que le décrit M. Mackenzie. J'ai constamment observé que l'inflammation envahissait toute la membrane; cependant, l'altération de couleur et de texture plus marquée dans certaines portions de l'iris, et en général un développement plus considérable des symptômes dans tel point plutôt que dans tel autre, doivent nous faire admettre qu'une portion de l'iris peut être phlogosée avec une intensité plus forte que d'autres parties de la membrane, et dès lors il est présumable que celle-ci est susceptible de s'affecter partiellement. M. Mackenzie s'exprime en ces termes au sujet de l'iritis partiel : « Il est possible qu'une partie seule de l'iris soit enflammée; quand l'action inflammatoire a cessé, il ne reste qu'un seul filament de matière opaque dans la pupille, qui d'ailleurs est transparente; ce filament plastique s'étend d'un bord à l'autre de l'ouverture pupillaire, tandis que le reste de la pupille est libre et mobile. » Outre ces filaments placés dans la pupille et touchant la capsule antérieure, qui sont assez rares, nous en avons vu un, dans un cas particulier, tendu au devant de cette ouverture et de l'iris, d'un point de la surface antérieure de cette membrane à un autre point situé du côté opposé de cette même surface.

C. Troisième espèce : UVÉITIS OU UVÉITE.

L'inflammation peut débuter dans l'iris selon différents modes; tantôt elle se déclare dans la membrane séreuse qui

tapisse l'iris en avant, ou dans les couches les plus antérieures
du parenchyme de cet organe, parties dans lesquelles elle se
manifeste soit primitivement, soit en s'y propageant des membranes extérieures du globe oculaire plus ou moins violemment phlogosées ; tantôt elle suit une marche inverse et débute
sur la surface postérieure de l'iris, c'est-à-dire sur la portion
de la membrane qui est enduite d'une couche pigmenteuse, et
là son invasion peut être primitive ou consécutive à une
phlegmasie de la cristalloïde antérieure. Elle ne saurait donc,
dans aucun cas, établir son siége dans le pigmentum, qui ne
constitue nullement une véritable membrane (l'uvée), comme
le croient quelques anatomistes, mais qui n'est autre chose qu'un
vernis de couleur noire, adhérent à la face postérieure de l'iris.

Quand l'inflammation existe dans la partie postérieure de
l'iris, qu'elle soit aiguë ou chronique, elle offre, sauf quelques modifications légères, les symptômes de l'iritis parenchymateux. Dans ce cas les changements dans la forme et les mouvements de la pupille se manifestent avant une altération
sensible dans la couleur et la structure de l'iris. Mais il n'est
pas fréquent de rencontrer l'inflammation ainsi bornée à la
partie postérieure de cette dernière membrane. Le plus
souvent, cette espèce d'iritis est accompagnée de cristalloïdite
antérieure ; en un mot, presque toujours il existe une cristal-
loïdo–uvéite. Les auteurs qui ont donné à cette dernière variété nosologique la dénomination d'*uvéite* ont donc, selon
nous, incomplétement localisé la phlegmasie, puisqu'ils n'en
ont borné le siége qu'à une seule membrane, tandis que dans
la généralité des cas elle existe dans deux tissus, savoir la partie postérieure de l'iris et la capsule antérieure du cristallin.
Nous verrons plus tard que les autres symptômes assignés
par les auteurs à l'uvéite appartiennent à la cristalloïdite antérieure, à l'occasion de laquelle nous reviendrons sur l'uvéite
ou irido-périphakite.

Terminaisons de l'iritis. — **Dans** la description des différents degrés de l'iritis, nous avons fait remarquer que cette inflammation peut se terminer soit par la résolution, soit par des lésions graves, telles que l'obstruction partielle ou totale de la pupille, par l'exsudation d'une quantité plus ou moins considérable de matière solidifiable, l'adhérence du bord pupillaire à la capsule, la déposition du pigmentum de l'uvée sur un ou plusieurs points de la capsule antérieure, l'exsudation de pus dans la chambre antérieure, la formation d'abcès à la surface antérieure de l'iris, la vascularité de cette membrane, ses végétations, l'épaississement ou l'amincissement du tissu irien, la disparition de la chambre antérieure par suite du gonflement de l'iris et de son adhérence avec la paroi concave de la cornée, et enfin la dégénérescence staphylomateuse de l'iris et de la cornée.

La résolution de l'iritis ne se fait pas attendre lorsqu'on oppose à cette inflammation des moyens énergiques dès le début. Mais si d'une part les effets salutaires d'un traitement rationnel dans cette affection sont incontestables et produisent souvent des résultats surprenants, il faut aussi dire qu'un grand nombre des lésions consécutives de l'iritis est au-dessus des ressources de l'art.

Au nombre des terminaisons moins fâcheuses de l'iritis, nous comptons les deux suivantes :

1° L'épanchement de pus ou de matière puriforme dans la chambre antérieure. Cette terminaison a quelquefois lieu dans l'iritis séreux. A mesure que les phénomènes phlegmasiques diminuent d'intensité, le pus est entièrement ou partiellement résorbé. Souvent la partie ténue de ce liquide disparaît seule, tandis que la partie épaisse ou solidifiée se précipite pour ainsi dire au fond de la chambre oculaire et à la surface antérieure de l'iris, soit en masse, soit sous forme de fausse membrane non organisée.

2° La surface de l'iris est quelquefois le siége d'un ou de plusieurs petits abcès, élevés en relief sur cette membrane. Ces abcès peuvent se rompre et donner également lieu à l'hypopyon. On les confond souvent avec des végétations. On voit quelquefois les vaisseaux que nous avons décrits plus haut se ramifier dans le voisinage de ces abcès et les entourer d'une espèce de couronne vasculaire. Si l'abcès se rompt, les lambeaux du kyste présentent des bords libres flottants dans l'humeur aqueuse, puis ils se rétractent, et finissent enfin par disparaître.

Les adhérences de l'iris peuvent occuper une partie ou la totalité de la marge pupillaire. On ne parvient que dans des cas fort rares à en déchirer les plus fines, à l'aide de moyens mydriatiques. Ordinairement elles persistent pendant toute la vie, et s'organisent de la même manière que les fausses membranes siégeant dans la pupille.

L'atrésie de l'ouverture pupillaire formée par ces dernières est *complète* ou *incomplète*, et la vision alors peut être partiellement ou totalement abolie. Dans ce dernier cas, la seule ressource qui reste après que l'on a combattu l'inflammation est l'opération de la pupille artificielle, à moins toutefois qu'elle ne soit contre-indiquée par des considérations particulières.

Plusieurs de ces terminaisons de l'iritis ont besoin d'être examinées à part, parmi les maladies chroniques de l'iris, et particulièrement quand nous parlerons de l'opération de la pupille artificielle.

Causes de l'iritis. — Elles sont générales ou locales.

La plupart des inflammations de l'iris sont dues à des causes générales ou constitutionnelles ; c'est ainsi que l'on rencontre fréquemment ces phlegmasies chez les individus dont l'économie est soumise à l'influence délétère d'un travail pathologique étendu, tel que la syphilis, les scrofules, la goutte ; nous ignorons les raisons pour lesquelles ces dyscrasies ont de la tendance à produire des ravages dans l'iris ; la vascularité de cette membrane peut-elle fournir une explication suffisante de ce fait curieux ?

Chez plusieurs auteurs anglais, MM. Travers, Hewson, Wallace, etc., on trouve la description de certaines variétés d'iritis consécutives aux affections typhoïdes, ou occasionnées par l'usage prolongé des mercuriaux. Notre expérience ne nous a fourni aucun indice de l'existence de ces variétés ; nous n'avons jamais rien vu qui soit de nature à nous faire croire à quelque influence particulière de la fièvre typhoïde ou des préparations mercurielles sur l'iris. Appelé il y a quelque temps auprès d'un malade dont l'affection était considérée par plusieurs médecins anglais comme un iritis mercuriel, nous avons déclaré que pour nous la maladie était un iritis arthritique bien caractérisé et accompagné seulement d'une salivation mercurielle. Un traitement antiphlogistique et anti-arthritique, mis en usage d'après notre avis, ne tarda pas à triompher de la maladie, et à nous confirmer encore dans notre opinion.

Au nombre des causes locales ou externes les plus fréquentes qui déterminent l'inflammation de l'iris, nous devons citer le refroidissement du corps et l'influence qu'exercent sur notre économie les variations atmosphériques. L'action immédiate de l'air sur cette membrane, après une opération de cataracte par extraction ou de la pupille artificielle, semble avoir une moindre part dans la production de l'iritis que les lésions traumatiques que l'iris éprouve communément dans ces circonstances. Les blessures de l'iris causées par des instruments tranchants sont moins souvent suivies de phlegmasie que les contusions, les tiraillements, les déchirures de cette membrane, lorsqu'il s'agit de faire passer par l'ouverture pupillaire un cristallin dur ou volumineux, ou dans l'opération de l'irido-dialysis, et enfin quand on fait usage d'instruments grossiers dans ces opérations délicates, etc., etc.

Les enfants semblent moins sujets à l'iritis que les adultes ; le sexe féminin paraît moins prédisposé à cette maladie que le sexe masculin.

Traitement. — Il n'est guère d'affection où les effets d'une médication énergique et rationnelle soient aussi manifestes et aussi incontestables que dans l'iritis ; abandonnée à elle-même cette inflammation ne manque jamais de produire des conséquences plus ou moins fâcheuses pour l'intégrité de la fonction visuelle.

Le traitement qui doit lui être opposé se résume dans les indications suivantes :

1º Combattre la congestion sanguine.

2º Modifier la tendance plastique de l'inflammation, et empêcher la formation d'exsudations albumineuses.

3º S'opposer au rétrécissement et à l'atrésie de la pupille.

4º Affaiblir la violence des paroxysmes douloureux, toujours accompagnés d'une nouvelle exsudation au bord pupillaire.

5º Enfin stimuler la résorption là où un commencement d'exsudation a eu lieu.

Les indications sont les mêmes pour l'iritis séreux que pour l'iritis parenchymateux ; l'emploi plus ou moins énergique des moyens curatifs doit être modifié d'après l'exigence et le danger de chaque cas individuel, d'après sa marche plus ou moins rapide, etc.; l'iritis parenchymateux étant une phlegmasie plus intense que l'iritis séreux, exige conséquemment une médication plus active.

Nous avons dit que la première indication qui doit être remplie est de combattre la congestion sanguine. La vascularité du tissu de l'iris et la promptitude avec laquelle l'inflammation fait naître des accidents funestes et souvent irréparables dans une membrane si importante pour l'accomplissement de la fonction visuelle, doivent nous faire une loi de ne pas être sobre dans les émissions sanguines. Nous engageons les praticiens à faire assez généralement précéder les saignées locales par une ou plusieurs saignées générales.

Il est difficile d'ailleurs de déterminer la dose des évacuations sanguines ; dans cette maladie comme dans les autres la constitution du sujet, son âge et la véhémence de l'inflammation nous serviront de guides.

Les émissions sanguines seront puissamment secondées par les pédiluves irritants , les sinapismes, en un mot par les révulsifs d'action rapide et transitoire ; une dérivation énergique et souvent répétée sur le tube intestinal, à l'aide de purgatifs drastiques, imprimera une efficacité plus grande à cette première partie de la médication.

Il faut, avons-nous dit, en second lieu, modifier la plasticité du sang ; la matière médicale nous fournit un agent héroïque pour cette indication, c'est le mercure, auquel toutefois il ne faut pas manquer d'associer les saignées générales ou locales, si le besoin s'en fait sentir. Nous avons déjà fait connaître la manière dont on doit employer en pareil cas les mercuriaux. Si l'iritis est simple et dans sa première période, vous aurez recours aux pilules bleues ou au calomélas seul ou associé à une certaine quantité d'opium. Comme il importe surtout, lorsque l'iritis est aigu , de mettre le plus promptement possible l'économie sous l'influence d'une quantité suffisante de mercure, des doses petites de calomélas devront se succéder avec rapidité , savoir d'heure en heure ou de deux heures en deux heures. N'oubliez pas non plus de prescrire des frictions avec l'onguent napolitain qui seront pratiquées sur le front et les tempes de deux en deux heures.

Dans les cas où les mercuriaux ne peuvent pas être mis en

usage, on a cherché, en Angleterre, à leur substituer un autre médicament, et on a proposé l'huile essentielle de térébenthine administrée à l'intérieur, à la dose d'un gros, trois fois par jour, sous forme d'émulsion. Nous n'avons jamais expérimenté cette substance dans une circonstance pareille, car il ne nous est point encore arrivé dans un traitement d'iritis d'être obligé de renoncer au mercure pour implorer le secours d'un autre agent thérapeutique. L'huile essentielle de térébenthine est d'ailleurs d'un emploi difficile dans la pratique des pauvres à raison du prix élevé des émulsions, le goût détestable de cette substance s'opposant à son administration sous des formes moins coûteuses.

Si d'une part les mercuriaux ont pour effet de diminuer la plasticité du sang, et de prévenir ainsi l'exsudation d'une matière fibro-albumineuse dans la pupille, d'autre part certains narcotiques, tels que la belladone, la jusquiame et le datura stramonium jouissent de la propriété de maintenir l'ouverture pupillaire dans une dilatation permanente qui s'oppose à l'oblitération complète de cette ouverture, et détruisent même quelquefois, par les mouvements qu'ils impriment à l'iris, les adhérences légères qui ont pu se former.

On obtient assez facilement la dilatation de la pupille quand l'iritis est séreux. L'effet de la belladone n'est pas aussi prompt, lorsque le parenchyme de l'iris est affecté; dans ce cas, la pupille reste roide et immobile jusqu'au déclin de l'inflammation, et la belladone n'agit en général qu'après que l'inflammation a été méthodiquement combattue par les saignées et les préparations hydrargyriques. La certitude que nous offre l'action mydriatique de la belladone nous fait préférer cette substance à la jusquiame et au stramonium. On peut l'employer de trois manières, en frictions sur les régions voisines de l'œil affecté, en instillations entre les paupières, enfin à l'intérieur. Dans les iritis légers on peut se contenter de pratiquer des frictions avec une pommade composée de parties égales d'extrait de belladone et d'onguent napolitain, frictions que l'on répète de deux en deux heures, sur le front et sur la tempe du côté malade. Mais quand la totalité de l'iris est affectée, on doit avoir recours à la belladone tant en frictions qu'en instillations, et souvent même à l'intérieur ; les instillations d'une solution filtrée d'extrait de belladone doivent être pratiquées trois ou quatre fois dans la journée, excepté lorsqu'un état inflammatoire violent de la sclérotique contre-indique ces instillations. On peut combiner, pour l'usage interne, chaque dose de calomélas avec un quart ou un huitième de grain de poudre de belladone. Dès que l'inflammation a perdu son acuité et que les fibres de l'iris commencent à se dégager, la pupille se dilate. Nous avons même vu plus d'une fois des phlegmasies anciennes de l'iris, avec obstruction presque complète de la pupille, s'améliorer d'une manière notable sous l'influence de la belladone, dont l'usage continué pendant quelques mois finissait par triompher de la contraction pupillaire et était suivi d'un changement favorable dans la faculté visuelle.

Telle est la manière de remplir la troisième indication que nous avons annoncée, et qui consiste à s'opposer au rétrécissement et à l'atrésie de la pupille. Nous ajouterons qu'en même temps la belladone est un puissant moyen pour affaiblir la violence des symptômes nerveux, tel que la douleur sus-orbitaire périodique, et pour calmer l'irritation rétinienne.

Nous avons dit en quatrième lieu que le médecin doit atténuer, autant qu'il est en son pouvoir, les paroxysmes douloureux de l'iritis, et s'efforcer d'en prévenir le retour ; car dans cette affection chaque paroxysme de douleur est accompagné d'une nouvelle exsudation plastique sur le bord pupillaire. L'action salutaire de l'opium appliqué en friction sur le front se fait rarement attendre dans cette circonstance, et les paroxysmes douloureux apparaissant vers le soir, comme nous l'avons fait observer, on doit remplacer alors la belladone par l'opium. On peut employer pour chaque friction un à deux grains d'opium brut en poudre, toutes les heures, de demi-heure en demi-heure, ou même de quart-d'heure en quart-d'heure, selon la violence et la durée des paroxysmes. On retirera de grands avantages d'un mélange de parties égales de calomelas à la vapeur et d'opium. Lorsque ce dernier médicament est employé seul, il est avantageux de joindre à chaque grain quelques grains de sucre, car l'opium seul ne peut être que difficilement réduit en poudre fine.

Nous devons dire enfin que, quand l'iritis dure depuis quelque temps ou qu'il a passé à l'état chronique, le traitement que nous venons d'exposer est souvent insuffisant pour triompher des exsudations qui se sont formées dans la pupille. Dans cette circonstance, l'usage interne de toutes les espèces de préparations hydrargyriques, et surtout du sublimé, a quelquefois amené des résultats merveilleux. On devra employer en même temps les frictions mercurielles sur le front, et les pommades ophthalmiques; le traitement sera accompagné de tous les moyens propres à stimuler la résorption, tels que les purgatifs, les révulsifs énergiques, et surtout une diète sévère. Le repos complet de l'œil et du corps, une lumière douce, etc., secondent puissamment la médication.

CHAPITRE V. — DE LA CRISTALLOÏDITE OU INFLAMMATION DE LA CAPSULE DU CRISTALLIN.

Les mots *cristalloïdite*, *périphakite*, *phakohyménite*, et *capsulite*, sont des termes identiques que les ophthalmologistes ont employés pour désigner l'inflammation de la membrane qui entoure le cristallin. Nous traiterons plus particulièrement dans cet article de la *cristalloïdite antérieure*, c'est-à-dire de l'inflammation du feuillet antérieur de la capsule, feuillet qui a encore reçu le nom de *cristalloïde antérieure*. Quant à la *phlegmasie de la cristalloïde postérieure*, c'est-à-dire du feuillet postérieur de la capsule cristalline, nous n'avons jamais eu l'occasion de l'observer d'une manière bien positive. Cette circonstance peut être due à la rareté de l'affection, à sa chronicité, ou bien, et c'est ce qui nous paraît le plus probable, à la difficulté que l'on éprouve à reconnaître une opacité commençante dans une membrane aussi profondément située, difficulté qui s'accroît encore par la contraction que produit dans la pupille l'irritation concomitante des autres membranes internes. L'analogie permet toutefois d'admettre que les cataractes capsulaires postérieures sont le produit de la cristalloïdite postérieure.

Il est beaucoup plus facile de constater une inflammation localisée dans le feuillet antérieur de la capsule cristalline. Pour nous l'*uvéite* des auteurs n'en est qu'une variété ; nous pensons que la plupart des symptômes que les ophthalmologistes assignent à l'inflammation de la surface postérieure de l'iris, doivent être rapportés à une phlegmasie simultanée de cette dernière et de la capsule antérieure.

Symptômes. — Les phénomènes morbides qui caractérisent la cristalloïdite antérieure se manifestent ordinairement avec assez de lenteur, et souvent même ils débutent d'une manière latente. Quelquefois cependant on les voit marcher avec rapidité, et donner à l'affection une forme plus ou moins aiguë. Ils apparaissent en général de la manière suivante :

Dans le principe, la pupille se trouble et se remplit d'une espèce de fumée légère. Quelquefois même de petits flocons opaques formés par de la lymphe plastique flottent dans l'humeur aqueuse, et ce liquide alors perd un peu de sa limpidité. On peut constater de la manière la plus évidente que c'est la

7

capsule antérieure qui est le siége de cette opacité, car celle-ci semble très rapprochée du plan de l'iris. Peu à peu le trouble augmente dans la membrane enflammée qui prend une teinte terne, d'un gris blanchâtre mêlé tantôt d'un peu de bleu, tantôt d'un peu de jaune. La cristalloïde se gonfle et se rapproche de l'iris et de la marge pupillaire. L'opacité qu'elle offre s'étend quelquefois uniformément sur toute sa surface; mais le plus souvent elle est inégalement distribuée et se présente sous l'apparence de stries, de bandes, de plaques grisâtres disposées de diverses manières, ou de points plus ou moins foncés qui donnent à cette membrane un aspect chagriné. La loupe rend cette disposition plus évidente. Dans le plus grand nombre des cas, l'opacité commence auprès du bord pupillaire sous forme de bandelettes semi-lunaires; alors, s'il n'y a point une complication d'iritis, on reconnaît en provoquant la dilatation de la pupille, soit à l'aide de l'obscurité, soit en instillant entre les paupières quelques gouttes d'une solution narcotique, que l'altération s'étend au loin derrière l'iris. L'opacité de la capsule, la teinte nouvelle qu'elle a revêtue et les inégalités qu'on y voit, sont dues à l'exsudation d'une matière fibro-albumineuse sur la surface de la capsule antérieure, ou dans son tissu même, exsudation dont la quantité augmente de plus en plus, et finit par souder cette dernière membrane à la face postérieure de l'iris, dans une étendue d'abord assez bornée, par exemple, dans quelques points de la circonférence pupillaire. De l'immobilité de ces portions de la marge iridienne, tandis que le reste de l'iris est mobile, il résulte que la pupille se dilate partiellement, en formant des sinuosités entre les points adhérents. Il arrive souvent, surtout après l'emploi de moyens mydriatiques, que ces sinuosités donnent à l'ouverture pupillaire des configurations variées, quelquefois l'apparence d'un as de trèfle. Dans certains cas, des vaisseaux de nouvelle formation se portent de la circonférence ou du centre de la capsule à l'iris, renforcent les adhérences, et communiquent à la capsule devenue opaque un aspect strié, rougeâtre, parfois celui d'une espèce de réseau. Il est beaucoup plus fréquent de rencontrer sur la cristalloïde antérieure des taches et des plaques d'un brun plus ou moins foncé, qui résultent d'un dépôt de pigmentum de l'uvée. Ce dépôt se manifeste toutes les fois que la matière fibro-albumineuse exsudée à la surface de la capsule touche le plan postérieur de l'iris et s'y colle. Le mécanisme d'après lequel s'opère la formation de ce dépôt peut être expliqué de la manière suivante.

Le resserrement de la pupille étant devenu considérable et permanent par la coexistence d'un iritis plus ou moins violent, ou bien les mouvements de l'iris non enflammé ayant cessé momentanément durant le sommeil, cette membrane se colle à la capsule à la faveur de l'exsudation plastique. Lorsque ensuite le retour de la lumière imprime à l'iris des mouvements de contraction et de dilatation, la matière concrescible encore molle, inégalement déposée entre la cristalloïde et la face postérieure de l'iris, est tiraillée sous forme de filaments, tantôt blancs, tantôt brunâtres, quand ils sont enduits du pigmentum de l'uvée ; de là les brides filamenteuses qui font adhérer l'iris à l'uvée. Ces filaments, quelle que soit leur couleur, affectent des formes et des dispositions variées ; ils s'étendent en ligne droite de la marge pupillaire au centre ou au bord de la capsule, s'entrecroisent et s'entrelacent en différentes directions, se réunissent en réseaux, etc.

Dans d'autres cas les contractions alternatives et surtout les dilatations de la pupille, particulièrement quand elles sont brusques, provoquent l'arrachement du pigmentum, qui, dans les points où l'exsudation plastique est la plus abondante, reste adhérent à la capsule et y produit des taches brunâtres tantôt marbrées, tantôt arborisées ou dendritiques. L'aspect poin-

tillé de ces taches, la réunion de la substance colorée en plaques, bandelettes et membranes, la couleur brune et souvent
très foncée de cette dernière (caractères que l'emploi de la
loupe rend encore plus évidents), enfin l'existence de ces taches
sur les portions seules de la capsule, qui, pendant l'apogée de
l'inflammation, ont été couvertes par l'iris, prouvent d'une
manière incontestable que les stries sont formées par le pigmentum de l'uvée, et qu'elles diffèrent sous tous les rapports
des stries vasculaires de la capsule, avec lesquelles on serait
tenté de les confondre. Ces dernières n'existent que très rarement ; des recherches nombreuses et scrupuleuses nous ont
donné la conviction que les auteurs qui professent l'opinion
contraire sont dans l'erreur. Il est vrai que les mouvements
de l'iris impriment souvent aux filaments pigmenteux qui sont
collés sur la face antérieure de la cristalloïde une forme telle,
que la régularité de leur disposition rayonnée et le mode suivant lequel ils semblent se ramifier derrière la pupille, en imposent même à des observateurs exercés, et les font prendre
pour des vaisseaux très fins développés sur la capsule. D'ailleurs une expérience d'une exécution facile démontre que l'on
peut à volonté produire ces plaques brunes, en soumettant à
l'action de l'alcool un œil récemment dépouillé de sa cornée et
de la partie antérieure de la sclérotique. L'albumine, coagulée
par l'alcool, soude à la capsule le pigmentum de l'iris, comme le
fait sur le vivant l'action de la lymphe plastique (fibro-albumine)
exsudée. Si, quelques heures après, vous arrachez l'iris, en le saisissant par son bord libre avec une pince fine, vous voyez que
le pigmentum est resté collé par plaques sur la capsule antérieure du cristallin. Les anciens ont donné avec assez de justesse le nom de *cataracte arborescente* ou *dendritique* à l'espèce
de cataracte qui résulte de la disposition que nous venons de
mentionner. Il faut se garder de la confondre avec la cataracte
noire. (Voyez l'article *Cataracte*.)

S'il est vrai que l'inflammation de la capsule soit, dans la presque majorité des cas, non vasculaire, et que, sous ce rapport, elle ne diffère pas de la phlegmasie d'autres séreuses, nous devons dire cependant qu'il peut arriver que des vaisseaux se développent à la surface antérieure de la capsule, ou, en d'autres termes, que la périphakite devienne vasculaire. Dans ces cas, les vaisseaux de la capsule ont toujours une teinte rouge plus ou moins marquée et une surface lisse et uniforme; les filaments de fibro-albumine, enduits de pigmentum, ont au contraire une coloration brune plus ou moins foncée, et une surface inégale, pointillée, et comme parsemée de rouille fine. Nous espérons mettre avant peu sous les yeux du public médical des dessins qui fourniront la preuve manifeste de ce que nous venons d'avancer sur la différence existant entre les vascularités et les taches pigmenteuses de la capsule antérieure.

M. de Walther a donné une description détaillée de l'injection vasculaire de la capsule dans l'inflammation de cette membrane. D'après lui, il se formerait sur la cristalloïde antérieure une couronne vasculaire correspondant au bord pupillaire, et composée de plusieurs arcades. A cette couronne, suivant ce célèbre chirurgien, viennent aboutir plusieurs vaisseaux provenant de la circonférence de la capsule, et une série d'autres vaisseaux qui semblent naître du milieu de l'uvée, de telle sorte, qu'on serait tenté de les prendre pour des prolongements des vaisseaux de cette dernière. M. Walther croit même avoir vu des vaisseaux provenant de la partie postérieure du cristallin et s'étendant jusqu'à sa partie antérieure avec des ramifications arborisées. Nous ne contestons pas l'existence de vascularités sur la capsule, dans certains cas de cristalloïdite; mais nous ne pouvons admettre avec M. Walther que ce phénomène se manifeste fréquemment. Malgré le grand nombre de malades que nous voyons journellement et la meilleure volonté de découvrir une injection telle qu'elle est décrite par cet estimable professeur, enfin malgré tout le soin que nous mettons à examiner à la loupe les cas nombreux de périphakite qui se présentent à nous, nous n'avons rencontré que deux fois des vascularités sur la capsule antérieure du cristallin, et encore n'offraient-elles pas les ramifications variées décrites par M. Walther. L'observation ainsi que les discussions verbales que nous avons eues sur ce sujet avec ce praticien distingué, nous confirment dans l'opinion que M. Walther a considéré comme des vascularités de la capsule les filaments pigmenteux qu'il n'est pas rare de rencontrer dans l'irido-périphakite. Nous avons même observé ensemble un malade chez lequel M. Walther diagnostiqua une vascularité des plus manifestes et des plus marquées dans la cristalloïde antérieure; la loupe cependant ne me fit découvrir dans l'œil de ce sujet que des plaques pigmenteuses brunes et pointillées, alternant avec des filaments lymphatiques également enduits de pigmentum et présentant une surface inégale, phénomènes pathologiques que nous avons rencontrés plus d'une fois sur le cadavre.

Il peut encore arriver que le centre de la capsule soit seul affecté. Alors l'iris ne contracte point des adhérences avec la cristalloïde antérieure, et la pupille conserve sa disposition normale. Dans d'autres circonstances, la capsule n'est phlogosée qu'à la circonférence.

Quand l'inflammation de la capsule se présente sous la forme simple dont nous venons de tracer les caractères, le trouble de la vision est en rapport avec les altérations de la membrane. Les objets paraissent entourés d'un brouillard plus ou moins épais ou couverts d'une gaze légère. Souvent la faiblesse de la vue existe long-temps avant que l'œil du médecin puisse constater quelque altération dans la couleur et la forme de la pupille, et qu'il soit possible de porter un diagnostic bien positif. Si néanmoins, à une époque encore peu avancée de la maladie, on instille entre les paupières une solution mydriatique, il peut arriver que la marge pupillaire devienne irrégulière, et mette en évidence des adhérences naissantes entre la capsule et les bords de la pupille. Ordinairement les observateurs peu exercés ne reconnaissent que trop tard la nature inflammatoire de l'affection, prescrivent une médication stimulante dirigée contre une asthénie supposée de la rétine, et exaspèrent dès lors la maladie. Il peut encore arriver que le malade éprouve, par intervalles, dans les parties profondes de l'œil une sensation de gêne et de tension douloureuse. En résumé, opacité de la capsule et trouble de la vision, tels sont le plus souvent les seuls symptômes par lesquels se trahit cette affection obscure.

Les auteurs ont encore attribué à la cristalloïdite antérieure quelques autres caractères, tels qu'une zone vasculaire précornéo-sclérotidienne, l'immobilité et la difformité de l'iris, le larmoiement, la photophobie, les photopsies, etc. Nous devons dire que ces symptômes n'appartiennent pas à la maladie dont nous traitons, quand elle est à l'état de simplicité. La présence de ces phénomènes indique toujours une complication de sclérotite, d'iritis, de choroïdite ou de rétinite. La périphakite simple et non compliquée se voit moins fréquemment que celle qui est accompagnée de la phlegmasie d'une ou de plusieurs autres membranes ; elle est cependant assez fréquente pour ne pas être méconnue, et pour pouvoir être distinguée d'autres inflammations siégeant dans les divers tissus oculaires, inflammations qui, comme la cristalloïdite, ont des caractères spéciaux qu'on n'a pas en général appréciés avec assez de rigueur.

Complications.—Après avoir tracé le tableau de la périphakite simple, nous allons indiquer les complications les plus communes que cette maladie peut offrir.

L'*uvéite* des auteurs (M. Siméons particulièrement), ou, selon nous, qui n'admettons pas l'existence de l'uvée, l'*irido-périphakite* ou *irido-cristalloïdite*, est une forme de cristalloïdite compliquée des plus fréquentes. Cette affection est très souvent confondue avec l'iritis proprement dit; elle en diffère cependant par l'absence complète ou presque complète de changements visibles dans la texture et la couleur de l'iris. Nous pensons que, dans la plupart des cas, la capsule antérieure est le point de départ de l'action phlegmasique qui, de là, se transmet par continuité à la face postérieure de l'iris. Il peut même arriver que cette dernière reste exempté d'inflammation; les altérations que l'iris ou la pupille subissent alors ne sont que des conséquences mécaniques produites par le contact de la surface iridienne postérieure avec les exsudations albumineuses formées sur le feuillet antérieur de la capsule. Nous avouerons même que nous sommes tenté de regarder la plupart des cas cités par les auteurs sous le nom d'uvéites, comme de simples cristalloïdites antérieures.

L'irido-périphakite est caractérisée d'abord par les symptômes qui sont propres à la cristalloïdite, et, en second lieu, par quelques changements dans la forme, la mobilité et la netteté de la marge pupillaire. Les adhérences qui collent la surface postérieure de l'iris à la capsule s'opposent à la liberté des mouvements de la pupille, souvent cette dernière est entièrement immobile; d'autres fois elle conserve une partie de sa mobilité. Les adhérences qui se portent de la marge pupillaire à la cristalloïde antérieure affectent, comme nous l'avons observé plus haut, des formes très variées. Quelquefois la pupille est comme bordée, soit entièrement, soit partiellement, par un bourrelet plus ou moins volumineux d'une matière plastique de couleur blanchâtre; d'autres fois les rayons de l'iris paraissent se continuer sur la capsule. Ces adhérences sont le plus souvent couvertes de pigmentum.

La *rétinite* sub aiguë et chronique forme une complication de la périphakite, qui n'est guère moins fréquente que la précédente. Dans ce cas, aux phénomènes manifestes d'une congestion cérébro-oculaire ou d'une amblyopie rétinienne congestive, tels que maux de tête, étourdissements, photopsies, photophobie, etc., viennent se joindre les symptômes objectifs de l'inflammation de la capsule, savoir, opacité de cette membrane en forme de stries, de points, de plaques, etc. La forme pointillée nous a paru surtout fréquente dans les cas de ce genre. Quant au trouble de la vision, il est trop considérable pour qu'on puisse l'attribuer à l'opacité souvent très partielle et à peine perceptible de la capsule. Ces cas se terminent quelquefois par l'opacité complète de la cristalloïde antérieure, et, quand l'inflammation se propage sur la surface postérieure de l'iris, par l'oblitération de la pupille. Ils sont rarement accompagnés de sclérotite ou de conjonctivite. La complication de rétinite se manifeste principalement chez les individus robustes, pléthoriques, d'une habitude apoplectique; la marche en est presque toujours chronique. C'est probablement cette forme qui a donné lieu à une erreur commune à plusieurs auteurs, et qui consiste à considérer les exsudations pupillaires comme un des phénomènes de la rétinite. En traitant convenablement cette complication, on s'oppose à la formation d'une espèce de cataracte des plus fâcheuses sous le rapport du succès de l'opération, qui souvent est incomplet, et plus souvent encore entièrement nul.

La *sclérotite* peut aussi se combiner avec l'inflammation de la capsule. La zone péricornéo-sclérotidienne a été regardée par MM. Walther, Mackenzie, et par quelques autres ophthalmologistes comme un des signes les plus constants de la cristalloïdite. Cette assertion est entièrement en contradiction avec ce que nous avons observé jusqu'ici. La périphakite peut, en effet, exister sans zone scléroticale placée autour de la cornée.

Quant à la complication de la *choroïdite* avec la cristalloïdite antérieure, nous aurons occasion d'en parler lorsque nous traiterons de l'inflammation de la choroïde.

Si après la formation des brides qui unissent la capsule à l'iris l'inflammation chronique vient à cesser, des adhérences plus ou moins fortes persistent après la guérison. La pupille ne conserve sa mobilité que dans les points où manquent ces filaments. Là où ils existent, la marge pupillaire est invariablement retenue par des brides qui la font adhérer à la cristalloïde antérieure. Cet état, appelé *synéchie postérieure*, trouble peu la vue, s'il n'est accompagné d'une étroitesse marquée de la pupille ou d'une opacité intense et étendue de la capsule.

Terminaisons.—La terminaison la plus fréquente de la périphakite est la cataracte capsulaire ou capsulo-lenticulaire, souvent compliquée de synéchie postérieure partielle ou totale, c'est-à-dire d'adhérences existant entre l'iris et la capsule antérieure. Nous signalerons, dans notre article sur la cataracte, les variétés qui semblent être le produit de la phlegmasie du cristallin ou de sa capsule. La périphakite est quelquefois accompagnée d'une exsudation plus marquée et plus abondante sur un point de la cristalloïde antérieure, principalement à son centre, exsudation qui produit souvent une espèce de végétation sur la surface antérieure du feuillet séreux. C'est ainsi que se forment les cataractes dites *végétantes* ou *pyramidales*. Dans deux cas de périphakite sur aiguë nous avons vu de semblables végétations pyramidales, d'un volume considérable, se développer sous nos yeux au centre de la cristalloïde antérieure, et prendre avec assez de rapidité un accroissement tel qu'elles proéminaient dans la chambre antérieure. Dans l'un de ces cas, la végétation était blanchâtre ; dans l'autre, elle était ocrée, roussâtre, sans aucune connexion avec le bord pupillaire. La couleur de cette dernière végétation nous fait supposer qu'il y avait dans son sein des vaisseaux déliés ; nous ne pûmes cependant les découvrir, quoique munis d'une excellente loupe.

L'inflammation de la capsule peut encore se terminer par résolution, et sans laisser après elle aucune altération ni dans la diaphanéité, ni dans la texture de la membrane affectée. L'obscurité qui règne dans les symptômes de cette phlegmasie et la difficulté que l'on éprouve à en reconnaître les premiers indices, font que l'on perd souvent le moment le plus opportun pour la combattre avec succès. Il est hors de doute que la plupart des cataractes commençantes que l'on cite comme guéries sans opération ne sont autre chose que des inflammations de la capsule antérieure. Tels sont les cas de guérison rapportés dans la dernière brochure de M. Gondret. Si nous voulions en citer de pareils comme des guérisons de cataractes, nous pourrions les compter par douzaines.

Causes. — Nous signalerons parmi les causes prédisposantes de la périphakite l'âge adulte et la disposition aux congestions cérébro-oculaires produites par des irrégularités dans le flux hémorrhoïdal ou menstruel, par la suppression de quelque sécrétion pathologique, par l'âge critique chez la femme , etc. On peut ajouter aux causes prédisposantes l'existence d'un travail dyscrasique, syphilitique, scrofuleux, arthritique ou herpétique. Parmi les causes occasionnelles qui donnent naissance à l'inflammation de la capsule, nous devons citer les lésions traumatiques de l'œil et la commotion de cet organe. La périphakite peut souvent se développer consécutivement à une inflammation siégeant dans un des tissus oculaires, tels que la rétine, la choroïde , ou l'iris. Enfin elle est quelquefois de nature rhumatismale ; dans ce cas , elle est presque toujours accompagnée d'une affection analogue qui a son siége dans d'autres membranes séreuses de l'œil.

Traitement. — **Peu** différent de celui de l'iritis chronique ,

il consiste principalement dans les émissions sanguines souvent
répétées, et dans l'usage, tant interne qu'externe, des mercuriaux. Ces moyens s'opposent à l'exsudation d'une matière
plastique sur la capsule, et en provoquent la résorption, si
déjà une exsudation s'est faite. Dans l'inflammation de la capsule, comme dans l'iritis chronique, il importe que l'on main-
tienne l'ouverture pupillaire dans une dilatation permanente,
pour prévenir les adhérences qui se forment avec tant de
rapidité entre la capsule antérieure du cristallin et la surface
postérieure de l'iris. On atteindra ce but en prescrivant l'usage
des narcotiques mydriatiques, d'après la méthode que nous
avons exposée au traitement de l'iritis.

Les complications de la périphakite avec les affections de
l'iris, de la sclérotique, de la rétine et de la choroïde, ainsi que
la nature dyscrasique de la maladie, méritent l'attention du
praticien, à cause des modifications qui en résultent pour le
traitement. On opposera aux premières la thérapeutique dont
on fait communément usage contre ces affections, traitement
qui ne diffère de celui de la cristalloïdite que par son énergie
plus grande; on combattra la seconde, c'est-à-dire la nature
dyscrasique de la maladie (pléthore lymphatique, syphilis
secondaire, affections psoriques, etc.), par les médicaments
spéciaux dont nous parlerons quand nous traiterons des
ophthalmies combinées.

Ce que nous avons dit au sujet du traitement des ophthalmies en général, et de celui de l'iritis en particulier, nous dis-
pense d'entrer dans des détails ultérieurs sur celui de la cristalloïdite. Quant au diagnostic, nous devons ajouter que nous
ne regardons comme superflue aucune des circonstances que
nous avons exposées, quelque minutieuses qu'elles puissent
paraître. Elles ont pour nous une valeur immense, car elles
constituent des preuves matérielles de la nature inflammatoire d'une affection que l'on a trop fréquemment confondue

avec l'amblyopie amaurotique torpide ou paralytique, et que l'on a traitée comme telle, c'est-à-dire par des excitants internes et externes, en négligeant les indications rationnelles. Une ophthalmie violente, suivie d'une cataracte de la plus mauvaise nature, ou d'une amaurose complète et incurable, est presque toujours la suite d'une pareille méprise, qui a été funeste à des milliers d'individus.

La *cataracte pigmenteuse* et la *synéchie postérieure* peuvent mieux être prévenues que guéries. Le traitement de la cristalloïdite doit leur être opposé dès leur début et pendant toute la durée de la phlegmasie qui leur donne naissance. Quand celle-ci a cessé, on essaiera encore l'instillation d'une solution d'extrait de belladonna, dans le but de déchirer les adhérences et d'arracher une partie du pigmentum qui peut tenir plus fortement à la marge pupillaire qu'à la capsule. L'effet des purgatifs et des mercuriaux administrés extérieurement et intérieurement sera encore tenté dans le but de ramollir la matière exsudative; l'usage interne des antimoniaux, et les préparations iodurées en frictions autour de la base de l'orbite, concourent, avec les moyens précités, à amener, si cela est possible, la résorption des dépôts fibro-albumineux. A ces moyens on joindra, quand toute irritabilité inflammatoire aura cessé, les instillations de laudanum, d'abord affaibli, puis pur, entre les paupières, et l'application, sur le bord libre de celles-ci, de la pommade de précipité rouge, et finalement de celle de précipité blanc à des doses prudemment et graduellement augmentées.

Bien qu'en général la résorption de ces fausses membranes soit rare et incomplète, nous avons cependant vu des cas de ce genre suivis d'un succès surprenant. Une seule tache ou un amas de taches de cette nature, placées au centre de la pupille et n'occupant qu'un espace fort circonscrit, nuisent beaucoup moins à la netteté de la vision que des points fort petits et pâles, mais nombreux et disséminés sur une grande étendue. Ces derniers pouvant souvent disparaître entièrement par la résorption déterminée à l'aide des moyens que nous venons d'indiquer, le résultat est très satisfaisant, prodigieux même pour le malade qui passe quelquefois d'un état de cécité presque complète à celui du libre usage de ses yeux.

Il est beaucoup plus rare de voir diminuer ou disparaître les taches foncées de la cristalloïde qui constituent la cataracte pigmenteuse. Nous ne savons pas si le pigmentum déposé à la surface de cette séreuse est susceptible de résorption; cependant nous l'avons vu disparaître quelquefois par l'emploi du même traitement que nous venons de conseiller contre les exsudations fibro-albumineuses placées à la surface de la capsule. Il semblerait que, par suite de la résorption de l'enduit plastique qui attache la matière colorante à la capsule, cette matière colorante n'étant plus retenue, est enlevée par l'humeur aqueuse et disparaît dans ce fluide.

Si le traitement pharmaceutique échoue, et s'il reste au malade une vue imparfaite, mais suffisante pour qu'il puisse se conduire, il vaut mieux qu'il se contente de ce degré de vision et que le médecin se borne à prévenir les rechutes de l'inflammation; une tentative d'opération réveillerait le plus souvent la phlegmasie, et augmenterait dès lors le trouble de la vue. Ce n'est que dans les cas de cécité complète ou presque complète qu'il convient d'opérer d'après les indications et les procédés que nous exposerons, en parlant de la cataracte pigmenteuse et de la pupille artificielle.

CHAPITRE VI. — DE LA PHAKITE, CRISTALLITE OU INFLAMMATION DU CRISTALLIN.

Après avoir exposé notre opinion sur l'inflammation de la capsule du cristallin, nous croyons devoir entrer dans quelques considérations sur l'inflammation de la lentille cristalline elle-même. Cette phlegmasie est encore plus obscure que la cristalloïdite; nous avons cependant vu des cas qui ne nous laissent guère douter de son existence. Dans le premier rapport trimestriel de notre clinique (*Gazette Médicale*, 1837, 4 mars), nous avons rapporté un exemple de cristalloïdite se manifestant par un grand nombre de points blancs très fins, disséminés non seulement à la surface antérieure de la capsule, mais occupant encore d'autres plans, situés derrière cette membrane. Ces points d'un blanc grisâtre avaient évidemment leur siége dans la substance du cristallin. Cette observation est loin d'être la seule de ce genre que nous ayons rencontrée dans notre pratique. C'est surtout l'inflammation se présentant dans la cristalloïde sous la forme de points disséminés, qui paraît se communiquer le plus fréquemment à la substance du cristallin. Il se peut encore que certaines cataractes lenticulaires soient le produit d'un travail phlegmasique. Bien que cette supposition soit fort probable, nous ne voulons pas nous livrer à des hypothèses sur un sujet que l'expérience pourra éclaircir plus tard. Nous ne doutons pas que les anatomistes qui nient l'organisation vasculaire du cristallin ne soient prêts à rejeter également la possibilité de l'inflammation de ce corps transparent. Mais si d'une part les recherches anatomiques sur les vaisseaux de la capsule et de l'organe qu'elle contient ne nous paraissent pas encore offrir toute l'exactitude désirable, nous préférerons toujours subordonner la théorie qui, par une raison systématique n'admettrait pas l'inflammation du cristallin, à l'arrêt contraire prononcé par l'expérience. En attendant cet arrêt définitif, nous ne faisons que marquer la place que la cristallite doit occuper dans le cadre nosologique.

CHAPITRE VII. — DE L'HYALITE, HYALOÏDITE OU INFLAMMA- TION DE LA MEMBRANE HYALOÏDE ET DU CORPS VITRÉ.

Les auteurs distinguent sous le nom d'*hyalite* une variété nosologique qui, d'après eux, est caractérisée par les symptômes suivants : opacité verdâtre, glaucomateuse, du fond de l'œil, immobilité et turgescence de l'iris, altération de la couleur de cette dernière membrane, trouble de la cornée, gonflement sympathique des paupières, tension dans le globe oculaire, douleur s'irradiant dans les parties qui environnent cet organe, photophobie, altération dans la faculté visuelle, etc.

Nous n'avons jamais rencontré, pendant la vie, quelque phénomène qui pût être considéré comme le résultat d'une inflammation de la membrane hyaloïde et du corps vitré ; nous sommes fondés à croire, d'après nos recherches et notre expérience, que les symptômes attribués par les auteurs à l'hyalite, ne dénotent point une phlegmasie du corps vitré et de sa membrane, mais appartiennent à la choroïdite. Nous insisterons avec plus de détails sur cette dernière considération, quand nous traiterons de l'inflammation de la choroïde. Il est loin de notre pensée de nier, d'une manière absolue, l'existence de l'hyalite, car, plus d'une fois, la dissection nous a montré dans le corps vitré des stries et des points opaques plus ou moins foncés, dont la formation ne peut être expliquée que par l'inflammation de cet organe ; mais, en disséquant le corps vitré et l'hyaloïde, nous n'y avons jamais trouvé cette teinte verte que l'on a signalée comme le caractère pathognomonique de l'hyalite, et qui, pour nous, appartient à la choroïdite. Cette coloration est produite par le mélange de la couleur bleuâtre de la choroïde congestionnée, et de la teinte jaunâtre du cristallin. Nous engageons le lecteur à recourir, pour de plus amples détails, à l'article *Choroïdite*.

CHAPITRE VIII. — DE LA CHOROÏDITE.

L'histoire de l'inflammation de la choroïde est, pour ainsi dire, un sujet neuf à traiter; à peine trouve-t-on dans les ouvrages quelques indications symptomatologiques et thérapeutiques, fournies d'ailleurs le plus souvent plutôt par la théorie que par l'expérience. La difficulté de bien observer cette forme obscure d'ophthalmie, de même que son existence comparativement rare, sont des raisons suffisantes pour expliquer l'imperfection de ce chapitre de la pathologie ophthalmique. Le seul auteur qui ait publié un travail important sur la choroïdite est M. Mackenzie; encore cet éminent ophthalmologiste a-t-il décrit, comme symptôme de cette maladie, plusieurs altérations qu'on doit plutôt regarder comme des suites ou des produits de cette inflammation, tels que l'épanchement séreux sous-choroïdal, le staphylôme de la choroïde, etc.

Malheureusement nous sommes trop souvent dans le cas de ne pouvoir examiner que les productions organiques d'une choroïdite dont la période active est passée sans qu'on lui ait opposé un traitement convenable. L'œil semble alors agrandi, il y a cirsophthalmie générale ou partielle; la choroïdite a fourni des exsudations, etc., etc., et ordinairement on ne nous amène le malade que lorsque déjà il est atteint d'amaurose. Dans d'autres cas, la choroïdite est si latente, que le trouble et la faiblesse de la vue en sont les seuls symptômes appréciables. Il faut alors tout le discernement possible et une attention soutenue pour apprécier à sa juste valeur cette prétendue faiblesse de la vue. Gardons-nous d'user d'un expédient commun, en donnant à la maladie un nom qui ne cache que notre ignorance, de l'appeler amblyopie ou amaurose, et de croire avoir assez fait en prescrivant quelque lotion stimulante ou

des frictions volatiles dans l'intention de fortifier des yeux
que nous croyions affaiblis ! Portons une attention scrupuleuse
sur les causes ; voyons si elles ont exercé une influence spéciale
sur le système veineux, et surtout sur les veines abdominales,
sur la menstruation, sur le flux hémorroïdal ; examinons la
constitution du malade, s'il est d'un tempérament à prédominance veineuse ; voyons si des agents spéciaux n'ont point
affecté fortement les centres de la circulation à sang noir, le
foie, la rate, le ventricule droit du cœur, tels que les passions
tristes, la colère, etc.; voyons encore si les individus atteints
d'amaurose se sont trouvés sous une influence propre à augmenter la veinosité du sang, s'ils habitent, par exemple, des
pays chauds, des localités méphitiques, des endroits où règnent
des fièvres intermittentes et pernicieuses, etc. Or, dans tous
ces cas, il est probable que c'est le tissu veineux de l'œil, la
choroïde, qui souffre particulièrement, et les circonstances que
nous venons d'indiquer suffiront pour diriger notre attention
plus spécialement vers les symptômes souvent peu saillants
qui pourront éclairer notre diagnostic.

Si, dans les autres inflammations oculaires, on peut séparer
dans les descriptions les caractères anatomiques et physiologiques, afin d'en faciliter l'étude et de faire entrevoir ce qu'il y
a de symptômes objectifs et de symptômes subjectifs dans telle
ou telle maladie, nous sommes embarrassés de suivre la même
marche pour la choroïdite. Ici nous avons affaire à une forme
qui nous fournit plutôt des indices négatifs que des phénomènes positifs de son existence. Nous nous expliquons : tandis
que dans l'inflammation de la conjonctive ou de la sclérotique, etc., les altérations anatomiques des tissus affectés sont immédiatement appréciables et accessibles à nos sens, et que l'observation n'est gênée par rien qui soit interposé entre l'objet
à observer et l'observateur, il n'en est pas de même de la choroïde, tissu caché dans la profondeur du globe oculaire, cou-

vert en dehors par une membrane fibreuse et opaque , et ne présentant l'aspect de sa surface concave qu'à travers un certain nombre de parties transparentes , dont la réfraction , jointe à l'éclat et au reflet de la surface convexe de la cornée, en rendent l'exploration extrêmement difficile , et exposent à mille illusions optiques. Souvent même ce moyen d'investigation de la choroïde n'est plus possible à cause de la perte de la diaphanéité de la capsule , si fréquemment affectée en même temps que la choroïde.

Cette dernière membrane , il est vrai, est souvent secondairement affectée dans les phlegmasies de la sclérotique , de l'iris et de la rétine ; la contiguïté et la continuité des tissus oculaires sont la cause principale de ces formes compliquées et composées de phénomènes appartenant à diverses membranes. Il est cependant bien des cas où la choroïdite est primitive, où le travail inflammatoire reste même limité à cette membrane , et ne se trahit à l'extérieur que par les altérations qui lui sont propres. C'est principalement de cette dernière forme que nous voulons parler.

Symptômes. — Il est rare que dans la choroïdite simple le malade se plaigne dans le principe d'autre chose que d'une légère douleur gravative dans l'intérieur de l'œil , qui s'irradie quelquefois jusque dans la région frontale et dans les tempes. Souvent encore cette affection débute d'une manière tellement insidieuse, que le malade n'accuse pas la moindre douleur. D'autres fois il accuse une sorte de plénitude, de tension, d'augmentation de volume dans le globe oculaire qui gênent les mouvements de l'organe. Ces phénomènes sont quelquefois assez tranchés pour être reconnus par le médecin. Le toucher de l'œil affecté fait sentir une certaine rénitence qui n'est pas naturelle. Il nous a semblé que même dans une période peu avancée de la maladie, les yeux de ces malades sont plus saillants que d'ordinaire , et que leur regard a quelque chose de fixe, de roide et (qu'on nous passe le mot) de vitré qui donne à la physionomie une expression hébétée et stupide, différente cependant de celle que nous observons sur les individus atteints d'amaurose.

Le symptôme qui le premier fournit un indice plus positif de l'existence de la choroïdite, c'est la coloration morbide et bleuâtre de la sclérotique. Cette membrane s'amincit par l'effet de la pression du tissu gonflé de la choroïde, que l'on aperçoit à travers la fibre distendue. Ce signe assez constant nous met à même de distinguer plusieurs variétés de la choroïdite, selon qu'elle a son siége soit dans le tiers postérieur ou moyen du globe de l'œil, soit dans le corps ciliaire. Dans le début, la choroïdite est presque toujours partielle. L'affection se développe le plus souvent à la partie antérieure de l'œil; la coloration bleuâtre s'étend autour de la circonférence antérieure de la sclérotique et finit par envahir les bords de la cornée. Cette altération n'est guère uniforme ; elle l'est moins encore dans le principe que quand la maladie a acquis un haut degré d'intensité. Quelquefois elle a la forme de plaques, d'autres fois celle de lignes, de stries et de petits sillons. C'est dans la région ciliaire même que nous avons vu quelquefois se dessiner autour du bord de la cornée une zone rayonnée partielle ou complète, formée par des lignes bleuâtres correspondantes aux procès ciliaires. La coloration morbide de la sclérotique paraît d'abord surtout dans les interstices des muscles droits.

Bientôt succède à l'altération de la couleur de la sclérotique, l'altération du poli et de l'égalité de sa surface. Les points amincis de cette membrane commencent à s'élever au-dessus de son niveau, et à former ce que les uns ont appelé varices et les autres staphylômes de la choroïde. Il est rare que ce phénomène soit dû à de véritables ectasies des vaisseaux choroïdiens, quoique nous ne contestions pas l'état variqueux de ces

derniers dans certaines choroïdites. La protrusion bleuâtre de
la sclérotique dépend au contraire le plus souvent de quelques
adhérences partielles qui , par l'effet du travail phlegmasique ,
se sont formées entre la choroïde et la sclérotique , et , à une
période plus avancée de la maladie , de l'accumulation d'un liquide séreux épanché dans le vide laissé , par suite de ces adhérences, entre la choroïde et la rétine. L'amincissement de la
sclérotique et sa compression par les tissus sous-jacents peuvent devenir telles que ses fibres s'écartent ; dans les petits interstices se présentent alors , en forme d'élévations bosselées
bleuâtres ou brunâtres, des portions de la choroïde non revê-
tues de leur enveloppe naturelle, la sclérotique, qui font hernie entre les fibres écartées de cette dernière, et pourraient
être regardées comme de véritables procidences de la choroïde. Elles sont toutefois couvertes de la conjonctive scléroticale.

L'iris n'éprouve pas d'altération notable tant que l'inflammation de la choroïde est simple. Cette inflammation est
presque constamment accompagnée de changement dans la
forme de l'ouverture pupillaire , qui le plus souvent devient
transversalement ou perpendiculairement ovalaire. Il est des
cas de choroïdite où elle est oblique, tirée plutôt vers un côté
que vers l'autre. Ce qui est à peu près constant, c'est que la
difformité de la pupille correspond presque toujours au côté
affecté de la choroïde, de sorte que sa déviation en dedans coïncide avec la coloration bleuâtre du côté interne de la sclérotique, etc. Il est plus que probable que la cause de la difformité
de la pupille est l'adhérence de la choroïde avec la sclérotique,
et le tiraillement que cette adhérence exerce, soit sur l'iris, soit
sur l'une ou sur l'autre branche des nerfs ciliaires. Le bord
pupillaire est parfois frangé, comme si l'on en avait arraché
des lambeaux et qu'on eût mis l'uvée à nu. Il est des cas
(nous ne les considérons plus comme simples) où la pupille

se rétrécit, prend une forme irrégulière, et contracte avec la capsule des adhérences souvent brunâtres et enduites de pigmentum ; ces cas peuvent être regardés comme l'extension ou la progression de l'inflammation de la choroïde, à l'iris et à la cristalloïde antérieure. Il est d'autres cas, et ce sont là les plus fréquents, où l'iris se rétracte au point de disparaître presque entièrement et de ne laisser qu'un limbe fort étroit qui circonscrit la pupille énormément dilatée. Le déplacement s'opère presque toujours en haut, et la pupille ne reprend plus sa forme normale, même dans les cas de guérison.

Parmi les signes essentiels de la choroïdite, il faut citer l'apparence du fond de l'œil, visible derrière la pupille. Souvent il paraît bleuâtre, et la pupille est comme remplie de fumée. Le plus fréquemment l'inflammation de la choroïde, surtout lorsqu'elle est aiguë, est accompagnée d'une teinte verdâtre, vert de mer, des parties profondes de l'œil. Dans des cas suraigus extrêmement rares, ce signe peut exister au plus haut degré ; la guérison de l'inflammation et le rétablissement de la coloration normale du fond de l'œil sont encore possibles dans cette circonstance. Mais le plus souvent il est de mauvais augure, en ce qu'il indique la phlogose de la partie postérieure de la membrane, avec une tendance à la chronicité et au terrible glaucome. Cette teinte verte du fond de l'œil s'explique par les mélanges de la coloration jaunâtre du cristallin à l'âge de quarante à cinquante ans (âge où la choroïdite est la plus fréquente), et de la couleur bleuâtre de la choroïde congestionnée ou autrement altérée, ce qui, d'après les lois physiques, doit produire une nuance verte.

Le développement de cette affection s'opère quelquefois d'une manière extrêmement rapide ; nous l'avons vue se former dans l'espace d'une nuit. L'hyaloïdite des auteurs n'est autre chose que l'inflammation de la choroïde.

La part que la cornée transparente prend dans cette affection mérite d'être notée. La ligne de démarcation qui, dans l'état naturel, sépare cette membrane de la sclérotique, perd sa forme ronde ; la sclérotique semble vouloir envahir les limites de la cornée. Celle-ci est d'abord entourée, dans une partie ou dans toute sa circonférence, d'un cercle bleuâtre qu'on pourrait comparer au cercle arthritique dont nous allons parler plus bas. Quelquefois l'opacité s'étend plus loin dans la substance de la cornée. Cette espèce d'élargissement de la sclérotique aux dépens de la cornée transparente se borne à la partie de sa circonférence qui avoisine le point enflammé, et provient de l'extension morbide et de la dégénérescence du corps ciliaire. Elle coïncide souvent avec la tuméfaction circulaire de cette partie, connue et décrite sous le nom de staphylôme du corps ciliaire. Cette opacité de la cornée peut quelquefois l'envahir dans une grande étendue et jusqu'à son centre ; elle tient peut-être à l'interception de sa nutrition, suite de la compression exercée par les parties sous-jacentes sur sa circonférence ou à quelque autre circonstance que nous ignorons. Un certain degré de kératite, ne se manifestant que par un léger trouble pointillé du miroir de l'œil, et par l'épanchement de matière lymphatique entre ses lames, complique quelquefois l'inflammation de la choroïde et surtout le gonflement de sa partie antérieure. L'épanchement interlamellaire de la cornée peut être épais et ressembler à un leucôme.

Enfin nous avons observé que la congestion choroïdienne peut donner lieu à l'épanchement de sang soit entre les lames de la cornée, soit dans les chambres de l'œil. C'est surtout quand des hémorrhagies habituelles supprimées, telles que les menstrues et les hémorroïdes, sont la cause de la choroïdite que cette exsudation ou extravasation sanguine se présente à l'observation. (M. Ammon a consigné un exemple de cette nature dans son Journal d'ophthalmologie, vol. I, pag. 103 et suiv.)

La conjonctive, dans la plupart des cas, présente un plus ou moins grand nombre de vaisseaux variqueux qui, avant d'aboutir à la cornée, pénètrent dans la sclérotique et semblent s'anastomoser avec les vaisseaux de la choroïde.

Dans tous les cas de choroïdite que nous avons eus à examiner, la conjonctive et le tissu cellulaire sous-conjonctival nous ont offert la distribution particulière de l'injection vasculaire, que nous ferons connaître sous le nom d'injection arthritique et abdominale. (V. OPHTH. ARTHRITIQUE.) Ici cependant l'injection est beaucoup plus éparse et plus partielle que dans l'ophthalmie arthritique. Il n'y a d'ordinaire que peu de troncs vasculaires qui se ramifient à la surface du globe; leur nombre et leur situation correspondent quelquefois assez exactement au nombre et au siége des renflements de la sclérotique; dans quelques cas rares, nous avons même pu distinguer l'anastomose que formaient ces troncs avec les varices ou avec les staphylômes du corps ciliaire. L'injection conjonctivo-scléroticale est séparée du bord de la cornée par une ligne blanchâtre ou bleuâtre, connue sous le nom du cercle arthritique; cette dernière, comme nous le dirons plus bas, n'est pour nous qu'une combinaison pathologique formée par l'inflammation ou la congestion choroïdienne, la sclérotite et l'affection spéciale du système séro-fibreux connue sous le nom d'arthritis.

Bien qu'on pourrait croire que l'inflammation d'un tissu aussi voisin de la rétine que celui de la choroïde dût toujours amener avec elle la perte totale de la vue, on a lieu quelquefois de s'étonner du degré de la faculté visuelle que les malades atteints de cette affection ont encore conservé. Ils voient les objets comme à travers un brouillard, une gaze, une fumée, etc. Notre expérience ne nous a rien appris sur la sensation d'une couleur rouge qui, selon M. Mirault (d'Angers), paraîtrait aux malades affectés de la choroïdite envelopper les objets qu'ils regardent. (Thèse sur l'anatomie et l'inflam-

mation de la cornée transparente. Paris, 1823, page 25.)
« L'hémiopie et la diplopie, dit Mackenzie, sont assez fré-
» quemment les seuls symptômes de la maladie en question ;
» et, long-temps avant qu'on aperçoive une injection quelcon-
» que ou une teinte bleuâtre des yeux, tous les objets pa-
» raissent au malade se trouver à côté d'une ligne perpendicu-
» laire, troubles, confus, ou comme doubles, même quand
» il les regarde d'un seul œil. La maladie fait-elle des progrès,
» nous trouvons quelquefois une cécité complète, même quand
» la choroïde ne paraît être que partiellement atteinte, tandis
» que dans d'autres cas la choroïde entière est évidemment al-
» térée, le globe de l'œil est agrandi et décoloré, pendant que
» la vue se conserve. »

La photophobie, d'ailleurs rare, n'est pas un symptôme
propre à la choroïdite. Si elle a eu lieu, elle tient à l'irritation
de la rétine, qui se trouve comprimée par les tissus gonflés
de la choroïde et par la boîte inflexible de la sclérotique, ou à
une sclérotite accidentelle. Il en est de même des photopsies,
qui cependant méritent toute l'attention du praticien, puisque,
lorsqu'elles existent, elles sont un signe précieux qui indique
la persistance de la congestion active et qui exige la continuation d'un traitement énergique.

Causes. — Il est de fait que le nombre des femmes atteintes
de choroïdite est plus considérable que celui des hommes. Les
oscillations du système vasculaire, qui tiennent aux anomalies
du flux menstruel, de la grossesse, de la lactation ou de l'âge
climatérique, prédisposent singulièrement les femmes à cette
affection. Plusieurs fois nous avons été frappé de la couleur
rouge-cinabre de l'injection vasculaire de la face chez ces sujets. En seconde ligne des causes de la choroïdite viennent se
ranger la disposition hémorroïdale et goutteuse, la suppression de quelque évacuation habituelle, soit physiologique, soit
pathologique, etc. M. Mackenzie dit que les enfants scrofuleux

y sont plus sujets que d'autres personnes. Nous avons également ment vu la choroïdite compliquer des ophthalmies scrofuleuses invétérées et profondes, mais plus souvent sur de jeunes filles affectées de dysménorrhée que chez des garçons, et chez ces derniers principalement quand ils présentaient la prédisposition lymphatique délicate et sanguine, et qu'il y avait dans leur famille une tendance héréditaire aux affections hémorroïdales et aux congestions sanguines cérébro-oculaires. C'est probablement ce qui a fait dire à M. Rosas que l'âge de puberté chez les femmes est une des causes prédisposantes principales de la choroïdite.

Je saisis l'occasion de fixer un instant l'attention sur un état spécial des yeux qui m'a semblé offrir des rapports étroits avec le développement de la maladie dont il s'agit; je nommerai cette expression organique particulière la *constitution* ou le *tempérament oculaire*. Analogues aux tempéraments individuels ces constitutions des organes visuels prendront leur caractère spécifique dans la prédominance de l'un ou de l'autre système, soit sanguin, soit nerveux de l'œil. C'est ainsi que l'organe de la vue relativement au corps humain n'est, à l'avis de plusieurs auteurs, qu'un microcosme dans le grand tout de l'individu.

C'est l'exagération du système veineux de l'œil, la constitution oculaire veineuse qui a particulièrement trait au sujet qui nous occupe; cet état s'annonce par des yeux proéminents, par une couleur bleuâtre de la sclérotique, un dépôt abondant de pigment noir sur la choroïde, et sur la surface postérieure de l'iris. Les yeux de cette espèce sont expressifs; on les trouve chez les individus aux cheveux noirs, au teint brun; ils sont propres aux peuples de l'Orient; et, malgré une vigueur apparente, ils sont délicats, doués d'une sensibilité morbide, et supportent peu les fortes impressions. Ces yeux, dit-on, sont disposés à l'amaurose. Or, la perte de la vue dépend, dans ces cas, moins fréquemment qu'on ne le pense, d'une véritable névrose de la rétine ; *elle n'est le plus souvent que secondaire :* ordinairement c'est une affection du système veineux, un engorgement sanguin de la choroïde qui conduit à l'amaurose. La choroïde, avec son système vasculaire, est la veine porte de l'œil ; elle aussi dépure le sang en sécrétant le pigment noir. Chez les individus doués d'un tempérament abdominal, veineux, la veine porte devient le siége d'un genre de maladies spéciales ; de même la choroïde, dont la structure offre une prédominance veineuse, devient le siége d'un genre de maladies tout-à-fait analogues à celles qui affectent le système vasculaire abdominal. Ces dernières suscitent des troubles graves dans le système nerveux, désignés ordinairement sous le nom d'hypocondrie ; les anciens les désignaient plus spécialement sous le nom d'hypocondrie *cum materiâ*. La choroïde, à son tour, et dans son état morbide, agit sur le système nerveux de l'œil, et produit des phénomènes morbides secondaires trop souvent envisagés comme primitifs ; c'est ainsi que le sang veineux, dont la circulation ne se fait pas librement dans la choroïde, engendre souvent les illusions optiques les plus bizarres ; ces malades croient voir des mouches volantes, des cercles lumineux, des flammes, illusions qui leur donnent de vives inquiétudes, et les mettent dans un état d'anxiété continuelle : c'est une hypocondrie oculaire occasionnée par une distribution inégale du sang de la choroïde. Les hommes dont les yeux sont proéminents, cyanosés, et tels que nous venons de les indiquer, sont sujets à ces visions ; ils y attachent une importance telle, qu'il m'est arrivé de les voir reproduire fidèlement par le dessin les fantômes qu'ils voyaient devant eux, et surtout après les repas ; chez eux cependant la vue n'est point affaiblie ordinairement. Quoique la guérison de cet état morbide soit aussi difficile que celle de la véritable hypocondrie, cependant, dans la plupart des cas, il n'offre rien de dangereux; et si quelque symptôme alarmant se présente, il est dû plutôt aux moyens mis en usage pour combattre le mal qu'à tout autre motif. Toutefois, je ne conteste pas l'efficacité de certains agents : c'est ainsi que ceux qui diminuent la pléthore veineuse de l'œil peuvent être efficaces, quoique le plus souvent on se voie dans le cas de ne pouvoir la faire disparaître entièrement; l'attention du malade reste fixée sur les fantômes visuels, sa situation morale se rapproche à la fin de la monomanie, et l'expérience apprend que plus le médecin attache d'importance à ce symptôme vis-à-vis du patient, plus on entretient la concentration de ses idées sur sa maladie.

L'abdomen, foyer d'organes dépuratoires qui servent à l'élimination des fluides devenus impropres à l'entretien des fonctions, doit influer fortement sur un tissu qui remplit, dans l'organisation de l'œil, une fonction analogue. Or les stases abdominales, dont l'effet immédiat doit être de charger le système veineux du carbone surabondant, ne peuvent manquer de faire ressentir leurs effets à la choroïde, et la vraie médication curative doit consister ici à régler l'action dépuratoire des organes primitivement affectés. (V. OPHTH. ARTHRITIQUE.)

Sous le rapport du pronostic, et plus encore sous celui des chances de succès qu'offrent les opérations pratiquées sur les yeux, il est très important de ne point méconnaître le tempérament oculaire dont il s'agit; plus d'une fois il arrive de voir l'opération de la cataracte sans résultat, sans qu'on puisse se rendre raison de l'insuccès qu'on rencontre, l'iris, la pupille et la cornée n'offrant aucune altération appréciable. Les yeux à système veineux prédominant conduisent à ces mécomptes; l'inflammation s'y développe facilement sans que cet accident fâcheux, qui suit souvent l'opération de la pupille artificielle et de la cataracte, s'annonce par des phénomènes spéciaux. Les

yeux de l'espèce dont il s'agit prédisposent à la choroïdite arthritique et à son résultat morbide, le glaucôme (1).

Terminaisons. — La choroïdite, quelle que soit l'apparence
désespérée de cette affection, est susceptible de guérison ; notre
expérience nous autorise à émettre cette assertion. Non seulement à l'aide d'un traitement bien dirigé nous avons vu
quelquefois la faculté visuelle se rétablir à une perfection à
laquelle on ne s'attendait pas, vu la dégénérescence avancée
du globe oculaire, mais nous avons même été témoin de la
disparition partielle des altérations de la choroïde et de la
sclérotique qu'on avait d'abord supposées comme incurables.
Dans ces cas d'issue heureuse, la coloration livide de la scléro-

(1) Qu'on nous permette de joindre à cette digression quelques mots sur la
constitution *artérielle* et *nerveuse* de l'œil, afin qu'on puisse saisir l'ensemble
de nos idées sur ce point intéressant d'étiologie.

Le tempérament oculaire *sanguin artériel* se rencontre fréquemment. La
couleur des yeux tient le milieu entre le teint foncé des complexions veineuses
et le teint bleu-clair des yeux à tempérament nerveux. La conjonctive s'injecte facilement. Ces yeux sont prédisposés à des inflammations actives, affectant de préférence les tissus de l'hémisphère antérieur, et parmi ces tissus,
les superficiels plus que les profonds ; la sclérotique, l'iris et la membrane
de Descemet s'enflamment facilement. La marche des maladies présente, dans
ces yeux, un caractère franc : sous ce rapport, ils offrent un contraste avec
le tempérament oculaire veineux, dans lequel les maladies ont un caractère
insidieux.

Le tempérament est *nerveux* quand l'œil présente, avec un teint bleu et
clair, une expression particulière de douceur ; il offre une certaine transparence et brille comme l'émail ; l'exhalation de la surface palpébrale est toujours
active, au point que l'œil paraît comme inondé de larmes ; l'iris est d'une
mobilité extrême, la sensibilité exaltée, sans que l'œil supporte de grandes
fatigues ; la vue toutefois est bonne ; ces yeux sont sujets aux affections nerveuses de l'appareil optique. Or les travaux qui exigent de grands efforts de
la vue, comme l'horlogerie, l'orfévrerie, ceux relatifs à des recherches
microscopiques, sont très nuisibles aux complexions de cette nature ; là les
affections morbides présentent des caractères que nous allons décrire en parlant de l'inflammation chronique de la rétine, exaltation morbide de la sensibilité avec défaut de ton à la première période, suivie d'une espèce de paralysie nerveuse pendant la deuxième.

tique diminue, cette membrane récupère en grande partie son égalité, mais il est rare que la difformité de la pupille disparaisse entièrement.

Le rétablissement partiel de la vision est une terminaison plus fréquente. Souvent le mal résiste opiniâtrément aux moyens les plus énergiques ; l'affection fait des progrès , la dégénérescence staphylomateuse augmente , et on peut être content, si l'on parvient à affaiblir les douleurs du malade , à arrêter les progrès du travail inflammatoire et à mettre des bornes à la dégénérescence staphylomateuse ; la vue reste irrévocablement perdue.

Le *staphylôme de la choroïde* (appelé par d'autres staphylôme de la sclérotique), résultat de la choroïdite, peut être regardé comme une de ses terminaisons. Nous avons dit plus haut qu'il est ordinairement dû à l'adhérence qui s'est formée entre la choroïde et la sclérotique, joint à l'amincissement de cette dernière et à la protrusion de ces membranes réunies par l'action musculaire, quelquefois aussi par l'épanchement d'un liquide séreux entre la choroïde et la rétine.

La *cirsophthalmie* des auteurs , citée quelquefois comme une des terminaisons de la choroïdite , n'est rien autre chose que l'assemblage de ces élévations bleuâtres, connues sous le nom de staphylôme de la choroïde ou du corps ciliaire. Elle n'est pas toujours la suite de l'inflammation choroïdienne ; dans des cas de suppuration intra-oculaire, le pus épanché dans la cavité oculaire comprime le corps vitré, en amène la résorption et en occupe la place ; et à mesure qu'il augmente de quantité, il distend la rétine, la choroïde et la sclérotique, et finit par amincir cette dernière à un degré tel , que la choroïde, visible partout, donne au globe oculaire cet aspect bleuâtre, presque uniforme, que les auteurs ont appelé cirsophthalmie, et qui, n'ayant rien de commun avec l'état variqueux des

veines oculaires, est bien loin de mériter ce nom. Des épanchements purement aqueux dans l'intérieur de l'œil peuvent produire des phénomènes semblables.

La *marche* de la choroïdite est aiguë ou chronique ; elle est
le plus souvent subaiguë. Dans la majorité des cas , elle n'affecte d'abord qu'un seul œil ; ce n'est qu'après quelque temps
que l'autre prend part au travail morbide.

Anatomie pathologique. — Les altérations que la choroïdite
laisse après elle sont fort remarquables. Nous ne faisons ici que
les énumérer, en en réservant la description détaillée pour
une autre occasion.

La choroïde , membrane très vasculaire et chargée d'une
sécrétion importante, donne facilement lieu, dans l'état de
l'inflammation, à l'exsudation d'albumine ou de sérum. L'une
et l'autre surface de la choroïde peuvent s'affecter ; nous
trouvons des épanchements lymphatiques ou séreux, tantôt
entre la sclérotique et la choroïde , tantôt entre celle-ci et la
rétine. Ces altérations se trouvent quelquefois réunies sur le
même œil.

La choroïde est épaissie ou amincie ; le pigmentum a le
plus souvent disparu en totalité ou en partie ; il ne reste de la
choroïde qu'un tissu mince et pâle. Dans quelques cas on a
trouvé dans la choroïde des varicosités , qui probablement
furent le résultat d'une inflammation qui avait précédé.

La sclérotique est amincie dans les points où elle s'est trouvée comprimée par le tissu gonflé de la choroïde, par les épanchements sous-choroïdaux ou sous-rétiniens, ou enfin par les
varices de la choroïde. Ces dernières ne se voient cependant pas
aussi fréquemment qu'on l'a supposé, avant qu'on eût fait des
recherches plus exactes et anatomiques sur ce sujet.

L'épanchement séreux sous-rétinien est parfois tel , que la
rétine refoulée vers le centre du globe et séparée de la surface
choroïdale, ne présente qu'un faisceau plissé, prenant son ori-

gine du nerf optique et s'étendant en avant jusqu'à la cristalloïde postérieure. Le corps vitré a disparu.

M. Staub (Graefe et Walther, *Journal fuer Chirurgie*, etc.; vol. XV) distingue en outre une espèce particulière d'exsudation de matière plastique, prenant son origine des procès ciliaires. Elle formerait comme un tissu réticulaire derrière la pupille; les bords de cette dernière seraient libres, ce dont on se convaincrait facilement en dilatant la pupille à l'aide de l'instillation de la belladone. Nous n'avons jamais rien observé qui justifierait l'assertion de cet auteur. Nous avons constaté plusieurs fois la coexistence de l'inflammation de la choroïde et de celle de la capsule; dans ces cas, la pupille est en effet le siége d'un opacité qui peut imiter l'aspect d'un tissu réticulaire. C'est probablemeut cette complication de la choroïdite qui a donné lieu à l'erreur de M. Staub.

Traitement. — La choroïdite exige le traitement antiphlogistique le plus énergique. On perd souvent les meilleurs moments pour agir, puisque l'inflammation se présente sous des apparences différentes de celles d'un travail phlegmasique, et partant illusoires. Le défaut de rougeur et de douleur est la cause principale qui égare ceux qui sont habitués à ne voir l'inflammation que là où elle se présente avec ces symptômes.

La phlegmasie d'un tissu aussi vasculaire que la choroïde réclame l'emploi franc et énergique des déplétions sanguines générales et locales. Nous nous rangeons, sous ce rapport, à l'avis de M. Mackenzie, qui dit que les saignées abondantes et réitérées dans le début de la choroïdite valent mieux que tous les autres moyens réunis. Dans le cas où cette affection revêt le caractère aigu, et à moins que la débilité extraordinaire du malade ne le défende directement, nous avons pour principe de débuter par une large saignée du bras du côté affecté, de quatre à six palettes, que nous faisons suivre, après quelques heures ou le lendemain, de l'application de quinze, vingt à trente sangsues au-devant de l'oreille du même côté. Nous jugeons nécessaire d'ordonner les saignées générales, même dans des cas de nature chronique, toutes les fois que la constitution pléthorique et sanguine du malade, l'injection de la face, l'érectilité du système vasculaire, les céphalalgies continuelles, les étourdissements et les causes spéciales qui peuvent avoir donné lieu à l'affection choroïdienne (telles que la suppression de quelque évacuation sanguine habituelle) nous font croire que la choroïdite est compliquée d'une congestion cérébrale un peu étendue.

Dans la choroïdite, nous ne considérons pas les évacuations sanguines simplement comme moyen destiné à affaiblir l'action vasculaire dans l'organe enflammé. En sus de leur effet local, elles en produisent un autre général, qui s'étend sur la totalité de la constitution de l'individu malade. Les saignées, faites surtout à l'aide de l'application de ventouses scarifiées au dos, ou de sangsues à l'anus ou aux parties génitales, ou enfin les saignées du pied, diminuent d'une part la pléthore veineuse, et amortissent ainsi une des causes principales de la choroïdite. En dégorgeant les vaisseaux hémorroïdaux et utérins, elles suppléent en même temps par une perte artificielle de sang aux évacuations habituelles, lorsque celles-ci sont momentanément supprimées ou sur le point de cesser entièrement. Voilà les raisons qui nous engagent à insister pendant long-temps sur ce genre de déplétion, lors même que l'inflammation serait réduite à un degré moindre d'intensité, et à revenir de quinze en quinze jours, ou de quatre en quatre semaines (chez les personnes du sexe immédiatement après la période) à l'application de quinze à vingt sangsues à l'anus.

M. Mackenzie recommande vivement l'artériotomie temporale, genre d'évacuation sanguine qui ne nous paraît offrir aucun avantage sur les saignées ordinaires.

Nous ferons observer que dans la choroïdite, plus que dans

toute autre espèce de phlegmasie oculaire, on risque de commettre des fautes graves en voulant conclure à la nécessité d'une saignée d'après la rougeur externe de l'œil, le degré de douleur ou la réaction générale qui l'accompagne. Dans la majorité des cas de choroïdite simple, l'injection conjonctivo-scléroticale est très partielle, et ne démontre qu'à un œil exercé la gravité de l'affection cachée sous la sclérotique. La douleur est souvent nulle, ou si peu considérable, qu'elle n'occupe pas même l'attention du malade. Se rapprochant dans d'autres circonstances du caractère des névralgies, elle cède plutôt aux embrocations, aux frictions narcotiques, surtout belladonisées, faites sur le front et sur la région circum-orbitaire, qu'aux émissions sanguines. Il y a cependant des cas où la douleur, résultat de la distension de la membrane malade par le sang qui la congestionne, ne cède qu'aux saignées répétées. Enfin les cas de choroïdite accompagnés de fièvre sont très rares ; jamais la réaction générale ne peut fournir la mesure pour les émissions sanguines, à moins qu'on ne veuille s'exposer à de graves accidents.

Quels sont donc les indices à suivre dans ces cas pour éviter les erreurs ? Ils sont plutôt de nature négative que positive. Le commémoratif, la constitution et le tempérament du malade ; la période, la marche et la durée de la maladie ; enfin les caractères réunis de l'affection peuvent seuls nous fournir l'indication de l'opportunité de la médication débilitante.

Les évacuations sanguines, tout en étant la base du traitement antiphlogistique, sont loin de le constituer seules. En nous bornant à débarrasser l'organe phlogosé et le système tout entier du poids de la masse sanguine qui les opprime, nous faisons une thérapeutique très imparfaite. En diminuant la quantité de fluide sanguin, nous ne changeons rien à ses qualités qui, par leur altération, entretiennent l'action phlogistique, et sont la cause principale de ses terminaisons funestes,

Pour combattre avec succès les inflammations en général ,
et plus spécialement celles des tissus vasculaires séreux et fibreux , tissus facilement disposés à l'exsudation plastique et
séreuse , il est de rigueur d'associer aux évacuations sanguines
l'usage des moyens propres à diminuer la plasticité du sang ,
et à rétablir dans la composition de ce fluide les justes proportions de ses parties constitutives. Cette raison justifie l'emploi
étendu que nous donnons aux mercuriaux dans le traitement
des phlegmasies oculaires, et surtout de la choroïdite, inflammation d'un tissu éminemment vasculaire , contigu par ses
deux surfaces à des séreuses , inflammation qui , comme nous
le savons par l'expérience , est de nature à produire promptement l'exhalation ou l'exsudation de lymphe ou de sérum
entre la choroïde et la rétine, ou entre la choroïde et la sclérotique. Immédiatement après les premières émissions sanguines
nous faisons, trois ou quatre fois par jour, des frictions d'onguent mercuriel double, à la dose d'un scrupule ou d'un demi-
gros , sur le front, les tempes et la région sous-orbitaire. Nous
administrons en même temps à l'intérieur le calomélas à petite dose , d'un quart de grain à un demi-grain , quatre fois
par jour. Dans des cas aigus, les doses peuvent être multipliées.
Cette médication est continuée tant qu'il n'y a pas de signes
salivation imminente. Pousser le traitement mercuriel jusqu'à
cette dernière , ou la solliciter même, n'offre aucun avantage ,
et expose au contraire à des inconvénients. En opposition avec la
pratique usitée en Angleterre , nous prenons toutes les précautions pour prévenir cet incident fâcheux ; nous cessons l'usage
du mercure à la moindre apparence d'hydrargyrose (odeur
mercurielle de la bouche , sensibilité des gencives et des dents,
enflure des glandes salivaires , etc.); nous l'administrons avec
prudence pendant la saison froide ou humide ; nous n'oublions
jamais de recommander à nos malades d'éviter les refroidissements , et nous les soumettons à un régime très sévère, etc.

C'est à ces mesures de précaution que nous croyons être redeva-
ble de ne jamais voir le traitement mercuriel produire les effets funestes que citent géneralement ceux qui condamnent
l'emploi de ce remède.

Si les mercuriaux sont employés avec avantage dans le début
de la choroïdite, ils ne sont pas moins précieux dans une période plus avancée de cette maladie. Nous ne connaissons pas
de moyens plus puissants pour subjuguer les inflammations
chroniques des tissus membraneux que le mercure. Personne
ne conteste de nos jours l'action stimulante que les mercuriaux
exercent sur le système de la résorption. Cette double action
contre l'inflammation et sur la résorption les rend indispensables dans la choroïdite chronique ; nous pensons même que,
dans les cas où les frictions mercurielles et l'usage interne du
calomélas n'ont pas suffi pour faire disparaître les résultats pathologiques de la phlegmasie choroïdienne, il est utile d'essayer le deutochlorure de mercure ou d'autres préparations
hydrargyriques plus puissantes, à moins que la constitution
délicate ou une disposition hémoptysique du malade ne le
défendent.

L'origine de la choroïdite est-elle due à la suppression totale
ou partielle du flux menstruel ou hémorroïdal, on combinera
utilement les mercuriaux avec des moyens doués d'une action
spéciale sur la circulation veineuse du bas-ventre. Le succès du
traitement antiphlogistique de la choroïdite ne sera pas complet et durable, si nous ne cherchons en même temps à porter
la médication sur les causes qui ont provoqué et qui entretiennent la congestion cérébro-oculaire, si nous ne cherchons
à obvier à la pléthore veineuse, à régulariser et à stimuler la
circulation dans les viscères abdominaux et à rétablir les excrétions sanguines auxquelles l'économie s'est habituée, et qui
sont nécessaires à l'équilibre de ses fonctions. A cette indication
répondent les émissions sanguines révulsives, les emménago-

gues, l'aloès, la sabine et les sulfureux. M. Mackenzie recommande la combinaison des pilules bleues avec l'aloès, qui, en effet, est excellente. Nous employons, pour stimuler les vaisseaux utérins, des pilules composées d'extrait aqueux d'aloès, ou d'aloès en substance, à la dose de deux à quatre grains par jour, avec parties égales ou doubles de poudre ou d'extrait de sabine. Administré à cette dose, l'aloès ne détermine pas des selles abondantes, et porte toute son action sur le système utérin.

Les mêmes doses d'aloès, combinées avec six à dix grains de soufre sublimé ou précipité, conviennent dans les cas où il s'agit d'exciter les vaisseaux hémorroïdaux.

Les purgatifs, les révulsifs d'action rapide passagère et superficielle, tels que les pédiluves sinapisés ou nitro-muriatiques et les sinapismes, secondent puissamment l'effet des moyens indiqués ci-dessus.

La choroïdite d'origine scrofuleuse ou arthritique réclame la combinaison du traitement que nous venons de détailler avec une médication propre à détruire l'élément dyscrasique de l'affection. Les antimoniaux, les sudorifiques, le gayac, l'aconit, la teinture de semence de colchique, les préparations iodurées, l'hydrochlorate de baryte, peuvent trouver alternativement leur application. Nous craindrions de dépasser les limites de ce travail en entrant dans des détails qui rentrent dans les règles de la thérapeutique générale.

Disons encore un mot sur l'emploi des révulsifs énergiques, tels que le séton, les moxas, etc., dans l'affection qui nous occupe. Ces moyens, appliqués d'ordinaire dans le voisinage de l'organe affecté, ne peuvent, dans le principe de l'inflammation, qu'augmenter l'irritation et ajouter à la somme de réaction sans produire les effets utiles qu'on en espère. Nous réservons leur usage pour une période très avancée ou pour le déclin de la choroïdite, et autant dans l'intention de prévenir les récidives que dans un but directement curatif.

Nous n'avons rien à dire sur les toniques et l'arseniate de potasse, préconisés par M. Mackenzie. Les assertions de cet ophthalmologiste célèbre nous inspirent trop de confiance pour que nous ne nous sentions pas disposés à essayer ces médicaments aussitôt que l'occasion se présentera.

C'est moins dans la période de congestion que dans celle de désorganisation commençante que ces remèdes nous paraissent indiqués, et principalement pour des individus cachectiques ou lymphatiques.

Nous n'en dirons pas autant de la ponction des renflements scléroticaux. Cette opération doit être absolument rejetée durant la période aiguë de l'inflammation. Nous ne savons pas nous rendre compte de l'effet que la ponction de la sclérotique doit produire dans la période chronique de la choroïdite. Les tumeurs staphylomateuses de la sclérotique n'étant pas invariablement dues à l'épanchement séreux sous-choroïdien ou sous-rétinien, et le diagnostic de ce dernier état étant presque impossible, on risque de faire souvent la ponction inutilement et sans aucun résultat. Quand même on donne issue à quelques gouttes de liquide, loin d'améliorer l'état du malade, on l'expose souvent à une récrudescence de l'irritation. Cependant cette opération peut être tentée, avec quelques chances de succès, dans les cas de staphylôme de la choroïde, quand l'inflammation est entièrement éteinte.

PREMIÈRE OBSERVATION. Choroïdite de l'œil gauche. — Staphylôme du corps ciliaire. — Trouble particulier du fond de l'œil.

Madame M..., âgée de vingt-quatre ans, mère de deux enfants, blanchisseuse, était déjà venue à notre clinique, il y a quelques mois, pour demander avis sur l'affection de son œil gauche. Depuis lors nous ne l'avons plus revue que le 26 octobre 1836, époque où elle présentait l'état suivant :

Madame M... a les cheveux et les sourcils noirs, l'iris de l'œil droit brun, les cils très longs, et elle paraît d'un tempérament bilieux ; son teint est jaunâtre et pâle ; le nez plat et la forme carrée de sa figure, etc., annoncent une constitution lymphatique.

Le volume de l'œil gauche est considérablement augmenté ; il est beaucoup plus saillant que celui du côté opposé. La partie scléroticale du globe oculaire est inégale et bosselée, surtout près la jonction de la sclérotique avec la cornée. La partie supérieure et externe de cette dernière est entourée d'un chapelet d'élévations bleuâtres et sphéroïdales qui indiquent la dégénérescence staphylomateuse du corps ciliaire. Elles sont entremêlées de varices plus petites avec lesquelles viennent s'anastomoser les vaisseaux de la sclérotique et de la conjonctive. Il est de ces varices qui présentent une disposition parallèle entre elles et correspondent au siége anatomique des procès ciliaires. La conjonctive et la sclérotique sont le siége de l'injection abdominale la mieux prononcée qu'on puisse voir. Cinq ou sept troncs vasculaires fort gros, variqueux, d'un pourpre foncé et provenant du grand angle et de la partie postérieure et supérieure de la sclérotique, s'étendent en avant, et s'anastomosent de manière à former un cercle d'arcades que l'on voit à une ligne de distance de la cornée. Ces vaisseaux sont très flexueux. Ils se continuent d'une part, ainsi que nous l'avons dit, avec quelques unes des varices sous-scléroticales, tandis que, d'autre part, ils se perdent dans un réseau vasculaire en mailles, très fin et profond, qui entoure la cornée. La circonférence de cette dernière a pris une forme elliptique, et présente des contours moins tranchés que d'ordinaire. C'est surtout à sa partie inférieure qu'une espèce de demi-lune

bleu-blanchâtre cache le bord de la cornée et semble confondre sa circonférence avec la sclérotique. Le reste de la cornée est parfaitement transparent. La chambre antérieure
n'existe plus. L'iris s'est presque tout-à-fait rétracté vers le
corps ciliaire , et cette membrane a disparu en haut ; en bas ,
il n'en reste qu'un limbe extrêmement étroit, dont la couleur
est un peu altérée. La pupille est par conséquent énormément
dilatée et immobile. On voit derrière elle une opacité verdâtre
qui occupe le fond de l'œil. Le reflet remarquable de cette
opacité varie à mesure que l'observateur change de place. La
malade croit voir des fantômes brillants et des couleurs qui
voltigent devant l'œil. La cécité est complète. Le cristallin est
fortement poussé en avant et occupe presque toute la chambre
antérieure. A la partie inférieure de l'opacité on voit une espèce de tache jaune de cuivre qui oscille à mesure qu'on re-
mue la tête de la malade d'un côté à l'autre.

Cet œil, qui avait toujours été plus faible que l'œil droit,
commença à s'affecter en décembre 1835, trois jours après le
dernier accouchement de la malade. En s'éveillant le matin,
elle n'y voyait plus, sans qu'on y aperçût rien d'extraordinaire. Il s'y joignait bientôt des douleurs comme si l'on enfon-
çait un canif dans l'œil. La malade cessa de nourrir seize jours
après ses couches, à cause de la mort de son enfant. Des douleurs de tête se joignaient à celles de l'œil. Son état continua
ainsi jusqu'en avril , époque à laquelle elle vint à la clinique
chercher du secours.

La malade commence à se plaindre de l'œil droit dont l'aspect n'offre cependant rien d'extraordinaire. Elle dit y sentir
comme du gravier qui roule entre les paupières. Elle éprouve
des douleurs sus-orbitaires et temporales qui s'irradient jusque
dans le haut de la tête : elles durent depuis sept heures du
matin jusqu'à midi, et recommencent le soir avec plus d'intensité. La malade se plaint en même temps de bourdon-

nements d'oreilles. La vue de l'œil droit ne s'est pas affaiblie.

La malade a conservé des hémorroïdes fluentes depuis ses premières couches. Irrégularité des menstrues depuis le mariage; sensibilité des hypocondres droit et gauche à la pression. Quelquefois douleurs rhumatismales dans les membres. Constipation habituelle; excréments durs et argileux; maux de cœur et anorexie; fleurs blanches très fortes, et de temps à autre écoulement d'oreilles.

Les symptômes morbides qui annonçaient un commencement de congestion choroïdienne de l'œil droit ont cédé en peu de semaines à l'emploi énergique des émissions sanguines auxquelles on a associé des petites doses de calomélas à l'intérieur et les frictions mercurielles sur le front.

Ce traitement, auquel on a joint plus tard des moyens propres à exciter la circulation du système utérin, ne put pas arrêter les progrès de la dégénérescence dans l'œil gauche.

Le 14 février 1837, nous trouvons que le volume du globe gauche a considérablement augmenté; les staphylômes de la choroïde sont devenus plus nombreux et forment presque une couronne de petites tumeurs bleuâtres dans la région ciliaire. Le reflet chatoyant dans le fond de l'œil est beaucoup plus prononcé, d'un jaune orangé et parsemé de ramifications vasculaires. Les douleurs sont redevenues plus intenses. La malade a été soumise à l'usage interne de l'arséniate de potasse, à la dose d'un 32e de grain par jour.

Le cas qui précède est très instructif pour l'étude des causes et de la symptomatologie de la choroïdite. La constitution de madame M...trahissait au premier coup d'œil la prédominance du système veineux dans un individu disposé aux affections scrofuleuses. Sa profession était de nature à donner lieu à des refroidissements et aux affections rhumatismales et arthritiques. Plus tard, des grossesses vinrent provoquer des irrégularités dans la circulation des viscères abdominaux, lesquelles, jointes

aux causes que nous venons de nommer, étaient plus que suffisantes pour imprimer à la congestion oculaire une direction
vers la choroïde. Ce cas vient confirmer la sympathie étroite
qui existe entre cette dernière et les centres de la circulation
veineuse de l'abdomen. Les accouchements et les anomalies
qui peuvent en résulter sont une des causes principales de l'inflammation de la choroïde. Nous croyons être le premier à
signaler ce point d'étiologie.

Il est important de savoir que le dérangement des fonctions
du système de la génération exerce une grande influence sur la
production des ophthalmies, et spécialement de l'inflammation
de la choroïde.

La malade a négligé son affection dans le principe. L'état
tel que nous le voyons aujourd'hui, est le résultat d'un travail
pathologique qui a duré neuf mois. Si nous résumons en quelques mots les signes anatomiques et appréciables à l'observation par lesquels la choroïdite se manifeste dans ce cas, nous
signalerons les caractères suivants : augmentation du volume
du globe oculaire, injection variqueuse et abdominale de la
conjonctive et de la sclérotique, communication anastomotique
très évidente de leurs vaisseaux avec des varices ou staphylômes
du corps ciliaire et de la choroïde, disparition des contours de
la cornée, rétraction de l'iris, gonflement et protrusion des
milieux transparents de l'œil et par là réplétion des chambres
oculaires, reflet vert-jaunâtre, concave et luisant du fond de
l'œil (œil de chat amaurotique de Beer), symptôme qui, de même
que l'espèce d'oscillation que nous avons cru observer, peut se
rapporter, soit à l'épanchement d'un liquide entre la choroïde
et la rétine décollée et soulevée, soit à la désorganisation
de cette première.

Les caractères physiologiques, tels que les photopsies, la cécité et les douleurs circum-orbitaires, rendent le tableau complet.

La disposition de l'injection, l'anastomose des vaisseaux conjonctivo-sclérotidiens avec les varices du corps ciliaire dans ce cas, prouvent jusqu'à l'évidence la connexion intime de l'injection que nous appelons *abdominale* avec la congestion ou la dégénérescence choroïdienne. Ici, de même que dans un autre cas qui s'est présenté à notre clinique, la situation des varices disposées en ligne parallèle correspond au siége anatomique des procès ciliaires. Le trouble qui se présente au fond de l'œil est particulier; il est difficile, pour ne pas dire impossible, d'en rendre une idée par la description. A le voir superficiellement, on dirait un glaucôme, et c'est par ce terme que la plupart des ophthalmologistes désigneront ce reflet verdâtre. La choroïde de cet œil est évidemment congestionnée, enflammée, dégénérée, peut-être variqueuse, adhérente, couverte de matière plastique ou privée de son pigmentum. L'aspect de cette expansion membraneuse à travers la rétine déplacée, le corps vitré ou le cristallin légèrement troubles ou jaunâtres, suflisent pour expliquer l'origine et les causes de ce reflet.

DEUXIÈME OBSERVATION. Choroïdite. — Staphylôme de la choroïde. — Guérison presque complète.

Madame F..., âgée de trente ans, cuisinière, d'une constitution lymphatique, teint jaunâtre et cheveux noirs, nez large et aplati, figure carrée, tissu cellulaire empâté et joues d'un teint rouge de cinabre, souffre depuis l'âge de dix ans, presque tous les mois, de maux de tête. Elle fut réglée à l'âge de quatorze ans. Les menstrues, quoique régulières, ne furent jamais abondantes. Ce fut toujours à l'époque de leur retour que la céphalalgie fut plus violente. A l'âge de dix-huit ans, la malade devint enceinte pour la première fois; la grossesse se passa sans accident. Il y a un an, elle fut atteinte d'un érysipèle du côté droit de la figure, et dès lors l'œil droit resta toujours un peu rouge. Le début de l'affection actuelle date depuis sa seconde grossesse, qui commença il y a dix mois. A peine devint-elle enceinte que, nuit et jour, elle fut en proie à des douleurs atroces de la tête, occupant alternativement les tempes, l'occiput, le front, et s'irradiant, selon l'expression de la malade, jusqu'au bout du nez, de sorte « qu'elle n'osait presque pas se moucher. » La figure était enflée, tantôt de l'un, tantôt de l'autre côté. Des douleurs lancinantes se firent sentir dans les yeux, qui devenaient « gros et noirs, » au dire de la malade, et avaient presque perdu la faculté de voir.

Les médecins qu'elle consulta la renvoyèrent en lui déclarant qu'avant la fin de la grossesse il n'y avait rien à faire à ses yeux.

Quatre jours avant l'accouchement, la malade crut s'apercevoir que sa vue s'était améliorée, au point qu'elle distinguait les personnes qui l'entouraient. Cette amélioration continua pendant deux semaines, après lesquelles sa vue s'obscurcit de nouveau.

Le 20 septembre, quatre semaines après l'accouchement, elle se présenta à notre clinique ; ses yeux offraient alors les phénomènes suivants :

L'œil droit est le plus malade ; il présente un aspect vitré et sans expression, et est beaucoup plus proéminent que l'œil gauche. La sclérotique est le siége d'une injection partielle qui occupe surtout les angles de l'œil. Les vaisseaux très déliés, épars, d'un pourpre foncé, variqueux, provenant de l'un et de l'autre des angles, s'étendent vers le bord de la cornée à la distance d'une demi-ligne. Arrivés là, ils semblent pénétrer au-dessous de la sclérotique, et se perdent subitement avant d'atteindre la circonférence cornéale. Le tiers interne et inférieur du bord de la cornée est entouré d'un cercle bleuâtre très net, d'un quart de ligne de largeur, qui va croissant en se continuant en haut. La coloration bleuâtre de la sclérotique, probablement due à l'amincissement de cette tunique, est partout visible, excepté à la partie inférieure et externe. Là où la sclérotique présente cette teinte bleuâtre, sa surface est devenue inégale et bosselée. La chambre antérieure de l'œil est rétrécie; l'iris brun, auquel on ne distingue plus de texture rayonnée, touche presque à la surface postérieure de la cornée. Il est impossible de bien reconnaître le bord de la pupille. Le fond de l'œil est mat et d'un noir bleuâtre qui diffère singulièrement d'avec son éclat et son lustre naturels. En l'examinant avec soin, on y distingue des opacités pointillées qui ont leur siége dans la cristalloïde antérieure. La malade voit de cet œil les gros objets, la croisée, les personnes, et même indistinctement le nombre de doigts qu'on lui montre. Elle ressent de temps à autre des élancements. L'œil gauche est moins proéminent. La sclérotique présente la même injection que celle de l'œil droit, seulement elle y est moins étendue. Le cercle arthritique, quoique très nettement dessiné, est loin d'avoir la même largeur qu'à l'œil droit, mais il entoure toute la circonférence de la cornée. A la partie externe du globe il y a commencement de dégénérescence staphylomateuse de la sclérotique. Le tissu de la cornée transparente est occupé par un grand nombre de petits points qui s'y trouvent dispersés comme des grains de sable. L'aspect de l'iris et de la pupille est presque le même à cet œil qu'à l'autre. La capsule est le siége d'un obscurcissement plus manifeste que du côté opposé. Malgré l'apparence moins malade de cet œil, la vue n'y est pas meilleure; cependant la malade dit éprouver plus de gêne dans l'œil droit que dans celui-ci.

La malade est continuellement tourmentée par des maux de tête, accompagnés de photopsies. Les douleurs sont surtout violentes le matin lorsqu'elle se lève. Sauf l'anorexie et le resserrement habituel des intestins, sa santé est du reste satisfaisante.

Nous considérâmes cette affection grave comme une inflammation de la choroïde compliquée de périphakite (inflammation de la capsule) et de kératite, et ayant pour cause principale l'irrégularité des fonctions utérines. Le traitement que nous mîmes en usage fut composé des évacuations sanguines abondantes, répétées d'abord de huit en huit jours, et presque toujours à l'aide de sangsues, au nombre de quinze à vingt, appliquées à l'anus ou aux parties génitales. Plus tard, la congestion choroïdale ayant diminué d'intensité, nous cherchâmes à suppléer à la perte peu considérable de sang par les menstrues à l'aide de saignées dérivatives faites immédiatement après la cessation des règles. A ces évacuations nous associâmes les frictions d'onguent napolitain et d'extrait de belladone sur le front, l'usage interne de petites doses de calomélas comme antiphlogistique, qui diminue la plasticité du sang, alternativement avec les purgatifs salins, tels que le sulfate de soude, les tartrates, les bains de pieds, un régime maigre et des boissons rafraîchissantes.

Le 20 octobre (après un mois de traitement) nous eûmes la satisfaction de trouver un mieux notable dans l'état de la malade. Non seulement l'injection variqueuse de la conjonctive et de la sclérotique des deux yeux avait complétement disparu, mais la sclérotique de l'œil gauche avait même repris sa sphéricité naturelle, et la vue avait fait des progrès tellement remarquables, que la malade, sur le point d'être complétemé aveugle au début du traitement, distinguait des objets même d'une petite dimension, et pouvait presque se conduire seule. Les effets du traitement dans ce cas furent plus prompts et plus considérables que nous ne l'avions osé espérer. Ce qui nous surprit le plus, c'était la disparition partielle des inégalités staphylomateuses de la sclérotique, altérations qui jusqu'à présent ont été considérées comme inaccessibles aux ressources de l'art.

Le succès obtenu jusqu'ici nous encourage à nourrir l'espérance que la guérison de cette maladie sera bientôt complète. Nous croyons être arrivé à la période de l'affection où , tout en persistant dans le plan de traitement suivi jusqu'ici, nous pourrons y joindre l'emploi de révulsifs plus énergiques. C'est dans ce but que nous avons ordonné en dernier lieu les frictions avec la pommade de tartre stibié à la nuque. Nous nous proposons en outre de porter particulièrement notre attention sur les organes qui, par leurs fonctions incomplètes et insuffisantes, ont principalement sollicité et entretiennent encore la congestion choroïdale. Nous espérons réussir à exciter le système utérin et à déterminer la sécrétion sanguine des périodes mensuelles par l'usage des aloétiques. Nous avons en même temps mis en usage l'arséniate de potasse, recommandé par M. Mackenzie dans le cas où les méthodes ordinaires ont été insuffisantes pour arrêter les progrès de la dégénérescence staphylomateuse de la choroïde. La malade en prend, de même que celle qui fait le sujet de la première observation, un trente-deuxième de grain par jour.

Le concours des causes que nous avons pu découvrir dans le sujet de cette observation explique parfaitement bien l'origine de l'inflammation de la choroïde. Notons d'abord l'irrégularité des menstrues chez un individu dont la conformation organique annonce la disposition aux affections lymphatiques. Le teint rouge-cinabre de la figure, très prononcé chez notre malade , est un signe d'une grande érectilité du système vasculaire capillaire de la peau (disposition que J.-A. Schmidt a désignée du nom de *vulnérabilité du système cutané*). Nous l'avons trouvé presque constamment chez les personnes dont la choroïde est congestionnée ou enflammée. S'il est vrai que l'érysipèle marche toujours de pair avec un dérangement dans le système de la veine porte, et surtout dans le foie, on peut conclure de la succession de l'érysipèle et de la choroïdite dans ce cas à l'existence d'une certaine affinité physiologique et pathologique entre le derme, la veine porte et ses annexes et la choroïde, affinité sur laquelle nous avons d'ailleurs déjà insisté plus d'une fois. Ces organes sont tous destinés à éliminer des parties carbonisées; il est donc possible et naturel que les affections de l'un de ces organes se transmettent quelquefois aux autres.

Outre les causes déjà indiquées, la profession de la malade, en l'exposant continuellement au feu, ainsi que sa grossesse, ont eu leur part dans la production de son affection; l'expérience nous a appris que les grossesses et les couches irrégulières sont une des causes les plus fréquentes de la choroïdite. La gêne de la circulation qui résulte de la grossesse dut nécessairement augmenter la congestion cérébrale et oculaire. Du moment que la malade est accouchée, un mieux notable se fait sentir, puisque le sang circule plus librement dans les veines. Le mieux est de courte durée, et, après deux semaines, déjà le sang se porte de nouveau et avec une impulsion plus violente vers le point d'attraction morbide.

Quant à l'action du feu comme cause morbifique propre à développer ou à entretenir l'inflammation et la congestion de la choroïde, nous croyons à propos de faire remarquer ici que cet agent peut d'abord nuire par l'intensité de la flamme qui frappe les yeux des individus qui y sont constamment exposés; l'influence nuisible du feu est augmentée en outre par la chaleur qui en émane et qui détermine sans faute des congestions cérébrales chez les individus doués d'une disposition morbide. Enfin nous sommes d'avis que l'atmosphère brûlante des cuisines, des forges, de certains ateliers, etc., exerce encore une influence spéciale sur le foie, et peut y produire des engorgements, des stases, des inflammations, etc. Nous rappelons, en faveur de cette assertion, l'expérience mise à profit par les exploitateurs de la gourmandise, de l'agrandissement du foie d'oie lorsqu'on expose ces animaux à un degré considérable de chaleur lente et continuelle , et le fait connu de la fréquence des maladies de cet organe (surtout de son hypertrophie) dans les climats chauds.

Nous n'insisterons pas sur les caractères de l'injection vasculaire de la conjonctive et de la sclérotique , dont nous avons fait remarquer plus d'une fois la constance lorsque la choroïde est affectée. Peut-il y avoir un argument plus évident du rapport étroit de cette espèce d'injection externe et de l'affection choroïdienne , que la disparition simultanée de ces vascularités et de la saillie de la sclérotique résultant du gonflement de la choroïde ?

La coïncidence de l'inflammation de la capsule et de la cornée avec la choroïdite est-elle purement accidentelle ? est-elle l'effet de la transmission du travail phlegmasique à ces tissus d'après la loi de la contiguïté ? ou enfin y a-t-il quelque autre cause qui puisse expliquer ce phénomène ? L'affection simultanée de la cornée ou de la capsule dans la choroïdite est trop fréquente pour que nous puissions l'attribuer à une simple combinaison du hasard. Nous ne nions pas la possibilité que l'inflammation de la choroïde s'étende sur les tissus contigus , et produise ainsi l'inflammation secondaire de la cristalloïde ou de la cornée; mais il se peut aussi (et cela nous paraît très probable) que la choroïde, engorgée par l'effet de l'inflammation , en comprimant les vaisseaux destinés à charrier le fluide nourricier de la cornée et de la capsule, produise quelquefois une congestion passive et l'épanchement de lymphe dans ces tissus. Nous donnons cette opinion comme une simple supposition , à laquelle nous n'attachons pas plus de valeur qu'elle ne mérite.

Ce cas fournit un exemple des résultats presque merveilleux d'un traitement basé sur des indications certaines, lors même qu'on a affaire à un travail morbide qui paraît déjà avoir désorganisé les tissus qu'il affecte. C'est là , depuis peu de temps, le second cas de choroïdite avec commencement de staphylôme du corps ciliaire où non seulement nous avons réussi à enrayer les progrès de la phlegmasie, mais où nous avons même fait rétrograder et disparaître des altérations que la plupart des médecins reconnaissent comme être incurables. Notons que, dans cette circonstance, chaque saignée non seulement a été suivie d'une amélioration sensible dans l'état de la malade, mais que cette dernière, loin de se sentir affaiblie par des évacuations aussi abondantes et aussi souvent réitérées, conserve toujours un teint coloré.

Troisième observation. Choroïdite double, suite de couches. — Disposition arthritico-hémorrhoïdale. — Complication de capsulite.

Madame P...., âgée de trente-cinq ans, ouvrière en dentelles, d'une constitution sanguino-nerveuse, mère de trois enfants, peu menstruée, est sujette à des douleurs rhumatismales et aux hémorrhoïdes. Ses yeux ont commencé à souffrir, il y a onze ans, à l'occasion de ses dernières couches. L'affection oculaire a débuté par de violentes douleurs circum-orbitaires, qui duraient jour et nuit, et privaient la malade de sommeil.

Nous la traitons depuis le mois de janvier 1836. Ses yeux se trouvent à l'état qui suit :

OEil gauche. — Surface de la sclérotique inégale, bosselée et bleuâtre, trahissant l'affection étendue de la choroïde sous-jacente ; au côté interne, staphylôme choroïdal qui ressemble à une varice ; cercle arthritique sans injection très marquée de la sclérotique. Quelques vaisseaux très déliés rampent sur cette dernière sans dépasser le cercle caractéristique placé autour de la cornée. Chambre antérieure très large ; iris bleuâtre et peu dégénéré, sauf la tension forte de ses fibres ; pupille fixe, irrégulière et collée à la capsule par des adhérences ;

cette dernière est couverte d'une exsudation blanche de lymphe plastique, entremêlée de stries de pigmentum qui se continuent en haut et en bas avec le bord pupillaire. Les limites de la cornée et de la sclérotique se confondent ensemble.

OEil droit. — Sclérotique moins bleue et moins inégale que celle de l'œil gauche ; les taches légèrement bleuâtres qui se trouvent dispersées sur sa surface la font paraître comme marbrée. L'iris est moins foncé que celui de l'œil gauche ; son bord pupillaire adhère à la partie inférieure de la capsule. Des brides de matière plastique, qui s'étendent de divers points de la cristalloïde à l'ouverture pupillaire, lui donnent la forme d'un as de trèfle. L'exsudation lympathique de la capsule est çà et là couverte de restes de pigmentum.

Il ne reste plus de la faculté visuelle de l'œil gauche que la perception de la lumière. La malade voit encore assez bien de l'œil droit, même pour écrire. Ce dernier est sujet aux photopsies ; la malade ressent des douleurs à la région des tempes à la moindre fatigue des yeux. Les photopsies, qui autrefois ont également affecté l'œil gauche, sont remplacées par la myodesopsie (vue de mouches). De temps à autre les douleurs de la malade s'aggravent.

Le traitement, composé des moyens antiphlogistiques (saignées, purgatifs, mercuriaux), de l'emploi des emménagogues, et de la belladone à l'extérieur, n'a jusqu'ici eu d'autre effet que de mitiger les recrudescences de l'inflammation.

L'irrégularité des menstrues, la disposition arthritique de la malade, sa profession fatigante pour la vue, et peut-être quelque accident survenu pendant sa dernière grossesse et durant ses couches, voilà un nombre suffisant de causes pour expliquer l'origine de l'affection de la choroïde. Il nous a été impossible de recueillir de la bouche de la malade des renseignements satisfaisants sur la marche progressive de sa maladie depuis onze ans, époque où ses yeux ont commencé à s'affecter

Lorsque nous la vîmes pour la première fois, l'amincissement et la décoloration bleuâtre de la sclérotique, jointe à la dégénérescence staphylomateuse du corps ciliaire, au cercle arthritique, aux douleurs circum-orbitaires et aux photopsies, ne laissèrent point de doute sur l'existence d'une choroïdite chronique, qui avait déjà produit des lésions considérables dans la choroïde et les tissus contigus. La paroi antérieure de la capsule porte les vestiges de l'inflammation ou d'un travail congestionnaire qui s'est transmis de la choroïde à elle. Les taches pigmenteuses, collées sur la surface antérieure de la capsule, de même que les brides qui donnent à la pupille de l'œil droit la forme d'un as de trèfle, nous font présumer que l'ouverture de l'iris ayant été fort rétrécie dans une période antérieure de la maladie, s'est dilatée ensuite, soit par les mouvements spontanés de l'iris, soit par la cessation de l'état de tension de cette membrane, ou enfin par l'effet connu de la belladone. L'albumine exsudée à la surface de la capsule s'attachant facilement à l'uvée, celle-ci, en se rétractant, a laissé des parcelles de pigmentum sur la cristalloïde qui constituent ce qu'on appelle généralement la cataracte pigmenteuse. Ce phénomène est très fréquent; nous en avons parlé avec plus de détails à l'occasion de la cristalloïdite. Il suffit de faire ici mention de cette circonstance, en raison de sa fréquence comme complication de la choroïdite. Pour compléter l'explication que nous avons donnée de ce phénomène, nous dirons que, dans l'inflammation de la choroïde et de l'iris, le pigmentum, produit de leur sécrétion, ne pouvant pas rester sans éprouver quelque changement, devient peut-être plus soluble, se détache par conséquent plus facilement de l'uvée, et reste ainsi collé à la capsule couverte de matière albumineuse.

Les saignées dérivatives à l'aide des sangsues appliquées à différentes reprises à l'anus et aux parties génitales, les mercuriaux et les antimoniaux, ainsi que les purgatifs et la teinture de semences de colchique administrés à l'intérieur , enfin les frictions d'onguent napolitain faites sur le front , n'ont jusqu'ici rien changé à l'état de la malade , sinon que ces moyens ont calmé ses douleurs et diminué les photopsies.

Quoique nous ayons tenté , en dernier lieu , l'emploi des aloétiques , joint à l'usage externe de la belladone , le pronostic est mauvais, et les lésions de la choroïde paraissent être en dehors des ressources de l'art. Tout ce que nous pouvons augurer de bien , c'est la conservation de la vue à l'état où elle se trouve actuellement.

Quatrième observation. Iritis. — Inflammation du corps ciliaire. — Guérison partielle.

Mademoiselle D..., âgée de vingt-quatre ans, d'un tempérament sanguin et lymphatique, cheveux châtains, iris verdâtre, était sujette pendant son enfance aux affections scrofuleuses, dont elle porte les traces aux mains couvertes de cicatrices très étendues. Elle fut réglée pour la première fois à l'âge de quatorze ans. Dès lors, flux menstruel régulier et assez abondant , jusqu'à sa vingtième année , époque où, par suite d'une frayeur , les règles s'arrêtèrent. C'est depuis lors que cette jeune personne, bien que les règles se rétablirent comme d'habitude, commença à devenir maladive, et à être tourmentée par des maux de tête, des bourdonnements d'oreilles violents, surtout pendant la nuit, par des vomissements, etc. Il y a dix-huit mois que ses yeux ont commencé à s'affecter. Elle demeura long-temps sans pouvoir rien distinguer de l'œil gauche, qui fut le siége de beaucoup d'élancements et de photopsies.

Quand elle vint la première fois à notre clinique, elle présenta les signes d'iritis syphilitique : décoloration de l'iris , aspect tomenteux du petit cercle, rétrécissement et irrégularité de la pupille, qui était tiraillée en haut et en dedans, douleurs circum-orbitaires. L'examen le plus scrupuleux ne put découvrir aucun symptôme de syphilis actuelle ; mais il y avait des indices non douteux qu'une affection syphilitique héréditaire avait existé lors des premières années de la vie de la malade. L'affection oculaire ne resta pas long-temps rebelle au traitement antiphlogistique et mercuriel. Une rechute eut lieu, et l'inflammation se manifesta avec les mêmes symptômes que la première fois. Elle fut combattue de nouveau avec succès, et nous ne vîmes plus la malade pendant un temps très long. Lorsqu'elle se présenta, la troisième fois, à la clinique, l'affection oculaire avait changé de forme, et offrait les symptômes dont nous voyons aujourd'hui les traces.

Nous donnons ici la description de l'état des yeux de cette malade, tels que nous les avons trouvés le 7 novembre 1836.

OEil gauche. — C'est celui qui est principalement affecté ; très grand nombre de vaisseaux variqueux très déliés, venant de tous les points de la circonférence de l'hémisphère antérieur du globe oculaire, formant un cercle de rayons autour de la cornée. Ces vaisseaux rampent sur la surface de la conjonctive, et se bifurquent à mesure qu'ils s'approchent du bord de la cornée. Arrivés à quelques lignes de distance de cette dernière, ils se perdent en pénétrant dans la sclérotique, où ils s'anastomosent en forme d'arcades avec les branches voisines, et forment une zone autour du disque transparent de cette membrane. Cette zone, composée de vaisseaux superficiels, limite une bande bleu-noirâtre, large de deux lignes, correspondant exactement au siége du corps ciliaire et environnant toute la circonférence de la cornée. Cette bande, due à l'amincissement de la partie antérieure de la sclérotique, offre des inégalités et des élévations ; elle est un peu plus pâle en haut qu'en bas. Une zone de vaisseaux rectilignes, prenant leur origine des arcades décrites ci-dessus, se croise superfi-

ciellement avec les bandes bleuâtres de la sclérotique, de sorte
qu'elle paraît divisée à la manière des procès ciliaires, au gonflement desquels l'amincissement et la saillie de la sclérotique
sont probablement dus. L'iris est sain ; son ouverture présente
de légères irrégularités. La pupille n'est pas fort dilatée ; son
bord est légèrement dentelé par l'effet de petites languettes de
pigmentum qui se collent dans toute son étendue à la capsule.
Cette dernière est légèrement opaque.

L'œil droit ne présente rien d'anormal, sinon une forme irrégulière et un peu anguleuse de la pupille.

La malade, qui, dès le début de sa maladie, avait été soumise au traitement antiphlogistique combiné avec l'usage des
mercuriaux à l'intérieur et à l'extérieur, et avec les frictions
de belladone, commence à distinguer les objets de la plus petite dimension, sauf les caractères d'impression trop fins. Elle
est encore, de temps à autre, sujette à des douleurs sus-orbitaires, à des vomissements et aux maux d'estomac.

Dans le cas qui précède, la phlegmasie de la choroïde, survenue après un iritis, s'est circonscrite à la partie antérieure
de cette membrane et au corps ciliaire. La marche de l'affection a été très lente. Les causes ont été de l'ordre de celles que
nous avons déjà signalées comme jouant un grand rôle dans la
production de la choroïdite : constitution scrofuleuse, pléthore
lymphatique ou veineuse, anomalie des menstrues. Notons
encore que la malade, dont la famille a éprouvé beaucoup de
revers de fortune, a été en proie à des émotions tristes qui
n'ont pas peu contribué à altérer sa santé. Ce cas se prête de
nouveau parfaitement à l'étude de l'injection conjonctivo-
sclérotidienne, particulière à la choroïdite. La division des
procès ciliaires paraissait se dessiner nettement dans la bande
bleuâtre qui entourait le bord de la cornée. Remarquons en
passant qu'ici encore, malgré le peu d'étendue de l'affection,
la capsule ne resta pas exempte d'altération, et que le pig-

mentum de l'uvée offrit les mêmes dispositions que nous avons fait observer dans un autre cas.

Le traitement, dirigé d'après des principes semblables à ceux qui ont été suivis dans les cas qui précèdent, eut pour résultat d'enrayer les progrès de l'inflammation , d'améliorer l'état général de la santé, et de ramener la faculté visuelle presque à son état normal.

CINQUIÈME OBSERVATION. Conjonctivite. — Kératite et choroïdite scrofuleuses. — Développement physique extraordinaire. — Aménorrhée.

Mademoiselle Louise O…, âgée de quinze ans, cheveux noirs, iris brun, est très robuste et d'une taille très élevée pour son âge ; toute l'architecture de son corps annonce chez elle la pléthore sanguine et lymphatique. Depuis son enfance elle a été continuellement sujette aux affections scrofuleuses, telles qu'éruption du cuir chevelu, engorgement des glandes du cou, ophthalmie. Les glandes du cou sont gonflées au moment où elle se présente à notre clinique (3 novembre 1836). Malgré son développement physique, elle n'est pas encore réglée.

Depuis quatre ans ses yeux sont toujours souffrants ; ils offrent les caractères suivants :

L'œil gauche est plus affecté que l'œil droit. Les follicules palpébraux des deux yeux sont légèrement engorgés ; les cils sont tombés en partie. La conjonctive palpébrale présente l'injection catarrhale à un léger degré. Des troncs vasculaires très gros, d'un pourpre livide et variqueux, viennent de tous les points de la circonférence de l'hémisphère oculaire antérieur former comme un disque de rayons qui commencent dans le pli conjonctivo-sclérotical et convergent vers la cornée. Au lieu de franchir le bord de cette dernière, la plupart de ces vaisseaux se terminent en pointes très fines à deux ou trois lignes de distance de sa circonférence. Quelques uns forment des anastomoses très irrégulières; d'autres, situés au côté externe, s'avancent jusqu'à la cornée et en dépassent le bord. La sclérotique, située au-dessous de ce lacis variqueux, est bleue et sale, sans injection, et présente un renflement circulaire autour de la cornée, dû à l'amincissement de son tissu et au gonflement du corps ciliaire. Des varices ou des staphylômes du corps ciliaire, situés à la partie interne de la sclérotique, paraissent correspondre au siége anatomique des procès ciliaires. La convexité de la cornée est augmentée ; elle est presque devenue conique. Sa partie externe est légèrement opaque; son centre est occupé par un épanchement inter-lamellaire leucomateux, gros comme la tête d'un petit clou, entouré d'un nuage demi-diaphane et offrant au milieu un point noirâtre. Les vaisseaux variqueux de la conjonctive viennent du côté externe de la circonférence du globe se rendre à l'épanchement inter-lamellaire de la cornée. La pupille est dilatée, la chambre antérieure très large, l'iris n'est guère altéré. L'œil est très sensible au toucher; presque pas de photophobie. Mais ce qu'il y a de particulier, c'est que la malade croit quelquefois sentir comme un froid glacial qui s'étend sur les paupières et sur l'œil.

L'œil gauche présente la même injection variqueuse de la conjonctive scléroticale qu'on voit à l'œil droit, sauf qu'elle est moins intense. Un petit nombre de vaisseaux franchissent le bord de la cornée à sa partie inférieure. Ils aboutissent à une légère opacité, résultant d'un épanchement peu considérable dans les lames de la cornée. La sclérotique de cet œil n'est ni bleuâtre, ni amincie, ni inégale comme celle de l'œil gauche.

La vision est considérablement troublée. La malade est myope. La mobilité des yeux est gênée; il y a un léger strabisme. Sauf de fréquents maux de tête et des étourdissements, dont la malade se plaint, l'état de sa santé ne présente rien d'extraordinaire.

On a employé les saignées locales et révulsives réitérées, les frictions mercurielles autour des organes malades, les emménagogues et parmi eux surtout les pilules composées d'extrait d'aloès et de sabine. En moins de six semaines la complication de choroïdite a été heureusement combattue par cette médication. Il ne reste de cette affection qu'un obscurcissement leucomateux de la cornée. Les règles ont paru deux fois. La malade est toujours en traitement.

Ce cas offre d'autant plus d'intérêt qu'il peut servir d'exemple de l'affection décrite par MM. Jaeger et Froriep, sous le nom de kératite scrofuleuse, et par M. Ammon sous celui d'inflammation du ligament ciliaire. Ces auteurs, il est vrai, ont puisé leurs descriptions dans la nature. Tout en applaudissant à la fidélité de leurs tableaux, nous ne blâmons pas moins les efforts continuels que font un grand nombre d'ophthalmologistes pour multiplier inutilement les subdivisions des affections oculaires et pour créer de nouvelles espèces de maladies là où il est facile de ramener les variétés à leurs formes simples. Pour nous la kératite scrofuleuse de Jaeger et l'inflammation du ligament ciliaire d'Ammon n'est rien autre chose qu'une choroïdite, compliquée de kératite et affectant des individus scrofuleux. Le cas précédent vient encore prouver la large part que l'aménorrhée et la suppression du flux menstruel ont dans la production de la choroïdite. L'origine de cette affection est ici on ne peut pas plus évidente : développement physique extraordinaire, aménorrhée, et de là, congestion cérébrale et choroïdienne, sollicitée par la constitution scrofuleuse de l'individu.

SIXIÈME OBSERVATION. Développement insensible d'un glaucôme. — Accès de choroïdite aiguë après sa formation. — Efficacité prompte d'un traitement énergique.

Louis-Nicolas L....., coiffeur, âgé de quarante-cinq ans,

d'une constitution nerveuse et lymphatique, vient, le 21 octobre 1836, réclamer du secours à la clinique. La vue de l'œil gauche s'est perdue depuis trois mois sans douleurs et sans que le malade y ait éprouvé d'autre sensation qu'une espèce de mouvement oscillatoire.

La figure du malade porte l'expression des plus violentes souffrances. Il a constamment les mains appliquées sur l'œil gauche, dont il cherche à apaiser les douleurs par la pression. Celles-ci durent depuis trois jours. Elles sont sourdes, mais continuelles et paraissent siéger dans l'orbite derrière le globe de l'œil et dans la région circum-orbitaire. Les bords des paupières sont gonflés et injectés. La conjonctive palpébrale est rouge et veloutée. La conjonctive scléroticale est couverte d'un lacis vasculaire pourpre et variqueux. La sclérotique est le siége d'une zone vasculaire dont les ramifications se bifurquent et ne sont pas très serrées. Un cercle veineux fort étroit entoure la circonférence de la cornée. La partie inférieure de la substance de la cornée est infiltrée de sang. L'iris, brun, est décoloré et sale. La pupille est dilatée, immobile et ovalaire. Derrière cette ouverture, on découvre une opacité glaucomateuse. Le globe de l'œil est sensible au toucher. Cécité complète de cet œil. Point de photopsies, mais photophobie considérable. Le pouls n'est pas accéléré. Le malade n'a pas eu de frissons ; point de chaleur à la peau.

Le malade attribue l'origine de son mal à des coups qui lui ont été portés à la tête et à l'œil dans une rixe, il y a dix mois. A dater de cette époque, sa vue s'est affaiblie. Il se rappelle obscurément avoir eu dans son enfance quelques affections de nature lymphatique (engorgements glandulaires). Pendant ses années de service militaire il a été souvent exposé à l'humidité. Jamais il n'a eu ni affections hémorrhoïdales ou goutteuses, ni maladies vénériennes ou dartreuses.

On ordonne une saignée du bras de quatre palettes, le calomélas à la dose d'un demi-grain avec 1/8 de grain d'opium à l'intérieur de deux heures en deux heures, et des frictions sur le front, chacune de trois grains d'opium avec autant de calomélas, réitérées d'heure en heure.

21 octobre. — Les douleurs ont cessé ; l'injection de la conjonctive a diminué. Le sang épanché entre les feuillets de la cornée est complétement résorbé. L'iris présente un aspect tacheté ou tigré. La pupille reste glaucomateuse. Application de quinze sangsues au-devant de l'oreille gauche. Continuation du traitement, sauf la saignée.

22 octobre. — Recrudescence des douleurs, de la photophobie et de la rougeur. On ordonne une nouvelle saignée de quatre palettes, en même temps qu'on persiste dans la continuation des autres moyens.

Cette médication ayant délivré le malade de ses souffrances, il ne retourne à la clinique que le 4 décembre, où nous constatons l'état suivant de son œil :

Absence presque totale d'injection scléroticale et conjonctivale, sauf quelques légères traces de vascularités variqueuses ; pupille très dilatée et perpendiculairement ovalaire ; bord noir de l'uvée renversé en avant et tranchant avec l'opacité visible derrière la pupille. Iris rétracté vers le corps ciliaire. Opacité glaucomateuse complète. L'œil droit ne présente rien d'anormal ; l'iris est brun, parfaitement sain, mobile ; la vision n'est pas troublée. Le malade ressent encore de temps à autre quelques élancements très tolérables dans l'œil gauche. On lui recommande de faire une application mensuelle d'un certain nombre de sangsues à l'anus, de se purger de quatre en quatre jours avec l'eau de Sedlitz et de prendre dans les intervalles des pilules d'aloès et de soufre sublimé. Une révulsion est établie à la nuque à l'aide d'un cautère. Nous n'avons plus revu le malade depuis.

CHAPITRE IX. — DE LA RÉTINITE, AMPHIBLÉSTRITE OU INFLAMMATION DE LA RÉTINE.

La rétinite chronique est une affection plus fréquente qu'on ne le pense généralement ; cette inflammation à l'état aigu est au contraire beaucoup plus rare que les assertions des pathologistes ne tendraient à le faire croire. Les contradictions qui règnent sous ce rapport dans les auteurs proviennent de ce que les uns n'en ont pas assez rigoureusement distingué les variétés, tandis que d'autres ont improprement donné le nom de rétinite à des affections qui diffèrent beaucoup de cette dernière maladie. Il suffit de citer parmi eux les noms de Dupuytren et de M. Mirault (d'Angers) qui ont décrit sous le nom de rétinite une seule espèce de cette maladie, celle que nous signalerons en décrivant la rétinite secondaire et la conjonctivo-sclérotite scrofuleuse.

La rétinite est aiguë, sub-aiguë ou chronique ; elle est primitive ou secondaire.

La *rétinite aiguë* et non accompagnée de l'inflammation d'autres parties du globe oculaire est une affection extrêmement rare ; nous n'avons guère eu l'occasion de l'observer nous-même. Elle est probablement plus commune dans les contrées septentrionales où les habitants sont continuellement exposés à l'aspect de plaines couvertes de neige, et dans les climats où les rayons du soleil presque perpendiculaires frappent les yeux avec une très grande intensité. Ce qu'on appelle *cécité de neige* (*Schneeblindheit* des Allemands, *snowblindness* des Anglais ; nous ne nous rappelons pas avoir trouvé dans les auteurs français une expression qui corresponde à ces mots), n'est probablement qu'une espèce de rétinite aiguë. Les mêmes causes ou du moins des causes semblables peuvent la produire dans nos climats. L'action brusque et soudaine de la lumière dans les forges, dans certains ateliers, dans les cuisines, etc.; l'imprudence de regarder à l'œil nu et pendant long-temps une éclipse de soleil, enfin toute lumière intense, qu'elle soit directe ou réfléchie, qui frappe la rétine inopinément, sont des causes propres à déterminer ce genre d'affection.

Les phénomènes par lesquels la *rétinite aiguë* se manifeste appartiennent, à cause de la situation profonde de la rétine et de son importance fonctionnelle, plutôt à l'ordre des signes physiologiques qu'à celui des signes anatomiques ou organiques.

Au moment où l'œil est frappé d'une lumière directe ou d'un reflet intense de lumière, il est ébloui; la vue se brouille et le malade éprouve dans l'organe affecté une douleur poignante qui retentit jusque dans l'intérieur de la tête. L'œil devient le siége de souffrances insupportables et continuelles, qui ne laissent pas un instant de repos. A ces souffrances se joint une photophobie extraordinaire. La moindre approche de la lumière augmente considérablement les douleurs. La pupille est énormément contractée et finit par s'oblitérer entièrement. Dès qu'on veut entr'ouvrir les paupières du malade, des larmes brûlantes s'écoulent et inondent ses joues. En outre il éprouve des hallucinations visuelles : ainsi, des éclairs, des flammes, des traînées lumineuses passent et voltigent devant ses yeux; il croit voir tomber des gouttes rouges et brillantes (Wardrop). Malgré ses efforts pour se plonger dans les ténèbres, en s'environnant de toutes parts de la plus épaisse obscurité, il ne peut échapper aux photopsies continuelles qui le tourmentent, et qui, jointes aux douleurs qu'il éprouve dans l'œil et dans la tête et à l'insomnie, ne tardent pas à être suivies de délire et d'autres symptômes alarmants d'encéphalite.

La rétinite aiguë accompagne fréquemment les autres inflammations internes de l'œil, telles que l'iritis et la choroïdite. Ses symptômes prédominent ou au moins sont très saillants dans l'ophthalmite, ou inflammation de la totalité du globe oculaire. Cette circonstance, jointe à l'erreur qu'on a généralement commise en confondant la rétinite avec d'autres phlegmasies oculaires, peut expliquer pourquoi nous ne nous trouvons pas d'accord avec les auteurs sur la fréquence de la rétinite aiguë. Ainsi, ce que beaucoup d'ophthalmistes et entre autres M. Mackenzie ont décrit sous le nom d'inflammation aiguë de la rétine, n'est pas l'inflammation simple de cette membrane. Douleurs atroces dans l'œil et dans ses environs, photopsies, gonflement chémotique de la conjonctive, décoloration de l'iris, exsudation dans la pupille d'une substance terne, d'un gris blanchâtre, semblable sous quelques rapports à une toile d'araignée, enfin épanchement de matière purulente dans les chambres de l'œil ; tels sont en peu de mots les phénomènes que présente cet état que nous considérons comme l'inflammation de presque toutes les membranes de l'œil, et que nous ne croyons pouvoir mieux désigner que par le nom d'*ophthalmie interne,* terme employé avant nous par Beer.

Lorsque la rétinite aiguë est accompagnée de violentes douleurs, la plus stricte attention est nécessaire de la part du médecin pour que l'inflammation de cette membrane nerveuse ne se propage le long des nerfs optiques au cerveau ou aux méninges. Cette complication de la rétinite est plus fréquente qu'on ne le pense ordinairement.

L'*inflammation sub-aiguë et chronique* de la rétine est une des maladies les plus communes. Elle est caractérisée par les symptômes suivants :

A la suite de travaux à la loupe, de veilles prolongées et d'occupations qui fatiguent l'organe de la vue, à la suite d'une suppression de quelque évacuation habituelle, telle que le flux menstruel ou hémorrhoïdal etc., le malade s'aperçoit d'un affaiblissement notable dans sa vision. Dès qu'il se met

au travail, sa vue se brouille, et les objets qu'il fixe se couvrent d'un léger brouillard. Il se trouve mieux dans l'obscurité que dans un lieu bien éclairé, mieux dans la chambre
que dans la rue; il préfère un temps sombre et un ciel couvert de nuages à un temps clair et à un ciel serein. Cependant
la photophobie est rarement assez forte pour donner lieu au
larmoiement. Des étincelles, des flammes, des traînées de feu
et des corps brillants ayant des configurations diverses, tels
que des espèces de toiles d'araignée luisantes, des chapelets
de perles, etc., des couleurs variées (*chroopsie*, de χρώς, *couleur*,
et de ὄψις, *vue*) apparaissent parfois au malade, principalement le soir et le matin, que ses yeux soient ouverts ou
qu'ils soient fermés. Les contours et les couleurs des objets
lui semblent bien plus tranchés qu'auparavant; cette acuité de
la vision (*oxyopie*) est accompagnée d'une gêne pénible et
douloureuse, semblable à celle qu'éprouvent les myopes qui
se servent de verres trop concaves. Les objets lui paraissent
quelquefois avoir des dimensions plus petites et conséquemment être plus éloignés de lui qu'ils ne le sont en réalité. La
pupille est plus resserrée que dans l'état normal. On remarque dans l'expression générale de l'œil une certaine agitation,
un mouvement oscillatoire des muscles oculaires qui cherchent à soustraire l'organe à l'influence douloureuse de la lumière. Les yeux affectés de la sorte sont souvent très sensibles
au moindre attouchement. Nous devons ajouter que la photophobie, les photopsies et les autres symptômes que nous
avons énumérés s'exaspèrent sous l'influence de tous les
agents irritants. Un repas trop copieux, l'abus des boissons
alcooliques ou du café, une fatigue excessive, et surtout l'emploi d'agents thérapeutiques stimulants, peuvent donc aggraver avec rapidité l'état du malade, et inspirer les plus vives
inquiétudes.

Si la pupille n'est pas trop contractée, on voit derrière cette

ouverture et au fond de l'œil un nuage léger, d'un blanc grisâtre, une opacité commençante qui présente l'aspect d'une
surface terne et concave. Ce phénomène dépend de la congestion rétinienne qui ôte à la membrane sa semi-diaphanéité ;
lorsque la maladie a atteint une période plus avancée, l'opacité est due à un commencement d'exsudation plastique. Le
caractère que nous venons de mentionner est surtout marqué
quand la phlegmasie venant à décroître la pupille cesse d'être
contractée. Enfin cette affection est quelquefois accompagnée
d'un léger degré de conjonctivite ou de blépharite.

Cet état sub-inflammatoire de la rétine est généralement décrit sous le nom d'*amblyopie congestive, irritative, éréthique.*
Nous reviendrons sur ce sujet et nous en traiterons plus amplement quand nous parlerons des amauroses. Cependant c'est ici
le lieu de remarquer que la rétinite sub-aiguë constitue souvent à elle seule cette espèce d'amblyopie ; nous disons *souvent*, car il est des cas où la congestion résidant dans la choroïde et s'étendant de cette dernière membrane à la rétine,
ou quelquefois de la rétine à la choroïde, la maladie offre une
complication qu'il est important de noter tant pour le diagnostic que pour le traitement.

Telle est la première période de la rétinite sub-aiguë ou
chronique. On peut encore la désigner sous le nom de période
d'irritation ; sa durée est indéterminée. Quand l'affection marche vers une heureuse terminaison, les signes d'irritation rétinienne diminuent peu à peu et disparaissent l'un après l'autre,
d'ordinaire dans une succession telle que les phantasmes visuels
ont déjà cessé de tourmenter le malade quand il se plaint encore de photophobie. Lorsque la maladie n'a pas duré pendant un temps trop long et qu'elle a été combattue par des
moyens rationnels, la vue s'améliore et rentre enfin dans les
conditions normales à mesure que les phénomènes morbides
diminuent et disparaissent.

Malheureusement la marche de la rétinite chronique n'est pas toujours aussi favorable, car la période d'irritation peut être suivie d'amaurose torpide, qui est presque toujours le résultat d'une altération matérielle dans la texture de la rétine ou des tissus voisins. Cette terminaison fâcheuse se manifeste notamment dans les cas où la maladie a été négligée au début, lorsqu'elle est invétérée, qu'elle affecte des sujets d'une constitution délicate ou d'une santé détériorée par des excès ou des maladies antécédentes, quand elle a été traitée par des stimulants internes ou externes, lorsqu'enfin son origine dépend de causes morbifiques dont les ressources de l'art ne peuvent faire cesser l'action délétère.

C'est ici le lieu de remarquer que la rétinite sub-aiguë ou chronique ne persiste pas toujours dans son état de simplicité. Lors même qu'à son début elle n'a pas été compliquée d'une inflammation d'autres membranes oculaires, l'action phlegmasique de la rétine, surtout quand elle a son siége principal dans la lame séreuse de cette tunique, peut tôt ou tard s'étendre avec facilité aux tissus oculaires contigus, tels qu'à la choroïde, à la capsule du cristallin, à l'hyaloïde et à la sclérotique. Telle est la raison qui explique la fréquence de la complication de la choroïdite, de la périphakite, de l'uvéite des auteurs, et de la sclérotite, avec l'inflammation chronique de la rétine.

Les rétinites aiguë et chronique, telles que nous venons de les décrire, sont *primitives* ou *idiopathiques*, c'est-à-dire dépendent de causes qui agissent directement sur la membrane sensitive, tissu dans lequel la maladie débute. Mais ce serait une erreur de croire que l'inflammation de la rétine soit constamment primitive. L'observation démontre au contraire qu'il n'y a rien de plus fréquent que l'irritation secondaire de la rétine (*rétinite secondaire* ou *symptomatique*); la situation et les rapports anatomiques de cette membrane expliquent parfaitement

bien la fréquence de cette dernière espèce d'irritation rétinienne. En effet, le tissu délicat et éminemment impression-
nable de la rétine se trouve emboîté dans les diverses tuniques
oculaires, de telle sorte que le plus léger gonflement de l'une
d'elles suffit pour le comprimer et pour provoquer des symptômes d'étranglement. L'irritation de la rétine due à la compression exercée sur ses molécules nerveuses, sera d'autant
plus forte que la turgescence des membranes qui l'entourent sera
plus considérable, et que cette turgescence aura son siége dans
un tissu peu flexible tel que la sclérotique. Quand cette fibreuse
enflammée produit un violent étranglement de la rétine, les
symptômes de l'irritation rétinienne apparaissent d'une manière constante. Puisque les inflammations des parties tendi-
neuses et aponévrotiques sont accompagnées de phénomènes
nerveux de la plus haute intensité, à plus forte raison ces phénomènes doivent-ils se manifester lors de l'inflammation de
la membrane fibreuse d'un organe aussi délicat et d'une sensibilité aussi exquise que l'œil.

L'étranglement rétinien ou l'irritation secondaire de la rétine par suite de compression, est caractérisé par trois phéno
mènes principaux, savoir : 1° la photophobie; 2° le larmoie
ment (epiphora) ou sécrétion plus abondante du fluide
lacrymal; 3° des hallucinations visuelles, telles que photopsies, mouches volantes, vues de couleurs variées. La vision
est plus ou moins troublée. Quelquefois la photophobie est le
seul symptôme existant; c'est ce qui a lieu dans le degré le
plus faible de l'irritation secondaire de la rétine, telle, par
exemple, que nous la rencontrons sans exception dans les cas
de sclérotite peu intense. La photophobie n'a jamais lieu
quand il n'existe qu'une simple conjonctivite. S'il est des auteurs qui prétendent avoir vu des cas d'ophthalmie scrofuleuse
où, malgré la photophobie la plus forte, ils n'ont pu découvrir
aucune trace de sclérotite, nous devons dire que des observa-

tions multipliées et fondées sur une longue expérience nous défendent d'admettre une pareille assertion. Depuis plus de dix ans, en effet, que nous nous occupons spécialement de l'étude ophthalmologique, nous avons examiné scrupuleusement les yeux d'un grand nombre d'enfants affectés d'ophthalmie scrofuleuse accompagnée de photophobie, et nous avons toujours été à même de constater la coïncidence de ce dernier phénomène avec l'injection partielle ou étendue de la sclérotique. L'erreur qui règne généralement à cet égard dépend du peu de soin que l'on met ordinairement dans l'exploration d'ailleurs fort difficile des organes visuels chez les enfants atteints de photophobie. Leurs yeux, fuyant la lumière dont l'impression leur est pénible, se portent en haut, et la cornée va se cacher sous les voiles palpébraux ; c'est pour cela que l'injection caractéristique qui siége principalement sur le disque du miroir oculaire et sur la partie de la sclérotique qui l'environne se dérobe le plus souvent à notre examen. Lors même qu'on parvient à vaincre chez ces enfants la contraction spasmodique du muscle orbiculaire et qu'on arrive à entr'ouvrir leurs yeux, on ne découvre d'abord qu'une petite portion de la sclérotique, et précisément celle qui n'est point injectée, car la sclérotite est le plus souvent peu étendue et partielle dans l'ophthalmie scrofuleuse. Ceux qui se contenteront de cette inspection superficielle ne manqueront pas de persister dans leur opinion, mais la vérité sera bientôt reconnue par ceux qui, se livrant à une investigation plus scrupuleuse, voudront constater l'état de la sclérotique à son point de jonction avec la cornée transparente. C'est là qu'ils rencontreront et reconnaîtront les caractères de l'injection scléroticale que nous avons décrite en parlant de la sclérotite.

Il est cependant un petit nombre de cas où le globe oculaire des personnes affectées de photophobie ne présente au premier coup d'œil aucune trace d'une injection quelconque.

On est naturellement porté à admettre chez ces sujets l'existence d'une rétinite primitive, c'est-à-dire indépendante de toute inflammation siégeant dans d'autres membranes. Une observation attentive prouve néanmoins que ces personnes sont toutes convalescentes de sclérotite ; aussi les efforts auxquels on se livre pour explorer leurs yeux, le tiraillement des paupières et l'exposition à la lumière que l'examen nécessite font ils naître sur-le-champ l'injection pathognomonique et le larmoiement qui caractérisent la sclérotite. On conçoit facilement que l'irritation rétinienne qui accompagne la sclérotite et la sensibilité à la lumière que cette irritation produit doivent persister pendant quelque temps après la disparition de l'inflammation scléroticale.

Quand la cause de l'étranglement rétinien, c'est-à-dire l'inflammation ou la tension de la sclérotique, de la choroïde, etc., n'agit que d'une manière transitoire, la photophobie, les photopsies, le trouble de la vue, tous les phénomènes enfin qui dérivent de la cause morbifique disparaissent le plus souvent avec elle comme par enchantement. C'est ce que l'on remarque le plus communément dans la sclérotite scrofuleuse et rhumatismale. Mais il n'en est pas de même lorsque la compression de la rétine est de longue durée. Alors l'irritation mécanique ou secondaire de son tissu est suivie d'une inflammation chronique et d'altérations graves. L'amaurose dans ce cas peut devenir permanente. Cependant cette terminaison est rare.

Celui qui considère la texture principalement nerveuse et peu vasculaire de la rétine croira avec nous que l'irritation rétinienne occasionnée par l'engorgement des tissus voisins, tient, dans ses degrés les plus légers, beaucoup plus de la nature des irritations nerveuses que de celle des irritations sanguines. Cependant quand elle continue, après la cessation des phlegmasies scléroticales, etc., qui l'ont amenée, ou même lorsque dès le principe elle est indépendante de cet ordre de causes, elle peut devenir très intense et chronique, et donner naissance à des altérations organiques qui attestent sa nature évidemment inflammatoire.

Une autre espèce de rétinite secondaire est celle qui doit son origine à la propagation de la phlogose siégeant dans d'autres membranes oculaires (sclérotique, capsule, choroïde) au tissu propre de la rétine. Ce qui nous porte à présumer que cette variété de rétinite n'est pas peu fréquente, c'est le rapport étroit qui existe entre tous les tissus composant le globe oculaire et qui fait qu'une irritation vasculaire établie dans l'un d'eux se transmet avec une grande facilité aux autres. Cette assertion est loin d'être une simple supposition ; elle devient incontestable quand on considère les preuves nombreuses que nous fournit l'anatomie pathologique sur la fréquence des altérations matérielles de la rétine qui accompagnent l'inflammation des autres tissus oculaires. Les phénomènes propres à l'irritation rétinienne, tels que les photopsies, les phantasmes visuels, l'amaurose, etc., qui compliquent souvent les phlegmasies des diverses membranes dissiperont les doutes qui peuvent encore s'élever à cet égard. Nous avons eu l'occasion d'observer avec M. Cullerier un cas fort remarquable de rétinite secondaire survenue chez un jeune homme de vingt-huit ans environ ; nous en parlerons avec plus de détails quand nous traiterons de l'ophthalmie rhumatismale. Chez ce sujet, la maladie, qui se présentait sous l'apparence d'une amaurose complète unie à une inflammation rhumatismale de la sclérotique et de la capsule, a cédé, comme par enchantement, à l'emploi combiné des moyens antiphlogistiques et des agents antirhumatismaux.

Causes. — L'étude des causes de la rétinite est d'une très grande importance tant pour le diagnostic que pour le traitement de cette affection. Dans cette maladie comme dans toute autre, si l'on considère les rapports existants entre les causes et les effets, on arrive à la conclusion toute naturelle qu'il y a une certaine affinité entre les agents morbifiques et les divers tissus organiques. C'est ainsi que tout ce qui peut être rapporté à l'influence nuisible de la lumière, comme par exemple un reflet ou un degré de lumière intense, l'impression de couleurs éclatantes, affecte la rétine, tissu physiologiquement disposé à recevoir cette classe de sensations, plutôt que toute autre partie qui entre dans la composition de l'organe de la vision. Nous craindrions d'aller trop loin en voulant donner ici plus de développement à un point d'étiologie qui est plutôt du ressort de la pathologie générale et qu'il nous suffit d'avoir indiqué.

Examinons rapidement les causes qui, selon l'expérience, produisent à elles seules ou réunies les diverses espèces de rétinite.

1. La constitution individuelle du malade et la constitution de ses yeux (*constitution, tempérament oculaire*). Cette division nous paraît très essentielle. En parlant de la choroïdite, nous avons développé nos idées sur les distinctions à établir entre les différentes constitutions oculaires. Afin d'éviter les redites, nous renvoyons pour de plus amples détails à ce que nous avons déjà exposé sur ce sujet. Il arrive fréquemment, il est vrai, qu'on rencontre sur le même individu une coïncidence entre la constitution veineuse générale et la constitution veineuse particulière de l'œil, entre la constitution nerveuse générale et le tempérament nerveux de l'organe visuel, etc.; mais les exceptions ne sont pas moins nombreuses. C'est pour cette raison qu'il est important sous le rapport de l'étiologie d'examiner séparément la constitution générale du malade et la constitution particulière de ses yeux.

La constitution sanguine artérielle et la constitution nerveuse ou éréthique prédisposent particulièrement aux irritations rétiniennes. Nous voyons ces dernières se développer sur tout chez des personnes de stature grêle, de chevelure blonde, d'une grande activité dans le système capillaire, se manifestant par la coloration rouge de leur teint, par l'extrême délicatesse de leur peau, par la facilité avec laquelle elle s'injecte sur tous les points de sa surface. Quand même la constitution générale du malade ne présenterait pas les caractères que nous venons d'énumérer, la constitution sanguine artérielle ou la constitution nerveuse des yeux se trahirait par la coloration d'un bleu clair de l'iris, par le brillant de leur éclat, par la mobilité extrême de la pupille, par l'activité de l'exhalation à la surface conjonctivale qui fait paraître l'œil toujours inondé de larmes, par la sensibilité exaltée de cet organe qui ne saurait supporter de grandes fatigues, enfin par la facilité avec laquelle les tissus superficiels de ces yeux s'injectent.

2. *Le sexe*. Bien que nous ne possédions pas encore des données statistiques et numériques suffisantes pour en tirer des conclusions exactes sur l'influence du sexe relativement à la production des diverses espèces d'ophthalmie, travail qui n'offrirait pas moins d'importance que d'intérêt, nous croyons pouvoir dire, sans crainte d'être démenti, que les irritations rétiniennes attaquent plus fréquemment les femmes que les hommes. Cela s'explique par la prédominance du système nerveux et la fréquence des maladies de ce système chez les femmes.

3. *L'âge* mérite une considération spéciale parmi les causes de la rétinite. Abstraction faite de l'irritation rétinienne secondaire, qui accompagne la sclérotite si fréquente chez les enfants, il est rare de rencontrer cette affection avant l'âge de quinze à vingt ans. C'est entre cet âge et celui de cinquante à soixante que l'on constate le plus grand nombre d'inflammations de l'expansion nerveuse de l'œil. Les vieillards en sont rarement atteints.

4. Les occupations habituelles, les professions qui demandent de grands efforts de la part de l'organe de la vision et qui le fatiguent, entrent en première ligne dans le nombre des causes de la rétinite. Des veilles prolongées, des émotions tristes accompagnées de l'effusion presque continuelle de larmes et un travail soutenu suffisent souvent pour provoquer l'état sub-inflammatoire de la rétine. Certains artistes, tels que les horlogers, les mécaniciens, les graveurs, etc., qui sont obligés de travailler avec des verres grossissants, sont également sujets à cette affection. Elle n'est pas moins fréquente chez les individus qui travaillent à feu ouvert dans les ateliers, par exemple, dans les forges, dans les usines. Parmi les personnes prédisposées à la contracter, nous devons citer celles qui s'adonnent à une occupation sédentaire, d'où dérivent une compression des organes du bas-ventre, et en même temps la fatigue des yeux, causée par des veilles prolongées et un travail assidu sur des objets d'un petit volume. Ainsi les brodeuses, les couturières, les cordonniers qui travaillent au globe, etc., sont exposés à l'action de ces causes qui produisent d'une double manière la congestion cérébro-oculaire et particulièrement la congestion rétinienne. Nous attribuons également l'origine de beaucoup de cas d'amblyopie congestive à l'impression nuisible produite sur des yeux délicats par la flamme des cheminées ouvertes qui sont en usage en France et en Angleterre.

5. Parmi les *agents externes* proprement dits, il n'y a que les *modifications de la lumière* qui aient une importance spéciale, concernant l'origine de la rétinite. La lumière peut d'abord nuire par son degré d'intensité; mais cette intensité, considérée comme cause, n'a pas une valeur absolue; elle est toujours relative à l'état actuel de la rétine. Nous voulons dire que tel degré de lumière qui n'affecte nullement un œil habitué à son impression peut frapper d'inflammation celui qui, par exem-

ple, aurait été plongé pendant long-temps dans les ténèbres. La lumière peut ensuite devenir nuisible par les modifications de qualité qu'elle subit par suite de la réflexion, de la réfraction, etc. C'est ainsi que l'œil supporte moins bien la lumière reflétée par des surfaces blanches et par les corps brillants que la lumière directe, celle-ci fût-elle plus intense. L'œil se fatigue vite de voir des couleurs vives, telles que le rouge et le jaune, tandis qu'il se plaît et se repose en regardant des couleurs *tranquilles*, telles que le vert et le bleu; ce sont aussi précisément ces dernières qui sont le plus répandues dans la nature. L'aspect des plaines de neige est la cause principale d'une espèce de rétinite, appelée pour cela *snow-blindness*, cécité de neige. Les habitants des pays arctiques, tels que les Lapons et les Esquimaux, se défendent contre cette affection en se servant d'une espèce de binocles en bois qui ne présentent au milieu qu'une petite fente et qui ne permettent qu'à une quantité peu considérable de rayons lumineux de pénétrer jusqu'à la rétine. Il ne manque pas d'individus qui paient cher la curiosité et l'imprudence de regarder à œil nu le soleil qui s'éclipse. La rétinite peut encore être le résultat de l'impression soudaine d'un éclair sur l'œil.

6. Chez les individus d'une prédisposition nerveuse générale ou locale de l'œil, il arrive souvent qu'après la suppression ou la cessation d'une évacuation sanguine habituelle, telles que les menstrues ou les hémorroïdes, le sang suive une direction anomale, se porte principalement vers le cerveau et la rétine ou vers cette dernière seule, et donne aussi lieu à la congestion rétinienne. Nous ne connaissons pas encore l'influence que d'autres dyscrasies, telles que les scrofules, la goutte et la syphilis, pourraient exercer sur la production de la rétinite.

7. L'abus des boissons alcooliques favorisant les congestions cérébrales en général peut encore être considéré comme une cause fréquente de la congestion rétinienne.

Nous n'avons à notre connaissance aucun fait qui soit de nature à établir, comme M. Mackenzie le suppose, un rapport de cause et d'effet entre l'onanisme et la rétinite chronique. Les espèces d'amblyopie ou d'amaurose, dues à cette habitude vicieuse, appartiennent plutôt, d'après notre expérience, à l'ordre de l'amaurose spinale et de l'amaurose nerveuse.

Si l'on considère la texture complexe de la rétine (1), il est permis de conclure que le travail phlogistique modifié par les causes qui le provoquent peut affecter séparément et principalement l'un ou l'autre élément anatomique de cette membrane. Cette conclusion qui, sous le rapport du diagnostic, présente peu de valeur, n'est pas sans importance sous le rapport thérapeutique, puisqu'elle justifie les modifications que font entrer dans le traitement de la rétinite les causes qui ont produit la maladie.

Il suffit que des causes excitantes, telles par exemple qu'un traitement stimulant, agissent pendant un certain temps et avec une certaine intensité sur un œil affecté de la subinflammation de la rétine, pour qu'elle se transforme soit en rétinite aiguë (ce qui est le cas le plus rare), soit en ophthalmite. Cette transition s'annonce par des douleurs de l'œil pongitives et continuelles, s'irradiant au cerveau, au pourtour de l'orbite, aux tempes et au sommet de la

---

(1) Voici les éléments qui composent la texture de la rétine, d'après B. C. R. Langenbeck. (*De retinâ obss. anat. path.* Gotting. 1836. p. 5.)

Membrane de Jacob.

Couche corticale ou externe.	{ Globules nerveux. Petites fibres avec nodosités.
Couche médullaire ou moyenne.	{ Fibres avec nodosités Tubules variqueux ou articulés.
Couche vasculaire ou membrane vasculaire.	{ Ramifications de l'artère et de la veine centrales. Nerfs de la rétine. Tissu cellulaire.

tête, symptôme qui se joint aux phénomènes antérieurs de l'irritation rétinienne. Ceux-ci même s'aggravent considérablement. Les hallucinations visuelles deviennent fréquentes et intenses; elles ne laissent plus de repos au malade, qui n'ose ouvrir les paupières à cause de l'impression douloureuse et poignante de la lumière. La photophobie s'accompagne de larmoiement. Dans les cas où la rétinite chronique est suivie d'ophthalmite, il survient, en outre des symptômes précités, d'autres symptômes dus à la propagation du travail phlogistique à la choroïde, à l'iris et à la sclérotique, savoir : injection de cette dernière, chémosis phlegmoneux, décoloration et turgescence de l'iris, resserrement de la pupille, exsudation plastique sur son bord, angularité et irrégularité de celui-ci, sécrétion purulente dans les chambres oculaires (hypopyon), ramollissement de la cornée; enfin dans les circonstances les plus défavorables, fonte purulente du globe oculaire.

Marche, durée et terminaisons de la rétinite. — **Nous** ne savons rien de précis, d'après notre propre expérience, sur la marche et la durée de la forme aiguë de la rétinite. A en juger par les récits des auteurs, la variété de rétinite connue sous le nom de *cécité de neige* ne dure pas au-delà de deux jours.

La rétinite chronique ou amblyopie congestive persiste souvent pendant des mois avant d'être suivie de la convalescence ou de passer à la période d'amaurose torpide ou organique. Le traitement qu'elle réclame n'exige pas moins de résignation de la part du malade que de patience de la part du médecin.

La rétinite, si elle n'a pas duré trop long-temps et quand son traitement est bien dirigé, peut se terminer d'une manière favorable, c'est-à-dire par le rétablissement de la vue. Souvent il ne reste après l'affection rétinienne qu'une très grande sensibilité de l'œil, qui se manifeste par un léger degré de photophobie ou par l'affaiblissement de la faculté visuelle. Les malades sont obligés de porter long-temps des garde-vue et des lunettes à verres colorés afin de se défendre contre l'impression pénible du grand jour. La faiblesse de vue suite de la rétinite est quelquefois permanente, mais parfois aussi elle se dissipe insensiblement, surtout quand la situation du malade lui permet de ménager ses yeux. L'irritation rétinienne secondaire disparaît en même temps que l'inflammation des tissus voisins (de la sclérotique, de la choroïde), qui l'ont provoquée.

Les cas de rétinite suivis d'une terminaison fâcheuse sont peut-être plus fréquents ou au moins aussi fréquents que ceux dont nous venons de parler. Nous avons déjà fait remarquer que la rétinite chronique (et cela s'applique également à sa forme aiguë) se transforme souvent en amaurose torpide. Les phénomènes qui annoncent cette transition sont : diminution des douleurs et de la sensibilité extraordinaire de l'œil, décroissement de la photophobie, métamorphose des hallucinations brillantes et colorées en phantasmes noirs, grisâtres, obscurs. Au lieu des flammes, des étincelles, des serpents de feu, les malades voient des points et des plaques noires, des mouches, etc. Le brouillard blanc et transparent qui semblait intercepter la vision, devient noir et mat ; la pupille, qui était contractée, se dilate et devient immobile, la vue baisse continuellement, et les malades finissent par ne plus pouvoir distinguer le jour d'avec les ténèbres. Ces phénomènes méritent d'autant plus l'attention de l'homme de l'art, qu'il est nécessaire qu'on modifie le traitement d'après les changements de l'état morbide.

L'amaurose organique, c'est-à-dire quand la rétinite a donné lieu à l'exsudation d'une matière plastique et à la formation de fausses membranes dans son voisinage, offre encore moins d'espoir de guérison que la transformation de la rétinite en amaurose torpide. Lorsque cette terminaison a lieu, les phénomènes d'irritation rétinienne (photophobie, douleurs, photopsies) persistent souvent encore quoique l'amaurose soit déjà complète. On conçoit en effet qu'il existe des cas où les altérations organiques, quoique ayant détruit la faculté visuelle, ne cessent pas d'être accompagnées d'un état congestionnaire de l'œil. Les altérations matérielles se sont-elles limitées à la rétine, nous ne connaissons ordinairement aucun symptôme positif qui nous mette sur leurs traces, sinon l'aspect trouble de la pupille ou une espèce de nuage apparaissant dans le fond de l'œil. Dans des cas fort rares la désorganisation de la rétine est plus évidente et se décèle par une opacité assez marquée et concave, située derrière la pupille à une très grande profondeur. Lorsque la phlegmasie rétinienne s'est propagée à la choroïde ou à l'iris, les altérations matérielles de ces tissus, l'excrétion d'une matière plastique dans la pupille, ou la dégénérescence staphylomateuse de la choroïde, nous donnent le droit de soupçonner l'existence de pareilles altérations dans le tissu primitivement affecté.

Anatomie pathologique. — La situation profonde de la rétine, jointe à ce que la rétinite n'est jamais suivie de la mort, jette beaucoup d'obscurité sur l'état anatomique de la rétine pendant la première période de son inflammation.

Schoen (1) et Langenbeck (2) ont trouvé les vaisseaux de la rétine tellement engorgés, que cette membrane paraissait rouge ; cette injection peut être accompagnée de taches rouges et d'ecchymoses.

Une autre altération de la rétine fort remarquable et qui paraît encore appartenir à la première période de son inflammation, est le changement partiel ou total de la couleur blanchâtre de cette membrane en jaune, changement qu'on a

(1) *Handb. der pathol. Anatom.* Hamb. 1828, p. 201.
(2) *De retinâ, Obss. anat. path.*, p. 164.

attribué à l'épanchement d'albumine dans son tissu (Wardrop). Langenbeck n'ayant pas trouvé, à l'aide du microscope, de l'albumine épanchée entre les tubules primitifs du tissu rétinien, pense que cette coloration dépend d'une matière colorante qui pénètre ces tubules eux-mêmes (1). La couleur jaune n'occupe que des parties circonscrites de la rétine, en forme de taches, ou bien la rétine entière. Dans un cas de rétinite aiguë avec encéphalite, rapporté par Langenbeck, l'injection vasculaire de la rétine, sa coloration jaune et des ecchymoses (2) ont été trouvées réunies sur le même individu.

L'inflammation s'est elle terminée par la désorganisation de la rétine, celle-ci peut présenter diverses altérations, telles que l'épaississement de son tissu, son ramollissement, des exsudations de lymphe plastique à sa surface antérieure et postérieure, des adhérences avec les tissus voisins, altérations que nous ne devons décrire ici avec plus de détail.

Traitement. — Les indications thérapeutiques que présente la rétinite sont comprises sous les chefs suivants :

1° Juguler l'inflammation en réduisant l'activité vasculaire à son minimum d'intensité ;

2° Déplacer, autant que possible, la congestion sanguine ;

3° Diminuer la plasticité du sang, et prévenir par là les altérations organiques de la rétine enflammée ou congestionnée ;

4° Diminuer la sensibilité exaltée de cette membrane presque entièrement nerveuse ;

5° Donner à l'organe affecté le repos le plus absolu, modérer l'impression de la lumière ;

6° Faire attention aux causes qui ont donné naissance à l'irritation de la rétine, ou qui entretiennent encore cette irritation ;

(1) *Ib.*, p. 165.
(2) *Ib.*, p. 167.

7º Dans le cas où la rétinite n'est pas simple ou a produit certaines altérations, traiter convenablement les complications ;

8º Tracer aux malades des règles hygiéniques qui soient en harmonie avec le traitement, et de nature à prévenir les rechutes.

Quand la rétinite aiguë n'est pas traitée énergiquement, elle n'est jamais long-temps sans produire des altérations irrémédiables, ou sans se propager rapidement aux autres tissus oculaires. Il est donc de la plus haute importance de juguler l'inflammation dès son début ; les saignées locales sont insuffisantes en pareil cas ; les saignées du bras ou de la veine jugulaire, poussées même jusqu'à syncope et souvent répétées, répondent mieux à cette indication ; elles seront puissamment secondées par l'application de sangsues derrière les oreilles, ou de ventouses scarifiées aux tempes et au dos.

Il est nécessaire d'insister en même temps sur les révulsifs, tels que les bains de pieds (de deux à trois par jour), aiguisés avec la farine de moutarde ou les acides muriatique et nitrique, et les sinapismes.

Les mercuriaux, moyens héroïques pour diminuer la plasticité du sang et pour prévenir l'exsudation de lymphe et d'albumine, doivent être employés avec la même énergie que les émissions sanguines. On les combinera utilement avec certaines substances narcotiques, telles que la belladona, la jusquiame, le stramonium, qui ont une action spéciale sur l'œil, dont elles diminuent la sensibilité. Parmi ces agents nous donnons la préférence à la belladona, dont l'action est à la fois plus certaine, plus forte, et néanmoins plus facile à graduer. Nous ne craignons pas, dans ce cas, d'employer ce moyen héroïque à de très hautes doses. Administré à propos, il ne provoque ordinairement aucun symptôme toxique, et n'étend ses effets que sur la maladie. On combinera utilement le mercure avec la belladona, tant pour faire des frictions à la région sus-orbitaire et temporale, que pour administrer ce mélange à l'intérieur. Les frictions pratiquées au moyen d'une pommade composée de parties égales d'extrait de belladona sans fécule et d'onguent napolitain (d'un scrupule à un demi-gros de l'une et de l'autre substance pour chaque friction) seront répétées de trois à six fois par jour. Pour l'usage interne, on donne de deux en deux heures un demi-grain de calomélas à la vapeur, uni à un quart de grain d'extrait ou à un grain de poudre de belladona en substance. Ces doses, qui pourraient paraître énormes, ne s'appliquent qu'aux cas aigus de rétinite. Si l'intensité de la maladie est telle, que l'effet de ces moyens soit néanmoins absolument nul, on peut en augmenter les doses jusqu'aux prodromes de l'intoxication ou de la salivation. Dès qu'on observe quelque symptôme de narcotisme, tels que vertiges, maux de tête, bourdonnement d'oreilles, constriction de la gorge, nausées ou vomissements, on interrompt l'usage de la belladona, et on ne continue que celui des mercuriaux. De même si les phénomènes de salivation se déclarent avant l'effet toxique, la belladona en friction et à l'intérieur peut être continuée sans les mercuriaux.

Les bases du traitement sont les mêmes pour la forme aiguë et pour la forme chronique de la rétinite ; les modifications thérapeutiques reposent plutôt dans la répartition des moyens à employer que dans quelque différence essentielle. Il peut devenir nécessaire d'enlever au malade une plus grande quantité de sang dans certains cas de rétinite chronique que dans la rétinite aiguë ; alors seulement on répartit les saignées sur un espace de temps plus considérable. Il en est de même pour les mercuriaux et la belladona, dont l'usage à des doses moins élevées doit être plus long-temps soutenu.

Une des premières conditions pour le succès du traitement consiste à s'abstenir de toute occupation qui exige l'exercice de la fonction visuelle ; malheureusement cette indication ne peut être remplie que très imparfaitement par ceux qui n'ont d'autre ressource que leur travail pour subvenir à leur entretien et à celui de leur famille.

Le degré de lumière des lieux que les malades habitent doit être ménagé dans un rapport constant avec le degré de sensibilité de leurs yeux. Qu'ils se gardent cependant de s'environner d'une obscurité complète, car ils ne feraient qu'augmenter l'intensité de la photophobie, et ils en prolongeraient la durée ; on ne saurait trop insister sur ce précepte, contre lequel on ne pèche que trop souvent au détriment des malades. On adoucira l'impression de la lumière au moyen des rideaux, des garde-vue, enfin à l'aide de verres teints en bleu ; ces verres ne doivent pas être de couleur foncée, et le malade ne s'en servira qu'avec modération.

Les indications thérapeutiques puisées dans l'examen des causes sont de la même valeur pour ce qui concerne le traitement de la rétinite que pour celui de toute autre affection. Si dans la rétinite, comme dans un grand nombre de maladies d'organes internes et profonds, nous manquons de signes qui nous fassent reconnaître une cause scrofuleuse, arthritique, hémorrhoïdale, syphilitique, catarrhale, de même que nous pouvons constater ces agents morbifiques dans la conjonctivite, dans la kératite, dans la sclérotite, dans l'iritis, dans les ulcères, dans les maladies cutanées, etc. : toujours est-il que l'analogie doit nous faire soupçonner que ces diverses causes imprimeront au travail inflammatoire de la rétine des caractères particuliers, qu'elles se combinent avec lui et enfin qu'elles demandent une attention spéciale de la part du thérapeutiste. Nous avons déjà trop souvent, dans le cours de cet ouvrage, exposé les différentes modifications que le traitement des phlegmasies oculaires doit subir, lorsqu'elles sont combinées avec la disposition scrofuleuse, arthritique, syphilitique, ou qu'elles dépendent de la suppression hémorrhoïdale ou menstruelle, pour qu'ici nous insistions davantage sur ce sujet qui doit nous occuper spécialement dans la prochaine section.

Existe-t-il quelques raisons de présumer que l'état d'irritation de la rétine ait déjà donné lieu à des altérations organiques, on peut essayer de les faire disparaître en soumettant le malade à un traitement hydrargyrique énergique, soit à l'usage du deutochlorure de mercure, 1/8 de grain par jour, soit aux frictions mercurielles à haute dose, et employées régulièrement pendant plusieurs semaines, par exemple d'après la méthode de Louvrier. On prescrira un régime sévère. Toujours faut-il examiner avec attention si les altérations organiques de la rétine ne sont pas accompagnées d'un certain degré de congestion qu'il est nécessaire de combattre par des moyens antiphlogistiques.

L'amaurose torpide doit être traitée d'après les règles que nous indiquerons en parlant de cette espèce d'amaurose.

Le traitement de l'irritation rétinienne secondaire ne diffère pas, à proprement parler, de celui de la rétinite primitive ; les émissions sanguines, les mercuriaux et la belladona sont les moyens les plus propres pour la combattre. Ils doivent être associés à un traitement rationnel, dirigé contre l'affection primitive qui entretient l'irritation de la rétine, comme nous l'avons exposé en parlant de la sclérotite.

CHAPITRE X. — DE L'OPHTHALMITE, PHLEGMON OCULAIRE
OU INFLAMMATION DE LA TOTALITÉ DU GLOBE.

En traitant de l'inflammation des divers tissus oculaires, nous avons eu soin de faire observer plusieurs fois que rarement le travail phlogistique reste simple et circonscrit dans une

seule membrane, mais que le plus souvent, au contraire, il se
transmet aux tissus contigus à celui qui est enflammé. Or, dans
la majorité des cas d'ophthalmies, plusieurs membranes du
globe oculaire sont simultanément affectées ; en désignant simplement ces ophthalmies par les noms de conjonctivite, sclérotite, iritis, rétinite, sans en indiquer spécialement les complications, nous n'avons qu'un but, celui d'éviter des
longueurs inutiles dans la qualification du diagnostic ; le terme
simple que nous employons signifie que le tissu de la conjonctive, de la sclérotique, de l'iris ou d'une autre membrane a
été le premier et principalement affecté.

Il est cependant des cas où l'inflammation ne se bornant pas
à une ou deux membranes de l'œil, s'étend avec une rapidité
et avec une violence extraordinaires à la totalité du globe oculaire ; c'est ce que l'on doit appeler *ophthalmite* ou *phlegmon
oculaire*. Le plus souvent elle se développe d'emblée à la suite
de l'action violente de causes traumatiques ; d'autres fois elle
peut être occasionnée par l'exaspération soudaine d'une ophthalmie qui avait originairement son siége dans l'une ou l'autre
membrane de l'œil. L'inflammation aiguë des tissus profonds
(ophthalmie interne) et surtout de la rétine se propage souvent avec une grande promptitude à la totalité de l'organe,
comme nous l'avons déjà dit en parlant de la rétinite (p. 171).

Les symptômes de l'ophthalmite sont pour ainsi dire représentés par la somme des symptômes qui caractérisent les
ophthalmies simples. Elle se développe avec des douleurs
atroces qui se propagent d'abord au côté de la tête correspondant à l'œil affecté, et bientôt à toute la tête. Les paupières
sont gonflées à un tel point, qu'il est souvent impossible ou
difficile de les écarter. La conjonctive est le siége d'un chémosis véritablement phlegmoneux ; elle forme un bourrelet très
rénitent et d'un rouge très vif placé autour de la cornée,
membrane qui se trouve en partie cachée par ce bourrelet.

Tant que le miroir de l'œil conserve encore de la transparence, on distingue la décoloration et l'altération de texture de l'iris, le resserrement extraordinaire de la pupille, et même quelquefois un commencement d'exsudation puriforme dans la chambre antérieure ou d'exsudation plastique dans l'ouverture pupillaire. Le volume du globe de l'œil a augmenté; cet organe est dur et extrèmement douloureux au toucher. La photophobie est extraordinaire; au moindre écartement des paupières, il s'échappe de leur fente un flot de larmes. Le malade est continuellement en proie à des photopsies cruelles; les douleurs sont insupportables, vives, lancinantes, pulsatives : elles s'irradient au front, aux tempes et à l'occiput. Si la violence de l'inflammation n'est pas jugulée, un délire furieux se joint à ces souffrances. Les artères carotides battent avec force, le pouls est dur et fréquent, la peau brûlante, la soif ardente, les sécrétions sont supprimées. Tous ces phénomènes s'exaspèrent vers le soir. On voit, d'après ce tableau, que l'appareil formidable des symptômes qu'offre cette forme de phlogose oculaire se compose des caractères réunis des inflammations de toutes les membranes de l'œil.

Le gonflement phlegmoneux du globe oculaire peut augmenter à un tel point qu'il survient une véritable exophthalmie. L'œil engorgé et trop volumineux pour être contenu dans l'orbite est chassé hors de cette cavité.

L'inflammation arrivée à ce point se termine ordinairement par la *suppuration*. L'œil se transforme en un véritable abcès. C'est ce que les auteurs ont appelé, à son degré le moins avancé, *hypopyon verum*, et à son apogée, *empyèse du globe oculaire*. Tous les tissus étant indistinctement confondus dans la phlegmasie commune, la suppuration se développe dans l'intérieur de la coque oculaire et s'annonce par des frissons, par une sensation pulsative dans l'œil, par l'œdème des paupières, par l'augmentation du gonflement et du sentiment de pesanteur dans les environs de l'œil. Les douleurs et les photopsies deviennent encore plus violentes. La rougeur de la conjonctive chémosée prend une teinte foncée ; cette membrane devient encore plus turgescente. Nous avons déjà dit que la cornée conserve quelquefois une partie de sa diaphanéité, et qu'alors on est à même d'observer l'accumulation successive du pus dans la chambre antérieure. La quantité de ce liquide prend bientôt un accroissement tel que la cornée affectant une saillie conique ne représente plus que la partie proéminente d'un abcès et ne tarde pas à se rompre. L'œil se vide et n'offre plus que la cavité d'un abcès. Les douleurs diminuent aussitôt que la rupture du globe oculaire en a fait cesser la tension, excessive jusqu'alors. La sécrétion purulente continue pendant quelque temps ; il se forme dans les restes de la coque oculaire des bourgeons charnus comme dans tout autre abcès, et il ne reste enfin de l'admirable organisation de l'œil qu'un moignon difforme, composé de tissu cellulaire, de vaisseaux et peut-être de quelques traces de pigmentum.

L'ophthalmite affecte quelquefois une telle intensité, qu'elle se propage aux méninges et à l'encéphale. Cette terminaison, qui peut même devenir mortelle, est à craindre toutes les fois qu'aux symptômes siégeant dans l'œil, il se joint de violents maux de tête et du délire.

Traitement. — L'extension et l'intensité de l'inflammation indiquent suffisamment le degré d'énergie avec laquelle le praticien doit agir dans des cas de cette gravité. Le traitement antiphlogistique sera poussé aussi loin que la constitution du malade le permet.

Saignées générales abondantes, répétées coup sur coup et secondées par l'application de 30 à 50 sangsues dans le voisinage de l'œil enflammé, ingestion d'une grande quantité de calomélas et d'opium, réitérée d'heure en heure, frictions d'onguent napolitain laudanisé, à la dose d'un scrupule à un demi-gros, et répétées de même d'heure en heure; révulsion presque permanente à l'aide des sinapismes, des bains de pieds, des drastiques; hautes doses de tartre stibié administrées à l'intérieur, pour ralentir sa circulation ; tels sont les moyens qui peuvent enrayer la marche rapide et effrayante de cette phlegmasie.

Si l'on n'obtient pas la résolution de l'inflammation et si le globe oculaire se transforme en abcès, il ne s'agit plus de conserver l'organe qui est irréparablement perdu. La seule indication qui se présente alors est de soulager le malade exposé à de cruelles souffrances, de faire cesser la tension extrême qui en est la cause, de hâter le travail suppuratoire et de prévenir par là la progression de la phlegmasie aux méninges et la mort. C'est ici le seul cas où nous admettions l'usage des cataplasmes émollients, appliqués immédiatement sur l'œil. C'est encore ici qu'il est permis, qu'il est même absolument nécessaire dès que la saillie de la cornée indique l'accumulation d'une matière purulente dans les chambres, dès que la fonction visuelle ne peut plus être conservée, d'inciser cette membrane pour donner issue au pus. L'incision doit être large; si on la pratique dans la cornée, il faut qu'elle comprenne les trois quarts de la circonférence cornéale. On peut même faire une incision transversale à travers la sclérotique et la cornée dans le diamètre horizontal du globe, ou une incision cruciale à travers ces deux membranes, pour vider plus vite la coque oculaire, pour en provoquer plus promptement l'affaissement et pour amener la cessation des souffrances. Le traitement antiphlogistique et l'usage des cataplasmes émollients et laudanisés doit être continué en même temps.

SECTION IV. — DES OPHTHALMIES SPÉCIALES
OU COMBINÉES.

(OPHTHALMIES SPÉCIFIQUES DES AUTEURS.)

Nous avons examiné jusqu'ici les caractères des ophthalmies d'après leur siége dans les divers tissus de l'œil ; nous avons vu ressortir de cet examen des différences notables dans les phénomènes de l'inflammation , suivant qu'elle se fixe dans l'une ou l'autre membrane , et nous avons exposé les symptômes nombreux avec lesquels ce même travail pathologique peut se manifester dans un organe d'une structure aussi complexe. Il doit paraître évident à ceux qui nous ont suivi dans nos considérations , que la diversité des tissus attaqués par la phlogose imprime à cette dernière des modifications extrêmement importantes ; que par conséquent nous avons déjà en partie résolu la question que nous nous sommes posée, et que nous sommes en droit de dire : *Les différentes espèces d'ophthalmies formées par l'inflammation des diverses parties du globe oculaire, présentent incontestablement des caractères anatomiques pouvant servir à leur diagnostic.* La première chose à faire pour arriver à une appréciation certaine des phénomènes morbides , c'est donc de localiser l'affection , de rechercher son siége. L'anatomie des systèmes, nouvellement créée, nous osons le dire , par les travaux de Bichat , aurait dû imprimer à l'étude de la pathologie oculaire, et notamment à celle des ophthalmies , un progrès sensible en France , pays natal de cet homme immortel. La patrie des Maître-Jan, des Saint-Yves , des Janin, aurait dû profiter de la première de ces découvertes importantes et essentielles pour la localisation des maladies oculaires et des ophthalmies en particulier. N'est il pas étonnant qu'une application aussi heureuse des doctrines de Bichat ait

échappé si long-temps à l'esprit d'observation des savants qui
en ont tiré un si grand parti pour le reste de la pathologie?

Mais les modifications de l'inflammation produites par la
différence du siége sont-elles les seules à considérer dans
le diagnostic? Est-ce à leur étude que doit se borner l'observation? Toutes les fois que la même membrane est malade,
les mêmes phénomènes se reproduisent-ils? La conjonctivite, la kératite, la sclérotite, ont-elles des symptômes, une
marche, une durée, des terminaisons toujours identiques et
invariables, toujours tels que nous les avons décrits jusqu'ici?
Tous les phénomènes qui se manifestent dans ces diverses espèces d'ophthalmies s'expliquent-ils suffisamment par la différence seule du siége de l'inflammation dans la conjonctive,
dans la cornée, dans la sclérotique, etc.? C'est dans les chapitres suivants que nous chercherons à démontrer que le contraire a lieu, et à compléter la réponse à la question qui nous
occupe. Nous aurons occasion de voir que la phlegmasie, quoique siégeant dans le même tissu, dans la conjonctive, par exemple, peut présenter une énorme différence dans les caractères
anatomiques et physiologiques, dans l'ordre de succession des
symptômes, dans les rapports de leur intensité, dans leur durée, dans leurs terminaisons et même dans le traitement qui
en amène la guérison. Ces dissemblances sont tellement remarquables qu'elles frappent l'observateur le moins attentif,
et qu'un œil peu exercé ou un examen superficiel pourraient
douter de l'identité du siége de la maladie dans les divers cas.
En recherchant, comme il est naturel et rationnel de le faire,
les circonstances qui peuvent expliquer des différences si marquées, on trouve que les causes productrices de ces phlegmasies et les états pathologiques particuliers avec lesquels elles
se combinent (v. p. 14 à 16, proposition 29 à 33) peuvent
seuls rendre raison des modifications morbides que constate
l'observation. Or, toutes les fois que ces agents morbifiques et

ces combinaisons sont les mêmes, on voit la phlegmasie s'accompagner des mêmes phénomènes ; quand ils varient, les caractères de la maladie subissent des changements notables. C'est donc à ces deux points de la pathologie générale, c'est-à-dire à l'*étiologie* et aux *combinaisons*, qu'il convient d'avoir égard pour classer les faits et imposer des noms aux affections phlegmasiques du même groupe ou de la même famille ; de là résulte pour nous la nécessité d'admettre et d'opposer aux ophthalmies *simples* des ophthalmies modifiées par des causes *spéciales* qui les produisent, ou *combinée*s avec certains états ou travaux morbides, phlegmasies que par cette raison nous appelons *ophthalmies spéciales* ou *combinées*. Avant nous on les avait appelées *spécifiques* ; mais nous réservons cette dénomination exclusivement à celles de ces inflammations qui sont dues à un véritable virus susceptible d'inoculation, telles que les ophthalmies varioleuse et syphilitique. Nous choisissons de préférence le nom d'*ophthalmies spéciales*, comme exprimant notre idée de la manière la plus générale, bien qu'il laisse quelque chose à désirer ; peut-être trouverons-nous plus tard une expression plus appropriée. La dénomination d'*ophthalmies combinées* ne s'applique avec justesse qu'à une fraction des ophthalmies spéciales, telles que l'ophthalmie scrofuleuse, l'ophthalmie arthritique, etc. ; cette qualification ne saurait être donnée à quelques autres ophthalmies, l'ophthalmie catarrhale, par exemple, qui ne résulte pas de la combinaison d'une phlegmasie oculaire avec un état pathologique imprimant un cachet particulier aux phénomènes morbides, mais qui n'est qu'une inflammation modifiée par les circonstances particulières qui lui ont donné naissance.

Depuis le moment où nous nous sommes livré à l'étude clinique des maladies des yeux, nous avons abordé ces questions franchement, consciencieusement et sans opinion préconçue. C'est avec le vif désir de trouver la vérité que nous nous sommes mis à recueillir les faits tels qu'ils se sont présentés à nous, et dans toute leur simplicité. Pour nous maintenir indépendant de toute espèce d'opinions d'école, de croyances routinières et de préjugés traditionnels, nous avons préféré observer la nature pendant près de huit années, sans chercher l'érudition et sans étudier la littérature ophthalmologique. Pendant tout ce temps nous nous bornâmes à la lecture de quelques ouvrages importants et presque élémentaires. Ce n'est que depuis quelques années que nous avons commencé à faire des recherches et des collections littéraires et bibliographiques sur les maladies des yeux ; nous avons donc formé nos opinions en interrogeant la nature, et on ne saurait nous reprocher d'avoir avancé un fait, d'avoir établi une théorie dont nous aurions hérité de nos prédécesseurs, ou que nous aurions trouvée dans les fastes de telle ou telle école. Aussi, les doctrines que nous professons s'écartent-elles souvent de celles de nos maîtres et de celles des meilleurs auteurs. On nous pardonnera, nous l'espérons, d'avoir parlé de nous ; nous étions forcé de le faire pour aller au-devant de certains reproches qu'on n'adresse que trop volontiers à ceux qui tentent de s'écarter du sentier battu, et se mettent par là en contradiction avec des idées généralement reçues.

Quant aux ophthalmies en particulier, comme nous sommes à même, depuis longues années, d'en observer un nombre peu ordinaire, il nous a été facile de les généraliser, d'en trouver des formes se manifestant avec des groupes de symptômes toujours constants et presque invariables. En rapprochant ces formes de certaines causes et de certains états pathologiques de l'économie, nous avons été frappé des rapports de connexion que nous venons de signaler. Les descriptions détaillées que nous allons donner sont puisées dans la nature et résultent d'une observation assidue et consciencieuse ; elles confir-

meront les axiomes suivants, qui servent eux-mêmes à expliquer la nature et la formation des ophthalmies spéciales :

1° L'inflammation de la même membrane ne se présente pas
toujours sous le même aspect et avec les mêmes caractères.

2° La différence de ces caractères est en rapport intime avec
la différence des causes qui ont provoqué la phlegmasie ou
avec certains états pathologiques qui se sont combinés avec
cette dernière, et cette différence est principalement due à ces
circonstances.

3° Souvent plusieurs membranes de l'œil peuvent s'enflammer simultanément sous l'influence de certaines causes spéciales, et donner lieu à une combinaison particulière de symptômes organiques et fonctionnels, d'où résultent un aspect et
des caractères anatomiques et physiologiques nouveaux.

4° Dans quelques cas exceptionnels et extrêmement rares,
les mêmes membranes peuvent s'enflammer simultanément
sans qu'on puisse constater l'action des mêmes causes spéciales.
Les caractères anatomiques et physiologiques et le traitement
curatif sont alors les mêmes que dans le cas où ces phlegmasies ont été amenées par ces causes. On peut conclure de là, ou
que ces dernières ont agi et que leur action a passé inaperçue,
ou que d'autres causes ont fortuitement et exceptionnellement,
en exerçant leur influence sur ces mêmes parties, produit une
inflammation semblable dans ses phénomènes à ceux des ophthalmies spéciales. On a rarement besoin de recourir à cette
dernière conclusion ; pourquoi les causes, après avoir
accompli leur action et produit leur effet, laisseraient-elles
d'autres traces de leur existence que ces modifications
mêmes qui en résultent? Un praticien doute-t-il de la réalité
d'une syphilide secondaire quand il en voit tous les symptômes réunis, parce que l'infection primitive est niée par
le malade, et n'a laissé aucune marque palpable? Un

accès goutteux caractérisé par tous ses phénomènes , est-il moins réel parce qu'auparavant le malade n'a jamais senti d'attaque semblable , et qu'il ne porte pas l'empreinte d'une constitution arthritique ? une ophthalmie scrofuleuse entourée du cortége complet de ses signes pathognomoniques, qui, une fois sur vingt ou trente, se manifesterait chez un individu bien portant jusqu'alors , et non doué de la prédisposition lymphatique , perdrait-elle pour cela l'évidence de sa nature spéciale et de sa manière d'être tout-à-fait pathognomonique , bien qu'elle résiste opiniâtrement à l'antiphlogose pure et simple, et cède, comme par enchantement, aux antiphlogistiques , dès qu'on leur joint une médication spéciale antiscrofuleuse ? De quelle immense utilité et de quelle importance ne doivent point être pour la pathologie et pour le diagnostic certains caractères qui , à l'inspection seule , et sans qu'on ait recours à tout autre examen plus ou moins faillible et plus ou moins difficile , permettent de reconnaître le cachet spécial de la maladie et la nécessité de recourir à un traitement spécial ?

5° Ces modifications dans les phénomènes morbides de la phlegmasie sont toujours accompagnées de modifications analogues dans la marche, la durée, le plus ou moins de gravité , et les terminaisons de l'affection.

6° Ces différences , loin d'être un simple objet de curiosité , offrent un véritable but et un haut intérêt pratiques , puisque sur elles repose la thérapeutique et qu'au diagnostic différentiel correspond un traitement différentiel.

7° En résumé , on peut formuler de la manière suivante les différences qui existent entre les ophthalmies simples et les ophthalmies spéciales :

Les ophthalmies simples dérivent toutes d'une seule classe de causes toujours uniformes, dont l'action est irritante et locale , c'est-à-dire , ne s'étendant point au-delà de l'organe affecté. (Compar. p. 27.) Les ophthalmies spéciales, au contraire, reconnaissent, outre ces causes locales et irritantes, d'autres encore d'une action constitutionnelle plus ou moins étendue, et d'une nature spéciale. Ces causes exercent leur influence d'une double manière. 1° Tantôt elles produisent une modification de l'état physiologique et anatomique d'un système organique, affectant non seulement des portions de ce système, mais imprimant en même temps à sa totalité une *disposition* ou *diathèse* morbide particulière. De là résultent des maladies de ces systèmes organiques, telles que les catarrhes pour les membranes muqueuses, les rhumatismes pour les membranes fibro-séreuses, la goutte pour les systèmes fibro-séreux et veineux, les scrofules pour le système lymphatique, etc. Ces maladies peuvent se fixer dans les diverses membranes du globe oculaire, qui, par suite de l'action irritante de la cause locale, devient le centre d'attraction du travail pathologique. Elles y prennent un caractère inflammatoire, soit par suite de cette irritation et du nombre excessif de nerfs et de vaisseaux qui se rendent à l'œil, soit par leur combinaison avec l'ophthalmie simple produite par l'irritation locale. 2° Tantôt ces causes ont pour effet une altération des liquides, altération accompagnée de phénomènes nombreux qui en dépendent, comme dans les affections syphilitiques, dans la variole, et, à un certain degré, dans les scrofules, etc. La spécificité de ces causes ajoute des caractères particuliers à ceux des ophthalmies simples comme à ceux de toute autre inflammation quel qu'en soit le siége.

Il est nécessaire de dire ici quelques mots sur les *diathèses morbides* et les *altérations des liquides* que nous venons de mentionner.

Les *diathèses (dispositions morbides)*, s'étendant sur un système entier, font que l'affection, quoique se localisant tantôt dans l'une, tantôt dans l'autre de ses parties, est loin d'être

d'une nature aussi fixe que l'inflammation simple et non combinée. La prédisposition morbide répandue sur tout un système est cause que le travail morbide local se transporte aisément d'un endroit à l'autre. Cette fugacité ou volatilité de
l'inflammation, s'il est permis de s'exprimer ainsi, déterminée
par ce genre de causes constitutionnelles, forme un des principaux caractères qui la distinguent de l'inflammation simple.

Nous devons ajouter encore qu'il ne peut y avoir de travail
morbide isolé dans les solides sans une altération concomitante
des liquides, *et vice versâ*. Loin de nous l'idée de soulever de
nouveau les anciennes discussions systématiques des soli-
distes et des humoristes sur l'affection primitive et secondaire
des solides et des liquides dans les maladies. Nous n'avons eu
d'autre but que celui de prendre acte des faits que l'observation journalière nous met à même de constater, savoir : l'affection simultanée et successive de plusieurs parties d'un même
système, précédée de l'action d'une cause spéciale ; la modification que cet état peut imprimer indubitablement à l'ophthalmie ; et enfin l'altération des liquides qui peut l'accompagner et qui se manifeste non seulement dans la composition
du sang, mais plus encore dans la qualité des sécrétions, des
excrétions et dans la nutrition. Nous désignerons quelquefois
du nom de *dyscrasies* ces altérations des liquides et les états
morbides qui en résultent.

8° Plus un tissu est complexe, plus il entre dans sa composition des éléments hétérogènes appartenant à divers systèmes
organiques, et plus la différence des causes morbifiques imprimera aux affections de ce tissu des différences dans les
caractères anatomiques et physiologiques.

Il est probable qu'un jour où la connaissance de l'anatomie
fine des tissus aura atteint le degré nécessaire de perfection, il
nous sera facile de localiser telle ou telle injection morbide dans
tel ou tel ordre de vaisseaux, et de rattacher toute modification

pathologique à l'une ou l'autre partie intégrante du tissu affecté. Jusqu'ici nos notions sur ce point sont encore incomplètes. Tout ce que nous savons à cet égard, c'est que la variété des formes d'inflammation dans tel ou tel tissu s'accroît en raison de la complexité de son organisation. Nulle part l'inflammation n'est aussi polymorphe que dans les muqueuses (par exemple, dans la conjonctive) et dans la peau; aussi sont-ce là des tissus très composés. C'est ainsi que plusieurs ordres de vaisseaux artériels, veineux et lymphatiques entrent, dans l'organisation de la conjonctive; une partie de ces vaisseaux proviennent des vaisseaux palpébraux, d'autres naissent de ceux des muscles droits; ils affectent une disposition différente dans les diverses parties de la membrane; sa portion palpébrale est pourvue d'un corps papillaire et d'un épithélium qui disparaissent dans la conjonctive scléroticale; cette membrane change de caractère histologique et devient presque un tissu véritablement séreux en se réfléchissant de la surface interne des paupières sur la surface antérieure du globe; le tissu cellulaire qui unit la conjonctive aux tissus sous-jacents présente une densité très différente dans les diverses parties de cette membrane. Voilà un grand nombre de circonstances (et il y en a d'autres qu'il serait trop long d'énumérer, d'autres encore que nous ne connaissons qu'imparfaitement jusqu'à présent) qui peuvent contribuer à modifier les inflammations d'un tissu aussi complexe que la conjonctive.

C'est précisément cette complexité de l'organisation qui expliquera peut-être plus tard pourquoi et comment plusieurs causes de nature spéciale peuvent déterminer différentes formes d'inflammation dans la même membrane. Vouloir résoudre cette question avant d'avoir mieux étudié l'histologie de ces tissus, serait nous hasarder dans le champ des hypothèses.

L'observateur attentif distinguera sans peine les modifications différentielles que la diversité des causes et des combinai-

sons imprime à la phlegmasie des tissus externes de l'œil, tels
que la conjonctive, la sclérotique, la cornée et même encore
l'iris. Les affections de ces tissus se trouvant pour ainsi dire à
découvert et se prêtant facilement à l'investigation de tous les
changements organiques et fonctionnels dont ils sont le siége,
doivent servir de base à l'étude des inflammations spéciales.
Cela s'applique également, comme nous l'avons déjà fait remarquer dans les généralités sur l'ophthalmologie, aux maladies de la peau et aux ulcères dermatiques, comme affectant
des tissus externes. Combien sont nombreuses les formes et les
variétés des dermatoses, dont il est certainement impossible de
ramener l'origine à l'inflammation simple et identique! Avec
quelle précision, je dirais presque mathématique, ne devinons-
nous pas par les caractères anatomiques seuls de beaucoup de
maladies exanthématiques, l'invariabilité des causes qui les
ont produites, et certains états dyscrasiques, auxquels elles
se rattachent! L'existence de certaines syphilides ou de quelques pustules varioliques ne nous autorise-t-elle pas à supposer avec une grande certitude l'action antérieure du virus vénérien ou variolique? Ces mêmes dispositions pathologiques
qui impriment un cachet pathognomonique aux ophthalmies,
avec quelle constance ne modifient-elles pas l'aspect, la sécrétion, la marche des ulcères? Le choix d'une médication spéciale et différentielle, de quelle influence immense n'est-il
pas sur le succès du traitement de ces derniers? Sont-ce là
des rêveries et des hypothèses? Rejettera-t-on à la fois l'évidence de tous ces faits pour soutenir hypothétiquement et
contrairement à l'observation et à l'expérience, que l'inflammation ne subit d'autre modification que celle qui résulte de la diversité de son siége?

Ainsi, nous le répétons, pour ceux qui, amis de la vérité,
ne voudront pas renier les faits par prédilection pour quelques
idées d'école, il sera aisé d'interroger la nature en observant

avec attention les maladies inflammatoires des tissus externes de l'œil, les maladies du système cutané et les maladies dites chirurgicales. L'analogie ne nous laisse point douter que la phlegmasie de tissus profondément situés ne reçoive également des modifications par l'effet des diverses causes morbifiques ou des combinaisons avec certains états pathologiques. Nous ne doutons point, par exemple, de l'existence de choroïdites, de rétinites spéciales, bien que pour la connaissance de la choroïdite nous soyons un peu plus avancés que pour celle de la rétinite. Pour constater les différences dans l'état de phlogose de ces membranes dérobées à l'investigation et à l'inspection directes, nous ne possédons pas les mêmes moyens que pour les inflammations des membranes externes. Cette défectuosité qui résulte de la situation profonde de ces tissus, et qui nuit à l'examen de leurs affections, doit nous engager à porter toute notre attention sur le commémoratif et sur d'autres circonstances concomitantes aptes à jeter quelques lumières sur l'origine dyscrasique ou sur la nature combinée de ces inflammations.

Nous aurons soin, dans les mémoires suivants, d'appliquer les *propositions ou axiomes* précédents à l'analyse de chacune des ophthalmies spéciales.

Afin de jeter toutes les lumières que nous a fournies l'expérience sur ces points si contestés de la science, mais si peu contestables, selon nous, quand on fait appel à la nature et aux saines doctrines, nous avons joint à nos descriptions des dessins faits d'après nature et représentant les caractères anatomiques et visibles des ophthalmies que nous appelons *combinées*. Dans ces dessins rien n'est imaginé ; l'observation de tous les jours est là pour en démontrer l'exactitude. Afin d'éviter le reproche d'avoir embelli ou altéré par l'imagination les formes et les aspects différents des ophthalmies, nous n'avons pas donné, comme quelques personnes l'auraient peut-être désiré, des dessins *idéalisés*, réunissant dans la même

figure l'ensemble des caractères de telle ou telle ophthalmie et
formés par abstraction sur un grand nombre de dessins faits
d'après nature. Nous avons préféré au contraire présenter au
lecteur des dessins de cas *individuels* exécutés avec une fidélité et une exactitude minutieuses, et y joindre des descriptions qui leur correspondent, avec l'histoire complète de chaque cas que le dessin doit représenter. En agissant ainsi, nous
ne pûmes éviter que dans telle ou telle figure l'un ou l'autre
des caractères de la maladie qu'elle représente ne fût omis.
Le lecteur y gagnera toutefois, puisqu'à l'aide de ces dessins
il pourra étudier les ophthalmies, non comme les a enfantées
l'imagination des auteurs, mais telles qu'elles se trouvent
réellement sur la nature, dans laquelle souvent elles sont également dépourvues de l'un ou de l'autre de leurs caractères.
Ces figures, accompagnées de leurs explications exactes, et
jointes au tableau synoptique du diagnostic différentiel et aux
mémoires détaillés sur les ophthalmies combinées, porteront,
nous l'espérons, la conviction dans l'esprit de nos confrères.
Enfin, nous avons ajouté à la description de chaque ophthalmie quelques observations choisies qui servent d'une part
comme preuves de l'existence réelle des formes telles que nous
les décrivons, et qui d'autre part seront pour le lecteur une
garantie de notre manière d'observer les malades. Nous aurions facilement pu grossir nos descriptions de faits et d'observations, si l'espace de ce volume ne nous eût commandé d'en
limiter le nombre.

Pourra-t-on rejeter légèrement de pareils témoignages? nous
ne le pensons pas. Qu'on fasse, par exemple, le parallèle des
diverses formes de conjonctivite, que l'on compare les caractères anatomiques et fonctionnels de chacune d'elles, qu'on
oppose les terminaisons et les causes de l'une aux terminaisons
et aux causes de l'autre, et l'on sera presque embarrassé de
retrouver les ressemblances qui font ranger ces diverses espèces

dans la catégorie du même genre. Jetez un coup d'œil sur le tableau synoptique dans lequel nous avons essayé de mettre en évidence toutes les différences des ophthalmies simples et combinées, et voyez si des faits aussi précis, aussi palpables, méritent d'être taxés du nom de rêveries ophthalmologiques, de géographie oculaire et de spéculations de cabinet.

Nous nous arrêtons ici, en priant les praticiens de ne juger nos opinions qu'après avoir bien lu et bien médité les chapitres suivants, et qu'après avoir essayé consciencieusement et attentivement s'ils retrouvent dans la nature, à l'aide de nos descriptions et des figures que nous y avons jointes, les types établis dans cet ouvrage. Nous les invitons surtout à rechercher avec soin les causes que nous avons signalées, et à appliquer itérativement à chacune de ces formes d'ophthalmie le traitement que nous proposons. Nous les engageons enfin à comparer les résultats qu'ils obtiendront à ceux que fournissent les médications usitées, nous avons presque dit banales et irrationnelles.

CHAPITRE I. — DE L'OPHTHALMIE CATARRHALE.

Caractères anatomiques et physiologiques et marche de la maladie.—L'ophthalmie catarrhale est la plus commune et, dans sa forme la plus ordinaire, la plus simple de toutes les ophthalmies. Qui de nous n'en a pas été atteint une fois dans sa vie? Souvent elle passe presque inaperçue. Elle a son siége dans la membrane muqueuse oculaire, la conjonctive, et à son moindre degré elle peut être regardée plutôt comme une irritation congestive de cette membrane, avec tendance à la sécrétion muqueuse (hypérémie et hyperdiacrisie), que comme une véritable inflammation. C'est un véritable catarrhe, semblable aux catharres bronchique ou nasal, maladies qui le plus souvent la précèdent, l'accompagnent ou lui succèdent. Comme tel c'est dans la partie de la conjonctive qui présente les caractères d'une véritable membrane muqueuse que la maladie doit avoir son siége et où elle l'a en effet. Des recherches anatomiques et microscopiques répandront beaucoup de lumière sur cette affection.

La description de la conjonctivite catarrhale, donnée par Weller, renferme quelques inexactitudes et quelques erreurs que partagent avec lui d'autres ophthalmologistes. Nous les signalerons dans notre exposé.

Premier degré. — La maladie débute le plus souvent par une légère démangeaison qui se fait sentir à la surface interne des paupières, aux angles de l'œil, et notamment au grand angle. Le malade ressent une espèce de roideur dans les paupières; leurs mouvements sont gênés; il éprouve au réveil quelque difficulté pour les ouvrir. Le matin principalement, une petite quantité de mucus desséché existe à l'angle interne, et quelquefois même sur le bord libre des paupières, aux racines des cils. Les symptômes s'exaspèrent légèrement vers le soir; à cette époque de la journée, quelque trouble se manifeste dans la vue.

Tels sont les symptômes qu'offre la maladie, lors de son début, tel est son premier degré. Avant d'aller plus loin, nous devons avertir le lecteur que dans cette ophthalmie, comme dans toutes les autres, il est impossible de distinguer des périodes bien fixes et bien tranchées, telles que les auteurs les ont admises, car la nature ne se prête pas à nos divisions. Si nous établissons différents degrés dans ces affections, ces divisions doivent avoir toujours quelque chose d'arbitraire; elles sont néanmoins nécessaires pour pouvoir donner des descriptions exactes, éviter toute confusion, et faciliter l'observation.

Tant que les symptômes énumérés plus haut existent seuls, ils tourmentent peu le malade, qui ne songe guère à recourir

aux avis d'un homme de l'art, et ils se dissipent le plus souvent d'eux-mêmes, comme un léger coryza. Si l'on a occasion
d'explorer l'œil à cette époque de la maladie, on rencontre
dans la conjonctive, et surtout sur le feuillet de cette membrane qui tapisse la face interne des paupières, les caractères
naissants de l'injection catarrhale, telle qu'elle sera décrite
tout à l'heure. Ce feuillet prend une teinte rose et présente
quelques vascularités qui lui ôtent en partie sa diaphanéité et
font que les follicules de Meibomius n'apparaissent plus aussi
bien dans toute l'étendue des paupières. Les vaisseaux de la
conjonctive palpébrale forment des stries parallèles entre elles,
très discrètes, dirigées du bord libre vers le bord adhérent,
traversant le grand pli de la conjonctive et se perdant bientôt
sur la circonférence de la partie scléroticale de cette membrane. Cependant, quand ce premier degré persiste et devient
chronique, il gêne sensiblement le malade, et lui donne des
craintes et des inquiétudes. Un commencement de villosité et
quelques petites élévations grenues apparaissent quelquefois
dans la conjonctive palpébrale, si cette première période se
prolonge.

Deuxième degré. — L'injection de la conjonctive palpébrale
augmente; les stries qui la forment deviennent plus nombreuses,
plus rapprochées, d'un rouge vermillon plus foncé et un peu
jaunâtre. Souvent elles restent parallèles, souvent aussi elles
sont croisées par d'autres dans différentes directions, de manière à constituer un réseau irrégulier. Cette injection, qui,
dans le principe, n'était bien marquée que dans la conjonctive
palpébrale, se propage sur le pli de la conjonctive, et de là
sur la conjonctive scléroticale. Dans cette dernière partie, elle
prend une forme tout-à-fait particulière et pathognomonique.
Les vaisseaux qui la composent et qui appartiennent évidemment à la conjonctive, puisqu'ils offrent tous les caractères
que nous avons développés à l'article *Conjonctivite*, ont une

couleur d'un rouge-jaunâtre pâle ; leur calibre est plus considérable que celui des vaisseaux de la sclérotique, quand cette
membrane est frappée d'inflammation, mais plus mince que
celui des vaisseaux qui constituent les injections scrofuleuse et
abdominale. Leurs troncs se trouvent près du grand pli de la
conjonctive, et en partie dans la conjonctive palpébrale ; de là
les vaisseaux se dirigent dans la conjonctive scléroticale, en
devenant de plus en plus grêles, de plus en plus déliés, et ils
se terminent à une ou deux lignes du bord de la cornée par
une extrémité fine et pointue ; aucun d'eux ne touche conséquemment la circonférence de la cornée ; ils laissent autour
d'elle une zone blanche formée par la conjonctive qui reste
saine. Ils sont légèrement flexueux, et presque parallèles entre eux. Quelques uns sont simples et non ramifiés ; il en est
d'autres qui se partagent en deux rameaux, sans se subdiviser
ultérieurement. Très discrets dans cette phase de la maladie ,
ils n'ont pas tous le même calibre ; quelques uns d'entre eux
se font particulièrement remarquer par leur grosseur. En
même temps toute la conjonctive scléroticale présente un certain degré de laxité, et dans quelques cas son tissu semble
avoir contracté plus d'épaisseur ; elle offre une teinte d'un
blanc sale, légèrement jaunâtre. A aucune période de l'affection on ne découvre, dans cette membrane, des papules, des
phlyctènes ou des pustules.

Nous devons dire aussi que la photophobie et le larmoiement ne se manifestent jamais, tant que la maladie existe dans
toute sa pureté.

Les symptômes du premier degré s'accroissent dans la seconde période. Le mucus sécrété devient plus copieux ; il se
concrète sous forme de croûtes minces, molles, jaunâtres, peu
adhérentes, faciles à détacher, quand on les humecte avec un
liquide, tel que l'eau ou la salive. Après leur chute, on voit
que les parties qu'elles recouvraient ont conservé leur entière

intégrité. Ces caractères suffisent pour faire distinguer ces croûtes de celles de la blépharite lymphatique. Le mucus qui, pendant la nuit, durcit à l'air, produit chaque matin l'agglutination des bords palpébraux. La démangeaison augmente et devient souvent une cuisson véritable que le malade sent aux paupières et à la superficie du globe oculaire. Jamais il n'éprouve de douleur dans le globe de l'œil, ni dans les parties adjacentes, à l'exception de certains cas rares, où quelques cils très fins, placés sur les bords palpébraux auprès des commissures, et principalement auprès du grand angle, sont renversés vers le globe oculaire par suite de la friction exercée par le malade afin de faire cesser la démangeaison. Quelque inexplicable et presque incroyable que soit ce phénomène, nous avons vu plusieurs fois ce renversement, dont nous allons parler de suite sous un autre rapport, produire des douleurs circum-orbitaires et sus-orbitaires, très violentes et chroniques, rémittentes ou intermittentes, rebelles à tous les traitements et ne cédant qu'à l'extraction de ces cils.

En outre, les personnes affectées de conjonctivite catarrhale accusent assez constamment une sensation analogue à celle que produirait un corps étranger engagé sous les paupières; elles attribuent ces sensations à des graviers, à des ordures qui se sont introduits dans leur œil. Les malades persistent souvent avec opiniâtreté à affirmer l'existence d'un corps étranger; ils indiquent la place qu'il occupe, le jour et les circonstances de son introduction, et ils demandent au médecin qu'il veuille bien les en délivrer. Cette sensation est occasionnée tantôt par un vaisseau dilaté par le sang qui, à chaque clignotement des paupières, froisse et irrite l'œil, comme le ferait un corps étranger venu du dehors; tantôt elle est causée par un ou plusieurs cils qui se sont dirigés vers le globe de l'œil, la démangeaison ayant porté le malade à exercer sur les paupières un frottement plus ou moins prolongé. L'étroitesse de la fente palpébrale du côté des angles, la facilité avec laquelle les cils restent renversés dans ces parties, le développement souvent extraordinaire qu'acquièrent les poils fins et ténus qui, chez presque tous les sujets, naissent de la caroncule lacrymale, et l'irritation qui en résulte, sont autant de circonstances qui déterminent la chronicité et l'opiniâtreté de l'ophthalmie catarrhale, en la fixant, chose remarquable, sur un seul œil, tandis que, dans les circonstances ordinaires, elle affecte en même temps les deux yeux.

La démangeaison, le gonflement des vaisseaux, et par suite la sensation de corps étrangers, tous les symptômes, en un mot, s'exaspèrent vers le soir, à la lumière artificielle, surtout si le malade veut se livrer au travail. Alors survient un trouble de la vision qui n'existait pas durant le jour; il provient en grande partie de l'augmentation de la sécrétion muqueuse, dont le produit, sous forme de flocons et de filaments, vient couvrir de temps en temps la cornée et en troubler la diaphanéité. En outre la turgescence plus forte des vaisseaux de la conjonctive palpébrale et scléroticale qui a lieu à cette époque de la journée doit, sans aucun doute, exercer une tension et une irritation passagères dans le feuillet conjonctival qui couvre la cornée, d'où résulte une altération légère et momentanée dans la transparence de ce feuillet, et par suite le trouble de la vision.

L'état granuleux de la conjonctive palpébrale n'est pas une conséquence forcée et constante de l'ophthalmie catarrhale; mais quand elle a acquis un haut degré d'intensité, et plus souvent encore quand elle est chronique, la conjonctive palpébrale offre çà et là des villosités analogues à celles que l'on observe dans l'ophthalmie blennorrhagique, et des granulations plus ou moins volumineuses et plus ou moins discrètes, qui siégent principalement au grand pli de la conjonctive. Ce caractère anatomique est de la plus haute importance sous le rapport de la gravité du mal et sous celui du traitement. Si on le perd de vue, et si l'on néglige de lui opposer une médication convenable, on risque de voir l'affection se transformer en une ophthalmie blennorrhagique chronique ou aiguë qui peut amener les accidents les plus funestes.

Troisième degré. — Les vaisseaux tuméfiés de la conjonctive scléroticale se prolongent jusqu'au bord de la cornée ; dans ce troisième degré, leur nombre est plus considérable, car d'autres vaisseaux se sont engorgés dans les interstices de ceux qui étaient primitivement gonflés. En même temps, un liquide séreux, de quantité variable, s'épanche dans le tissu cellulaire sous-conjonctival, et donne naissance tantôt à une espèce de chémosis séreux partiel, tantôt à un chémosis complet. Le premier est constitué par quelques gouttelettes d'une sérosité incolore ou jaunâtre, qui s'accumule sous une portion circonscrite de la conjonctive scléroticale, la soulève sous forme d'une vésicule oblongue ou arrondie dont la base n'adhère point fortement à la sclérotique, et que l'on peut déplacer avec facilité. La résorption de ce liquide se fait en général au bout de quelques jours ; dans le cas contraire, une simple ponction ou une légère incision suffisent pour son évacuation. Il n'est pas rare de rencontrer dans l'ophthalmie catarrhale le chémosis séreux complet, que complique assez souvent un gonflement œdémateux des paupières, assez fort pour empêcher le malade de les entr'ouvrir. Cet accident, bien que d'un aspect quelquefois fort effrayant pour le malade et son médecin, et simulant souvent une blépharite et une ophthalmite violentes, n'a rien de grave, et il cède toujours à un traitement antiphlogistique peu énergique, joint aux autres moyens que nous indiquerons pour guérir la conjonctivite catarrhale. L'absence de rougeur des paupières, le peu de

douleur au toucher, la mollesse des tissus gonflés qui reçoi-
vent et conservent pendant un certain temps l'empreinte du
doigt, la marche de la maladie, etc., suffisent pour assurer
le diagnostic. Quelques auteurs semblent avoir confondu le
chémosis catarrhal complet ou incomplet avec l'ophthalmie
érysipélateuse ; pour distinguer les deux maladies l'une de
l'autre, il faut faire attention à la marche et à la succession
des phénomènes et aux symptômes concomitants. D'autres
ophthalmologistes ont confondu le chémosis partiel avec les
phlyctènes, qui n'appartiennent qu'à l'ophthalmie rhumatismale et ont des caractères bien différents.

Lorsque le chémosis séreux dont nous venons de parler n'existe
pas, il est facile de constater les caractères que nous avons
assignés à l'injection catarrhale, bien que, dans ce troisième
degré, cette injection soit confluente et s'étende jusqu'au contour du miroir de l'œil. Il est encore possible de reconnaître
alors que la sclérotique n'est le siége d'aucune injection ; il
n'y a en même temps ni photophobie ni épiphora. Un larmoiement plus ou moins abondant ne survient, dans le second et le troisième degré de cette inflammation, que quand,
devenue chronique, elle s'étend par les points et les canaux
lacrymaux à la membrane muqueuse des voies lacrymales, la
boursoufle, et nuit au passage des larmes. Ce larmoiement
est donc passif, puisqu'il est le résultat d'une obstruction des
voies lacrymales, qui oppose à l'écoulement des larmes un
obstacle mécanique ; on ne doit pas le confondre avec l'épiphora ou la véritable hyperdiacrisie lacrymale. Quand le larmoiement survient, on a tout lieu de redouter la formation
d'une blennorrhagie du sac lacrymal ou d'un engorgement de
sa muqueuse, qui peut donner naissance à une tumeur lacrymale.

Causes. — L'ophthalmie que nous décrivons est un véritable

catarrhe de la muqueuse oculaire , affection analogue aux maladies catarrhales des membranes pituitaire ou bronchique.
Elle a , comme ces dernières , pour cause principale le refroidissement. Cette espèce d'ophthalmie est très fréquente au
printemps et en automne , dans les temps humides et froids ,
et surtout quand des journées chaudes alternent avec des nuits
fraîches. L'ophthalmie qui naît sous l'empire des circonstances
que nous venons d'énumérer règne souvent épidémiquement
et de concert avec d'autres affections catarrhales. Alors, et
même quand on ne l'observe que sporadiquement, cette conjonctivite vient très souvent s'ajouter à un catarrhe nasal ou
à une bronchite , maladies qui peuvent disparaître dès que la
conjonctive se prend. L'on peut dire que , sur dix individus
affectés d'ophthalmie catarrhale , huit ou neuf présentent en
même temps les symptômes d'un coryza , d'une irritation
bronchique , ou d'autres maladies catarrhales, ou bien en
étaient affectés peu de temps auparavant.

Les personnes d'un système cutané très sensible , et disposées à ressentir d'une manière fâcheuse le moindre changement
de température , sont particulièrement sujettes à cette ophthalmie. Cette circonstance explique le retour fréquent de cette
affection chez les mêmes individus. Elle peut encore se développer sans qu'il soit possible de rapporter son origine à des
causes atmosphériques d'action épidémique. Il suffit pour cela
que les yeux ou la tête , échauffés par la marche , le travail ,
l'air ambiant d'un appartement chaud , soient exposés subitement à une atmosphère d'une température moins élevée.

Quant aux *terminaisons* de cette maladie, nous en avons déjà
parlé en indiquant sa marche et ses symptômes. Nous parlerons
de sa combinaison avec l'ophthalmie rhumatismale quand
nous traiterons de cette dernière.

Traitement. — Dans l'exposé des moyens thérapeutiques qui

doivent être mis en usage contre la conjonctivite catarrhale, nous suivrons la marche que nous avons adoptée en décrivant ses symptômes. Le traitement se résume dans les indications suivantes :

1° Combattre la congestion ou l'inflammation oculaire.

2° Rétablir la transpiration cutanée, qui a été troublée momentanément.

Cette maladie étant au début moins une véritable phlegmasie qu'un état congestif de la conjonctive, doit être plutôt traitée par des répercussifs et des révulsifs, que par des évacuations sanguines. Le premier degré de l'affection cède assez généralement à l'emploi des bains de pieds sinapisés et des collyres astringents employés dans une certaine gradation. Ainsi l'on commencera par le plus faible, une dissolution d'acétate de plomb cristallisé (gr. ij à iv pour eau dist. ʒj.); on passera à l'emploi d'un collyre de sulfate de zinc (sulf. de zinc, gr. j ou ij, eau dist. ʒj., laudanum de Rousseau, quelques gouttes), auquel on fera succéder, au besoin, celui d'un collyre de sulfate de cuivre, etc. On devra avoir soin que les moyens destinés à soulager les malades ne deviennent pas pour eux de nouvelles causes de refroidissement. On chauffera donc au bain-marie les liquides médicamenteux, et l'on en imbibera des compresses que l'on appliquera sur les yeux pendant dix minutes ou un quart d'heure, trois ou quatre fois par jour ; après chaque application, la peau sera essuyée avec un linge sec. Quelques gouttes du collyre peuvent être, en même temps, instillées dans le petit angle de l'œil. En plaçant sur les compresses humectées d'autres compresses préalablement chauffées, on prévient l'évaporation rapide du liquide, et le refroidissement qui en est le résultat.

A la seconde indication répond l'usage de quelques boissons sudorifiques, telles qu'une infusion chaude de fleurs de sureau ou de tilleul, avec addition de roob de sureau, ou d'une cuillerée d'acétate d'ammoniaque, l'administration de quelques doses de poudre de Dower, etc.

Les moyens que nous venons de mentionner ne suffisent pas pour combattre la conjonctivite catarrhale arrivée au second degré. La répercussion, dans cette circonstance, doit être plus énergique; les applications locales devront donc se succéder plus rapidement; elles seront pratiquées de deux en deux heures, ou même d'heure en heure. On imprimera une efficacité plus grande aux moyens thérapeutiques que nous avons indiqués précédemment; ainsi, dans les collyres, on élèvera la dose des substances actives pour la même quantité de véhicule. On pourra encore avoir recours à une solution de pierre divine, à la dose d'un à deux grains par once d'eau distillée, avec addition d'un demi-scrupule de laudanum de Sydenham, ou à un collyre de nitrate d'argent, composé d'un grain de ce sel et d'une once d'eau. On observera dans ces applications topiques les précautions que nous avons recommandées plus haut.

Il est encore utile, dans ce degré de la conjonctivite catarrhale, de stimuler la sécrétion sur d'autres surfaces muqueuses, pour détourner l'inflammation de la membrane muqueuse oculaire. Cette inflammation cèdera souvent avec rapidité à l'usage d'un purgatif plus ou moins énergique, tel que les sulfates de soude ou de magnésie, l'eau de Sedlitz, la racine de jalap, la scammonée, le calomélas, etc. Dans les degrés plus élevés de cette conjonctivite, on fera toujours précéder les applications locales astringentes par cette dérivation sur le tube intestinal; sans cela il serait souvent à craindre, principalement chez les individus prédisposés aux congestions sanguines vers les membranes oculaires internes, que celles-ci ne devinssent le siége de l'irritation et de l'hypérémie répercutée des tuniques superficielles. On peut encore, pour atteindre ce but, établir une sécrétion muqueuse artificielle, dans un endroit éloigné de l'organe de la vue, par l'application d'un vésicatoire volant à la nuque ou entre les épaules, moyen thérapeutique plus puissant cependant pour faire disparaître les dernières traces de l'ophthalmie que pour la combattre de prime abord ou pendant son plus grand développement; au moins avons-nous fréquemment vu des ophthalmies catarrhales, long-temps rebelles aux vésicatoires et à des exutoires même plus énergiques, céder en peu de jours, et comme par enchantement, aux collyres astringents joints aux purgatifs.

Les émissions sanguines générales et locales ne sont point nécessaires, et ne semblent même pas avoir une grande efficacité contre ce degré de la maladie dont nous nous occupons ici. Un régime convenable et l'emploi des boissons diaphorétiques doit, dans tous les cas, accompagner l'usage des dérivatifs que nous venons de mentionner.

Si l'ophthalmie catarrhale menace de revêtir un caractère de chronicité, ou bien si elle se renouvelle fréquemment, les soins hygiéniques les plus minutieux et les plus propres à préserver le malade du refroidissement seront nécessaires pour assurer le succès du traitement et empêcher les rechutes; c'est dans ces cas que les exutoires trouvent leur indication particulière.

Arrivée au troisième degré, la conjonctivite catarrhale réclame une médication plus active; les saignées générales et locales obvieront avec efficacité à l'exaspération des symptômes, et enraieront la marche de la maladie, qui, sans un traitement des plus énergiques, a une tendance funeste à passer à l'état blennorrhagique. Le médecin graduera la dose des émissions sanguines d'après l'âge et la constitution du sujet et d'après l'intensité des phénomènes. Les évacuations sanguines seront suivies de l'emploi des collyres astringents, que l'on ordonnera le plus vite possible; et dès que la diminution de la phlegmasie le permettra, on aura soin d'en aug-

menter rapidement les doses. En résumé, les antiphlogistiques, les topiques répercussifs, les purgatifs, les diaphorétiques
et les vésicatoires, agents thérapeutiques sur lesquels on in-
sistera plus long-temps et plus activement que dans les premier et second degrés de la maladie, sont les moyens les
mieux appropriés au troisième degré de la conjonctivite
catarrhale.

Les granulations, production plus fréquente et plus rebelle
de cette ophthalmie qu'on ne le croit d'ordinaire, réclame-
ront un traitement à part. Si elles sont peu volumineuses, il
suffira pour les détruire de l'usage de collyres astringents
énergiques, d'instillations entre les paupières de laudanum
liquide de Sydenham, et finalement de la cautérisation avec
un morceau de sulfate de cuivre cristallisé, taillé en forme de
crayon, qu'on passe légèrement sur la surface grenue de la
conjonctive palpébrale. La cautérisation avec le sulfate de
cuivre est peu efficace et trop faible si la muqueuse oculaire
est devenue plus exubérante, et si les granulations sont fongueuses, à gros grains, volumineuses. Pour détruire ces dernières excroissances végétatives, on les cautérisera avec le nitrate d'argent, et si le caustique seul ne suffit pas, on les extir-
pera en les excisant avec des ciseaux courbes sur le plat, puis
on cautérisera avec la pierre infernale la surface de la plaie
dès qu'elle aura cessé de saigner. Ces procédés seront modifiés,
toutefois, suivant la sensibilité individuelle des malades. Souvent, en effet, l'action du nitrate d'argent n'est pas supportée là
où le sulfate de cuivre obtient un succès complet. En général,
il convient de ne passer à l'emploi du premier qu'après avoir
trouvé insuffisante ou trop lente l'action de ce dernier. Il est
des cas où le mal résiste opiniâtrement à la cautérisation avec
l'un ou l'autre de ces cathérétiques, et ne cède qu'après l'excision de la partie granulée. Les pommades de précipité blanc
ou rouge, à la dose d'un à trois grains pour un gros d'axonge,

et appliquées en très petite quantité, une ou deux fois par jour, entre les cils et sur la peau du bord libre des paupières, seconderont puissamment les procédés que nous venons d'exposer.

Le boursoufflement des voies lacrymales absorbantes, accident qui accompagne fréquemment la conjonctivite catarrhale, et qui est une des causes les plus communes des tumeurs lacrymales, mérite une attention particulière de la part du praticien. L'affection catarrhale du sac et des conduits lacrymaux, traitée à temps et dans son état sub-aigu, cède avec facilité, dans le plus grand nombre des circonstances, aux moyens pharmaceutiques dirigés contre elle, et ces agents préviennent les accidents graves qui exigeraient l'application de moyens chirurgicaux, toujours d'un succès fort douteux dans les cas de ce genre. Les collyres astringents instillés entre les paupières sont pompés par les points lacrymaux, et ne manquent pas d'exercer leur action sur la muqueuse de ces parties. Cependant, lorsque des larmes abondantes séjournent entre les paupières, et qu'elles découlent sur les joues à cause du boursoufflement de la muqueuse des voies lacrymales qui s'oppose à leur marche naturelle, il importe d'avoir recours de bonne heure à l'injection directe des astringents dans les points lacrymaux, et aux frictions d'onguent napolitain sur les régions du sac lacrymal et du conduit nasal. Nous devons dire toutefois que, dans les affections des membranes muqueuses, l'emploi des hydrargyriques à l'extérieur nous a paru le plus souvent fort infidèle. Quant aux injections, elles doivent être répétées tous les jours et pratiquées avec une grande prudence par une main exercée; dans le cas contraire, la lésion et l'irritation produites sur ces organes délicats exaspéreraient la maladie. Il faut s'en abstenir quand le larmoiement est un véritable épiphora dépendant d'une affection sympathique de la sclérotique. Un autre moyen très efficace dans le traitement du catarrhe des voies lacrymales, et qu'il est convenable d'associer aux agents thérapeutiques que nous avons indiqués, est la révulsion sur la pituitaire que l'on opère à l'aide de poudres sternutatoires. On recommandera donc au malade de renifler une fois par jour une petite quantité d'une solution de manne ou une prise d'une poudre composée d'un tiers de calomélas préparé à la vapeur et de deux tiers de sucre. Si le gonflement de la muqueuse lacrymale augmente au lieu de disparaître sous l'empire de cette médication, on passe à l'application de deux à quatre sangsues dans les narines, application que l'on peut réitérer plusieurs fois; on emploie les purgatifs et les vésicatoires; enfin, on a recours au traitement dont les détails seront prochainement exposés dans un mémoire sur les maladies des voies lacrymales.

Nous nous résumerons en peu de mots sur les caractères de l'ophthalmie catarrhale, et sur le sens que nous attachons à ce nom.

Nous appelons *catarrhe* une irritation sanguine particulière, pouvant devenir inflammatoire, mais ne l'étant point dans le plus grand nombre de cas; irritation ayant pour siége une membrane muqueuse, pour symptôme pathognomonique le plus saillant une augmentation de la sécrétion muqueuse, et pour cause un refroidissement, soit du corps en général, soit des parties les plus voisines de la membrane affectée, ou de cette membrane elle-même. Tous ces caractères existent dans l'ophthalmie que nous venons de décrire sous le nom de catarrhale; aussi lui conserverons-nous cette dénomination, que depuis long-temps on lui a donnée à juste titre. Irritation plus fréquemment congestive que véritablement inflammatoire, elle se localise dans la portion essentiellement muqueuse de la conjonctive, dans celle qui est le plus éloignée du bord de la cornée, dans cette partie enfin qui, d'après les recherches anatomiques et microscopiques les plus récentes, possède un épithelium, un corium et un corps papillaire, à l'instar des autres membranes muqueuses.

Constamment accompagnée d'une sécrétion muqueuse plus ou moins abondante, produite aussi constamment que les autres catarrhes par le refroidissement, soit de tout le corps, soit de l'organe affecté, cette phlegmasie peut être regardée comme catarrhale et désignée par le nom qu'on lui a donné depuis long-temps et que nous lui conservons.

Nous avons déjà dit que dans un certain nombre de cas d'injection catarrhale accompagnée des autres caractères anatomiques et physiologiques de l'ophthalmie catarrhale, l'on en trouve quelques uns dans des proportions numériques extrêmement exiguës, où, de l'examen des antécédents, il ne résulte pas que la maladie ait été produite par les causes dites catarrhales. Dans un certain nombre de ces cas exceptionnels, ces causes ont agi sans que leur présence ait été autrement remarquée que par la production de la conjonctivite, de même qu'un coryza ou un autre catarrhe existe souvent sans que sa cause puisse être positivement découverte. Dans d'autres de ces cas excéptionnels il existe bien une affection de la partie muqueuse de la conjonctive, mais elle est survenue sous l'influence de causes occasionnelles autres que le refroidissement. On doit concevoir qu'une congestion ou une légère inflammation peut se fixer dans cette membrane, sous l'influence d'agents morbifiques autres que les causes catarrhales, et revêtir l'aspect que la lésion présente dans le cas où elle a été déterminée par les causes qui la produisent le plus ordinairement. Mais ces cas étant exceptionnels, on peut, avec une entière convenance, assigner à la maladie un nom générique emprunté à sa source la plus habituelle.

Ainsi, chez les individus affectés d'amblyopies congestives ou de congestions cérébrales, chez les personnes qui fatiguent beaucoup l'organe de la vision, ou chez lesquelles, enfin, les yeux ont été exposés à une irritation quelconque, on rencontre quelquefois une injection catarrhale accompagnée d'une partie ou de l'ensemble des autres symptômes de l'ophthalmie que nous venons de décrire, sans que l'on puisse constater l'action d'une cause catarrhale. Cette injection doit dans ce cas être regardée comme une simple congestion sanguine dans la tunique oculaire externe, consécutive à l'afflux trop abondant du sang dans l'intérieur de cet organe. De même que d'autres membranes muqueuses peuvent se congestionner et même s'enflammer sous l'influence de causes irritantes non spéciales; de même qu'un coryza, par exemple, suit l'application de substances irritantes sur la pituitaire, bien que le plus souvent il soit causé par le refroidissement subit du corps; de même la muqueuse oculaire peut, dans certains cas, être le siége d'une hypérémie ou d'une phlegmasie produite par d'autres agents irritants que le changement de la température atmosphérique.

CHAPITRE II. — DE L'OPHTHALMIE BLENNORRHOÏQUE OU BLENNORRHAGIQUE.

Les caractères principaux de l'ophthalmie catarrhale sont, avons-nous dit, une injection pathognomonique de la conjonctive palpébro-oculaire, injection composée de vaisseaux presque parallèles entre eux, flexueux, dont les extrémités très fines se dirigent vers le bord de la cornée, autour de laquelle ils laissent, dans les deux premiers degrés de la maladie, une bande blanchâtre et dépourvue de toute vascularité; un mucus blanchâtre ou jaunâtre, plus ou moins abondant, est sécrété dans cette ophthalmie par la conjonctive phlogosée, et fort souvent, après une durée indéterminée, de petites élévations caractéristiques, appelées granulations, apparaissent sur la surface de la conjonctive palpébrale.

Tels sont les caractères de la conjonctivite catarrhale, quand son acuité n'est pas très intense, ce qui arrive le plus ordinairement; sous l'empire de circonstances favorables pour une heureuse terminaison, et combattue par les moyens appropriés, cette affection décroît graduellement et disparaît enfin, sans laisser aucune trace de son existence. Quand elle devient chronique, les symptômes ne diffèrent de ceux que nous avons assignés à l'état aigu que par leur moindre intensité et la marche moins rapide de la maladie.

Mais nous avons dit encore que l'inflammation catarrhale peut s'élever à un plus haut degré, et qu'alors l'injection conjonctivo-palpébrale et celle de la conjonctive oculaire deviennent confluentes. Tous les vaisseaux du tissu conjonctival sont gorgés de sang; une certaine quantité de sérosité est en outre exhalée dans le tissu cellulaire placé sous la conjonctive scléroticale, d'où résulte le *chémosis séreux*. Si l'action inflammatoire est poussée plus loin, elle produit un engorgement sanguinolent dans la conjonctive, un véritable phlegmon de cette membrane, un *chémosis phlegmoneux*. Alors la sécrétion muqueuse devient plus copieuse, et la cuisson que les malades éprouvaient dans les degrés de moindre intensité s'est transformée en une douleur véritable.

La période de la conjonctivite catarrhale que nous venons de signaler établit une transition à une période encore plus élevée de la maladie qui, arrivée à ce summum de gravité, a reçu des auteurs des noms différents. Nous l'appelons ophthalmie *blennorrhoïque* ou *blennorrhagique*. Celle-ci n'est donc pour nous que le résultat d'un développement extraordinaire de la conjonctivite catarrhale, et elle comprend les nombreuses variétés admises par les ophthalmologistes, telle que l'ophthalmie d'Égypte, celle des nouveau-nés, etc., affections identiques selon nous et seulement plus ou moins modifiées par les circonstances qui président à leur formation et à leurs progrès, et par l'âge des individus atteints ; nous dirons même que l'ophthalmie gonorrhoïque ou l'ophthalmie syphilitique blennorrhagique, qui pourrait au premier coup d'œil paraître si différente, par la nature de sa cause, des ophthalmies que nous venons de nommer, ne diffère que fort peu par ses symptômes, sa marche et sa durée, de l'ophthalmie catarrhale blennorrhagique. En comprenant toutes ces variétés nosologiques dans la dénomination d'ophthalmie ou de conjonctivite blennorrhagique ou blennorrhoïque, nous nous servons d'une qualification qui exprime parfaitement notre pensée ; les mots *blennorrhagie* et *blennorrhée* dérivent, en effet, du grec βλέννα, mucus, et ῥήγνυμι, je sors avec violence, ou ῥέω, je coule. Nous n'entendons pas par là une maladie oculaire ayant nécessairement une origine syphilitique, mais toute affection accompagnée d'un écoulement muqueux ou puriforme plus ou moins copieux. Nous devons toutefois avertir que nous désignons plus particulièrement par la dénomination d'*ophthalmie blennorrhoïque* le degré le moins aigu de la phlegmasie, et par celle d'*ophthalmie blennorrhagique* la période la plus élevée de l'inflammation.

Notre opinion sur la nature catarrhale de l'ophthalmie blennorrhoïque ou blennorrhagique s'appuie sur les considérations suivantes, qui sont tirées du début de la maladie, de l'ensemble de ses caractères, de sa marche et de ses causes. Ne pouvons-nous pas en effet constater tous les jours que l'ophthalmie blennorrhagique se développe à la suite d'une conjonctivite catarrhale ? Dans l'une et dans l'autre l'injection de la conjonctive n'est-elle pas la même ? N'y a-t-il pas, dans l'une et dans l'autre, augmentation dans la sécrétion muqueuse, dont la quantité seulement est beaucoup plus considérable dans la blennorrhée oculaire ? Dans la première comme dans la seconde, les malades n'éprouvent-ils pas une sensation de démangeaison et de cuisson dans l'œil enflammé ? Il est vrai

que lorsque la maladie revêt dès son début un **haut degré**
d'intensité, les caractères qui signalent les premières périodes de la conjonctivite catarrhale passent **rapidement et**
inaperçues ; mais il est des cas où une conjonctivite peu intense
a persisté long-temps à l'état simple avant de devenir blennorrhagique, et si la maladie s'achemine vers une heureuse
terminaison, il arrive une époque où, l'inflammation ayant
décru, l'observateur peut constater l'identité des caractères
anatomiques qui sont communs aux deux variétés de la même
ophthalmie. Plus tard, quand nous parlerons des causes de
l'ophthalmie blennorrhagique, nous aurons l'occasion de fournir encore quelques preuves en faveur de cette identité.

Nous allons maintenant exposer les symptômes de l'ophthalmie blennorrhagique. Dans cette affection, la conjonctive palpébrale qui dans l'ophthalmie catarrhale présente des stries
rouges parallèles ou un réseau à mailles étroites, devient uniformément rouge, d'une teinte de cinabre, et plus tard d'une
couleur plus foncée. Son tissu se gonfle, surtout dans la région du grand pli. En outre, cette membrane perd son poli ;
l'aspect qu'elle offre a été comparé, avec quelque justesse,
par M. Rust, à celui d'une tranche de saumon fumé. Des élévations rouges, un peu transparentes à leur sommet, naissent
à sa surface ; on les a nommées *granulations*, à cause de leur
ressemblance avec les bourgeons charnus ou granulations des
plaies. Peu à peu elles se multiplient, deviennent de plus en
plus saillantes, et se rassemblent en groupes dans quelques
points du tissu malade. Elles sont d'un volume très différent,
depuis celui d'un grain de millet à celui d'un gros pois, d'une
couleur rouge variant depuis l'incarnat le plus pâle jusqu'au
pourpre foncé, de forme le plus souvent arrondie, quelquefois ovalaire, quelquefois aussi tout-à-fait irrégulière, même
angulaire et pointue, ou réunies en forme de champignons, de
choux-fleurs ou de petites crêtes de coq. Leur plus grand nom-

bre existe du côté du grand pli sclérotico-conjonctival ; celui-ci se boursouffle, et devient quelquefois double ou triple ; quelquefois il prend l'aspect d'une crête de coq. Enfin, le nombre de ces élévations et leur gonflement peuvent augmenter à un tel point, qu'elles deviennent confluentes et qu'il est difficile de les bien distinguer, d'autant plus que les interstices qui les séparent se remplissent constamment de mucosités.

La conjonctive scléroticale subit des altérations analogues à celles que nous venons de décrire, sauf les modifications qui résultent de la différence de sa texture. L'injection qu'elle offre est confluente ; son tissu est engorgé de sérosité et de sang ; il existe en même temps un chémosis quelquefois séreux, le plus souvent phlegmoneux. La membrane est tellement boursoufflée et saillante, qu'elle s'élève au-dessus de la circonférence de la cornée qui, sans perdre son poli et sa transparence, semble située au fond d'un trou, entouré d'un énorme bourrelet circulaire. La conjonctive scléroticale présente aussi des élévations granulées qui s'étendent du grand pli jusqu'aux environs des bords de la cornée ; elles sont moins saillantes, plus pâles et plus lisses que celles de la conjonctive palpébrale. Nous conservons encore des doutes si ce sont là de véritables granulations identiques, quant à leur structure, à celles de la conjonctive qui tapisse la face interne des paupières. Ces dernières granulations semblent être un véritable développement excessif, une hypertrophie des corps papillaires de la membrane muqueuse ; la quantité du tissu cellulaire qui entre dans la composition de ces corps est augmentée, ce tissu est épaissi ; un plus grand nombre de vaisseaux capillaires y pénètrent et s'y ramifient ; plus tard une certaine quantité de liquide séreux peut s'y infiltrer. Cette espèce de granulation a une structure lobulée et un econsistance plus ou moins grande, souvent une fermeté très marquée. Les élévations granulées de la conjonctive

scléroticale, au contraire, semblent être la suite d'une infiltration séreuse ou séro-sanguinolente dans le tissu cellulaire sous-conjonctival ; et les saillies qui résultent de cette
infiltration circonscrite dans quelques points ne présentent
aucune consistance, et n'ont point la texture vasculaire qui
caractérise les granulations palpébrales. Comme, au reste,
nous n'avons pas eu le temps de soumettre ce genre d'altérations à l'examen microscopique, nous nous réservons de
constater plus sûrement les faits par des recherches ultérieures.

L'engorgement de tout le tissu conjonctival acquiert souvent, avec une extrême rapidité, un haut degré d'intensité,
et il s'accompagne d'un gonflement considérable des paupières.
Celles-ci deviennent rouges, brûlantes, sensibles, et les malades sont dans l'impossibilité de les ouvrir ; quelquefois même
le bord libre de la paupière supérieure est imbriqué sur celui
de la paupière inférieure. Ce gonflement produit parfois l'ectropion, et c'est surtout alors que deviennent visibles les énormes granulations palpébrales. Il est plus fréquent, dans ce cas,
de rencontrer l'ectropion à la paupière supérieure qu'à l'inférieure. Cette différence ne tiendrait-elle pas à un afflux de liquide séro-sanguinolent plus abondant, en vertu des lois de
la pesanteur, dans les granulations pendantes à la face interne
de la paupière supérieure, granulations qui portent en dehors
le fibro-cartilage tarse, sollicité en outre à cette éversion par
la contraction spasmodique du muscle orbiculaire ?

L'écoulement d'un mucus épais, jaunâtre, puriforme, plus
ou moins copieux, forme le caractère capital de cette ophthalmie, qui, ainsi que nous l'avons mentionné plus haut, doit son
nom à ce symptôme. Il s'écoule continuellement des angles de
l'œil et des bords palpébraux ; dès qu'on écarte les paupières,
un flot de mucus emprisonné entre elles et le globe oculaire,
par suite de la tuméfaction, s'échappe en nappe. Le fluide se-

crété est d'une âcreté telle qu'il corrode la peau avec laquelle il se met en contact ; les joues sur lesquelles il coule s'enflamment et s'ulcèrent.

L'ophthalmie blennorrhagique est fort souvent accompagnée de douleurs plus ou moins violentes, qui proviennent du gonflement des tissus affectés et de la pression qu'ils exercent sur le globe oculaire. Les malades, trompés par leurs sensations, rapportent quelquefois le siége de la douleur aux parties profondes de l'organe, sans que ces dernières soient réellement comprises dans l'action pathologique. Ce symptôme n'est pas aussi constant qu'on le dit généralement ; il se manifeste principalement lorsque la maladie est arrivée à son summum d'intensité, ou quand l'inflammation a gagné les membranes internes. Les malades accusent encore, dans certaines circonstances, une douleur sus-orbitaire qui s'exaspère surtout pendant la nuit ; ce phénomène indique, dans la généralité des cas, une complication d'iritis.

En disant que l'ophthalmie blennorrhagique n'avait son siége que dans la conjonctive, nous sommes loin de nier que d'autres tissus tels que la sclérotique, l'iris, la rétine, etc., ne puissent pas être affectées simultanément. Nous croyons seulement que ces complications sont plutôt accidentelles qu'essentielles, et quand elles surviennent dans le courant d'une ophthalmie blennorrhagique, la marche de la maladie est d'autant plus rapide et destructive, que l'organe affecté a déjà été le siége d'un travail congestionnaire ou phlegmasique. A l'état simple, l'ophthalmie blennorrhagique n'est accompagnée ni de photophobie ni de larmoiement, parce qu'elle n'est compliquée ni de rétinite ni de sclérotite.

La désorganisation de la cornée est un des accidents que l'on doit le plus redouter dans cette terrible maladie ; elle survient parfois avec une prodigieuse rapidité ; quelques heures, en effet, suffisent pour que cette membrane, naguère saine et diaphane, soit complétement détruite. La désorganisation de la cornée qui n'appartient qu'à la forme aiguë ou sub-aiguë de l'affection, s'opère par un véritable *ramollissement* de cette membrane; tel est le seul cas dans lequel nous admettions l'existence de cette dernière lésion qui est susceptible d'envahir tous les points du miroir de l'œil; mais le ramollissement atteint le plus souvent le centre de la cornée. La portion de ce tissu qui se ramollit commence par devenir d'un gris blanchâtre, elle s'infiltre d'une matière opaque, se creuse et se couvre d'une substance pulpeuse que l'on peut avec facilité enlever à l'aide d'un pinceau. Cette substance finit par être entraînée par le pus et les larmes, et laisse à sa place une ulcération profonde, à bords taillés à pic, qui devient de plus en plus pénétrante, et finalement la cornée se perfore. Alors l'iris s'engage dans l'ouverture cornéale, ou bien les humeurs de l'œil et le cristallin ayant été expulsés, la fonte purulente de tout le globe oculaire s'établit. Ce n'est point à l'action corrosive du mucus, mais bien à une particularité de l'inflammation qu'il faut attribuer la terminaison par le ramollissement de la cornée. Souvent, lorsque la quantité du mucus est énorme, qu'il est d'un jaune foncé, véritablement puriforme et que son âcreté produit sur les joues corrodées de larges traînées rouges, la cornée reste parfaitement intacte. Dans d'autres cas, au contraire, quand le sécrétum est beaucoup moins abondant, blanchâtre et crémeux, et sans action corrosive sur l'épiderme, le miroir de l'œil est perforé rapidement et souvent même en plusieurs endroits à la fois.

Il y a encore cela de particulier dans cette affection, que la partie ramollie de la cornée n'est entourée d'aucunes vascularités ni d'infiltration interlamellaire.

Ne croyons cependant pas que le ramollissement de la cornée soit la terminaison exclusive de l'ophthalmie blennorrhagique. La suppuration interlamellaire (onyx) peut la suivre, l'hypopyon s'établir, les chambres du globe oculaire se remplir de pus, et la rupture de ce dernier en être la suite. Voici comment ces dernières terminaisons ont lieu :

Il existe une seconde espèce de kératite qui accompagne plus particulièrement la forme sub-aiguë de l'ophthalmie blennorrhagique. Dans cette variété phlegmasique, le boursoufflement de la conjonctive oculaire se continue, pour ainsi dire, de proche en proche jusqu'aux parties contiguës de la cornée; le tissu de cette membrane se gonfle et s'infiltre d'une matière puriforme qui soulève ses lames, principalement vers les bords de la cornée; enfin, celle-ci, gorgée de pus, ne présente plus qu'une espèce de bourbillon qui ne tarde pas à se rompre en un ou en plusieurs endroits, et alors l'iris, qui proémine au dehors, forme un staphylôme, tantôt simple, tantôt racémeux, suivant qu'il existe un ou plusieurs orifices.

Il est inutile que nous exposions ici, avec plus de détails, les autres suites que l'ophthalmie blennorrhagique peut entraîner après elle, lors de la suppuration et de l'ulcération de la cornée; ces suites sont identiques à celles de toute kératite suivie de la suppuration et de l'ulcération du tissu affecté.

Tels sont les symptômes de l'ophthalmie blennorrhagique. Ici, comme dans la plupart des phlegmasies, il est difficile d'assigner à la maladie des périodes constantes, car elles manquent dans la nature, puisqu'à chaque moment de son existence, d'une part, l'affection peut être enrayée par le traitement ou s'arrêter spontanément par la cessation des causes morbifiques, et que, d'autre part, ces dernières, venant à sévir avec plus de violence, peuvent soudainement conduire l'inflammation de ses degrés les moins élevés à sa plus haute intensité, en sautant par-dessus les degrés et périodes intermédiaires. La division en périodes distinctes est donc toujours plus ou moins arbitraire, lorsque la maladie n'a point, comme les fièvres éruptives, par exemple, une marche cyclique et déterminée, dont elle ne se départit jamais. C'est le vague dans lequel la nature nous laisse à ce sujet, qui a fait admettre par plusieurs ophthalmologistes un nombre excessif de périodes dans l'ophthalmie blennorrhagique, ce qui, selon nous, est irrationnel et nuisible pour l'observation. La division même en trois périodes, celle d'*hydrorrhée*, celle de *blennorrhée* et celle de *pyorrhée*, établie par M. de Graefe, qui pourrait d'abord paraître la plus simple et la plus naturelle, ne nous semble point admissible; car la succession d'une apparence aqueuse, muqueuse ou puriforme du sécrétum n'a rien de fixe, et l'aspect de ce dernier peut varier fréquemment et à des intervalles très rapprochés, non seulement sur plusieurs individus attaqués en même temps, mais encore sur le même individu.

La *marche* de l'affection est la même dans l'ophthalmie blennorrhagique ordinaire, dans celle des nouveau-nés, dans l'ophthalmie dite d'Égypte, et dans l'ophthalmie gonorrhoïque. Toutes ces formes ou variétés différentes de la même maladie peuvent affecter la marche aiguë, sub-aiguë et chronique.

Causes. — Nous allons voir aussi que certaines causes peuvent développer spontanément la maladie dans tous les âges et dans tous les climats, sans qu'il soit nécessaire, pour expliquer son origine, de supposer l'existence d'un virus primitif.

Si l'ophthalmie blennorrhagique a éveillé à un haut degré l'attention par les ravages qu'elle a faits dans les armées depuis l'expédition française en Égypte, il ne s'en suit pas qu'elle tire son origine de cette source. L'histoire fournit au contraire des exemples irrécusables d'épidémies analogues qui ont régné avant cette époque, et encore aujourd'hui nous sommes à même de constater le développement spontané de cette ophthalmie dans des circonstances qui ne nous permettent pas de supposer la transmission d'une contagion quelconque. Combien de fois n'avons-nous pas vu des familles entières exposées aux influences nuisibles d'une habitation humide et froide , mal vêtues et mal nourries, être atteintes, pendant une saison qui dispose aux catarrhes , de conjonctivite catarrhale qui , dans certains cas , s'exaspère et revêt avec rapidité les caractères de l'ophthalmie blennorrhagique ! Cette maladie est endémique dans des hospices de maternité , dans des établissements destinés aux orphelins ou aux enfants malades , et elle reconnaît alors pour causes la construction vicieuse des salles , le froid , l'humidité , les courants d'air , l'encombrement , une atmosphère remplie d'exhalaisons méphitiques , des vêtements insuffisants , une nourriture malsaine , la malpropreté , le défaut de soins , enfin la constitution lymphatique de ces êtres délicats , et quelquefois des circonstances encore inconnues.

Les renseignements que nous ont fournis quelques personnes dignes de foi, qui ont visité l'Égypte, principalement MM. Pariset et Clot-Bey, et les données contenues dans les meilleurs ouvrages sur l'ophthalmie égyptienne, nous confirment dans notre conviction que la présence de cette maladie, en Égypte, dépend du concours de causes tout-à-fait semblables à celles que nous avons indiquées. Doit-on , en effet, s'étonner que l'ophthalmie catarrhale atteigne un nombre considérable d'individus dans une contrée où des causes multipliées tendent sans cesse à la produire, savoir : l'humidité atmosphérique provenant des crues périodiques du Nil, un sable fin que soulèvent des vents qui soufflent avec violence, la chaleur ardente du jour alternant avec la fraîcheur des nuits. Si vous ajoutez à ces causes , déjà bien suffisantes pour produire des ophthalmies intenses, l'irritation des yeux occasionnée par un sable éblouissant qui couvre les plaines, la malpropreté des Égyptiens qui les dispose également aux maladies cutanées, l'habitude dans laquelle sont les malheureux de passer les nuits couchés sur un terrain humide, vous ne trouverez rien de spécifique dans l'ensemble des circonstances qui engendrent dans ce pays l'ophthalmie catarrhale blennorrhagique.

La supposition d'un virus apporté d'Égypte ayant été reconnue une idée chimérique et insuffisante pour rendre compte de la fréquence de l'ophthalmie épidémique dans les armées, on en a tour à tour attribué la cause aux substances dont se servent les soldats pour blanchir leurs buffleteries et polir leurs armes, aux exercices militaires dans des terrains sablonneux, à la coupe intempestive des cheveux, à la compression de la tête et du cou produite par les coiffures et les cols, aux marches forcées durant les grandes chaleurs, etc. On doit rejeter des théories qui admettent, pour l'explication des faits, telle ou telle influence à l'exclusion des autres causes, tandis qu'il est beaucoup plus naturel de penser qu'elles peuvent toutes donner lieu, concurremment avec les causes ordinaires des catarrhes, au dévoloppement de cette ophthalmie si fréquente parmi les hommes de guerre.

En résumé, les causes diverses qui sont susceptibles de donner naissance aux différentes variétés d'ophthalmie blennorrhagique, peuvent être divisées en deux classes :

1° Causes d'action générale et produisant le refroidissement du corps, telles que le séjour dans des lieux humides, l'exposition aux intempéries des saisons, et aux changements brusques de température, le refroidissement des enfants nouveaunés, occasionné par l'eau du baptême et par leur transport à l'église dans un temps froid et pluvieux, etc. ;

2° Causes irritant l'œil directement, telles que le reflet du soleil dans les plaines d'Égypte, l'action brusque exercée par une vive lumière sur les yeux des enfants nouveau-nés, l'irritation produite par le sable suspendu dans l'air, et par les molécules qui émanent de substances âcres et corrosives, telles que les matières dont on fait usage pour polir les armes, etc.

La compression exercée sur le cou par les cravates et les cols, et la congestion passive qui en résulte est encore une cause qui mérite d'être mentionnée. Nous n'insisterons pas davantage dans l'énumération des causes morbifiques, de peur de dépasser les limites que nous nous sommes proposées ; qu'il nous soit seulement permis d'ajouter aux considérations qui précèdent le résultat de nos recherches et de nos observations dans une épidémie récente, celle qui a régné en 1832 dans la maison d'asile fondée par M. Debelleyme. Cent cinquante enfants environ furent atteints, dans un espace de temps fort court, d'ophthalmie purulente, dont les détails et les causes ont été fort bien exposés par M. Bourjot dans le journal hebdomadaire. Nous nous contenterons de consigner ici un fait que nous ne trouvons pas mentionné dans ce mémoire, et qui a attiré toute notre attention dans des recherches secondées avec empressement par la bienveillance éclairée des administrateurs de cet établissement. Malgré tous les rapports de ressemblance que cette épidémie d'ophthalmie blennorrhagique a présentés avec l'ophthalmie égyptienne, il nous a été impossible de découvrir la moindre circonstance qui pût faire présumer l'importation dans la maison, d'un virus venant d'Égypte. Les enfants ne furent soignés que par des infirmières, et aucune d'elles n'était en rapport avec des personnes ayant pris part à l'expédition d'Égypte. Nous avons constaté ce fait avec un soin d'autant plus scrupuleux, qu'encore aujourd'hui des auteurs très estimés, tels que M. Rust, sont des partisans zélés de la théorie qui n'admet l'origine de l'ophthalmie blennorrhagique qu'au moyen de la propagation d'un virus spécifique apporté d'Égypte.

Il est loin de notre pensée de nier que la contagion ne puisse donner naissance à l'affection qui nous occupe. Transporté en effet sur un œil sain, le mucus de l'ophthalmie blennorrhagique est susceptible de provoquer une inflammation identique ; les expériences nombreuses, tentées à ce sujet, sont concluantes. Nous ajouterons que les faits viennent corroborer un axiome d'une valeur presque générale en pathologie, savoir : que, dans un très grand nombre de maladies, il peut surgir des circonstances propres à en favoriser la contagion. Dans l'ophthalmie blennorrhagique, l'encombrement des malades dans un lieu resserré, la misère qui force plusieurs individus à coucher dans un même lit, et souvent à se servir, pour essuyer leurs yeux, des mêmes pièces de linge, et à se laver dans un seul bassin avec la même éponge, etc., sont des circonstances qui secondent puissamment la dissémination rapide du virus contagieux et l'augmentation du mal là où sa première origine n'était pas due à la contagion.

En résumé, l'ophthalmie blennorrhagique n'est qu'une forme et qu'un développement particulier de l'ophthalmie catarrhale provenant des mêmes causes que cette dernière, augmentée et entretenue par d'autres ; elle devient contagieuse à son plus haut degré d'intensité, principalement sous l'influence de certaines circonstances accessoires, sur lesquelles nous croyons avoir suffisamment insisté.

Traitement. — Convaincu de la nature catarrhale de l'ophthalmie blennorrhagique, nous adoptons pour son traitement les principes que nous avons établis en parlant de la médication de la conjonctivite catarrhale, sauf certaines modifications nécessitées par la gravité et l'acuité de l'affection. La forme sub-aiguë de l'ophthalmie blennorrhagique coïncidant presque sous le rapport des phénomènes morbides avec le troisième degré de la conjonctivite catarrhale, nous pensons qu'il est inutile de revenir sur des détails thérapeutiques que nous avons déjà suffisamment exposés.

Mais la forme aiguë de cette maladie réclame un traitement beaucoup plus énergique, quoique toujours basé sur les principes généraux qui doivent présider à la médication du catarrhe

15

oculaire. La marche de cette terrible affection est en effet d'une telle rapidité, ses symptômes se succèdent et s'exaspèrent avec une intensité tellement effrayante, qu'il est urgent, sans crainte et sans hésitation, de juguler l'inflammation, dans son début, par des saignées générales qui doivent être répétées coup sur coup et poussées jusqu'à la syncope. Dans cette phlegmasie, comme dans toutes celles dont est frappé l'organe de la vue, on mettra en usage la saignée du bras, pourvu que l'ouverture de la veine soit large, et que la déplétion sanguine s'opère avec rapidité. Les résultats de cette pratique nous ont tellement satisfait, que nous n'avons jamais recours à l'artériotomie ni à la saignée de la jugulaire, opérations que des motifs déjà exposés nous engagent à bannir de la thérapeutique oculaire. Ainsi, chez les adultes, nous débutons par une saignée de cinq à huit palettes, poussée jusqu'à la syncope. A cette saignée, qui, au besoin, doit être répétée une ou plusieurs fois, doit succéder une application de vingt à trente sangsues, qui sont placées devant les oreilles. On secondera les effets de ces abondantes évacuations sanguines par des pédiluves irritants, par des sinapismes et d'autres topiques révulsifs d'action rapide, ainsi que par des purgatifs salins ou drastiques, que l'on prescrira surtout aux sujets lymphatiques, et auxquels on reviendra à des intervalles fort rapprochés. Le tartre stibié administré à hautes doses peut, dans cette circonstance, offrir quelque utilité en ralentissant la circulation. Hâtons-nous de dire que toutes ces mesures thérapeutiques sont incomplètes si elles ne sont promptement suivies de l'usage de topiques astringents portés sur l'organe malade. Les fomentations d'eau froide ou glacée, vantées par quelques médecins, doivent être, suivant nous, rejetées dans cette circonstance. Déjà l'expérience a quelquefois prouvé qu'elles étaient plus nuisibles qu'utiles; nous leur préférons l'usage de solutions concentrées d'*acétate* de *plomb*, de *sulfate* de *zinc*, de *sulfate* de *cuivre*,

de *nitrate* d'*argent,* etc., que l'on emploie tièdes, et en recommandant au malade de répéter les fomentations et les instillations de demi-heure en demi-heure pour que la matière
purulente sécrétée par la conjonctive ne puisse point stagner
long-temps entre les paupières; on doit recommander encore
la plus grande propreté. Si le malade ne peut supporter les
instillations fréquentes du collyre, on peut modifier la marche que nous avons prescrite en ordonnant des lotions et
des instillations alternatives avec les solutions médicamen-
teuses.

Tel est le traitement topique que nous mettons en usage
contre l'ophthalmie blennorrhagique aiguë; il nous a suffi
dans la plupart des cas; nous ne nous trouvons jamais dans
la nécessité d'avoir recours à l'excision de cette membrane
fortement chémosée, ni à sa cautérisation avec la pierre infernale. Nous aussi nous avons essayé ces procédés, préconisés
d'une manière trop absolue par quelques médecins et principalement par notre ami le professeur Sanson aîné; mais les
inconvénients et les conséquences désastreuses qu'ils nous ont
procurés, nous ont engagé à y renoncer pour l'avenir dans la
période aiguë de la maladie, et à n'appliquer ces procédés
qu'au traitement des granulations, après que l'intensité et
l'acuité du mal ont été suffisamment combattues par les moyens
indiqués. Dans plusieurs de ces cas, la cautérisation amena
non seulement une aggravation dans les phénomènes inflammatoires, mais encore une suppuration de la cornée, qui n'a-
vait pas existé jusqu'alors, et qui semblait s'établir avec rapidité après l'emploi du caustique. On n'a d'ailleurs qu'à réflé-
chir à l'immense difficulté qu'on doit rencontrer quand il
s'agit d'exciser une portion considérable d'une membrane
muqueuse si fortement gonflée, cachée sous des paupières in-
filtrées, et fuyant toujours sous l'instrument, pour se convaincre que ce but ne saurait être atteint qu'à la suite d'efforts

qui à eux seuls suffisent pour provoquer une inflammation des plus violentes. Les mêmes considérations s'appliquent, moins rigoureusement toutefois, à la méthode de la cautérisation. Nous sommes d'autant plus éloigné de l'emploi du nitrate d'argent comme caustique dans la période aiguë, que dans une période même plus reculée l'application intempestive, trop énergique ou trop étendue de cet agent sur les végétations grenues de la conjonctive provoque d'ordinaire de violentes douleurs et une récrudescence des symptômes inflammatoires. C'est cette circonstance qui nous a amené à établir comme règle générale, qu'il faut toujours commencer à cautériser avec le sulfate de cuivre les granulations, principalement après leur excision ; ce n'est qu'ensuite qu'on les touchera d'abord légèrement, puis de plus en plus fortement avec la pierre infernale, en ayant soin d'agir de moins en moins énergiquement, à mesure que les granulations disparaissent.

On doit encore avoir en vue, dans l'ophthalmie blennorrhagique, de déplacer de bonne heure la sécrétion morbide. Il est donc nécessaire d'avoir recours à l'application d'un large vésicatoire à la nuque, que l'on prescrira dès que l'acuité de l'irritation aura été suffisamment combattue par l'emploi franc et énergique des émissions sanguines, des drastiques et des topiques répercussifs. Le but principal que l'on doit atteindre étant de déterminer sur d'autres points une sécrétion artificielle destinée à remplacer la sécrétion morbide qui menace de détruire l'organe de la vision, nous laissons pendant quelque temps le vésicatoire à demeure, en pansant tous les jours la plaie avec des pommades épispastiques. Dans la plupart des cas, la suppuration que provoque le vésicatoire remplit parfaitement l'indication que nous venons de signaler ; nous préférons ce moyen aux moxas et au séton toutes les fois que l'ophthalmie blennorrhagique n'offre pas un caractère de chronicité rebelle au traitement dont nous avons exposé les bases. La suppuration que fournit un vésicatoire se fait, d'une part, sur une surface bien autrement étendue que celle d'un séton. Et, d'autre part, que peut-on attendre de ce dernier exutoire, si lent à sécréter une quantité suffisante de matière puriforme, dans une affection blennorrhagique, dont la marche destructive est si rapide?

Les granulations de la conjonctive, qui tendent toujours à prolonger la convalescence, seront combattues suivant la méthode que nous avons indiquée au traitement de l'ophthalmie catarrhale. Nous n'avons rien à ajouter à ce que nous avons déjà dit au sujet de cette altération, sinon que les granulations qui persistent à la suite de l'ophthalmie blennorrhagique sont toujours tellement considérables, que les simples astringents et les pommades de précipité rouge et blanc ne suffisent guère pour achever la guérison, et que ces moyens doivent être le plus souvent précédés de la cautérisation avec le nitrate d'argent ou le sulfate de cuivre, ou même de l'excision de la portion granulée de la conjonctive. Quelques ophthalmologistes ont employé en notre présence, pour détruire les granulations, l'acide pyroligneux, la créosote et d'autres substances plus ou moins actives : nous nous sommes livré aussi à des tentatives du même genre, mais les résultats que nous avons tirés de ces agents divers n'ont pas été de nature à nous en faire adopter l'usage dans notre pratique; car leur action est de beaucoup inférieure à celle des moyens que nous avons recommandés.

Avant de terminer cet article, nous avons à cœur de ne pas passer sous silence un point d'une haute portée thérapeutique. Le médecin appelé à traiter une ophthalmie blennorrhagique ne doit proclamer la guérison, et n'abandonner le traitement que quand il a détruit toutes les granulations de la conjonctive jusqu'à leur dernière trace; tant que la muqueuse conserve le plus petit reste de cette altération, l'ancienne affection est susceptible de surgir à chaque moment et avec une

intensité nouvelle, sous l'influence de la cause la plus minime ;
il peut même arriver que cette lésion devienne une source de
contagion au milieu d'un grand rassemblement d'hommes,
dans un corps d'armée par exemple. L'ophthalmie blennorrhâ-
gique naît alors et se transmet d'individu à individu d'une
manière souvent si insensible, qu'il devient difficile de découvrir l'origine et les causes de cette affection devenue endémique dans une localité ou dans une classe d'individus ; souvent
alors une inspection scrupuleuse démontrera l'existence de
granulations conjonctivales sur un certain nombre de sujets.
Dans ces cas, ainsi que dans tous ceux où cette phlegmasie
règne endémiquement ou épidémiquement, et particulièrement dans les corps d'armée, il est de la plus haute importance d'isoler les personnes affectées, de faire nettoyer avec
soin les objets dont elles se sont servies, ainsi que les localités
qu'elles ont occupées, et de prendre les mesures les plus efficaces pour empêcher la contagion de s'étendre. On aura soin
surtout de s'opposer à l'action des causes catarrhales, qui ne
sévissent nulle part avec plus de violence que dans les localités
où existe déjà un foyer d'infection.

CHAPITRE III. — DE QUELQUES VARIÉTÉS DE L'OPHTHALMIE
CATARRHALE ET DE L'OPHTHALMIE BLENNORRHAGIQUE.

Première variété. — DE LA KÉRATITE VASCULAIRE, PRODUITE PAR DES GRANULA-
TIONS DE LA CONJONCTIVE PALPÉBRALE SUPÉRIEURE.

Après avoir exposé nos idées sur l'ophthalmie catarrhale et
sur l'ophthalmie blennorrhagique, en général, il nous reste
peu de mots à dire sur plusieurs variétés de cette espèce, considérées à tort par les auteurs comme des affections de nature
spéciale et différente. La conjonctivite catarrhale ou blennor-

rhagique à l'état chronique peut donner lieu à une espèce particulière de kératite vasculaire qui, à cause de ses caractères tranchés, de ses causes, de sa marche et du traitement qu'elle exige, mérite d'être considérée à part. L'étude de cette kératite est d'autant plus importante, que cette affection résiste opiniâtrément à tout traitement et se termine par l'obscurcissement partiel ou même complet de la cornée, à moins qu'on ne reconnaisse, en temps utile, la véritable cause qui lui a donné naissance. Le diagnostic exact de pareils cas, facile pour un œil exercé, est en effet un grand triomphe de l'art; le médecin peut promettre au malade un succès brillant, là où des personnes, peu versées dans l'observation des maladies des yeux, avaient échoué pendant des mois et des années contre l'opiniâtreté du mal. Nous avons vainement cherché dans les ouvrages la description de cette forme de kératite vasculaire. Les auteurs, à l'exception de MM. Fischer de Prag et de Mackenzie, ne l'indiquent que sous le nom de *pannus;* ils sont loin d'entrevoir la cause essentielle de cette dernière affection. Pour ne citer qu'un seul parmi les hommes qui font autorité en fait d'ophthalmologie, nous reproduirons ici les propres paroles de M. Juengken; il dit (Augenkrankheiten, p. 567), en parlant du pannus : « Un lacis vasculaire épais et composé de » vaisseaux variqueux, se prolonge de la conjonctive scléroti- » cale à la cornée; *règle générale, l'opacité commence au bord* » *supérieur de la cornée, et s'étend de là au reste de cette mem-* » *brane,* » et plus tard (p. 568) : « Le pannus est partiel ou total; le pannus partiel occupe ordinairement la moitié de la cornée, et *dans la majorité des cas, la moitié supérieure de cette membrane.* » En parlant des causes du pannus, cet auteur signale comme telles d'abord les irrégularités dans la circulation sanguine du bas-ventre, et en second lieu, les ophthalmies accompagnées d'injection veineuse ou variqueuse, telles que les ophthalmies scrofuleuses, arthritiques ou abdominales. La médication que M. Juengken propose contre cette affection, est comprise tout entière dans les mots suivants (p. 569) : « C'est sur les organes abdominaux, dit-il, qu'il faut diriger le traitement pour guérir le pannus. » Les moyens résolutifs et purgatifs en constituent la partie essentielle.

Les désordres des organes abdominaux contribuent sans doute pour beaucoup à la production de cette affection ; mais ce ne sont pas là les seules causes qui lui donnent naissance, et nous sommes étonné que jusqu'à présent l'altération granulée de la conjonctive palpébrale ait été omise dans l'étiologie du pannus.

La variété dont nous voulons parler n'est rien moins que rare ; il ne se passe pas de semaine où nous n'ayons occasion de présenter à nos élèves quelques nouveaux exemples de cette forme curieuse de kératite vasculaire. Ses caractères sont les suivants :

Les malades sont affectés depuis plus ou moins long-temps d'une conjonctivite catarrhale chronique, qui souvent a passé inaperçue, ou bien ils ont été atteints d'un certain degré d'ophthalmie blennorrhagique aiguë ou chronique. Ces affections catarrhales, quand elles ne sont accompagnées que d'une légère démangeaison dans les paupières et d'une augmentation peu considérable de la sécrétion conjonctivale, sont souvent négligées par les malades. Ce n'est que lorsque la cornée commence à s'affecter secondairement et qu'il y a déjà, d'après l'expression des auteurs, un commencement de pannus, que ces individus ont recours aux conseils d'un homme de l'art. La conjonctive de la paupière inférieure est souvent alors peu injectée ; d'autres fois elle offre les symptômes anatomiques d'ophthalmie catarrhale, tels que rougeur, boursouflement et même état velouté ou grenu de cette membrane. Les phénomènes principaux se concentrent dans la moitié supérieure de l'œil ; le tiers, la moitié supérieure ou même la tota-

lité de la cornée deviennent légèrement opaques et sont d'a-
bord sillonnés d'un petit nombre de vaisseaux; bientôt les
vascularités augmentent. et la cornée perd son poli; les vaisseaux prennent un calibre assez considérable, et sont disposés
de manière à ce que, provenant du haut de la circonférence
oculaire, ils se prolongent sur la partie supérieure de la cornée.
L'injection qui se limite quelquefois dans cette portion de la
surface du globe revêt ainsi un aspect particulier, qui fait reconnaître au premier coup d'œil la spécialité de l'affection. Si
l'on ne parvient pas à éloigner la cause permanente de l'irritation de la conjonctive sclérotidienne et de la cornée, ces vascularités deviennent de plus en plus confluentes, le tissu de
la conjonctive oculaire et cornéale s'épaissit dans les parties affectées, l'opacité de la cornée s'étend davantage; des épanchements plastiques et des ulcérations peuvent se former dans
cette membrane; enfin l'affection présente l'ensemble des
symptômes qui a été décrit par les auteurs sous le nom de
pannus. Celui-ci est vasculaire dans le principe; si la maladie
marche et si la conjonctive et la cornée se désorganisent, le
pannus prend la forme connue sous le nom de pannus membraneux et charnu. Lorsque l'attention du praticien ne se
porte pas ailleurs que sur cette conjonctivite et kératite secondaire et chronique, l'inflammation résiste opiniâtrément aux
moyens antiphlogistiques, révulsifs ou spécifiques, à l'aide desquels on cherche à la combattre. Maintes fois nous avons vu
des malades qui avaient passé par une série de traitements
longs et énergiques de toute sorte, qui avaient porté des sétons
pendant des années, sans en éprouver la moindre amélioration et sans que ces moyens aient pu enrayer les progrès de la
désorganisation de la cornée. Eh bien! en renversant, chez ces
malades, la paupière supérieure, on en trouve la conjonctive
couverte de granulations qui prennent toutes les formes, depuis

l'aspect pointillé ou velouté jusqu'à celui de véritables végétations ou fongosités. La totalité de la conjonctive palpébrale est boursouflée et a perdu son poli. La consistance de son tissu est altérée et a augmenté en raison de la chronicité de l'affection catarrhale. Les granulations, surtout nombreuses et saillantes le long du pli oculo-palpébral et vers les angles de l'œil, sont quelquefois d'une rénitence presque cartilagineuse. La sensation de gravier ou d'un corps étranger entre les paupières est la plainte principale et souvent unique des malades, qui rapportent quelquefois cette douleur avec une grande exactitude au siége circonscrit des granulations.

Nous avons dit plus haut que cette affection n'est que la conséquence d'une ophthalmie catarrhale chronique et négligée, ou d'une ophthalmie blennorrhagique antérieure, qui a laissé après elle cette altération du tissu de la conjonctive palpébrale. L'obscurcissement et la vascularité de la cornée ne sont dus, dans ce cas, qu'au froissement continuel qu'exerce sur la surface sensible et lisse du globe oculaire la surface âpre de la partie interne des paupières pendant le battement de ces voiles membraneux. La conjonctive de la paupière inférieure est souvent fortement granulée, et rarement la partie inférieure de la cornée présente les mêmes altérations que nous constatons dans le cas où les granulations siègent dans la conjonctive de la paupière supérieure. Cette différence s'explique facilement quand on considère la disposition des paupières, qui fait que dans les moments mêmes où ces voiles sont tout-à-fait ouverts, la surface interne de la paupière supérieure reste en contact permanent avec une petite portion de la cornée. Ajoutons à cela que les malades atteints de conjonctivite ont souvent de la peine à relever suffisamment la paupière supérieure, à cause de son gonflement et de sa pesanteur, et on se rendra raison du froissement continuel auquel la partie su-

périeure de la cornée est exposée, froissement que n'éprouve
point la partie inférieure de cette membrane. Il est des circonstances où l'ophthalmie catarrhale simple et non compliquée occasionne cet état morbide; cependant, dans la plupart
des cas, l'examen attentif fait découvrir la coexistence d'une
disposition lymphatique, arthritique ou hémorroïdale, qui,
s'étant combinée avec l'affection catarrhale de la conjonctive,
lui imprime une certaine tendance à la chronicité et à la désorganisation des tissus.

Traitement. — Si l'on entreprend le traitement de ces cas en
temps utile et avant que la vascularité de la cornée ne se soit
transformée en véritable *pannus*, on réussit souvent à éclaircir
le miroir de l'œil sans autres moyens que ceux employés pour
faire disparaître l'altération de la conjonctive. Nous n'avons
pas encore vu de cas qui ait résisté aux moyens que nous avons
proposé le premier pour le traitement de cette affection.
Quiconque connaîtra la nature rebelle de cette affection,
quiconque saura que dans la majorité des cas son origine remonte à plusieurs mois et même à des années, que sous le
traitement ordinaire la maladie marche toujours et finit constamment par frapper l'œil de cécité, verra dans les effets
prompts et certains de notre médication un triomphe de l'art
qui profite surtout aux malades de la classe pauvre, parmi lesquels cette affliction est très commune. Cette médication consiste dans la destruction des granulations de la muqueuse,
qu'on pratique à l'aide de la cautérisation avec le nitrate d'argent et avec le sulfate de cuivre. Lors même qu'il existe encore une certaine sensibilité des tissus oculaires, effet du froissement mécanique des granulations, nous ne tardons pas, lors
de la diminution des symptômes phlegmasiques aigus, à renverser la paupière et à en toucher hardiment la surface muqueuse à l'aide d'un crayon de sulfate de cuivre. La plupart
des malades supportent à merveille l'application de ce cathé-

rétique ; nous y revenons de jour en jour, de deux jours en deux jours, en raison du plus ou moins d'irritation de l'œil. On se priverait, dans le plus grand nombre des cas, de l'efficacité puissante de la cautérisation, si l'on voulait toujours, dès le principe, se servir du nitrate d'argent. Ce n'est souvent qu'après avoir habitué la conjonctive aux attouchements avec le sulfate de cuivre, qu'on peut avoir recours à la cautérisation plus énergique et plus pénétrante de la pierre infernale. Cette dernière est nécessaire toutes les fois que les granulations ont acquis un certain volume, et résistent à l'application seule du sulfate de cuivre. On n'a pas besoin de revenir aussi souvent à la première de ces applications toujours plus douloureuse pour le malade, que celles faites avec le sulfate de cuivre, dont ils ne se plaignent guère jamais. Nous joignons toujours à la cautérisation l'usage des collyres astringents avec le sulfate de zinc, de cadmium, de cuivre ou de la pierre divine et des onguents altérants, tels que ceux faits au précipité rouge et blanc. Ce dernier surtout paraît puissamment seconder les effets de la cautérisation. Là où les granulations se présentent sous la forme de véritables végétations fongueuses, la cautérisation seule ne saurait suffire pour les combattre ; il faut ou scarifier la surface granulée, ou bien enlever les végétations saillantes à l'aide des ciseaux courbés sur le plat, et ce n'est qu'après avoir nivelé de la sorte la muqueuse de l'œil qu'on peut traiter ces cas par les agents thérapeutiques que nous venons d'indiquer. Trois à quatre semaines de ce traitement suffisent quelquefois pour achever la guérison d'ophthalmies chroniques très anciennes, et dues à cette cause. Conjointement avec ce traitement local il faut employer les moyens propres à combattre la cause dyscrasique, scrofuleuse ou abdominale.

Deuxième variété. — DE L'OPHTHALMIE MORBILLEUSE ET SCARLATINEUSE.

L'ophthalmie qui précède ou accompagne les éruptions morbilleuses ou scarlatineuses n'est qu'une simple conjonctivite catarrhale, ou, si l'irritation s'étend à la sclérotique, une ophthalmie catarrho-rhumatismale. Si dans les cas de rougeole et de scarlatine l'irritation oculaire revêt un autre caractère que celui que nous venons d'indiquer, si, par exemple, la cornée devient le siége d'ulcérations ou d'épanchements interlamellaires, ou que l'inflammation se propage à d'autres tissus, tels que l'iris, la choroïde, etc., il faut en chercher la cause dans un état morbide de l'économie, antérieur à l'exanthème ou réveillé par celui-ci, qui est venu compliquer le catarrhe de l'œil. Il est d'observation commune que souvent les maladies exanthématiques chez les enfants donnent pour ainsi dire la première impulsion au développement des affections scrofuleuses. C'est ainsi que la rougeole, la scarlatine et la petite vérole peuvent être suivies d'ophthalmies rebelles et offrant les caractères indubitables de l'inflammation scrofuleuse. Cela prouve encore toute l'importance qu'il faut attacher aux combinaisons pathologiques dans l'examen des cas individuels de maladies.

Le traitement de l'ophthalmie morbilleuse et scarlatineuse non compliquée est absolument le même que celui de l'ophthalmie catarrhale ou catarrho-rhumatismale. La complication scrofuleuse de ces ophthalmies doit être combattue d'après les principes que nous exposerons en traitant de l'ophthalmie scrofuleuse.

VARIÉTÉS DE L'OPHTHALMIE BLENNORRHOÏQUE.

Dans l'ophthalmie blennorrhoïque, nous comprenons l'ophthalmie dite Égyptienne, l'ophthalmie des armées ou militaire, l'ophthalmie des nouveaux-nés et l'ophthalmie gonor-rhoïque. Aux variétés de l'ophthalmie blennorrhoïque, appartient peut-être encore l'*ophthalmie des vidangeurs*, dont nous avons beaucoup entendu parler à Paris sans avoir jamais pu l'observer. Parmi tant de milliers de malades qui ont passé sous nos yeux depuis douze années, et que nous avons inter-rogés sur leurs professions, nous n'avons pas trouvé un seul vidangeur. Cette circonstance nous force de douter de la fréquence de cette maladie, qui probablement n'est qu'une ophthalmie catarrhale ou blennorrhagique, entretenue et aug-mentée par l'action des émanations ammoniacales et délétères auxquelles ces ouvriers sont continuellement exposés. Nous n'admettons point de différences essentielles qui distingue-raient ces affections. Elles ne sont pour nous que des variétés de la même espèce modifiées par des circonstances diverses. Nous citerons en premier lieu l'âge des individus affectés. Ainsi, chez un enfant nouveau-né, la conjonctive et les tissus oculaires offrent nécessairement moins de rénitence; ils sont plus mous et remplis d'une plus grande quantité de liquides que chez les adultes. La réaction vasculaire, la sensibilité, l'in-fluence de l'affection locale sur l'économie en général doivent être tout autres chez ces êtres délicats que chez des personnes plus avancées en âge. De là des différences dans l'ophthalmie blenorrhagique des nouveaux-nés et des adultes, différences qui se manifestent dans les symptômes et qui sont de quelque importance pour le traitement.

Ces variétés doivent une autre modification aux causes qui les produisent et à l'action plus ou moins intense de ces causes. Nous avons fait voir que l'irritation catarrhale est le type commun de toute ophthalmie blennorrhagique; nous croyons avoir prouvé que sous l'influence de circonstances particu-lières l'affection catarrhale, sans être spécifique, peut donner lieu à la sécrétion d'un mucus contagieux, et propre à transmettre une maladie identique d'un individu à l'autre. L'origine spontanée ou primitive de l'ophthalmie blennorrhagique, selon nous, n'exclut point son développement et sa propagation par contagion. Or, que l'origine de cette ophthalmie, dans une localité quelconque, soit due au concours de causes propres à développer des affections catarrhales, qu'elle surgisse d'emblée chez un individu par suite du contact de ses yeux avec un mucus virulent, que les yeux d'un enfant contractent cette affection après avoir été exposés pendant le passage par les voies génitales de la mère à l'influence nuisible du mucus sécrété par le vagin malade, qu'un individu affecté de gonorrhée ait porté aux yeux ses doigts chargés de matière purulente, ce sont bien là des différences dignes d'être prises en considération; mais elles ne sont pas de nature à imprimer un caractère essentiel à l'ophthalmie blennorrhagique, qui en est la conséquence. Tout ce qu'il est permis de dire, c'est que l'ophthalmie purulente suite d'un catarrhe de la conjonctive est moins formidable quand elle n'est que sporadique ou dans le commencement d'une épidémie ou d'une endémie; que l'action du virus d'origine atmosphérique paraît être moins violente et moins destructive que l'action du mucus gonorrhoïque et leucorrhéique; et enfin que cette affection est susceptible de prendre une intensité et une extension effrayantes toutes les fois qu'elle sévit sur des rassemblements nombreux d'individus dans une localité circonscrite.

Troisième variété. — DE L'OPHTHALMIE DES NOUVEAUX-NÉS.

On a pu voir par les considérations qui précèdent que nous sommes aussi loin d'attribuer l'origine de l'ophthalmie des nouveaux-nés à une cause unique, que d'admettre un virus venu d'Égypte comme le germe invariable de l'ophthalmie purulente des adultes. La première aussi bien que la dernière

variété de l'ophthalmie blennorrhagique peut être due à un
grand nombre de causes différentes , dont l'action a été isolée
ou simultanée. C'est ainsi que tantôt l'ophthalmie des nouveaux-
nés se développe endémiquement dans les maternités, les hospices d'enfants ou d'orphelins, où ces êtres délicats se trouvent
encombrés , privés des soins nécessaires de propreté, exposés à
une atmosphère chargée d'émanations nuisibles, circonstances
qui suffisent pour imprimer aux irritations catarrhales un
certain caractère de malignité. D'autres fois, l'ophthalmie purulente des nouveaux-nés se rencontre sporadiquement et sans
qu'on puisse faire remonter son origine à des causes de nature
endémique ou épidémique. C'est une erreur de croire qu'elle
soit constamment ou le plus souvent produite par l'inoculation
du mucus leucorrhéique pendant le passage de l'enfant à travers les voies génitales de la mère ; l'examen attentif nous a
prouvé que ce cas est exceptionnel. Nous avons vu plusieurs
fois des enfants, nés de mères affectées de blennorrhagie vagi-
nale, conserver l'état normal de leurs yeux ; nous en avons vu
beaucoup d'autres affectés de cette ophthalmie, tandis que
leurs mères n'avaient point eu de leucorrhée lors de leur accouchement, et d'autres enfin qui , venus au monde sans aucune trace de phlegmasie oculaire , l'avaient contractée des
semaines , des mois entiers après leur naissance. C'est dans les
temps où les ophthalmies catarrhales sont le plus fréquentes
et même épidémiques que celles des nouveaux-nés sont le plus
nombreuses. Presque toujours, car les exceptions sont peu
nombreuses, l'ophthalmie des nouveaux-nés débute sous l'influence des causes catarrhales et avec les caractères anatomiques du catarrhe oculaire. Si les caractères physiologiques de
la maladie ne peuvent pas tous être constatés sur des enfants
à qui la parole manque, toujours est-il que l'un des plus importants, la démangeaison existe, comme le prouve le frottement que les petits malades tendent continuellement à exercer

sur leurs yeux. Est-il étonnant, d'ailleurs, que les variations thermométriques agissent avec facilité et avec violence sur de petits êtres si délicats, non encore habitués à l'action de la température de l'air ambiant, si inférieure à celle dont ils jouissaient pendant leur existence intra-utérine? Ne les découvre-t-on pas à chaque instant? Ne sont-ils pas continuellement soumis au refroidissement? Ne les expose-t-on pas à l'action du grand air et de l'eau froide lors de leur présentation à la mairie et à l'église, sans égard pour la mauvaise saison et les rigueurs de l'hiver? Aussi est-ce alors que sévissent le plus ces ophthalmies si délétères. Après ce que nous avons dit (p. 27) sur l'action combinée des causes générales et locales des phlegmasies oculaires, il nous semble que l'on n'aura pas lieu de s'étonner de ce que le refroidissement agisse davantage sur les yeux chez des êtres à peine sortis d'une obscurité complète, ne s'accoutumant que lentement à l'influence de la lumière, et que néanmoins on expose à tout moment et sans considération pour la sensibilité de leur appareil nerveux oculaire, aux rayons directs et concentrés , en portant ces jeunes sujets près des croisées, en plaçant leurs berceaux en face de fenètres quelquefois fortement éclairées et en approchant imprudemment de leurs yeux la lumière artificielle la plus vive.

La phénoménologie de l'ophthalmie purulente des nouveaux-nés ne diffère pas de celle que nous avons exposée en parlant de l'ophthalmie blennorrhagique en général. Le développement, les caractères anatomiques et physiologiques, la marche et les terminaisons sont les mêmes pour l'une et pour l'autre de ces affections. Nous avouons que nous avons été dans l'erreur en croyant autrefois que l'absence des granulations de la conjonctive dans l'ophthalmie des nouveaux-nés pourrait constituer un caractère différentiel entre celle-ci et l'ophthalmie purulente des adultes. L'observation postérieure à la publication de cet opuscule nous a convaincu que l'état granulé

de la conjonctive est loin de manquer dans l'ophthalmo-blennorrhée des enfants. Si on ne le constate pas avec la même facilité que chez les adultes, c'est parce que d'une part la laxité
des tissus dans un âge aussi jeune rend les granulations confluentes, et que d'autre part il est souvent impossible, sur les
enfants, d'examiner avec attention l'aspect de la conjonctive
palpébrale, le gonflement inflammatoire des paupières rendant
leur exploration douloureuse, et la tendresse des mères ne
permettant que rarement au médecin de continuer les recherches nécessaires pendant que l'enfant crie et fait des efforts
pour se soustraire à notre examen.

Nous dirons ici en passant que la photophobie n'existe qu'exceptionnellement dans l'ophthalmie des nouveaux-nés comme
dans les blennorrhagies oculaires en général, quand elle est
compliquée de sclérotite (v. *Ophthalmie catarrho-rhumatismale*), ce qui n'est pas très fréquent. Lorsque cette complication manque, les yeux affectés du plus abondant flux puriforme
fixent parfaitement la lumière, sans difficulté et sans signes de
douleur. On vient de voir que c'est à la tension inflammatoire
et douloureuse des paupières, souvent extraordinaire dans
cette affection, que nous attribuons la résistance que l'on rencontre lorsqu'on essaie d'écarter ces voiles membraneux ; cette
résistance est due plutôt à un effort musculaire volontaire et
instinctif qu'à un véritable blépharospasme nerveux.

La constitution délicate des enfants en bas âge explique pourquoi chez eux l'ophthalmie blennorrhagique est souvent ac•
compagnée d'un haut degré de fièvre et de réaction générale.
Ils sont agités, ils ne dorment pas ; leur pouls est accéléré, leur
peau brûlante. Souvent il existe en même temps du dévoiement. On a même dit que si les progrès de l'ophthalmie ne
sont pas arrêtés à temps, les petits malades dépérissent rapidement et peuvent tomber dans une espèce de marasme qui se
termine même quelquefois par la mort. Nous avons vu tant

d'enfants robustes et bien nourris conserver toutes leurs forces
après être devenus aveugles par suite de cette terrible maladie,
que, conformément à notre expérience, nous regardons une
constitution débile, scrofuleuse, et l'atrophie qui en résulte
comme les causes principales qui rendent l'écoulement blennorrhagique plus abondant et plus pernicieux.

La puissance de l'art est grande pendant les premières périodes de l'ophthalmie des nouveaux-nés et avant qu'elle n'ait
donné lieu à des lésions de la cornée. Le pronostic est favorable toutes les fois que l'ophthalmie n'a pas encore dépassé les
limites du miroir de l'œil. Le traitement est ordinairement
d'action lente. Les épanchements interlamellaires de la cornée
sous forme de taies plus ou moins épaisses et les cicatrices de
cette membrane sont des terminaisons fréquentes. Si l'ophthalmie a été violente, elle peut donner lieu aux staphylômes de la
cornée, de l'iris, aux adhérences de cette membrane, à l'oblitération de la pupille, et à la fonte purulente de l'œil.

Le *traitement* de l'ophthalmie des nouveaux-nés sera dirigé
d'après les principes déjà exposés dans les généralités de l'ophthalmie blennorrhagique, mais il doit être modifié à raison
de l'âge et de la constitution tendre des malades.

Une ou deux sangsues appliquées derrière l'oreille du côté
affecté provoquent chez des enfants si jeunes une déplétion
sanguine suffisante; l'évacuation ne doit pas être poussée plus
loin quand la face commence à pâlir. Si au contraire elle reste
rouge ou qu'elle s'injecte de nouveau, on ne doit pas craindre
de revenir à une nouvelle application de sangsues, principalement chez les enfants qui ont de l'embonpoint et la face fortement colorée.

Les purgatifs sont des évacuants fort appropriés et dans
beaucoup de cas mieux supportés par les enfants que les émissions sanguines. Leur choix doit également être réglé d'après
leur âge; chez un enfant de quelques jours, trois ou quatre

cuillerées de sirop de rhubarbe et de chicorée ou une solution de manne produisent le même effet qu'une dose de calomélas et de jalap chez un enfant âgé d'un ou deux ans.

Les soins les plus minutieux de propreté sont de rigueur. Si plusieurs enfants se trouvent rassemblés dans le même local, il est important qu'on les sépare les uns des autres; les yeux doivent être lavés toutes les cinq ou toutes les dix minutes avec une solution tiède d'acétate de plomb (d'un à quatre grains et davantage pour chaque once d'eau distillée), ou de sulfate de cuivre (d'un à deux grains pour chaque once d'eau). Le médecin doit apprendre aux nourrices chargées du service de ces malades la conduite à suivre pour ne pas laisser croupir entre les paupières gonflées la matière puriforme qui se concrète en croûtes souvent fort irritantes. Le mieux est d'écarter doucement ces voiles, d'absterger avec une extrême précaution et à l'aide d'une éponge très fine et imbibée du collyre la surface conjonctivale des paupières, et de faire tomber entre celles-ci, dans l'angle externe, le jet du liquide dont une partie est retenue et sert à atténuer le mucus; on peut même avec avantage faire injecter le collyre, à l'aide d'une seringue, par une personne intelligente et prudente.

Aussitôt après la période aiguë de l'ophthalmie, l'état boursouflé de la conjonctive et la sécrétion purulente réclament l'emploi d'astringents topiques plus énergiques; nous donnons la préférence aux instillations, répétées deux ou plusieurs fois par jour, du laudanum de Sydenham, étendu ou pur, entre les paupières. Ce moyen est en même temps très efficace dans les cas où il s'agit d'arrêter les progrès d'une ulcération de la cornée, ou d'empêcher la dégénérescence staphylomateuse d'une procidence de l'iris. C'est ici que le collyre de nitrate d'argent trouve son emploi. Ce traitement, joint aux remèdes propres à combattre des complications accidentelles, et surtout celle d'une constitution lymphatique, suffit presque

toujours pour faire disparaître l'inflammation de la conjonctive. La reproduction est si active dans cet âge, que l'état granulé de la muqueuse palpébrale disparaît presque toujours
par l'usage des collyres astringents, de l'onguent de précipité
blanc ou rouge et des instillations de laudanum. On n'a guère
besoin de recourir à la cautérisation ou à l'excision de la conjonctive ; ces derniers moyens deviennent cependant quelquefois nécessaires dans les cas de granulations abondantes et
d'*ectropium* sarcomateux, produit par l'ophthalmie des nouveaux-nés et quand une procidence de l'iris s'est formée et menace de dégénérer en staphylôme. Enfin, les taies de la cornée,
suite de cette affection, se résorbent quelquefois avec une rapidité étonnante par l'usage topique du laudanum, du précipité blanc, d'une pommade d'hydro-iodate de potasse (un grain
sur un gros d'axonge,) etc., quand elles ne dépendent que d'un
simple épanchement interlamellaire d'une matière albumineuse.

Quatrième variété. — DE L'OPHTHALMIE BLENNORRHAGIQUE SYPHILITIQUE
OU OPHTHALMIE GONORRHOÏQUE.

Nous aurons occasion plus tard d'exposer quelques idées sur
la nature de la syphilis ; nous n'indiquerons ici, par anticipa-
tion, que nos doutes sur l'identité des affections blennorha-
giques dites syphilitiques et des affections chancreuses. Nous
regardons les premières comme des catarrhes, modifiés seulement par l'action d'une cause spéciale. Quand même elles ne
seraient point des affections de nature catarrhale, les ressemblances frappantes qui existent entre les caractères des catarrhes et les leurs seraient dignes d'intérêt et d'attention. Ces
considérations s'appliquent particulièrement aux analogies
existant entre l'ophthalmie blennorrhagique syphilitique ou

gonorrhoïque (nous lui conserverons ce nom impropre, puisqu'il est généralement adopté), et l'ophthalmie blennorrhagique ordinaire. C'est pourquoi nous traitons ici de l'ophthalmie gonorrhoïque ; en suivant cette marche, nous éviterons des répétitions oiseuses.

Des discussions multipliées ont été soulevées touchant l'origine de l'ophthalmie gonorrhoïque. La question principale, agitée à cet égard, est celle de savoir si l'ophthalmie gonorrhoïque peut se former par une sorte de métastase. Voici en peu de mots ce que l'expérience nous a démontré à ce sujet.

1° L'ophthalmie gonorrhoïque, comme toute ophthalmie blennorrhagique, peut se développer à la suite du transport immédiat du mucus gonorrhoïque sur l'œil, quand les malades, par exemple, négligeant les soins de propreté, portent aux yeux les doigts chargés de mucus virulent, ou quand ils les lavent avec l'éponge dont ils se sont servis pour nettoyer les parties entachées de pus gonorrhoïque. Il n'est pas rare de voir ce transport du mucus urétral sur l'œil se faire par suite d'une absurde pratique assez répandue dans la basse classe, celle qui consiste à se laver les yeux avec de l'urine pour se débarrasser d'une légère ophthalmie le plus souvent catarrhale. Toutefois la question de savoir si un individu peut s'infecter lui-même, et si la matière sécrétée par la muqueuse urétrale n'est pas devenue trop homogène à l'économie pour pouvoir agir sur une autre muqueuse, n'est pas encore définitivement décidée.

2° L'ophthalmie catarrhale peut se développer accidentellement chez un individu affecté de gonorrhée, sans qu'on puisse découvrir quelque rapport entre l'une et l'autre affection ; le malade ne croyant point avoir mis l'œil en contact avec le mucus urétral et l'écoulement n'ayant ni cessé, ni diminué, il se peut, à la vérité, que sur un individu affecté d'une blennorrhagie urétrale l'irritation catarrhale de l'œil acquière une disposition à se transformer plus facilement en ophthalmie purulente.

3° Les cas dans lesquels l'ophthalmie gonorrhoïque, produite par l'effet de la métastase, se manifeste immédiatement après la suppression de l'écoulement urétral, sont extrêmement rares. Nous avons cependant observé des exemples qui ne laissent guère de doute sur ce mode de production de l'ophthalmie gonorrhoïque. Dans ces cas, la marche de l'affection est le plus souvent sur-aiguë, et se termine rapidement par la rupture du globe oculaire, si elle n'est point promptement jugulée par un traitement des plus énergiques.

Les phénomènes qu'offre cette ophthalmie sont entièrement identiques à ceux de l'ophthalmie blennorrhagique en général. Il paraît que dans la première un seul œil est le plus souvent affecté. Cette différence n'est cependant ni généralement vraie, ni essentielle, et ne saurait en conséquence constituer un caractère de diagnostic.

Cette ophthalmie présente les mêmes dangers que toute autre variété de l'ophthalmie blennorrhagique. Pénétrés de l'idée de sa nature métastatique, quelques praticiens ont essayé d'en mitiger la gravité en lui opposant une sorte de révulsion spécifique. Les uns ont cherché à rétablir ou à exciter l'écoulement urétral en introduisant dans l'urètre une bougie chargée de substances irritantes, d'onguent de précipité rouge, par exemple, de tartre stibié, ou même de matière gonorrhoïque; d'autres, croyant trouver une analogie presque identique dans les caractères des matières puriformes sécrétées par la muqueuse urétrale et par la conjonctive, ont cherché à inoculer dans l'urètre le produit de la sécrétion de cette dernière. Le succès de l'un et de l'autre de ces procédés pratiques est douteux par la raison indiquée plus haut.

Le *traitement* de l'ophthalmie gonorrhoïque diffère à peine de celui dont nous avons exposé les principes lorsque nous avons parlé de l'ophthalmie blennorrhagique en général. La seule différence consiste dans l'attention qu'il faut accorder en même temps à l'état de l'écoulement urétral ; il est essentiel que ce dernier se fasse librement. Si la violence de l'inflammation est la cause d'une diminution dans la sécrétion urétrale, il faudra employer les émissions sanguines, les cataplasmes émollients sur le périnée et sur les organes sexuels, les frictions mercurielles et les bains chauds pour débarrasser l'engorgement du système capillaire, et pour rétablir le flux purulent. Si au contraire l'usage intempestif des répercussifs ou un refroidissement accidentel ont occasionné la suppression de l'urétrorrhagie, on pourra quelquefois la rétablir par l'emploi d'une bougie enduite de la matière gonorrhoïque d'un autre malade, ou d'une substance irritante, tels que la teinture des cantharides, l'onguent de précipité rouge, etc.

Vetch et plusieurs autres auteurs, principalement en Angleterre, ont décrit une sclérotite semblable en tout à celle qui constitue l'ophthalmie rhumatismale comme succédant à la blennorrhagie urétrale. Nous n'avons pas eu occasion d'observer des cas pareils ; mais plusieurs praticiens distingués et dignes de foi, M. Trousseau, par exemple, nous ayant assuré avoir vu des rhumatismes articulaires, ou des affections accompagnées de tous les symptômes de ceux-ci succéder à des gonorrhées, des inductions fort curieuses et importantes pour la pathologie pouvant d'ailleurs être tirées de ces faits, nous les recommandons à l'attention des médecins, de même que nous ne laisserons passer aucune occasion de les constater et d'en éclairer la nature.

PREMIÈRE OBSERVATION. Ophthalmie catarrhale avec granulations. —
Guérison prompte. (Pl. 1 , fig. 1.)

M. D., âgé de trente ans, se présente à notre clinique le
20 janvier 1835.

L'œil gauche a l'aspect suivant :

La paupière inférieure renversée présente la conjonctive
partagée en trois parties distinctes : l'antérieure est celle qui
recouvre le cartilage tarse ; elle est couverte, du côté interne, de
stries fines, d'un rouge-vermillon ; du côté externe, d'un velouté
de feu, d'un rouge plus foncé tirant sur le carmin, dans lequel
on distingue quelques élévations granulées, circonscrites,
d'une teinte un peu plus clair, un peu diaphanes ; derrière
cette partie de la conjonctive palpébrale, il y en a deux autres
qui forment des plis saillants sur lesquels le velouté et les
granulations sont encore plus prononcées.

Le réseau irrégulier des vaisseaux fins commence dans ces
trois parties formant la conjonctive palpébrale.

Dans la conjonctive scléroticale, cette injection devient plus
régulière ; les vaisseaux dont les troncs regardent vers la conjonctive palpébrale sont d'un rouge pâle, jaunâtre, peu larges,
tout droits, à peu près parallèles entre eux et légèrement bifurqués ; ils se terminent à une ligne et demie ou deux lignes du
bord de la cornée avec des extrémités fines et pointues, de
manière à laisser un espace blanc circulaire en forme de bande,
exempt d'injection vasculaire, autour du miroir de l'œil. La
conjonctive est un peu jaunâtre et dans un état de légère re-
laxation Une petite quantité de mucus est collée au grand
angle en dessous de la caroncule lacrymale. La sclérotique est
parfaitement saine.

Aucune trace de larmoiement ni de photophobie.

Diagnostic. — Conjonctivite catarrhale chronique, avec épaississement et granulations de la conjonctive.

Le commémoratif vient confirmer ce diagnostic ; le malade a depuis long-temps des coryzas fréquents et habituels ; il est enchifrené ; il tousse, est oppressé de la poitrine et crache souvent ; l'auscultation fait entendre un peu de râle muqueux. L'ophthalmie existe depuis trois mois avec collement des yeux le matin, sensation de gravier entre les paupières, démangeaison, etc.

Traitement. — Il confirme également l'exactitude du diagnostic ; par l'emploi de quelques purgatifs salins et l'emploi d'un collyre astringent (eau dist. ℥ ij, sulfate de cuivre gr. ij, laudanum de Syd. gtt. xij), dont la force est peu à peu augmentée, l'affection s'améliore promptement, et la guérison complète a lieu en quatre semaines ; après, il survient une rechute, non dans la muqueuse de l'œil, mais dans la muqueuse bronchique.

Deuxième observation. Ophthalmie blennorrhoïque de l'œil droit. — Traitement énergique. — Guérison.

Madame G...., âgée de quarante ans, dévideuse en coton, d'une constitution pléthorique, vient depuis quatre semaines à la clinique pour faire traiter son enfant affectée d'ophthalmie catarrho-lymphatique. Le 22 février 1837, elle est subitement prise de violents maux de tête et de douleurs dans l'œil droit. Vingt-quatre heures après l'invasion de la maladie, nous constatons l'état suivant :

Rougeur et gonflement considérable des paupières de l'œil droit ; rougeur et aspect grenu de la conjonctive palpébrale ; conjonctive scléroticale gonflée et formant un bourrelet saillant d'un rouge vif et d'un aspect lobulé autour de la circonférence cornéale ; sécrétion muqueuse abondante ; mucus puriforme se déposant en forme de stries à la surface de la conjonctive, et s'amassant dans le pli conjonctivo-palpébral.

La malade se plaint de picotement dans l'œil ; point de photophobie. La narine du côté droit sécrète beaucoup de mucosités. La malade n'a jamais eu d'affection leucorrhoïque. Elle a eu ses règles quatre jours avant l'invasion de l'ophthalmie.

Prescription. — Saignée du bras de quatre palettes ; le soir du même jour, application de 15 sangsues au-devant de l'oreille droite. Frictions d'onguent napolitain sur le front, de deux en deux heures. Fomentations d'eau froide sur l'œil affecté. A l'intérieur, le calomélas à dose purgative.

L'amélioration est sensible le lendemain ; les douleurs sont moindres, le chémosis persiste. Un épanchement interlamellaire très circonscrit commence à se former à la partie interne de la cornée. La sécrétion muqueuse est encore copieuse.

Prescription. — Application de 18 sangsues au-devant de l'oreille droite. Les lotions froides de l'œil sont remplacées par l'usage d'un collyre d'acétate de plomb (deux grains pour chaque once d'eau distillée). On continue les frictions mercurielles.

Le 27 février, le chémosis a complétement disparu. Il n'en est resté qu'une injection catarrhale confluente de la conjonctive oculaire. La partie palpébrale de cette membrane offre un aspect villeux. Les prodrômes de salivation nous commandent de cesser les frictions d'onguent napolitain. Le collyre d'acétate de plomb fait place à une solution de sulfate de zinc (gr. iij pour une once d'eau distillée). Le 2 mars, on applique un vésicatoire à la nuque.

La malade, qui était convalescente, n'est plus revenue à la consultation.

Ce cas offre l'exemple d'une ophthalmie blennorrhagique d'origine simplement catarrhale, et due probablement aux causes qui ont provoqué une affection presque identique chez la petite fille de la malade. L'ophthalmie a acquis rapidement (en vingt-quatre heures) un développement tel, qu'il a fallu déployer contre elle l'appareil antiphlogistique dans toute son étendue. Grâce à l'énergie de la médication, l'amélioration n'a pas été moins prompte que l'invasion de la maladie. La conjonctivite, malgré son intensité, n'a pas été accompagnée de photophobie, ce qui était dû à l'absence complète de sclérotite. Les frictions mercurielles ont été employées ici exceptionnellement à cause des douleurs qui nous firent craindre d'abord que l'ophthalmie ne fût compliquée d'un commencement d'inflammation dans l'une des membranes internes. Nous avons ici essayé exceptionnellement l'usage externe de l'eau froide qui a bien réussi.

TROISIÈME ET QUATRIÈME OBSERVATION. Ophthalmies catarrhales et blennorrhoïques attaquant des familles entières.

Nous avons parlé de conjonctivites catarrhales accompagnées de sécrétion muqueuse abondante et d'un état grenu de la conjonctive, qui attaquent successivement ou simultanément plusieurs membres de la même famille exposées aux mêmes causes nuisibles. Nous allons indiquer succinctement quelques cas de cette espèce, dont les symptômes n'ont rien présenté d'extraordinaire, mais qui sont dignes d'être rapportés comme pouvant donner une idée de la manière dont ces affections peuvent devenir endémiques dans certaines localités. Le 3 octobre 1836, vint se présenter à notre clinique Marie-Antoinette Ch...., couturière, avec ses deux enfants, âgés de onze et de trois ans, tous les trois affectés de blennorrhée modérée de la conjonctive. Cette famille habita un quartier malsain et très humide; la mère et les enfants furent forcés de passer les nuits dans une chambre mal défendue contre la pluie. L'affection se déclara successivement sur le garçon aîné, la mère et la petite fille. Chez la mère, l'ophthalmie catarrhale était compliquée de sclérotite rhumatismale ; chez les enfants, d'habitude scrofuleuse, l'affection avait revêtu quelques caractères spéciaux à l'ophthalmie lymphatique, et se distingua surtout par l'injection catarrho-lymphatique de la conjonctive scléroticale.

Un cas analogue, consigné dans les registres de notre dispensaire, est celui de madame D.... et de ses deux enfants, tous simultanément affectés de conjonctivite catarrhale, mais à un degré moindre que les précédents. L'affection data, chez l'un des enfants, de deux ans ; chez la mère, de dix-huit mois ; et chez l'autre enfant, de deux mois. Les instillations d'une solution de sulfate de zinc, jointes à l'usage de purgatifs, triomphèrent promptement de cette affection, endémique pour ainsi dire dans la même famille. Ce traitement simple ne suffit point à combattre l'affection bien plus grave, quoique de même nature, dans le cas qui précède. La phlegmasie intense et compliquée réclama l'application de sangsues au-devant des oreilles pour les enfants, et une saignée du bras de quatre palettes pour la mère. Après avoir fait les émissions sanguines nécessaires, on passa à l'usage externe des collyres saturnins, et à l'usage interne de la teinture des semences de colchique, qui plus tard, pour les enfants, fit place à la solution d'hydrochlorate de baryte. La guérison, dans les deux cas, fut complète et radicale. Nous croyons devoir attribuer, dans ce cas, l'extension de la phlegmasie sur plusieurs individus plutôt à l'action des mêmes causes catarrhales qu'à la contagion.

CINQUIÈME OBSERVATION. Granulations fongueuses de la conjonctive palpébrale. — Guérison par l'excision, suivie de cautérisation.

Une religieuse de l'hôpital Saint-Antoine nous amena, le 19 décembre, une demoiselle âgée de trente ans, et affectée de granulations de la conjonctive palpébrale de l'œil gauche.

A la paupière supérieure, elles avaient dégénéré en une fongosité du volume d'une lentille de forme aplatie, et attachée à la conjonctive par une espèce de pédicule. Cette fongosité fut enlevée à l'aide de ciseaux courbes, et la plaie cautérisée avec le nitrate d'argent. La tumeur fongueuse, examinée après l'excision, était d'un rose pâle, diaphane, un peu lobulée, et paraissait être composée d'une trame cellulaire. La cautérisation fut répétée les jours suivants. Après dix jours de traitement, il s'était formé, à la place du fongus, une cicatrice étoilée. Le reste de la conjonctive n'était plus que légèrement velouté. On recommanda à la malade, au moment de son départ pour la province, de continuer elle-même la cautérisation de la conjonctive palpébrale à l'aide du sulfate de cuivre, et d'en seconder les effets par les instillations de laudanum de Sydenham entre les paupières.

Des granulations de la conjonctive un peu fortement développées sont souvent suivies de dégénérescence fongueuse sanguine. On s'expliquera facilement cette transformation si l'on se rappelle ce que nous avons dit sur la structure des végétations grenues de la muqueuse oculaire. Elles se composent d'une trame cellulo-vasculaire qui n'a qu'à se développer plus fortement pour devenir du tissu érectile.

CHAPITRE IV. — DE L'OPHTHALMIE RHUMATISMALE.

Nous regardons le rhumatisme comme une irritation particulière ayant son siége dans les tissus fibro-séreux et musculaires, et pouvant conséquemment se manifester partout où existent les éléments de ces tissus. Cette irritation est, suivant nous, différente de l'inflammation; pour s'en convaincre, on n'a qu'à comparer, dans une partie quelconque de l'économie, le rhumatisme chronique avec une inflammation chronique de cette même partie Il existe, en effet, entre ces deux affections considérées dans le même siége des différences marquées de causes, de marche et de traitement, de caractères anatomiques et physiologiques. Ainsi, dans l'inflammation, la douleur augmente par la pression. Vous ne rencontrez pas ce phénomène dans le rhumatisme; et malgré cela, le moindre mouvement dans l'organe affecté de cette maladie produit de vives souffrances. La phlogose est fixe; le rhumatisme est fugace, c'est-à-dire qu'il se déplace aisément pour se transporter sur une autre portion du même système. On observe dans l'inflammation une exsudation d'une matière fibro-albumineuse plastique, une formation de fausses membranes et de vaisseaux capillaires nouveaux, dont aucune trace n'existait avant la maladie; dans le rhumatisme, vous ne trouvez pas ce caractère essentiel. La cause presque exclusive du rhumatisme enfin est la suppression de la transpiration, tandis que les causes de la phlegmasie sont le plus souvent locales, et se réduisent plus ou moins, pour la plupart, à une lésion mécanique. Le rhumatisme chronique résiste le plus souvent opiniâtrément au traitement antiphlogistique simple et au traitement révulsif, qui triomphent presque toujours des phlegmasies chroniques les plus invétérées. Nous devons ajouter que, lorsque le rhumatisme devient aigu, il prend presque toujours le caractère inflammatoire; alors, ses symptômes et sa thérapeutique se confondent avec ceux des phlogoses.

Le rhumatisme et son traitement ayant été de nos jours le sujet de recherches nombreuses et de l'attention particulière des praticiens, il devient superflu d'insister davantage sur ces généralités.

Dans l'organe de la vision, comme dans tous les autres organes de l'économie, le rhumatisme a son siége le plus ordinaire dans les membranes fibro-séreuses; celles qui sont affectées dans l'ophthalmie dite rhumatismale ou rhumatique,

sont le plus ordinairement la sclérotique, l'expansion aponé-
vrotique des muscles qui font mouvoir le globe oculaire, et la
partie séreuse de la conjonctive, c'est-à-dire la portion de cette
membrane qui avoisine le miroir de l'œil, la cornée, dans
certains cas, en outre la membrane de l'humeur aqueuse et
le feuillet séreux qui tapisse la face antérieure de l'iris. De ce
feuillet, l'inflammation peut même s'étendre au parenchyme
irien. Nous ne savons pas d'une manière positive si l'hyaloïde
peut en être attaquée. Il y a de fortes présomptions qui militent
en faveur de l'opinion que la membrane de Jacob est susceptible d'être envahie par cette affection. Si l'iritis rhumatismal
existe rarement sans sclérotite, c'est que, doué seulement de
l'élément séreux, l'iris est dépourvu d'un tissu fibreux, tandis
que la sclérotique est une véritable membrane fibreuse. La
sclérotite est si ordinairement, ou du moins si fréquemment
de nature rhumatismale, que M. Mackenzie n'en donne la
description qu'à l'article dans lequel il traite de l'ophthalmie
rhumatique, tandis que cet ophthalmologiste consacre des
chapitres particuliers à l'inflammation de chacune des autres
membranes de l'œil. Nous devons dire enfin que jusqu'à ce
jour l'anatomie pathologique ne nous a fourni que peu de
lumières sur cette fréquente ophthalmie.

Caractères anatomiques. — Dans l'ophthalmie rhumatismale
simple, la sclérotique est donc le siége primitif et principal de
l'affection. De là, si elle n'est pas promptement arrêtée, elle
s'étend comme toute ophthalmie aux autres tissus. Dans son
état compliqué ou combiné, elle peut débuter par l'inflammation d'une membrane autre que la sclérotique.

Quand on a occasion d'observer l'ophthalmie rhumatismale
simple dès le commencement, elle présente les phénomènes
suivants. La conjonctive dans toute son étendue offre ses conditions normales. Dans la sclérotique, on voit une légère
injection composée de vaisseaux très fins, de couleur carmin-

pâle, qui commencent au point où elle se réunit à la cornée, s'éloignent de cette dernière membrane en devenant de plus en plus déliés, et se terminent enfin à une ligne à peu près de la circonférence cornéale. Ces vaisseaux, tous parallèles entre eux, très droits, distants les uns des autres d'une demi-ligne ou d'un quart de ligne à peu près, et ne se réunissant par aucune anastomose, forment autour du miroir de l'œil un cercle d'abord interrompu par des parties saines de la sclérotique, mais bientôt complet. Il est très rare de ne voir que l'une des moitiés de la cornée entourée par un demi-cercle vasculaire. Dès que cette injection se montre, l'œil est un peu sensible à l'impression de la lumière ; des larmes s'en échappent de temps à autre. Si, pour le regarder, on l'expose au jour et qu'on en écarte les paupières, cette exploration, un peu prolongée, suffit pour exaspérer les trois symptômes mentionnés qu'on peut regarder comme pathognomoniques. Tandis que les vaisseaux de la sclérotique se prolongent vers la périphérie de la surface antérieure du globe de l'œil par leur bout délié, d'autres vaisseaux, qui ne semblent être que la continuation de ceux de la sclérotique, apparaissent dans la conjonctive ; du moins, la disposition semblable de ces vaisseaux tend à le prouver. Ils commencent, en effet, près du bord de la cornée avec un bout un peu plus gros, suivent, en décroissant de volume, la même direction que ceux qui sont situés dans la sclérotique, et se terminent très déliés à l'extrémité opposée. Ils ne diffèrent des vaisseaux sclérotidiens que par leur couleur très foncée, d'un rouge vermillon un peu jaunâtre, par leur diamètre plus grand, par leur marche moins droite, plus flexueuse ou tortillée, et par leur plus grande longueur. D'ailleurs, dès le premier degré de la maladie, on les distingue facilement de ceux de la sclérotique en ce qu'ils sont situés plus superficiellement, et qu'ils se meuvent avec la conjonctive qui suit les mouvements des paupières ou se laisse déplacer avec le doigt de l'observateur quand elle est un peu relâchée, tandis que ceux de la sclérotique sont plus profonds et suivent les mouvements du globe de l'œil.

Ce premier degré de l'affection n'est presque pas accompagné de douleur; quelques picotements et de légers élancements se font sentir de temps à autre; la vue est peu troublée ou ne l'est pas du tout. Les symptômes augmentent vers le soir. L'affection est si peu considérable que le malade ne s'en aperçoit pas ou n'y attache aucune importance; aussi ne parvient-on qu'accidentellement à en observer les caractères.

Quand la maladie augmente, les vaisseaux des deux membranes se prolongent par leurs bouts déliés, vers le pli de la conjonctive, en conservant les mêmes caractères et les mêmes rapports; ils ne font aucun progrès du côté de la cornée. Il survient en même temps d'autres vaisseaux qui remplissent les vides de la sclérotique et de la conjonctive entre ceux qui existaient primitivement. L'ensemble de cette injection constitue une double couronne vasculaire placée autour de la cornée, et composée de deux espèces de vaisseaux; les uns plus pâles, d'un rouge carmin, plus fins, plus courts, plus droits, plus profonds et plus fixes, qui sont situés dans la sclérotique; les autres plus foncés, d'un rouge vermillon ou jaunâtre, plus épais, plus longs, plus étendus, plus superficiels et plus mobiles, qui appartiennent à la conjonctive. Ces vaisseaux forment peu d'anastomoses entre eux; s'il y en a quelques unes, elles se trouvent plutôt dans la conjonctive que dans la sclérotique, et la jonction a toujours lieu sous des angles très aigus. Les vaisseaux conjonctivaux acquièrent en partie un calibre assez considérable pour se froisser contre les paupières, et donner naissance à une sensation de gêne, de picotement et de douleur semblable à celle que produirait un corps étranger; c'est pour cela que les malades accusent si souvent la présence d'un corps qui serait entré dans leur œil comme cause première de leur affection. La photophobie devient alors violente ; le malade ne peut pas ouvrir au grand jour l'œil affecté ; il s'oppose par des contractions fortes du muscle orbiculaire à ce qu'on écarte les paupières ; à un jour modéré ou dans une demi-obscurité il ouvre, au contraire, spontanément les yeux et reconnaît les objets. Des larmes chaudes s'écoulent de l'œil dès qu'on tente de l'ouvrir à une lumière intense ; ce larmoiement (*épiphora*) diminue également à l'obscurité. La douleur, qui jusqu'alors était peu marquée, commence à devenir plus forte, lancinante, poignante, tantôt bornée au globe oculaire, tantôt accompagnée d'élancements dans la tempe et dans le côté de la tête correspondant à l'œil malade. Cette douleur cependant fait des rémissions ; elle n'a rien de pulsatif ni de fixe, et elle est superficielle. Aucune sécrétion muqueuse anormale n'a lieu dans l'ophthalmie rhumatismale simple.

A un degré encore plus avancé de la maladie, la portion de la conjonctive qui couvre le bord externe de la cornée et qui est moins étroitement adhérente à cette partie de la membrane qu'au reste du miroir oculaire, se couvre, principalement en haut et en bas, de petites stries d'un rouge vermillon perpendiculaires, ayant leur extrémité la plus fine tournée vers le centre de la cornée, formées par des vaisseaux plus rapprochés, d'un calibre plus considérable et d'une couleur plus foncée. C'est alors, et quelquefois même plus tôt, que le bord libre des paupières se gonfle sympathiquement et devient d'un rouge bleuâtre ; il est souvent un peu œdématié et légèrement diaphane si on le regarde de profil.

A ce degré, mais aussi quand les stries vasculaires du bord cornéen que nous venons de mentionner n'existent pas encore, il survient souvent sur la cornée, et sans qu'aucun signe d'inflammation de la conjonctive cornéale ne les précède, de petites phlyctènes que nous allons décrire en parlant des terminaisons,

mais qu'il fallait indiquer ici, puisqu'elles fournissent un caractère essentiel de l'ophthalmie rhumatismale.

Plus l'inflammation devient intense, et plus l'injection vasculaire augmente; les vaisseaux, plus nombreux et plus serrés,
commencent à se confondre; on a d'autant plus de peine à en
reconnaître le caractère spécial, que la photophobie, le larmoiement et la douleur ne permettent d'ordinaire qu'un examen superficiel. Mais à ce coup d'œil fugitif, l'observateur exercé reconnaît toujours autour de la cornée le double cercle que nous
avons décrit; c'est particulièrement dans la sclérotique que les
vaisseaux sont le plus distincts et le mieux séparés. Il en est
autrement quand l'épanchement qu'on a appelé *chémosis* a
lieu; nous en parlerons aux terminaisons.

Lorsque l'affection a atteint ce développement, on voit quelquefois la conjonctive cornéale se prendre, devenir légèrement
trouble, d'un blanc laiteux ou opalin, et s'épaissir même un
peu; elle s'injecte et offre des vaisseaux isolés d'abord, puis
multipliés et rapprochés les uns des autres, qui viennent, en
continuant immédiatement ceux qui existaient déjà sur la conjonctive scléroticale ou sur la partie périphérique de la conjonctive cornéale, se rendre en ligne droite ou peu flexueuse
vers le centre de la cornée pour s'y terminer avec une pointe
fine, ou pour s'y réunir à d'autres vaisseaux qui viennent du
côté opposé. La vue est très trouble, et quelquefois presque entièrement abolie. Cependant, cette *kérato-conjonctivite* me
semble, d'après ce que j'ai vu jusqu'à présent, appartenir
moins à l'inflammation rhumatismale simple qu'à celle qui est
combinée avec une affection lymphatique ou arthritique.

Il n'en est pas ainsi de la *kératite rhumatismale*; elle existe
sous plusieurs formes dont je ne décrirai qu'une seule, celle
que j'ai le mieux et le plus souvent observée, et qui offre les
caractères les plus tranchés. Sans présenter aucune injection
vasculaire, pas même dans le feuillet conjonctival qui la re-

couvre, la cornée revêt un aspect trouble. Sa surface externe, au lieu d'être lisse, devient inégale, comme sablée, aspersée de petits points extrêmement fins, légèrement grisâtres ou bleuâtres et à demi opaques, qui peuvent débuter sur un point quelconque du miroir de l'œil, mais qui le plus fréquemment se montrent au centre ou dans la proximité de celui-ci. Le trouble qui en résulte, et qui d'abord semble siéger dans la lame externe de la cornée et sous la conjonctive (puisque, envisagée de face, cette dernière ne présente ni saillies, ni enfoncements correspondants à l'état pointillé), augmente de plus en plus et envahit les autres lames de la cornée; à ce trouble succèdent quelquefois des plaques opaques de forme ovalaire, blanches ou légèrement bleuâtres, lisses et pointillées, semblables à l'albâtre poli, n'occupant aucune place de prédilection bien fixe, mais cependant plus rapprochées de la circonférence que du centre. Probablement ces plaques sont déjà le produit d'une terminaison de l'inflammation et de l'épanchement d'une matière fibro-albumineuse entre les lames de la cornée. Une tension douloureuse dans le globe de l'œil, qui se manifeste particulièrement quand il exécute quelques mouvements, et une douleur obtuse dans le fond de l'orbite se joignent à des élancements; la cécité complète quand toute la cornée est prise, et les phénomènes déjà énoncés, qui peuvent exister, soit en partie, soit en entier, accompagnent cette kératite.

L'inflammation de la membrane de l'humeur aqueuse est quelquefois de nature rhumatismale; mais comme, dans la plupart des cas, elle ne survient qu'à la suite de la kératite, le trouble et l'opacité souvent complète du miroir de l'œil rendent impraticable l'investigation des modifications survenues sur la pellicule séreuse qui couvre la surface postérieure et concave de la cornée. Dans les cas très rares où j'ai vu quelque chose d'analogue à l'inflammation de cette séreuse ac-

compagner une kératite assez peu intense pour admettre, par
un reste bien marqué de transparence de la cornée, la possibilité de l'examen de sa surface concave, je n'ai pu reconnaître d'autres caractères que ceux qui appartiennent à l'inflammation de la membrane de l'humeur aqueuse en général :
c'est-à-dire un trouble de l'humeur aqueuse et du feuillet séreux, qui en outre présente un aspect pointillé, semblable à
celui de la cornée quand cette membrane est frappée d'inflammation. Plus favorisé que moi par la transparence de la cornée,
M. Juengken a observé près la circonférence de la membrane
de l'humeur aqueuse, dans son inflammation rhumatismale,
des stries rougeâtres et perpendiculaires. On voit avec quelle
extrème réserve nous nous exprimons sur tout ce qui regarde
l'inflammation rhumatismale de la membrane de l'humeur
aqueuse. Déjà, en traitant de la kératite simple et de ses espèces, nous avons exposé nos doutes sur l'existence de l'inflammation de la membrane de l'humeur aqueuse. Nous ne
l'avons jamais vue, et toutes les fois que d'autres médecins
ont cru l'observer en notre présence nous avons bien reconnu
les phénomènes, mais nous nous sommes vu forcé de les rapporter, quant à leur siége, à la cornée, et non à sa membrane
séreuse interne. Toujours même les personnes qui ont observé
avec nous se sont bientôt rangées de notre avis, bien que plusieurs fois il y ait eu parmi elles des ophthalmologistes de premier rang. Il existe un argument qui nous semble concluant
et qui prouve catégoriquement et presque mathématiquement
que dans cette affection le siége des points opaques est superficiel, c'est-à-dire se trouve dans la cornée même, et que, n'é-
tant nullement profond, il ne peut être rapporté à un trouble
de l'humeur aqueuse. Nous avons omis de mentionner cet
argument en parlant de la kératite simple. Dans la kératite
primitive partielle, où une portion de la membrane affectée a
conservé sa transparence, l'aspect pointillé de la surface cor-

néenne, examinée à la loupe, devient de plus en plus apparent
et distinct à mesure qu'on approche le verre grossissant de la
cornée, et le moment où les inégalités du miroir de l'œil apparaissent le mieux , est aussi celui dans lequel les plus petits
détails des vaisseaux de la région précornéo-sclérotidienne se
montrent le plus nettement; alors la structure de l'iris n'est
vue que confusément, le microscope étant trop éloigné de sa
surface. A mesure qu'on approche davantage la loupe de la
surface de la cornée, ses inégalités, mises hors de la portée de
l'instrument, deviennent moins distinctes , et finissent enfin
par disparaître entièrement, tandis que dans l'iris les moindres
détails commencent à se faire reconnaître microscopiquement.
Eh bien ! dans tous les cas qui m'ont été présentés par quelques praticiens comme des cas d'aquo-capsulite , ces points
opaques disparaissaient également au moment où l'iris commençait à devenir bien nettement visible, et se montraient au
contraire dans toute leur netteté à l'instant où l'injection précornéo-sclérotidienne subissait le grossissement le plus remarquable ; le contraire aurait dû avoir lieu évidemment , si
l'opacité pointillée avait eu son siége à la surface postérieure
de la cornée, c'est-à-dire presque à la distance d'une ligne de
sa face antérieure.

L'inflammation de la cornée et celle de son feuillet séreux
interne existent rarement sans qu'il y ait en même temps *iritis*.
L'iritis peut cependant survenir sans être accompagné de ces
deux dernières inflammations , au moins sans que celles-ci
soient parvenues à un haut degré. Dans le premier cas, c'est-
à-dire quand il existe une kératite et une aquo-capsulite concomitantes, il est difficile de bien reconnaître les altérations
de l'iris ; une simple irritation de cette membrane avec con
striction de la pupille, sans autre changement dans la struc
ture et la couleur de l'iris, peut en imposer pour une inflammation , puisque le trouble des membranes transparentes et

de l'humeur aqueuse donnent à l'iris, vu au travers d'elles, une couleur différente de celle de l'œil non affecté, et un aspect moins rayonné, etc. Dans le second cas, au contraire, on reconnaît avec facilité et sans s'exposer à l'erreur, les caractères ordinaires de l'iritis, d'abord séreux, puis parenchymateux, savoir : constriction de la pupille, changement de couleur, abolition plus ou moins marquée de la texture rayonnée, gonflement, douleur sus-orbitaire fixe, mais faisant des exacerbations vers minuit, etc. Outre ces caractères communs à toutes les espèces d'iritis, celui qui doit son origine à une ophthalmie rhumatismale présente en outre quelquefois un phénomène spécial ; la pupille perd sa forme ronde normale et devient perpendiculairement ovalaire, c'est-à-dire qu'elle présente un ovale dont le plus grand diamètre correspond à l'axe vertical de l'œil. Cependant il est plus fréquent de voir cette forme de l'ouverture pupillaire sur des personnes peu âgées affectées d'iritis arthritique, ou sur des individus atteints d'iritis rhumatismal et portant en outre une disposition marquée aux affections arthritiques, manifestée par une haute stature, un embonpoint marqué, les signes précurseurs des hémorroïdes, ou un léger degré de cette affection. Cette espèce d'iritis pourrait être appelée *iritis rhumatismo-arthritique* ou *rhumtarthritique*.

Dans quelques cas très rares, l'ophthalmie rhumatismale, arrivée à son plus haut degré d'intensité, envahit à la fois toutes les membranes fibreuses et séreuses du globe oculaire ; la capsule du cristallin alors peut devenir opaque, ou quand, cette membrane restant intacte, la séreuse qui sépare la choroïde et la rétine (*membrane de Jacob*) s'enflamme, la vision est quelquefois complétement abolie, sans opacité ou occlusion de la pupille et sous la forme d'une amaurose particulière, dépendant de l'inflammation de la séreuse rétinienne. Cette ophthalmie rhumatismale étendue a été décrite sous le nom

d'*amaurose mercurielle* dans le Journal d'ophthalmologie de
M. d'Ammon (vol. IV, cah. 3 et 4), par M. *Haffner* (de Stet-
tin), qui rapporte à l'abus des mercuriaux la cause de l'abolition de la vision dans cette maladie. Le hasard voulut que le
cahier de ce Journal qui vient d'être cité nous arrivât au moment où nous traitions avec M. Cullerier neveu un cas tout-à-
fait semblable. Une conjonctivo-sclérotite sur-aiguë avec iritis
existait depuis quelque temps sur un jeune homme de vingt-huit
ans qui avait eu plusieurs attaques de rhumatisme articulaire
chronique et aigu ; la cristalloïde antérieure, également enflammée, présentait un trouble peu considérable de toute sa
surface, et une opacité très marquée à son centre, en forme de
petite pyramide saillante dans la chambre antérieure ; une
véritable *cataracte pyramidale* s'était formée en peu de
jours. Le malade craignait un reste d'une complication syphilitique, laquelle cependant, après un mûr examen, ne nous
paraissait point exister. Un traitement antiphlogistique énergique, aidé de l'usage interne du calomel à la vapeur, joint à
l'opium et des frictions mercurielles belladonisées, triompha
promptement de la violence de la maladie ; tous les symptômes
disparurent, et la capsule cristalline reprit sa transparence
normale. Les douleurs rhumatismales dans les membres per-
sistaient néanmoins, et peu de jours plus tard, après une
promenade au bois de Boulogne par un temps froid, une
nouvelle phlegmasie oculaire, plus violente que la première, survint, mais avec une forme nouvelle. L'iris et la
capsule restèrent intacts ; une conjonctivo-sclérotite rhumatismale des plus intenses et une kératite partielle étaient accompagnées d'une photophobie et d'un resserrement de la pupille
extraordinaires ; dans une demi-obscurité cependant, la pupille se dilatait à un certain degré. Malgré la transparence de
la cristalloïde antérieure et de la partie centrale de la cornée,
malgré la mobilité de la pupille, le malade était frappé de cé-

cité absolue. Nous déclarâmes cette cécité pour le symptôme d'une amaurose produite par l'inflammation de la membrane de Jacob. Loin de nous laisser effrayer par les faits et les conclusions contenus dans le mémoire de M. Haffner, et de croire à l'existence d'une amaurose mercurielle, convaincus que nous étions d'avoir affaire à une phlegmasie rhumatismale des membranes fibro-séreuses du globe oculaire, nous persistâmes courageusement dans l'emploi énergique des émissions sanguines et des mercuriaux; nous y joignîmes l'usage des anti-rhumatismaux (extrait alcoolique de colchique, diaphorétiques), ainsi que celui des purgatifs et des révulsifs cutanés, tels que les frictions de tartre stibié et les vésicatoires appliqués entre les épaules. Nos efforts furent couronnés du succès le plus complet; en moins de deux semaines le rétablissement fut complet et durable. Nous serions heureux si cette observation pouvait contrebalancer, dans l'esprit de ceux de nos lecteurs qui auraient lu le mémoire de M. Haffner, l'impression fâcheuse qu'il pourrait leur avoir laissée. Nous devons faire observer que les doses des mercuriaux employées par nous dans ce cas montent à peu près au quadruple de celles qui ont été mises en usage dans l'observation de M. Haffner.

Il est rare de voir l'ophthalmie rhumatismale pénétrer plus profondément que jusqu'à l'iris, et produire ce qu'on appelle l'*ophthalmite* ou l'inflammation générale du globe de l'œil. Je n'en ai vu aucun exemple; dans ce cas, du reste, les symptômes, outre ceux déjà cités qui siégent dans les membranes visibles, ne différeraient pas des signes ordinaires de cette inflammation générale.

La réaction générale est peu marquée dans les inflammations rhumatismales qui siégent seulement dans une ou plusieurs des membranes externes. Dans la kératite même et dans l'iritis intenses, la fièvre ne s'allume fortement que chez les sujets très pléthoriques et chez ceux dont le système ner-

veux est doué d'une grande susceptibilité ; un pouls plus plein
et plus dur chez les premiers, plus fréquent et accompagné
d'un peu de chaleur et de soif chez les derniers, est tout ce
que l'on observe dans la conjonctivite et la sclérotite rhumatismales. Des sympathies nerveuses ne se réveillent que chez
les personnes douées d'une grande sensibilité, principalement
quand l'affection touche à son apogée, et sous l'influence de
circonstances accidentelles ou d'un traitement mal dirigé.

Terminaisons. — Elles sont différentes, selon le degré de
l'inflammation et selon la membrane dans laquelle elle
siége.

La *conjonctivite* et la *sclérotite rhumatismales*, convenablement traitées, se terminent :

1° Par *résolution*. Telle est la terminaison la plus fréquente.
Tous les phénomènes diminuent alors peu à peu et dans le
même ordre suivant lequel ils sont survenus. Il est rare de
les voir avorter et disparaître brusquement ; cela n'arrive que
quand un traitement des plus énergiques a été mis en usage.
Cette ophthalmie, même lorsqu'elle est légère, ne se résoud
guère en moins d'un septénaire, ce qui établit une grande
différence entre elle et l'ophthalmie traumatique, guérissable
ordinairement en peu de jours, à la suite de l'extraction du
corps étranger qui l'a fait naître.

2° Sans que des vaisseaux se prolongent sur la conjonctive
cornéale, et sans que l'on puisse constater un trouble ou tout
autre symptôme inflammatoire marqué dans ce feuillet, on
voit quelquefois la surface de celui-ci se soulever dans une
petite étendue et dans un point plus ou moins rapproché du
centre, par suite de l'épanchement d'un liquide limpide sous
quelques parties circonscrites de la conjonctive cornéale. Ce
soulèvement, de la grosseur d'un grain de millet, d'un grain
de chènevis, ou tout au plus de celle d'une petite lentille, a une

base ronde ou un peu ovalaire ; il est peu acuminé quand il est petit, il est aplati quand il augmente de diamètre. Fortement adhérent à sa base, il ne se laisse point déplacer latéralement. A l'analogie de la *phlyctène* cutanée, dont il partage le nom, il est entièrement transparent. Après avoir existé un très court espace de temps, cette phlyctène se rompt, laisse écouler une goutte d'une sérosité limpide, les lambeaux de la petite pellicule disparaissent d'ordinaire promptement, et laissent à peine à l'observateur le temps de pouvoir les examiner ; quelquefois cependant, et particulièrement quand la phlyctène a eu un diamètre considérable, ils restent pendant quelques jours attachés à son pourtour et flottants au-devant de la cornée, en produisant la sensation d'un corps étranger et d'un froissement très désagréable et souvent douloureux. Le fond de la petite ulcération très superficielle reste clair et transparent, sans prendre une teinte autre que le reste de la surface de la cornée. Peu à peu le fond de l'ulcération superficielle devient lisse et poli, son bord se confond insensiblement avec le reste de la cornée, qui présente dans l'endroit malade une facette semblable à celle d'un diamant taillé. La faculté visuelle est peu affaiblie, la réfraction des rayons est seulement un peu altérée. L'affection guérit très promptement. Si la phlyctène a été très petite, si elle n'a pas existé depuis trop long-temps, si le sujet est d'ailleurs sain, elle ne laisse qu'une légère opacité qui elle-même disparaît en peu de temps sans laisser aucune trace. Les phlyctènes et les facettes plus considérables guérissent avec plus de lenteur, et laissent une petite taie plus opaque, mais jamais très épaisse.

Tel est un des caractères de l'ophthalmie rhumatique pure, qui n'appartient qu'à cette phlegmasie, bien qu'il manque fréquemment quand elle n'est pas libre de toute combinaison, et nous sommes étonné qu'un ophthalmologiste aussi distin-

gué que M. Juengken ait pu, en décrivant cette ophthalmie,
passer sous silence cette terminaison. Nous devons ajouter
qu'aucune production pathologique semblable aux phlyctènes et aux pustules, n'existe sur la conjonctive scléroticale,
dans aucune période de l'ophthalmie rhumatismale.

3° Une autre terminaison est le *chémosis séreux*. Sous l'empire de certaines circonstances non encore suffisamment connues, mais dont les principales sont la laxité et la mollesse de
tous les tissus, notamment du tissu cellulaire et une certaine
prédisposition aux épanchements séreux, il se forme entre la
conjonctive et la sclérotique, dans le tissu cellulaire qui les
réunit, un épanchement liquide qui soulève la conjonctive cir-
culairement autour de la cornée, sous forme d'un bourrelet
d'un rouge tantôt pâle, tantôt plus foncé. La différence de
couleur dépend du nombre des vaisseaux injectés de la conjonctive; par suite du soulèvement, du relâchement et du
gonflement de cette membrane, imprégnée elle-même d'une
certaine quantité de liquide, ces vaisseaux cessent d'être isolés, se confondent, et rendent presque toujours impossible la
perception du caractère spécial indiqué par leur trajet et par
leur position. Le chémosis qui, dans l'ophthalmie rhumatismale, va rarement jusqu'à former un bourrelet tellement épais
qu'il cache le bord de la cornée, a été à tort regardé comme
le plus haut degré de l'ophthalmie; son intensité est en raison
directe de la quantité de liquide épanché. Je n'ai jamais vu
survenir, par suite d'une affection rhumatismale, des abcès
dans la conjonctive et dans la sclérotique; ces abcès sont toujours le produit d'autres causes jointes à celles de l'ophthalmie rhumatismale, c'est-à-dire d'une combinaison dont nous
parlerons plus tard.

L'inflammation de la conjonctive, de la sclérotique, peuvent
se terminer par la *kératite*, par l'*iritis*, etc., soit que l'affection dans les membranes primitivement malades persiste,

soit, ce qui est plus rare, qu'elle cesse après avoir envahi les tissus contigus.

La *kérato-conjonctivite* se termine par les phlyctènes, qui déjà ont été décrites ; elle peut produire aussi de petits épanchements puriformes ou purulents entre la conjonctive et la cornée, ou une hypertrophie vasculaire (pannus) ; mais ces deux terminaisons sont rares dans cette affection, peut-être même sont-elles toujours le produit d'une combinaison.

La *kératite* se termine le plus souvent par l'épanchement d'une matière albumineuse entre les lames de la cornée ; il en résulte une opacité d'une couleur d'abord d'un gris bleuâtre, plus tard blanchâtre, qui le plus souvent est circonscrite. Les opacités de la totalité de la cornée, les ulcérations de sa substance, la suppuration de ses lames (*onyx*) et l'hypopyon, sont rares, et n'existent peut-être jamais dans l'ophthalmie rhumatismale simple ; c'est la combinaison de celle-ci avec l'ophthalmie lymphatique ou syphilitique, etc., qui les produit. Le ramollissement de la cornée est sa terminaison la moins fréquente ; nous ne l'avons, pour notre personne, jamais observée. La résolution de la kératite, de l'inflammation de la membrane de l'humeur aqueuse et de l'iritis, ne peut guère être obtenue par les forces seules de la nature, et exige un traitement très énergique.

L'inflammation de la membrane de l'humeur aqueuse se termine, selon les auteurs, par un épanchement de matière séro-albumineuse, circonscrit et siégeant entre ce feuillet et la cornée. On le reconnaît à de petites taches ou points grisâtres, qu'on peut observer en se plaçant du côté externe de l'œil. D'autres fois cet épanchement est libre dans la chambre antérieure, et forme le faux hypopyon (*hypopyon spurium*) des auteurs. Je n'ai pas eu occasion de voir des abcès ou des ulcères s'établir en débutant dans cette membrane ; les mêmes raisons qui me font croire que l'aquo-capsulite des ophthalmologistes existe rarement ou n'existe même jamais, me portent à douter également de l'existence d'abcès aussi profondément situés dans la cornée transparente.

Si l'*iritis* rhumatismal ne se termine pas par résolution, il affecte les terminaisons ordinaires de toutes les espèces d'iritis, c'est-à-dire l'épanchement d'une matière fibro-albumineuse ou puriforme, qui dans son état liquide s'accumule dans les chambres de l'œil, ou, dans l'état solide, bouche la pupille et y forme de fausses membranes; l'oblitération de la pupille, les adhérences de l'iris avec la paroi antérieure de la capsule du cristallin, etc. Ces affections ne sont pas différentes de celles que produisent les ophthalmies autres que rhumatismales.

A la suite de cet iritis, la pupille conserve quelquefois une forme perpendiculairement ovalaire, ce que cependant je n'ai pas encore suffisamment constaté par l'observation. L'inflammation rhumatismale chronique, en s'étendant de l'iris à la choroïde et à la rétine, devient quelquefois une cause d'amaurose.

Causes. — Elles sont celles du rhumatisme en général; nous ne ferons que les esquisser d'une manière aphoristique.

Causes prédisposantes. — Les principales sont : 1° le sexe féminin; 2° l'âge compris entre la première dentition et la puberté. A cet âge cependant cette ophthalmie est rarement pure; presque toujours elle se montre alors compliquée du caractère lymphatique; on sait en effet combien les individus lymphatiques sont sensibles à l'impression du froid et des changements de la température atmosphérique; 3° certaines professions qui exposent ceux qui les exercent à l'action des causes occasionnelles; l'état de boulanger, celui de blanchisseuse, par exemple, disposent également à cette ophthalmie.

Les *causes occasionnelles* sont les refroidissements subits du système cutané, principalement dans le moment où ses fonctions s'exercent d'une manière active. Quand cette cause frappe directement l'œil, comme un courant d'air dirigé sur cet organe lorsqu'il est fatigué, ou quand il est déjà irrité par une autre cause, elle provoque plus particulièrement l'ophthalmie rhumatismale. Souvent le malade lui-même accuse spontanément cette cause de la maladie, plus souvent encore il l'indique quand il est questionné à ce sujet. Dans beaucoup de cas, les personnes, avant d'être affectées de cette ophthalmie, ont souffert de rhumatisme siégeant dans d'autres parties du corps; elles en souffrent encore, ou bien chez elles il existe une alternation entre les rhumatismes et l'inflammation des yeux. Ces circonstances sont tellement fréquentes, qu'elles manquent à peine dans un dixième des cas, et qu'il ne me paraît pas permis de douter que l'ophthalmie, présentant les caractères ci-dessus décrits, ne mérite en effet le nom de rhumatismale. Quoi qu'il en soit, ces caractères, à quelle cause qu'ils doivent leur origine, sont éminemment différents de ceux des autres ophthalmies.

Marche et durée. — Cette maladie est presque toujours aiguë, mais souvent sa durée se prolonge davantage que dans d'autres affections aiguës. Dans ce dernier cas elle offre des rémissions qui peuvent ressembler à des intermittences, mais qui ne le sont pas véritablement. On trouvera toujours en effet dans les moments de relâche quelques uns des symptômes moins nombreux et moins marqués; cette diminution d'intensité dans les phénomènes morbides, qui quelquefois peut se maintenir pendant long-temps, ne doit pas étonner dans une affection qui, même à son degré le plus aigu, ne manque jamais de faire des rémissions et des exacerbations. Ces dernières ont le plus souvent lieu après le coucher du soleil. Les longues rémissions, quand l'affection existe depuis un certain temps, ou ses récidives très fréquentes, peuvent les unes et les autres avoir quelquefois une certaine périodicité, sans cependant présenter un type fixe.

Pronostic. — Le pronostic ressort à peu près de ce que nous avons dit sur les terminaisons ; il en est de même des autres ophthalmies, et nous nous dispenserons d'en traiter à part.

Traitement. — Les principes qui doivent diriger le thérapeutiste dans la médication des ophthalmies combinées en général, sont également applicables à celle de l'ophthalmie rhumatismale. Il est important, dans le traitement de cette ophthalmie, d'avoir égard aux indications qui, d'une part, résultent de la nature phlegmasique, et de l'autre part, à la nature rhumatismale de cette affection. Considérant les modifications que le siége spécial de l'inflammation et la nature particulière de la cause impriment aux phénomènes, à la marche, à la durée et aux terminaisons du travail phlegmasique, nous établirons les indications suivantes :

1° Combattre l'inflammation des tissus fibreux et fibro-séreux de l'œil.

Cette indication sera remplie par l'emploi de l'appareil antiphlogistique dans une étendue proportionnée au degré d'intensité de la phlogose. Il est des cas peu graves d'ophthalmie rhumatismale, où il suffira de l'application de vingt sangsues dans le voisinage de l'œil affecté chez les adultes, et de six à douze chez les enfants. Néanmoins, dans la grande majorité des cas, l'ophthalmie rhumatismale résiste opiniâtrément à l'emploi modéré des émissions sanguines. Il paraît en effet (et les recherches intéressantes de M. Bouillaud sur l'emploi de l'antiphlogose dans les affections rhumatismales viennent à l'appui de ce que nous avançons), que l'influence des émissions sanguines locales s'étend beaucoup plus difficilement aux tissus fibreux qu'aux autres systèmes, lorsqu'ils sont atteints de phlogose. Les saignées générales, au contraire, répétées coup sur coup, produisent promptement une détente favorable, et jugulent plus victorieusement l'inflammation siégeant dans les tissus fibreux. Parmi les saignées locales, l'application de ventouses scarifiées à la nuque et au dos peut avoir un effet utile par l'espèce de révulsion que ce genre de déplétion paraît opérer.

Les saignées générales et locales doivent être réitérées dans de courts intervalles, si l'amélioration se fait attendre.

L'action antiphlogistique des émissions sanguines doit être secondée par l'usage externe des mercuriaux ; les frictions faites au-dessus de l'œil malade, sur le front, avec l'onguent mercuriel double, à la dose d'un demi-gros par jour, et portées jusqu'à deux ou quatre gros et au-delà, constituent un excellent moyen. Lorsque la douleur et la photophobie sont tant soit peu intenses, on associera utilement à l'onguent napolitain parties égales d'extrait de belladone ou quelques grains (de trois à six grains par dose) d'extrait gommeux d'opium. L'extrait de belladone mérite la préférence, comme ayant une action beaucoup plus énergique et plus prompte sur l'irritation de la rétine. Quoique la douleur et la sensibilité à la lumière ne soient que les effets secondaires de la tension de la sclérotique, et que les moyens antiphlogistiques soient par conséquent les agents les plus puissants pour faire cesser en même temps avec cette dernière les souffrances du malade, il n'importe pas moins de mettre en action tout ce qui peut apaiser les douleurs. Nous avons déjà fait observer, en parlant du traitement des ophthalmies en général, que l'état d'excitation nerveuse qui les accompagne exerce un effet sympathique sur le système sanguin, et sollicite l'irritation de ce dernier. Or, en émoussant la sensibilité, nous remplirons une des indications les plus essentielles de l'antiphlogose. Ce qui vient encore prouver l'importance de ce point de thérapeutique, c'est que souvent, dans l'ophthalmie rhumatismale, tous les symptômes inflammatoires ont déjà disparu quand la photophobie existe encore. Si par hasard cette dernière échappe à l'attention du praticien, et qu'il regarde la guérison comme complète, il arrive assez souvent que l'action inflammatoire se réveille tout-à-coup avec une nouvelle intensité et à la moindre cause irritante.

Tout ce que nous avons dit antérieurement au sujet de l'utilité des purgatifs, des dérivatifs peu irritants, tels que les bains de pieds et les sinapismes aux pieds et aux mollets, s'applique également au traitement de l'ophthalmie rhumatismale. Les purgatifs cependant semblent avoir une action moins marquée dans cette ophthalmie que dans l'ophthalmie scrofuleuse, par exemple, les crises dans les affections rhumatismales se faisant plutôt par l'organe dermatique que par le tube intestinal.

2° La seconde indication essentielle dans le traitement de cette affection est de combattre le travail morbide du système fibreux et fibro-séreux, qui, en se localisant dans les tissus analogues de l'œil, ou en se combinant avec une ophthalmie simple, se manifeste sous la forme d'ophthalmie rhumatismale. Les moyens antirhumatismaux doivent être mis en usage dès que les premières mesures antiphlogistiques ont été prises, et même simultanément avec ces dernières. C'est de la combinaison habile des traitements antiphlogistique et antirhumatismal que dépend le succès plus ou moins heureux de la médication. Nous nous contentons ici d'énoncer cette opinion qui est le résultat d'une longue expérience, et d'en démontrer la vérité par un petit nombre d'observations rapportées ci-après. La nature de cet ouvrage nous défend d'entrer dans de plus amples détails sur l'action pharmaco-dynamique des substances connues sous le nom de remèdes antirhumatismaux. Nous consignons ici, comme un simple fait d'observation, la promptitude avec laquelle, sous l'empire de ces agents pharmaceutiques, disparaissent des affections qui ont résisté opiniâtrément à l'antiphlogose seule. Que nous importe de savoir si le tartre stibié, administré à hautes doses (6-12 gr. par jour), et immédiatement après la déplétion sanguine, doit son action salutaire à la détente qu'il imprime au système nerveux, à la transpiration qu'il rétablit et qu'il rend souvent abondante, au ralentissement de la circulation, ou enfin aux évacuations qu'il provoque quelquefois? Que nous importe de savoir si l'aconit est efficace en vertu de ses propriétés narcotiques, contra-stimulantes ou spéciales, ou enfin si la teinture de semence de colchique automnale doit son action antirhumatique à l'excitation de l'excrétion urinaire qu'elle sollicite, comme le dépôt d'acide urique et rosacique qui succède à son usage nous le fait présumer? Ce qui est incontestable pour nous, et cela doit nous suffire, c'est que l'emploi de ces moyens et de certains autres qui provoquent positivement la diaphorèse, tels que les poudres de Dower, les antimoniaux, le camphre, l'acétate d'ammoniaque, les infusions chaudes de fleurs de sureau, de bourrache, etc., accélère évidemment la guérison de l'ophthalmie rhumatismale. En négligeant cette partie du traitement, on prolonge la durée d'une affection souvent facile à guérir, et l'on expose même le malade à des conséquences graves qui peuvent résulter de la chronicité du mal. Nous reviendrons sur la plupart des médicaments appartenant à cette catégorie, lorsque nous traiterons de l'ophthalmie arthritique.

Les divers agents antirhumatiques que nous venons d'énumérer, peuvent tour à tour trouver leur emploi dans les différents degrés de l'ophthalmie rhumatismale. Dans leur usage, de même que dans celui des moyens antiphlogistiques, l'intensité de l'action médicamenteuse doit être proportionnée à la gravité de l'affection. C'est ainsi que les cas les plus légers de sclérotite rhumatismale cèdent à un régime chaud et diaphorétique, à l'usage des infusions chaudes des fleurs de bourrache, de tilleul, de sureau, etc. L'addition de l'acétate d'ammoniaque à la dose d'une demi-once ou d'une once en vingt-quatre heures, augmente considérablement la vertu sudorifique de ces boissons. La poudre de Dower, administrée à la dose de 12 à 20 grains par jour, exerce, outre l'effet diaphorétique, une action particulièrement sédative sur les tissus affectés de rhumatisme. Ce médicament seconde puissamment l'effet des frictions narcotiques faites dans le voisinage de l'organe enflammé. Dans des cas plus rebelles, et notamment chez des individus à peau sèche et peu perspirable, il est utile d'associer aux tisanes sudorifiques de petites doses de tartre stibié (un demi-grain à un grain de ce sel en vingt-quatre heures). Les doses élevées des préparations antimoniales sont indiquées dans les cas graves et aigus d'ophthalmie rhumatismale. Lorsque cette affection prend un caractère chronique, nous avons recours à l'extrait d'aconit, à la dose d'un à trois grains et plus par jour, et associé à un demi-grain ou un grain d'extrait gommeux d'opium.

L'ophthalmie rhumatismale chronique, après avoir resté rebelle pendant long-temps, cède quelquefois rapidement, comme les rhumatismes chroniques en général, à l'administration à l'intérieur de petites doses de deuto-chlorure de mercure.

On emploie ordinairement de trop bonne heure les révulsifs énergiques dans l'ophthalmie rhumatismale. Nous avons, dans le cours de cet ouvrage, exposé plus d'une fois les raisons qui nous défendent de suivre à cet égard la pratique généralement usitée. Les révulsifs, nous le répétons, sont rarement nécessaires dans les degrés légers et dans les premières périodes de cette ophthalmie. Ils peuvent le devenir, et ils sont en général utiles vers le déclin et dans la convalescence de cette affection pour prévenir des rechutes, et dans les cas invétérés et rebelles, pour amener la guérison. Alors les frictions faites loin de l'organe affecté avec l'huile de croton ou la pommade de tartre stibié, ou l'application d'un vésicatoire de Janin,

méritent presque toujours la préférence sur l'emploi des vésicatoires à demeure, des moxas et du séton ; car il s'agit ici de
déplacer une irritation, et non pas une sécrétion muqueuse ou
purulente. Nous n'approuvons ces derniers moyens que dans
les cas où l'on a vainement essayé de prévenir d'une autre
manière des récidives fréquentes.

Le régime doit être en harmonie avec le traitement général
dont nous venons d'exposer les bases. Le malade évitera soigneusement tout ce qui peut troubler la transpiration ; il devra
rester dans une température égale. L'affection oculaire est souvent rebelle à cause de l'omission de ces règles hygiéniques.
C'est pour cette raison que l'ophthalmie rhumatismale guérit
moins promptement chez les malades qui sont forcés de venir
à une consultation, que chez ceux qui sont reçus dans le service interne d'un hôpital, et moins rapidement dans les hôpitaux que dans la pratique particulière.

L'ophthalmie rhumatismale est souvent exaspérée par
l'usage intempestif d'une foule de moyens locaux tels que collyres, fomentations, etc., que l'on applique sur l'œil malade.
Cette affection est doublement augmentée par le froid et par
l'humidité. La sclérotite d'abord, comme simple inflammation
d'un tissu fibreux, s'aggrave constamment sous l'influence de
ces agents ; la nature rhumatismale de l'affection explique en
second lieu leur mauvais effet dans le cas dont il s'agit. Il suffit
de couvrir l'œil malade d'un linge fin ; cette compresse sera
sèche, et on la chauffera légèrement.

Quand même il s'est formé des phlyctènes à la surface de la
cornée, on doit s'abstenir d'employer aucun topique avant
que l'injection sclérotidienne n'ait entièrement disparu. Ce
n'est qu'après avoir combattu l'inflammation à l'aide des
moyens énumérés plus haut, qu'on peut avoir recours aux
instillations entre les paupières d'une ou de deux gouttes de

laudanum (d'abord celui de Rousseau, puis celui de Sydenham), étendu avec moitié d'eau, instillations que l'on pratiquera une ou plusieurs fois par jour. Cette médication locale ne doit être employée qu'avec la plus grande précaution; il faut la cesser dès qu'elle provoque de nouveau l'injection permanente de la fibreuse de l'œil. Plus tard une faible solution de pierre divine laudanisée et les pommades de précipité rouge et de précipité blanc seront employées avec succès contre les érosions et les facettes que laissent les phlyctènes.

L'iritis rhumatismal exige la combinaison du traitement dont nous venons d'exposer les détails avec celui qui a été indiqué dans le chapitre de l'iritis.

Les complications et les combinaisons doivent être écartées par les moyens spéciaux, en commençant par celle qu'il est le plus urgent d'éloigner; quand leur gravité est égale, on combattra d'abord celle qui cède le plus facilement.

En résumé, on peut envisager d'une double manière le mode de formation de l'ophthalmie rhumatismale : ou bien elle est le résultat de la combinaison d'une phlegmasie oculaire due à des causes irritantes locales avec un rhumatisme des membranes fibro-séreuses de l'œil, produit par sa cause spéciale, le refroidissement; ou bien c'est une irritation primitivement rhumatismale des mêmes tissus, survenue sous l'influence des mêmes circonstances et devenant inflammatoire à cause de la structure délicate de l'œil, de ses nerfs et de ses vaisseaux nombreux, et de l'extrême irritabilité de cet organe. Ceux qui ne voient dans le rhumatisme qu'une phlegmasie simple du système fibro-séreux, qu'une affection qui n'a rien de spécial, regarderont aussi l'ophthalmie rhumatismale comme une inflammation simple des tissus fibro-séreux oculaires, et ne la traiteront conséquemment que par les antiphlogistiques; mais l'expérience prouve que cette ophthalmie est loin de céder à l'antiphlogose seule, et que la médication doit être complétée par l'emploi d'agents thérapeutiques spéciaux, savoir, des antirhumatismaux.

Combinaisons de l'ophthalmie rhumatismale. — Le catarrhe et le rhumatisme, et partant, les ophthalmies catarrhale et rhumatismale doivent leur origine aux mêmes causes, selon que celles-ci portent leur action sur les membranes muqueuses ou sur les membranes fibreuses. Si cette action est moins forte, elle affecte les premières; elle attaque les dernières, quand elle est plus énergique; d'autres circonstances connues et inconnues peuvent d'ailleurs concourir à lui imprimer une direction particulière. Souvent on voit, sous l'empire des mêmes causes, ces deux espèces d'états morbides se succéder ou alterner entre eux. Combien est grand le nombre des individus de tous les âges, à partir de la puberté, qui, sous l'influence des différents degrés du froid et de ses variations, contractent d'abord des coryzas et des toux catarrhales, puis des rhumatismes articulaires, d'abord légers et finalement violents et aigus! Sur deux de nos élèves nous avons été à même, il y a un an, de démontrer à notre clinique toutes ces alternatives curieuses pour la pathologie. S'il y a une connexité et un antagonisme pathologique si évidents entre les muqueuses et entre les fibro-séreuses des régions les plus distantes les unes des autres, devons-nous être surpris que cette transition soit beaucoup plus manifeste et plus fréquente dans l'organe de la vision, dont la muqueuse et la fibro-séreuse sont en rapport de contiguité et presque de continuité? Aussi voit-on très souvent une inflammation catarrhale de la conjonctive s'étendre à la sclérotique par suite de l'accroissement de l'intensité de ses causes, ou même sans cause connue; nous disons alors que l'ophthalmie catarrhale a envahi la sclérotique, qu'elle s'est transformée en ophthalmie rhumatismale, ou qu'elle s'est compliquée de cette dernière. Nous appelons la double combinaison, qui en résulte, *ophthalmie catarrho-rhumatismale.*

Elle se développe de la manière suivante : les terminaisons fines des vaisseaux de la conjonctive s'étendent de plus en plus vers la cornée; quand la marche de l'affection est lente, on voit la sclérotique s'injecter de la manière que nous avons indiquée (p. 256); les terminaisons fines des deux injections se réunissent et augmentent insensiblement jusqu'à leur plus haut degré. La fig. 2 de la pl. I, et l'observation II en donnent un exemple bien remarquable. Si au contraire la marche de l'affection est aiguë, l'injection catarrhale, tout en devenant plus rapprochée et plus confluente, s'étend en même temps avec rapidité vers le bord de la cornée, et de là jusque dans la sclérotique en suivant une marche rétrograde. Souvent alors toute la conjonctive oculaire est couverte de vascularités abondantes et fort peu distantes, de telle sorte qu'il devient difficile de reconnaître celles de la sclérotique dont la phlegmasie ne se trahit que par ses symptômes fonctionnels. L'injection conjonctivale de l'ophthalmie rhumatique est susceptible aussi de s'étendre davantage, sous l'influence de circonstances semblables, sur la conjonctive, avec des phénomènes analogues à ceux de l'ophthalmie catarrhale. Cette espèce de combinaison peut être nommée *ophthalmie rhumatismo-catarrhale.*

Dans les deux formes, les astringents sont aussi peu tolérés que dans l'ophthalmie rhumatismale simple. Le traitement de l'ophthalmie catarrhale est insuffisant et échoue presque constamment dès que l'affection est entièrement développée. Il convient d'attaquer d'abord l'ophthalmie rhumatismale par la médication qui lui est propre, et de n'y joindre le traitement de l'ophthalmie catarrhale que vers le déclin et lorsque l'injection scléroticale et la photophobie ont complétement disparu.

Les deux combinaisons de l'ophthalmie rhumatismale que nous venons de décrire peuvent donner lieu à une ophthalmo-blennorrhée qui nécessite le traitement réuni des ophthalmies blennorrhoïque et rhumatismale.

Quant aux autres combinaisons de cette ophthalmie, nous en parlerons plus tard.

Dans les cas où les membranes fibro-séreuses du globe oculaire sont frappées d'inflammation par suite d'une cause *traumatique*, il est quelquefois difficile de distinguer cette ophthalmie, surtout lorsqu'elle a acquis une certaine intensité, de la phlegmasie rhumatismale des mêmes tissus. Nous rencontrons dans l'une et dans l'autre la même injection de la fibreuse oculaire, la même sensibilité de l'œil à la lumière. Il existe une circonstance très remarquable dans l'histoire de l'ophthalmie traumatique, c'est la promptitude et la constance avec lesquelles la sclérotique s'injecte dans les cas où la substance de la cornée a été frappée par la cause traumatique, et surtout quand un corps étranger est resté fixé dans les lames de cette membrane. Sa circonférence devient alors rapidement le siége d'une zone vasculaire, composée de vaisseaux d'un rose pâle, rectilignes, parallèles entre eux, et disposés en forme de rayons autour du bord de la cornée. Si le corps étranger a profondément pénétré dans la substance de cette membrane, ou quand il y a demeuré pendant un certain temps, les pointes des vaisseaux scléroticaux se prolongent peu à peu, et dépassent d'un quart de ligne ou d'une demi-ligne le bord du disque transparent de l'œil ; ces vascularités semblent avoir une tendance à se diriger vers le siége du corps étranger. Ce dernier s'entoure alors d'une opacité nébuleuse qui forme une espèce d'auréole. Il est difficile d'expliquer d'une manière satisfaisante pourquoi une sclérotite succède immédiatement à la lésion traumatique de la cornée. Est-ce parce que le frottement exercé par le corps étranger sur la conjonctive palpébrale provoque l'engorgement de ses vaisseaux, et que ces derniers irritent réciproquement la surface lisse du globe oculaire ? Nous n'osons émettre cette opinion que sous une forme de supposition.

Si la sclérotite traumatique offre une ressemblance complète avec là sclérotite rhumatismale en ce qui concerne ses caractères anatomiques et physiologiques, elle en diffère beaucoup par rapport à sa marche et au traitement qu'elle exige. Une fois que les causes qui ont provoqué la première de ces phlegmasies ont cessé d'agir, elle cède promptement à un traitement rationnel, et est loin, à moins d'une complication particulière, de présenter le caractère rebelle qu'on observe quelquefois dans l'ophthalmie rhumatismale. Autant celle-ci est antipathique au froid, et n'admet pas les applications humides et réfrigérantes sur l'organe phlogosé, autant ces moyens trouvent-ils leur emploi avec avantage dans la sclérotite traumatique.

Première observation. Ophthalmie catarrho-rhumatismale double avec tendance à l'ophthalmo-blennorrhée.

M. T., tisserand, âgé de vingt ans, nous consulta le 11 janvier 1833 pour une ophthalmie assez intense dont il fut presque guéri par les antiphlogistiques. Quelque temps après, l'affection reprit de la gravité. Le 5 février, l'ophthalmie présenta un caractère compliqué. Les vaisseaux injectés de la conjonctive du globe de l'œil étaient évidemment partagés en deux groupes différents. Le premier était composé de vaisseaux rouges presque écarlates qui commençaient avec un bout très délié dans la conjonctive de la sclérotique à la distance de quelques lignes du bord de la cornée; ils grossissaient vers la paupière, pour diminuer ensuite de volume et se perdre sur la conjonctive palpébrale en des stries fines, parallèles entre elles et perpendiculaires sur le diamètre transversal du cartilage tarse. Ce groupe de vaisseaux appartenant à la conjonctive formait l'injection que nous appelons catarrhale.

Un autre groupe de vaisseaux injectés, plus fins, plus serrés, plus droits, d'une couleur de carmin pâle, était distribué autour de la cornée, au bord de laquelle ils s'arrêtèrent; leurs bouts plus déliés cessaient à une ligne et demie à peu près du bord de la cornée, sans communiquer avec le commencement des vaisseaux conjonctivaux. Ce second groupe appartenait à la sclérotique, et constituait le commencement de l'injection que nous nommons rhumatismale. Il y avait en même temps larmoiement, photophobie, sécrétion de mucus peu abondante encore, mais plus considérable que dans les conjonctivites catarrhales ordinaires; la douleur dans l'œil était peu forte. Mais le symptôme le plus important, c'étaient des végétations à demi sphériques de la conjonctive palpébrale d'un rouge écarlate foncé, tirant sur le pourpre, nombreuses, serrées, élevées et fermes.

Nous dirigeâmes l'attention des personnes présentes à notre clinique sur ces trois séries de phénomènes, qui indiquaient une ophthalmie catarrho-rhumatismale avec tendance à la blennorrhée oculaire. L'examen ultérieur vint constater le diagnostic; le malade, presque rétabli, était allé dans la cour, au milieu de la nuit du 2 au 3 février; il avait de suite éprouvé de légers frissons, de la toux, une légère douleur dans les muscles du thorax, etc.

Quoique la douleur, le larmoiement et la photophobie gênassent et inquiétassent le plus le malade, ce fut pourtant l'imminence de l'ophthalmo-blennorrhée qui demanda le plus d'attention. La complication rhumatismale, dans ce cas, nous força de nous borner, pour le premier jour, à l'application de six sangsues à chaque tempe, et d'ajourner l'usage des collyres astringents; un purgatif fut ordonné pour le lendemain, avec la disposition qu'un collyre astringent antiphlogistique (fait avec deux grains de sous-acétate de plomb par chaque once d'eau distillée) serait employé immédiatement après que le purgatif aurait opéré.

9 février. Ce traitement a modifié l'état des yeux d'une manière notable. Dans l'œil gauche, l'injection rhumatismale a entièrement disparu; la conjonctive scléroticale, qui entoure la cornée, a repris sa blancheur normale jusqu'à une distance de plusieurs lignes de la cornée; dans l'œil droit, il y a encore quelques traces de l'injection rhumatismale autour de la cornée. La photophobie, la douleur, le larmoiement, ont cessé; il ne reste plus qu'un léger picotement. Mais ce qui est **plus** essentiel encore, c'est que, sous l'empire de cette médication, les granulations des conjonctives palpébrales ont perdu leur caractère menaçant; de discrètes, saillantes, rouge-foncé, fermes, elles sont devenues molles, rouge-pâle, confluentes et aplaties de manière à être presque étendues en nappe sur la surface interne des conjonctives palpébrales.

Le même collyre fut continué avec une double dose de sous-acétate de plomb. Des granulations rouge-pâle, confluentes et peu élevées étaient restées; pour les combattre, des astringents peu forts étaient indiqués; mais la crainte de faire renaître l'ophthalmie rhumatismale nous obligea à user de précaution dans l'emploi des astringents, particulièrement parce que le malade avait les yeux très sensibles. Peu à peu la dose du sous-acétate de plomb liquide fut portée à six grains par chaque once d'eau, puis le sulfate de cuivre substitué à l'acétate de plomb, avec addition de six gouttes de laudanum de Sydenham. Ce collyre fut bien supporté, sans provoquer la moindre rougeur permanente des yeux. Sous l'emploi de ce topique, dont la force fut peu à peu augmentée, les granulations s'affaissaient de plus en plus. Les granulations finirent par disparaître entièrement. Nous avons encore revu le malade plusieurs fois; l'affection ne s'est pas reproduite.

DEUXIÈME OBSERVATION. Ophthalmie catarrho - rhumatismale.
(Planche I, fig. 2.)

Sur l'œil d'une personne de quinze ans la conjonctive palpé-brale est légèrement injectée; la conjonctive scléroticale présente la même injection que dans l'œil de la figure 1 ; mais au lieu de se terminer brusquement par une extrémité déliée et pointue, à une certaine distance de la cornée, les vaisseaux, parvenus à une ligne et demie ou deux lignes du bord de cette membrane, se continuent dans la sclérotique en devenant d'une ténuité extrême, et en cessant de se bifurquer aucunement ; ils sont tous droits, parallèles entre eux, très resserrés et d'un rouge carmin ; ils s'avancent jusqu'au bord du miroir de l'œil. Sécrétion muqueuse peu abondante, léger commencement de photophobie.

Diagnostic. — Ophthalmie catarrho-rhumatismale commençante, ou conjonctivite catarrhale avec commencement de sclérotite rhumatismale.

Commémoratif. — Coryza depuis quelque temps. La malade s'est exposée à un courant d'air, après avoir déjà eu l'œil rouge depuis plusieurs jours; commencement de douleur lancinante.

Traitement. — Purgatif salin; frictions d'onguent napoli-tain sur le front et la tempe pendant quelques jours ; puis collyre de borax, scrup. 1/2, eau distillée de laurier-cerise ʒj, mucilage de semence de coing ʒj. Prompt rétablissement.

TROISIÈME OBSERVATION. Ophthalmie catarrhale avec tendance blennor-rhoïque. — Iritis et cristalloïdite rhumatismales. — Guérison.

M. Jean L....., vannier, âgé de trente-un ans, d'une habitude cachectique, a perdu l'œil droit à la suite de la petite-vérole, dont il porte les marques à la figure. Cet œil est atrophié. Il

ne se souvient pas d'avoir eu d'autres maladies, sauf des douleurs rhumatismales et erratiques dans les membres, auxquelles il a été constamment sujet. L'invasion de l'affection de
l'œil gauche, pour laquelle il se présenta le 17 janvier 1837 à
nos consultations, date de cinq jours. Il en attribue la cause à
un refroidissement, contracté dans l'une des caves où il est
obligé de travailler.

La conjonctive palpébrale de cet œil est considérablement
boursoufflée; la conjonctive oculaire présente une injection
tellement confluente qu'il est impossible de constater l'état de
la sclérotique sous-jacente; la sécrétion muqueuse de l'œil est
abondante; le mucus s'amasse dans le pli conjonctivo-palpébral
sous forme de stries d'un blanc-jaunâtre. Il y a photophobie,
mais elle est peu intense. L'iris offre une légère décoloration; sa teinte est d'un vert sale; on distingue aisément sa texture rayonnée. La pupille est resserrée et immobile, la crys-
talloïde antérieure couverte d'un grand nombre de petits
points grisâtres, et la marge pupillaire bordée de filaments de
matière plastique demi-diaphane. Le malade voit les objets
comme au travers d'un brouillard; la tête et l'œil sont sans
douleur; le malade ne se plaint que de trouble de la vision et
de démangeaison aux paupières.

On ordonne une saignée du bras gauche de quatre palettes;
le lendemain une application de quinze sangsues au-devant de
l'oreille du côté affecté; on prescrit les frictions sur le front
avec l'onguent napolitain, qui doivent être faites de deux
en deux heures, et à l'intérieur trois doses par jour de calomélas (1/2 grain) et d'opium (1/4 grain).

Le 20 janvier, le changement dans les phénomènes locaux
n'est guère notable. La pupille a cependant repris un peu de
sa mobilité; le malade se plaint d'élancements dans l'œil, qui
dans la nuit troublent son repos.

Les frictions sur le front et le calomélas à l'intérieur sont continués. On fait appliquer un vésicatoire à la nuque.

Les douleurs ont complétement cessé le 27 janvier; l'injection de la conjonctive a considérablement pâli; la sécrétion muqueuse a diminué. On reconnaît maintenant à la pupille une forme horizontalement ovalaire; le nombre des petits points plastiques de la capsule antérieure paraît être moindre.

On laisse le vésicatoire à demeure. Depuis cette époque nous n'avons plus revu le malade. L'amélioration progressive dans son état, dont nous avons été témoin, nous fait espérer que sa guérison s'est accomplie.

La profession du sujet, qui le forçait à s'exposer souvent à des refroidissements, jointe à sa disposition ancienne aux affections rhumatismales, furent des circonstances suffisantes pour expliquer l'origine et le caractère de son affection oculaire.

Il paraît que dans le principe la conjonctive seule avait été le siége d'une irritation catarrhale; au moment où le malade vint nous consulter, nous découvrîmes dans cette membrane les traces d'une inflammation avec tendance évidente à l'état blennorrhoïque. Bien que l'injection confluente de la conjonctive scléroticale nous ait empêché de bien reconnaître l'injection de la sclérotique, la photophobie qui existait chez ce malade ne nous laisse guère douter que l'action phlegmasique ne se soit étendue sur la sclérotique avant de se transmettre à l'iris et à la cristalloïde. Ce cas fournit de nouveau un exemple frappant de l'affinité ou de la presque identité qui existe entre l'inflammation catarrhale et l'inflammation rhumatismale; affections dont l'une et l'autre proviennent de la même cause, savoir de l'abaissement subit de la température ou de quelque autre changement brusque dans l'état de l'atmosphère; affections qui ne diffèrent, strictement parlant, que par la diversité du tissu frappé par le même agent morbi-

fique. Chez cet individu dont le système séro-fibreux, à cause
d'affections rhumatismales antérieures, se trouvait déjà dans
une prédisposition morbide, l'irritation de l'œil, catarrhale
d'abord, ne tarda pas à se propager aux tissus fibreux et séreux de l'organe ; à la conjonctivite se joignît bientôt une affection que nous appelons rhumatismale, par la double raison
que le refroidissement en a été la cause déterminante, et que
des tissus, qui sont en général le siége du rhumatisme ont
été principalement affectés. L'iritis, dans ce cas, s'est borné à
la surface séreuse de l'iris. Sa texture rayonnée n'a pas éprouvé
d'altération notable ; la forme ovalaire de la pupille a été caractéristique ; la teinte de l'iris a pris une nuance sale, sans
être essentiellement changée. L'inflammation n'a pas été accompagnée de ces douleurs sous-orbitaires, constantes dans
l'iritis parenchymateux. Le tissu séreux de la cristalloïde a
promptement participé de l'irritation rhumatismale. Sans qu'il
se soit développé des vascularités dans cette membrane, sa
phlegmasie s'est révélée par l'exsudation d'une infinité de petits points blanchâtres disséminés à sa surface.

QUATRIÈME OBSERVATION. Iritis rhumatismal de l'œil droit. — Guérison.

M. Théodore B....., commis dans un magasin de lingeries,
âgé de vingt-sept ans, d'une constitution nerveuse, teint pâle,
iris brun, n'a jamais eu de maladies vénériennes. Obligé de
travailler dans des magasins exposés à des courants d'air, li
attribue l'origine de son affection à un refroidissement.

Il vient nous consulter le 12 janvier, quatrième jour de sa
maladie. Nous constatons alors les symptômes suivants :

L'œil droit est seul affecté ; on y voit un lacis vasculaire
presque confluent de la conjonctive scléroticale, et composé
de vaisseaux d'un rose pâle. Les vaisseaux sont rectilignes,

19

parallèles entre eux et disposés en forme de rayons autour de la cornée ; ils sont de l'ordre de ceux qu'on observe dans les cas où l'ophthalmie catarrhale menace de se compliquer de sclérotite rhumatismale ou lorsque cette dernière commence à envahir la conjonctive ; en un mot, ces vaisseaux sont ceux qui constituent l'injection rhumatismale de la conjonctive. L'iris brun est devenu mat ; sa teinte est grisâtre ; il a conservé sa texture rayonnée. La pupille très peu mobile a perdu sa couleur normale ; elle est grisâtre et comme remplie de fumée ; la partie inférieure de son bord se trouve collée à la capsule antérieure par une seule adhérence fine et filiforme. Le malade dit qu'il voit comme à travers un brouillard. L'œil n'est pas très sensible à la lumière. Le malade n'accuse aucune douleur à la tête.

L'ensemble des symptômes qui précèdent caractérisent fort bien le commencement de l'iritis rhumatismal. D'une part, nous trouvons absence complète d'une maladie constitutionnelle qui eût pu donner naissance à la phlegmasie de l'iris ; et d'autre part, le malade s'est exposé à des causes externes, aptes à provoquer cette inflammation. Il se peut que, dans ce cas, le refroidissement ait agi en premier lieu sur les membranes externes de l'œil et que l'iris ne se soit affecté que secondairement. L'iritis, tel qu'il s'est présenté le premier jour où nous vîmes le malade, ne s'étendait pas encore au-delà du feuillet séreux qui tapisse la surface antérieure de l'iris. Cette circonstance mérite d'être notée, d'autant plus que nous savons que les affections rhumatismales ont une tendance particulière à se fixer dans les tissus fibreux et séreux. Aussi l'inflammation offre-t-elle à cette époque de la maladie tous les caractères de l'iritis séreux. L'altération de la couleur de l'iris est fort peu prononcée ; sa teinte brune paraît s'être couverte d'un nuage grisâtre ; on y reconnaît facilement la texture rayonnée ; quoiqu'il se soit déjà formé une très mince adhérence sur la marge de la pupille, cette ouverture conserve encore un peu de mobilité. L'iris seul est affecté ; cela explique l'absence presque complète de la photophobie et des photopsies.

Nous ordonnons une saignée du bras de quatre palettes , et le lendemain de la saignée une application de quinze sangsues au devant de l'oreille droite. Aux émissions sanguines nous joignons l'usage interne de l'eau de Sedlitz et les frictions sur le front et les tempes avec l'onguent napolitain, frictions qui doivent être pratiquées de deux en deux heures.

Le malade ne remplit que fort incomplètement cette prescription. Il se contente d'appliquer les sangsues, de prendre le purgatif et de faire les frictions ; la saignée n'est pas pratiquée. Nous le revoyons le 14 janvier, sixième jour de la maladie. L'inflammation a fait des progrès. L'injection conjonctivale se compose de vaisseaux d'assez gros calibre; au-dessous de la conjonctive on remarque un cercle d'une teinte rose et violacée qui entoure la cornée dans la largeur d'une ligne et demie. La texture rayonnée de l'iris commence à s'effacer dans le grand cercle; la pupille est devenue plus mate encore; elle présente une forme verticalement ovalaire, plus arrondie à son extrémité supérieure qu'à l'extrémité inférieure. L'exsudation plastique de l'angle inférieur de la pupille a augmenté. Peu de photophobie; point de maux de tête. Mais pendant la nuit du 13 au 14 janvier le malade a éprouvé à la surface de l'œil des élancements qui cependant ne se sont pas propagés dans la région sus-orbitaire.

Les progrès rapides de l'affection n'ont pas manqué de mettre en évidence la nécessité d'un traitement très énergique, même dans le commencement de l'iritis. Malgré une saignée locale assez abondante et l'usage des frictions mercurielles, l'inflammation de la séreuse s'est étendue au parenchyme de l'iris; elle affecte la texture même de cette membrane, la pupille de-

vient immobile et prend une forme caractéristique et permanente pendant la durée de l'inflammation parenchymateuse ;
l'exsudation plastique augmente ; des douleurs nocturnes
commencent à se faire sentir.

Nous appelons l'attention sur un phénomène fort curieux,
dont nous parlerons plus tard. C'est cette espèce de zone précornéo-sclérotidienne d'une teinte rose, pourpre ou violacée,
zone, qui sans être composée de vaisseaux distincts, présente
plutôt une teinte uniforme. Cette zone, que nous appelons
cercle dyscrasique, peut exister sans être accompagnée de photophobie, caractère constant de la sclérotite. Chez le malade
qui fait le sujet de cette observation, nous avons observé le
phénomène dont il vient d'être fait mention.

Vu la marche progressive de la phlegmasie, nous prescrivons de nouveau une saignée du bras de quatre palettes,
quinze sangsues qui doivent être appliquées au-devant de l'o-
reille droite, et la continuation des frictions d'onguent napolitain sur les régions sus-orbitaire et temporale, auxquelles
nous substituons vers le soir des frictions sur les mêmes parties, d'heure en heure, avec deux grains de calomélas et deux
grains d'opium brut ; à l'intérieur nous ordonnons, de trois
en trois heures, une poudre composée d'un quart de grain de
calomélas et d'un huitième de grain d'opium.

Le malade est encore cette fois indocile à nos prescriptions.
Au lieu de faire les frictions avec l'opium et le calomélas, il
écoute les conseils d'une commère, et fomente son œil avec
l'eau de guimauve. Dans la nuit du 17 au 18 janvier, les
douleurs s'irradiant dans la région sus-orbitaire, deviennent
insupportables ; le 18 janvier la vision de l'œil droit est nulle,
la conjonctive est chémosée, la pupille ovalaire et verticale ;
la capsule antérieure commence à s'affecter visiblement ; il
existe de la fièvre.

Prescription. — Appliquer vingt sangsues derrière l'oreille droite ; frictions sur le front avec le calomélas et l'opium ; à l'intérieur, le calomélas avec l'opium.

Les douleurs avaient complètement cessé le 21 janvier ; la pupille était redevenue ronde et mobile ; l'injection conjonctivale avait diminué ; le malade commence à distinguer de cet œil les caractères d'impression ; il se plaint des prodromes de salivation.

Nous cessons l'usage des mercuriaux, et nous faisons appliquer un vésicatoire de Janin à la nuque.

La guérison était complète le 26 janvier ; l'iris avait repris sa teinte et sa texture normales. Quelques points de pigmentum restent déposés sur la partie supérieure de la capsule.

Le 29 janvier, le malade, voulant reprendre ses occupations habituelles dans le magasin , éprouva une rechute qui nécessita de nouveau l'emploi des émissions sanguines et des frictions mercurielles. Les symptômes phlegmasiques de l'œil cédèrent promptement à ces moyens. Il se développa une phlébite violente à la suite d'une saignée du bras pratiquée par la main d'un chirurgien peu exercé ; elle fut heureusement combattue au moyen des cataplasmes émollients et des frictions d'onguent napolitain , faites sur le bras à hautes doses.

Le 6 février, la faculté visuelle de l'œil droit est complétement rétablie ; cet œil ne présente plus aucune différence d'avec celui du côté opposé.

Le succès a donc complétement justifié, dans ce cas, le traitement que nous jugeâmes nécessaire dès le début de l'affection. L'indocilité du malade nous fit voir que les diverses mesures thérapeutiques que nous avions ordonnées , tant qu'elles ne furent que partiellement mises en usage, ne suffirent pas pour enrayer la marche de l'iritis ; la phlegmasie a , au contraire, promptement cédé à ces moyens , dès qu'ils furent employés dans l'ordre que nous avions indiqué au malade de prime abord.

CHAPITRE V. — DE L'OPHTHALMIE ÉRYSIPÉLATEUSE.

L'érysipèle des paupières et l'érysipèle de la face peuvent s'étendre à la conjonctive et y produire une forme particulière de phlegmasie, qui quelquefois semble même pouvoir exister sans que les paupières ou la face soient le siége d'un érysipèle. Voici les symptômes de cette maladie qu'on peut regarder comme un érysipèle bulleux de la conjonctive.

Cette membrane se gonfle légèrement et prend une teinte d'un rouge pâle, jaunâtre, assez uniforme, dans laquelle on ne remarque que rarement des stries formées par des vaisseaux distincts. Toute la membrane malade contracte une certaine laxité, se déplace et se plisse dans une plus grande étendue pendant les mouvements du globe oculaire et semble légèrement infiltrée. Le phénomène le plus frappant et tout-à-fait caractéristique, c'est la formation d'un nombre plus ou moins considérable de vésicules lisses, tendues, le plus souvent ovalaires, de grandeur variable, depuis le volume d'un grain de millet jusqu'à celui d'un grain de chènevis et même d'un petit pois. Ces vésicules contiennent un liquide aqueux, semi-diaphane et d'une couleur jaune-clair, liquide, qui s'écoule facilement quand on incise la pellicule dans laquelle il est renfermé. Ces espèces de bulles font saillie entre les paupières, en gênent les mouvements, et produisent une sensation désagréable de picotement et de froissement. Le malade se plaint également d'une certaine tension. Je ne me rappelle pas avoir observé du larmoiement ni de la photophobie dans cette ophthalmie que d'ailleurs je n'ai rencontrée que trois fois dans toute ma pratique et que par conséquent je dois regarder comme extrèmement rare. Les auteurs me semblent en partie l'avoir confondue avec l'ophthalmie catarrhale accompagnée de chémosis partiel (v. p. 202).

Comme les vrais érysipèles en général, cette conjonctivite particulière est précédée de fièvre et de symptômes de dérangement dans les fonctions du tube intestinal, et principalement dans celles du foie : langue chargée d'un enduit jaunâtre ou brunâtre, goût amer, anorexie, dyspepsie, etc. Ces symptômes ainsi que les mouvements fébriles cessent d'ordinaire avec l'éruption de l'érysipèle.

La *marche* de l'ophthalmie érysipélateuse est celle des érysipèles en général. Cette phlegmasie cède souvent avec rapidité même à la méthode expectante. La tumeur chémosée de la conjonctive s'affaisse ; le contenu des vésicules se résorbe, ou bien ces dernières, en se rompant, laissent écouler leur liquide, sans qu'il se forme des ulcères, à moins d'une complication particulière. Nous n'avons jamais observé dans la conjonctive rien d'analogue à la desquamation, terminaison ordinaire de l'érysipèle du derme. Nous n'avons jamais non plus vu l'ophthalmie érysipélateuse s'étendre aux tissus profonds de l'œil; cependant cette transmission de la phlogose serait possible. L'ophthalmie érysipélateuse ne laisse presque jamais de suites. Dans des cas rares, il reste un œdème de la conjonctive qui ne se dissipe que fort lentement.

Les *causes* de l'ophthalmie érysipélateuse sont tout-à-fait identiques avec celles de l'érysipèle en général. Les personnes d'une habitude cachectique, d'un tempérament bilieux, ou celles qui sont affectées de certaines maladies du foie et des viscères abdominaux semblent y être principalement prédisposées. Le refroidissement est, parmi les causes occasionnelles, celle qui donne le plus souvent naissance à l'ophthalmie érysipélateuse. C'est pour cette raison que les personnes douées d'une peau vulnérable, transparente et d'un teint clair y sont le plus sujettes. Cependant il paraît que le refroidissement ne suffit pas seul pour donner lieu aux affections érysipélateuses, puisque nous les voyons régner presque épidémiquement

dans certaines saisons et dans certaines années, et que d'autres
fois on n'en rencontre pas pendant long-temps. Tout ce qui
détermine un certain état d'orgasme dans le système de la veine
porte, comme des émotions tristes ou vives, le chagrin, la
frayeur, la colère, et enfin tout ce qui dérange les fonctions des
intestins, une indigestion, un état saburral peuvent favoriser
le développement d'une ophthalmie érysipélateuse.

Traitement. — Cette phlegmasie, comme nous l'avons dit, est
quelquefois tellement légère qu'elle parcourt ses phases sans
qu'on ait besoin de lui opposer une médication active. Le traitement qu'on emploie dans des cas d'une plus grande intensité ne
diffère pas de celui qu'on met en action contre l'érysipèle d'autres parties. Vu l'état d'embarras gastrique, qui accompagne
ordinairement l'ophthalmie érysipélateuse, on fera bien de débuter par l'administration d'un vomitif ou d'un purgatif, selon
l'indication spéciale fournie par les symptômes généraux. On
les fera suivre de l'usage de boissons légèrement sudorifiques,
telles qu'une infusion chaude de fleurs de sureau avec addition
d'acétate d'ammoniaque, ou de petites doses de camphre, etc.
On peut revenir plusieurs fois aux évacuants tant que l'état saburral persiste.

Le traitement topique de l'ophthalmie érysipélateuse est fort
simple. On doit s'abstenir de l'application des onguents et des
collyres. Il suffit, dans la majorité des cas, de couvrir d'une
compresse sèche et tiède l'œil affecté. Plus tard, quand l'érysipèle a passé la période d'acuïté, et qu'il laisse un gonflement
œdémateux de la conjonctive oculaire, on remplacera avec
avantage les compresses simples par l'emploi de la chaleur
aromatique à l'aide de l'application de sachets secs, remplis
d'herbes aromatiques et légèrement frottés avec du camphre.
Les malades doivent se tenir chaudement.

En résumé, nous dirons que nous considérons l'ophthalmie
érysipélateuse comme une conjonctivite, due à des causes oc-

casionnelles analogues à celles qui produisent les ophthalmies catarrhale et rhumatismale, mais compliquée d'un dérangement dans les fonctions de la muqueuse intestinale et du foie, et de changements dans leur sécrétion, qui se traduisent par des symptômes généraux faciles à constater. L'ophthalmie érysipélateuse, se rapprochant dans tous ses caractères de l'érysipèle du derme, est toujours (du moins d'après notre expérience) de nature bénigne; son traitement doit être dirigé d'après les principes généralement connus pour le traitement des érysipèles.

CHAPITRE VI. — DE L'OPHTHALMIE VEINEUSE.

(OPHTHALMIE ARTHRITIQUE ET ABDOMINALE DES AUTEURS.)

Nous réunissons sous le nom commun d'*ophthalmie veineuse* la description des ophthalmies que les auteurs ont appelées *ophthalmie arthritique et abdominale*. Ce qui nous a déterminé à substituer une autre dénomination à celle qui est généralement adoptée en Allemagne et en Angleterre, c'est que le terme *arthritis*, dans le sens dans lequel on est habitué de l'employer, ne comprend qu'un seul ordre des affections ou des dispositions de l'économie, dont la combinaison avec la phlogose de l'œil donne naissance à la forme spéciale d'ophthalmie que nous allons décrire. Le caractère éminemment veineux de cette dernière, le caractère également veineux des tissus oculaires qui sont le siége de ces affections, leurs rapports de connexion avec les irrégularités dans la circulation veineuse en général et surtout dans celle du bas-ventre, nous ont engagé à adopter le nom d'ophthalmie veineuse qui exprime mieux que tout autre la spécialité de cette forme.

On peut subdiviser l'*ophthalmie veineuse* en deux sous-genres ou espèces, l'*ophthalmie arthritique* et l'*ophthalmie abdo-minale*, en faisant observer de prime-abord que les symptômes de ces deux formes ne sont pas toujours très nettement tran-chés dans la nature ; qu'il y a une foule de cas qui participent des caractères de l'une et de l'autre, et qui par conséquent peuvent être regardés comme mixtes ; que ces derniers mêmes sont peut-être les plus fréquents. Après avoir lu les généralités sur les affections veineuses et arthritiques dont nous faisons précéder l'histoire de l'ophthalmie veineuse, on comprendra pourquoi ces deux ophthalmies doivent avoir certains carac-tères fondamentaux communs, et pourquoi nous avons dû, contrairement à ce qui a été fait jusqu'à ce jour par nos pré-décesseurs, les comprendre sous un terme général.

Avant de décrire l'ophthalmie veineuse, il ne sera pas hors de propos de donner quelques idées préliminaires sur la nature du travail morbide qui, en se combinant avec une phlegmasie oculaire, produit la forme d'ophthalmie à laquelle nous don-nons le nom de *veineuse*. Le système veineux en général, et particulièrement celui de la veine-porte, peuvent être le siége de certains désordres, qui tantôt restent fixés dans le centre de la circulation veineuse abdominale et ne se manifestent que par un trouble des fonctions des organes de l'abdomen, et tantôt entraînent à leur suite un état pathologique dans le système fibro-séreux, qu'on a désigné sous le nom de goutte ou arthritis, et qu'on est trop souvent porté à confondre avec le rhumatisme. Établissons d'abord la distinction qui existe entre le rhuma-tisme et ce que nous entendons avec les anciens sous le nom d'*arthritis*. Dans le chapitre traitant de l'*ophthalmie rhumatis-male*, nous avons fait voir que le rhumatisme ou l'inflamma-tion rhumatismale n'est dû, dans la majorité des cas, qu'à l'action nuisible de l'abaissement subit de température sur les tissus fibro-séreux, les muscles, ou enfin le tissu cellulaire intermusculaire. Dès que cette cause est mise en action, elle peut atteindre tout individu, indépendamment de l'âge, de la constitution et du sexe. Il en est différemment de l'arthritis , expression dont nous ne nous servons point dans le sens de l'école physiologique , qui l'adopte comme synonyme de phlegmasie articulaire en général. L'arthritis ou la goutte , comme nous l'entendons avec les anciens , dénote une affection du système fibro-séreux , caractérisée par la coïncidence ou la concomitance d'un groupe particulier de symptômes qui ont leur siége dans le système circulatoire veineux du bas-ventre. Ces symptômes, qui précèdent ordinairement l'apparition d'un véritable accès goutteux , sont les mêmes qu'on observe antérieurement à l'apparition des hémorroïdes et de cette ophthalmie que nous appelons *veineuse*. Ces symptômes, dont on peut comprendre l'ensemble sous le nom de *période des précurseurs*, consistent surtout dans le dérangement des viscères abdominaux. Les malades se plaignent d'une sensation de plénitude à l'épigastre et dans les hypocondres. Ces régions sont quelquefois sensibles à la pression ; le ventre est gros et tumifié, surtout après les repas ; le gonflement abdominal survient quelquefois soudainement, et disparaît avec la même rapidité. Il est des périodes, surtout pendant le printemps et l'automne, où les malades accusent un goût aigre dans la bouche , qui se remplit tout-à-coup, surtout lorsqu'ils sont à jeun , d'un liquide qui a une saveur acide , sans que cette espèce de régurgitation ait été précédée par des nausées. Les digestions sont difficiles et pénibles ; les malades sont tourmentés après les repas par une sensation de pesanteur à l'épigastre , par des renvois, par des gargouillements et de la flatulence ; les évacuations sont irrégulières , tantôt accompagnées de relâchement, tantôt de resserrement du ventre. La physionomie annonce le dérangement des viscères abdominaux ; le teint est d'un jaune sale et quelquefois verdâtre ; l'injection capillaire de la face offre une coloration d'un rouge cinabre livide ou mêlé de jaune. Les malades se plaignent de douleurs sourdes dans les lombes et dans les membres ; ils sont disposés à la tristesse, à la mélancolie, aux accès de colère ; le foie et la rate sont quelquefois le siége d'un engorgement distinct, et dépassent les fausses côtes.

Nous rencontrons ces symptômes, compris sous le nom commun de *pléthore abdominale*, sur des individus doués d'une prédisposition particulière, et c'est dans ce sens que nous admettons chez eux l'existence d'une diathèse ou d'une habitude veineuse.

Chez les personnes d'une diathèse ou prédisposition scrofuleuse ou lymphatique, nous distinguons, avec la plupart des praticiens, deux genres d'habitude, dont l'un est appelé habitude sensible, délicate, sanguine ou irritable, tandis que l'autre est connu sous le nom d'habitude scrofuleuse torpide, indolente, phlegmatique. L'expérience et l'observation nous ont appris à établir une distinction analogue pour les individus disposés aux affections arthritiques ou hémorroïdales. Ainsi, nous voyons quelques uns de ces individus petits, courts, ramassés, gros, à la tête très développée, aux larges épaules, au col fort court, d'une architecture du corps particulière caractérisée par une prédominance du système veineux, une injection capillaire de la face et de la peau, qui prend une teinte violette, un ventre gros et saillant, etc. Il est d'autres personnes d'une taille au-dessus de la moyenne, offrant également la prédominance de l'abdomen sur le reste du corps, mais d'une architecture plutôt haute que courte et ramassée, chez lesquelles les organes thoraciques et le système musculaire prédominent sur les autres. Chez ces dernières, la prédominance du système veineux ne semble pas aussi grande ni aussi pure que dans les premières, et le système artériel lui-même semble jouir chez elles d'un développement plus fort que d'ordinaire.

L'expérience démontre que les individus doués de cette pré-disposition particulière que nous désignons sous le nom d'ha-bitude veineuse, lorsqu'ils arrivent à l'âge de quarante ou cinquante ans, ont besoin, pour que leur santé ne soit pas troublée, de l'expulsion de certaines matières carbonisées dont leur sang veineux abonde. C'est par les organes sécrétoires du bas-ventre, par le foie, les reins et l'utérus (auxquels il faut ajouter la rate comme organe fournissant à la circulation de la veine-porte une grande quantité de sang carbonisé), que cette expulsion s'opère.

Chez les femmes, la prédominance du système veineux a nécessité, dès l'âge de la puberté, une crise périodique et phy-siologique, qui s'opère naturellement par le flux menstruel. Aussi, tant que cette évacuation sanguine se fait régulière-ment et suffisamment, est-il rare de rencontrer chez les per-sonnes du sexe des affections hémorroïdales ou arthritiques de quelque gravité. Mais que cette excrétion normale s'arrête par une cause quelconque, que la circulation veineuse de l'abdomen ne se fasse pas sans obstacle, comme, par exemple, dans les grossesses, ou enfin que la révolution de l'âge fasse cesser les menstrues, les femmes rentreront dès lors dans la catégorie générale et ne seront pas moins sujettes aux affec-tions dont nous parlons que les hommes. La crise normale et physiologique, qui est le partage des femmes depuis l'âge de la puberté jusqu'à l'âge climatérique, est analogue à la crise pa-thologique qu'on appelle *hémorroïdes ;* ces dernières peuvent même offrir la même régularité de retours que la menstrua-tion ; tantôt fluentes, tantôt borgnes, l'existence des hémor-roïdes, chez des individus doués de la constitution veineuse, est entièrement compatible avec le libre exercice des fonctions ; la santé générale se dérange, au contraire, sensiblement dès que, chez ces personnes, le mouvement critique du sang vei-neux vers les vaisseaux hémorroïdaux éprouve des entraves ;

le retard de l'excrétion sanguine par les hémorroïdes peut, en effet, provoquer la plupart des affections que nous observons à la suite de la ménostasie.

Il se peut encore que l'expulsion pathologique et critique chez les personnes de diathèse veineuse s'opère régulièrement par les reins. Les urines sont alors, de temps à autre, et souvent à des époques régulières, surchargées d'acides urique, rosacique, pourpré, qui forment des dépôts de couleur rose, jaune, etc.

D'autres fois la crise, quoique faisant des retours réguliers, est plus gênante et douloureuse. Les articulations des membres abdominaux et thoraciques deviennent le siége d'une inflammation spéciale. Les matières destinées à être expulsées, telles que les phosphates calcaires, les urates et d'autres sels, sont déposés dans les ligaments et dans l'intérieur des cavités articulaires ; en un mot, les malades sont sujets à des attaques régulières de goutte.

Ces phénomènes n'apparaissent pas toujours d'une manière aussi régulière. Supposons que la constitution du malade soit moins robuste, que ses forces ne suffisent pas pour imprimer à l'expulsion des matières morbides la direction excentrique et périphérique vers les articulations, vers les organes excrétoires, vers les vaisseaux hémorroïdaux et utérins, que l'un ou l'autre des organes de l'ordre fibro-séreux soit déjà pathologiquement prédisposé par l'effet des maladies qui ont précédé, ou par des causes qui l'ont frappé antérieurement, que cet organe n'oppose pas par conséquent la résistance suffisante aux impulsions morbides, il en résultera que l'excrétion arthritique, hémorroïdale ou menstruelle ne suivra plus dans ces circonstances un cours régulier, que les tentatives d'expulsion deviendront imparfaites, irrégulières, qu'elles se porteront moins sur les organes situés à la périphérie, sur les parties du système fibreux destinées à la locomotion, et sur les vaisseaux hémorroïdaux que sur des organes situés au centre ; la congestion s'établira dans des organes d'un ordre plus élevé, dans les tissus fibro-séreux du cœur, de la moelle épinière, du cerveau , et entre autres aussi, dans ceux de l'œil ; elle y provoquera des irritations ou des phlegmasies revêtant ce caractère spécial que, pour l'œil, nous cherchons à désigner par le nom d'ophthalmie veineuse ; en un mot l'arthritis , les hémorroïdes ou les menstrues prendront une direction *anomale.*

La constitution de l'individu est pour beaucoup dans la production des formes régulières ou anomales des hémorroïdes et de la goutte ; et notons à cet effet, que ces diathèses morbides, entées pour ainsi dire sur une constitution sanguine, disposeront plutôt aux formes régulières de l'un ou l'autre de ces groupes d'affections ; tandis que le contraire a lieu dans les cas où la constitution nerveuse est le sol dans lequel le germe morbifique se trouve jeté.

Nous avons cru nécessaires ces développements, qui sont du domaine de la nosologie générale, pour faire mieux comprendre nos idées sur l'ophthalmie veineuse, dont nous allons maintenant aborder les détails.

On a pu voir par les considérations qui précèdent , que les affections veineuses se subdivisent d'une manière fort naturelle en deux groupes, l'un de ces groupes se caractérisant par la crise hémorroïdale (hémorroïdes fluentes ou borgnes) ; et l'autre par la crise arthritique (goutte régulière ; excrétion arthritique par les urines). Dans le premier de ces groupes peuvent être comprises, comme analogues, les affections dont l'origine se rattache aux irrégularités de la crise menstruelle.

Chacun de ces deux groupes a son représentant dans l'œil. Mais, de même que les symptômes primitifs des affections goutteuses et hémorroïdales se confondent souvent les uns avec les autres, et qu'il est difficile de les séparer dans l'observation, de même , dis-je , est-il rare de rencontrer des formes d'ophthal-

mie arthritique et abdominale (hémorroïdale ou menstruelle) avec des caractères tellement tranchés qu'on les distingue
sans peine l'une de l'autre. C'est là la raison pourquoi, jusqu'ici,
il nous a été impossible de séparer d'une manière absolue dans
la description de l'ophthalmie veineuse les symptômes de l'une
et de l'autre de ses sous-espèces. Nous tâcherons toutefois d'indiquer dans la phénoménologie de cette affection les points
par lesquels ses variétés diffèrent.

Caractères anatomiques de l'ophthalmie veineuse. — Cette
ophthalmie, qu'on peut diviser en deux sous-espèces, l'ophthalmie *arthritique* et l'ophthalmie *abdominale*, est, d'après
ce que nous avons exposé, une congestion ou une inflammation de certains tissus de l'œil, compliquée de cet état
d'irrégularité dans la circulation veineuse abdominale qui
constitue le caractère principal de la disposition veineuse.
Malgré l'anomalie de l'action morbide, qui est cause du transport de la maladie à l'œil, cette action conserve néanmoins
cela de régulier, qu'elle n'affecte que certains tissus de cet organe, tissus qui se trouvent en rapport d'affinité avec ceux qui
sont généralement prédisposés et sujets aux affections arthritiques ou hémorroïdales. C'est ainsi que l'ophthalmie arthritique se localise toujours en partie dans la membrane fibreuse
de l'œil. La partie séreuse de la conjonctive et les séreuses internes de l'œil peuvent également être le siége de cette ophthalmie; mais notons que jamais ces tissus ne se prennent
d'ophthalmie veineuse, ni arthritique, ni abdominale, sans
que la choroïde ne participe à l'affection. Si nous examinons
le rang physiologique que cette tunique tient dans la totalité
de l'organe de la vision, nous ne nous étonnerons guère du
rôle que nous lui voyons jouer dans l'affection qui nous occupe.
En effet, cette expansion membraneuse peut-elle être assimilée
à quelqu'une des autres membranes? N'est-elle pas un tissu à
part presque tout vasculaire, un tissu dans lequel le nombre

des veines prédomine considérablement sur celui des artères ?
N'est-elle pas chargée de la sécrétion d'un produit éminemment carbonisé, le pigmentum noir ? Serons-nous accusé de
nous livrer à des minuties et à des rêveries, si, basé sur des
données anatomiques, physiologiques et pathologiques, nous
comparons cette membrane au tissu vasculaire du foie et de la
rate, organes qui, comme la choroïde, se distinguent par l'a-
bondance de leurs veines et par la sécrétion d'un produit fort
carbonisé ? Nous concluons de ces considérations qu'il n'est
rien de plus naturel que la sympathie qui unit la choroïde au
foie, à la rate et aux organes liés au système de la veine porte,
que rien ne doit étonner dès lors dans la réciprocité de leurs
affections.

On peut rapporter l'injection à l'origine arthritique toutes
les fois qu'elle présente les caractères suivants : on voit dans
la sclérotique une zone de vaisseaux d'un carmin un peu plus
foncé que celui de la sclérotite rhumatismale; ils commencent
à deux ou trois lignes de distance du bord de la cornée, et se
rendent vers ce dernier, d'abord en direction parallèle et rec-
tiligne; avant de l'atteindre, ils se bifurquent et s'anastomosent les uns avec les autres par leurs bouts voisins de la circonférence cornéale. Ces vaisseaux, au lieu de franchir un peu
la circonférence cornéale, comme cela a lieu dans la sclérotite
rhumatismale, en sont au contraire constamment séparés par
un cercle bleuâtre ou blanchâtre, partiel ou total, qu'ils ne
dépassent point, et au bord duquel ils disparaissent ou pénètrent dans l'intérieur de l'œil. Les cas exceptionnels dans lesquels les vaisseaux franchissent ce cercle et passent sur le
miroir de l'œil, sont extrêmement rares; nous en avons fait
représenter un (pl. II, fig. 1). L'injection scléroticale, toujours plus ou moins masquée par celle de la conjonctive, et
moins forte que l'injection de l'ophthalmie rhumatismale,
porte dans ces circonstances l'empreinte de sa nature *veineuse.*

La disposition de ses vaisseaux annonce la continuité de l'injection de la sclérotique avec celle du corps ciliaire et de la choroïde, qui, par la situation de ces parties, ne saurait se manifester aussi distinctement au dehors que la première. C'est précisément à la région qui correspond au siége anatomique du corps ciliaire que l'injection scléroticale paraît comme *coupée*, puisque ses vaisseaux se continuent probablement avec les vaisseaux ciliaires situés plus profondément. Ce cercle bleuâtre caractéristique, large d'une demi-ligne à peu près, existe dans la sclérotique et autour de la cornée. Il a été appelé par *Beer* cercle arthritique (*arcus arthriticus*); mieux vaudrait peut-être le nommer *cercle veineux*. Il peut provenir de causes différentes : comme nous l'avons dit, l'anastomose des vaisseaux scléroticaux avec les vaisseaux du corps ciliaire donne lieu peut-être à la formation de ce cercle, ou bien son existence est due à l'engorgement du *sinus veineux de l'iris* (1), anciennement connu sous le nom de canal de Fontana, sinus auquel vient aboutir une grande partie des ramifications veineuse de l'iris et de la choroïde, et dont la situation correspond exactement à celle du cercle veineux ou arthritique. Il se pourrait encore que ce cercle particulier dépendît de la compression et de l'amincissement du bord antérieur de la sclérotique, produit par le gonflement inflammatoire de la partie correspondante du corps ciliaire, devenu visible lui-même à travers la partie amincie de la sclérotique.

L'injection de la sclérotique n'est pas la seule que nous observions dans l'ophthalmie arthritique; de même qu'elle se continue d'une part avec l'injection profonde du corps ciliaire et de la choroïde, elle se prolonge d'un autre côté dans la partie séreuse de la conjonctive, et y forme presque toujours

______

(1) Voir Fr. Arnold, *Anat. u. physiol. Untersuchungen über das Auge des Menschen.* Heidelberg, 1832 , p. 10.

un second lacis vasculaire situé plus superficiellement et offrant une injection à peu près semblable à celle de la scléro
tique ; souvent même les vaisseaux de la sclérotique et de la
conjonctive sont superposés, entrelacés et anastomosés, de telle
sorte qu'il est difficile de décider à laquelle de ces deux membranes ils appartiennent. En général même, l'injection de la
conjonctive prédomine sur celle de la sclérotique, dont l'inflammation est plus superficielle et moins intense que dans
l'ophthalmie rhumatismale ; aussi l'ophthalmie arthritique
n'est-elle que rarement accompagnée de photophobie, qui,
dans cette affection, semble trouver sa cause et son explication
plutôt dans une rétinite concomitante que dans la sclérotite.

Outre cette injection qui caractérise la forme arthritique de
l'ophthalmie veineuse, celle-ci est souvent encore accompagnée
d'une autre injection qui, appartenant plus particulièrement
aux phlegmasies oculaires produites par la congestion hémorroïdale et dysménorrhoïque, mérite le nom d'*injection
abdominale* proprement dite. Des rameaux vasculaires isolés
d'un calibre très considérable (comparativement aux injections
ordinaires), évidemment variqueux, d'un pourpre foncé et presque bleu, remplis d'un sang indubitablement veineux ou carbonisé, parallèles entre eux, viennent de divers points de la
circonférence de l'hémisphère oculaire antérieur, et rampent
avec des flexuosités nombreuses et presque angulaires jusqu'à
la cornée, dont ils n'atteignent cependant pas la périphérie. Arrivés à une petite distance du bord de cette membrane, ils se
dichotomisent, et donnent naissance à des branches qui peuvent
se terminer d'une double manière : tantôt elles se perdent insensiblement et sans s'anastomoser entre elles, en devenant de
plus en plus fines et en se bifurquant une ou deux fois ; tantôt
chacune de ces branches divergentes se recourbe en un arc de
cercle et forme une arcade convexe vers la cornée, en se joignant
à une semblable ramification qui vient d'un autre de ces troncs

vasculaires. Il est rare que de la convexité et plus rare encore que de la concavité de ces arcs vasculaires naissent d'autres ramuscules ; quand ces derniers existent, ils disparaissent sans arriver au bord de la cornée. Nous devons ajouter que les vascularités de l'injection arthritique sont susceptibles de prendre un accroissement tel qu'elles forment autour de la cornée un réseau épais composé de vaisseaux variqueux appartenant à la conjonctive scléroticale ; elles laissent entre ce réseau et la cornée une bande blanchâtre, large d'une ligne à peu près, partie dans laquelle la conjonctive et la sclérotique restent saines. Cette disposition, jointe à l'injection que nous avons décrite, donne à l'œil un aspect tout-à-fait particulier.

Nous avons indiqué déjà l'analogie qui existe entre la constitution lymphatique et la constitution veineuse ou arthritique. Les caractères suivants la font ressortir encore d'une manière plus évidente. L'ophthalmie veineuse provoque quelquefois une kératite partielle et circonscrite qui se termine par un épanchement interlamellaire et une ulcération dans la partie phlogosée de la cornée. Ces ulcérations ont une forme et un aspect très particuliers, et ressemblent beaucoup aux ulcérations scrofuleuses : elles sont irrégulièrement ovalaires, beaucoup plus longues que larges, leurs bords sont comme déchirés ou déchiquetés et plus ou moins taillés à pic, leur fond est couvert d'une matière grisâtre ; ils sont d'ordinaire assez douloureux. Une matière pulvérulente, crétacée ou jaunâtre, formée par des sels calcaires, se dépose quelquefois dans ces ulcérations, particulièrement vers l'époque de la guérison. Les cicatrices qui en résultent prennent par suite de ce dépôt un aspect leucomateux, inégal, et semblent couvertes de concrétions calcarées ou présentent çà et là à leur surface des taches grisâtres ou jaunâtres, écailleuses, imbriquées, ou dans leur substance des incrustations circonscrites de même nature. Une blépharite glandulaire tout-à-fait semblable à celle des scrofuleux affecte souvent les personnes qui ont des ophthalmies veineuses, principalement à l'âge critique, dans lequel les affections de l'enfance apparaissent de nouveau, comme l'observation nous le démontre.

Nous avons indiqué plus haut quelques uns des phénomènes qui trahissent l'existence de la choroïdite et qui se rapportent spécialement à l'injection vasculaire. Il est encore d'autres caractères qui, joints à ces premiers, confirment le diagnostic de cette affection. Tels sont les changements que nous apercevons dans l'aspect de l'iris, de la pupille et du fond de l'œil. L'iris, dont le pigmentum doit dans beaucoup de cas subir les mêmes altérations que celui de la choroïde malade, et qui en outre, à cause de sa contiguïté avec cette membrane, devient souvent le siége d'une affection analogue lorsque cette dernière est prise, se décolore, prend une teinte sale, et perd sa structure fibrillaire. Souvent le tissu de l'iris s'amincit, la couche pigmenteuse de sa surface postérieure disparaît, et laisse à sa place des parties de la trame iridienne, dépourvue de pigmentum et donnant à cette membrane un aspect marbré, marqueté de plaques plus ou moins grandes, d'une couleur gris d'ardoise ou bleuâtre, quelquefois un peu nacrée, et situées surtout dans le grand cercle. Ces taches sont quelquefois en tel nombre, qu'on ne reconnaît plus la couleur primitive de l'iris. Ce symptôme, presque constant, surtout dans des cas anciens d'ophthalmie arthritique et de glaucôme, n'a point encore été, du moins à notre connaissance, noté par aucun auteur. Cette altération diffère essentiellement du changement de couleur et de texture que l'iris subit d'ordinaire dans l'état de phlogose. Les symptômes produits par l'iritis arthritique sont loin d'être aussi positifs et aussi prononcés que ceux de l'iritis primitif et syphilitique. La pupille est ordinairement dilatée, immobile, et a cela de particulier, que le plus souvent de ronde qu'elle était elle est devenue transversalement ou perpendiculairement ovalaire. Ce phénomène, presque constant dans l'ophthalmie veineuse, et surtout dans son espèce abdominale, ne saurait s'expliquer que par la tuméfaction et le tiraillement partiel de la choroïde dans l'un ou l'autre sens, à la suite de son inflammation partielle. Quelquefois la pupille est resserrée et irrégulière à cause de quelques adhérences qui se sont formées entre sa marge et la cristalloïde antérieure ; cette variété dépend quelquefois d'une complication rhumatismale ou syphilitique : elle est plus fréquente dans l'ophthalmie arthritique que dans l'ophthalmie hémorroïdale. La rétraction de l'iris vers le corps ciliaire, symptôme caractéristique de l'ophthalmie veineuse, fait que la marge pupillaire semble se renverser dans la chambre antérieure ; le contour de l'ouverture pupillaire se dessine sur l'opacité glaucomateuse placée derrière elle, et le bord noirâtre de l'uvée devient ainsi visible, souvent frangé ou comme fendu en deux feuillets ; il est bien plus rare de le voir renversé en arrière.

Le fond de l'œil paraît d'abord bleuâtre ; mais à mesure que la choroïdite fait des progrès, l'observateur distingue derrière la pupille une opacité concave, profonde et verdâtre, appelée par les auteurs opacité *glaucomateuse*. La plupart d'entre eux croient voir la cause de ce phénomène dans une modification du corps vitré, qui cependant n'existe jamais. L'explication suivante nous paraît plus rationnelle. On sait que chez les personnes âgées de quarante à soixante ans (âge avant lequel l'ophthalmie veineuse ne se montre qu'exceptionnellement) le cristallin est toujours d'une couleur jaune d'ambre ; le corps vitré est quelquefois aussi un peu jaunâtre. Rappelons-nous maintenant qu'une choroïde congestionnée ou enflammée présente une teinte bleuâtre foncée, et qu'un corps jaune et transparent comme le cristallin se trouve appliqué sur ce fond bleu ; le plus simple raisonnement nous expliquera, d'après la loi physique du mélange des couleurs,

que le bleu et le jaune, réunis de cette manière, doivent produire cet aspect verdâtre du fond de l'œil, qui d'ailleurs existe
quelquefois à un moindre degré et sans les autres symptômes
du glaucôme, quand une très légère congestion a lieu dans la
choroïde de personnes âgées, ou quand cette membrane est
plus riche en sang veineux à cause de variations purement
physiologiques.

La congestion de la choroïde explique l'apparence verdâtre
du fond de l'œil dans la première période de l'ophthalmie
veineuse et de la choroïdite. Dans une période plus avancée de
la phlegmasie la choroïde subit des changements plus permanents dans sa couleur et sa texture; il se forme des adhérences
entre la choroïde et la rétine; la première de ces membranes
peut devenir variqueuse, la sécrétion du pigmentum ne peut
plus se faire comme dans l'état naturel; cette couche noire, au
contraire, disparaît en partie ou en entier, la choroïde subit
à peu près les mêmes altérations que nous observons dans
l'iris sur les individus affectés d'ophthalmie veineuse. Devenue
pâle, elle prend un aspect bleuâtre ou bleu grisâtre; c'est cette
teinte qui, vue à travers un cristallin jaune, paraît à l'observateur d'un vert de mer ou d'un vert sale, et produit le phénomène que l'on rencontre dans le glaucôme.

Caractères physiologiques. — L'ophthalmie veineuse se développe quelquefois sans que les malades se plaignent, dans le
commencement, d'autre douleur que d'une sensation de sable
ou de gravier entre les paupières, sensation dont nous avons
rapporté l'origine à l'engorgement des vaisseaux de la conjonctive. Dans ces cas, elle a été précédée d'une conjonctivite le plus
souvent catarrhale. Il est d'autres symptômes qui souvent précèdent de long-temps l'apparition de l'ophthalmie veineuse,
et qui sont particuliers à la période des précurseurs. Ainsi
certains malades se plaignent qu'un cheveu, un fil, une toile
d'araignée touchent superficiellement leur front et leurs

paupières. Cette sensation est quelquefois tellement illusoire, qu'ils font des tentatives pour enlever avec la main le cheveu qui les gêne. D'autres fois ils éprouvent un engourdissement, un froid glacial dans le front, les paupières, à la superficie de l'œil et dans le côté affecté de la tête. Ce froid est tout-à-fait caractéristique, on ne l'observe que dans les affections arthritiques et dans certains rhumatismes. Quand l'ophthalmie commence à s'étendre aux tissus profonds du globe oculaire, les douleurs ne tardent pas à devenir plus vives. Elles sont térébrantes et lancinantes et occupent surtout la région sus-orbitaire; les malades en rapportent eux-mêmes souvent le siége à l'orbite; les douleurs cependant ont cela de particulier, qu'elles s'irradient non seulement à la tempe, au vertex, à l'occiput, le long du trajet du nerf sus-orbitaire, comme beaucoup d'autres iritis, mais encore qu'elles suivent la direction du nerf sous-orbitaire, et se font sentir aux joues, aux régions alvéolaires et aux dents. Elles sont rémittentes, s'exaspèrent vers le soir, et deviennent souvent tellement atroces, que les malades cherchent à en apaiser la violence par la pression de l'œil et du côté affecté de la tête contre les mains ou contre des objets durs. Les douleurs, à cause de la rémittence et de leur siége, prennent souvent le caractère d'une névralgie. C'est pendant ces paroxysmes douloureux que les altérations dans le fond de l'œil font des progrès; après chaque accès la teinte glaucomateuse est plus marquée et la difformité de la pupille plus grande.

Ces douleurs sont, dans la majorité des cas, accompagnées de la vue d'étincelles et de flammes; symptôme qui s'explique par la pression que la choroïde gonflée et turgescente doit nécessairement exercer sur la rétine. Fréquemment l'inflammation de la choroïde s'étend même par contiguïté à la rétine, et alors les photopsies sont plus violentes et plus continues.

La vision peut être nette tant que l'ophthalmie ne s'est

pas étendue au-delà de la conjonctive. Elle peut encore l'être
lorsqu'existe déjà autour de la cornée le cercle veineux blanchâtre ou bleuâtre, symptôme qui souvent le premier trahit
l'ophthalmie veineuse naissante. Cependant, dès que la conjonctivite se complique de ce dernier symptôme, la vision
commence le plus souvent à s'affecter et à devenir un peu
trouble, quand même la pupille conserve encore tout son
lustre naturel. A mesure que le fond de l'œil devient verdâtre, la vue se couvre d'une gaze, d'un brouillard qui devient
de plus en plus épais. Le glaucôme est accompagné de cécité
complète. Il faut dire cependant que, durant l'ophthalmie arthritique chronique, le fond de l'œil peut présenter une teinte
glaucomateuse fort prononcée, et que néanmoins le malade
conserve quelquefois un degré de vision qui lui permet de distinguer la lumière d'avec les ténèbres, et même d'indiquer le
nombre de doigts qu'on lui présente. Ce reste de vision s'é-
teint plus ou moins vite, à mesure que la choroïde se désorga-
nise par l'effet de l'inflammation.

La sécrétion conjonctivale, chez les personnes arthritiques
prises d'ophthalmie, présente quelques caractères particuliers.
Elle est souvent de nature âcre et corrosive, comme chez les
scrofuleux, ce qui encore paraît se rattacher à l'affinité des
dispositions veineuse et lymphatique. Le mucus oculaire
aussi n'est pas rarement un peu altéré et ressemble à une
écume blanchâtre qui s'amasse dans les angles ou dans le pli
de la conjonctive. Toutefois, la production de ce sécrétum
particulier n'est pas aussi constante que l'a indiqué Beer, qui
lui a donné le nom d'*écume arthritique*.

Marche et terminaisons. — La marche de l'ophthalmie veineuse est aiguë ou chronique. La forme chronique est plus
fréquente que la forme aiguë. L'ophthalmie arthritique proprement dite affecte plus souvent une marche aiguë ou sub-
aiguë, tandis que l'ophthalmie hémorroïdale ou menstruelle

est, dans la plupart des cas, de nature chronique. Il peut arriver que, pendant la durée plus ou moins longue de l'ophthalmie veineuse chronique, les phénomènes phlegmasiques et principalement les douleurs prennent tout-à-coup un caractère d'intensité extraordinaire. Ces exaspérations intercurrentes sont toujours accompagnées d'un progrès sensible dans l'altération du fond de l'œil. Quelquefois l'ophthalmie marche d'une manière tellement latente, que le malade ne se doute de sa gravité que lorsqu'elle a déjà produit un trouble notable dans la vision. Plus rarement l'ophthalmie affecte une marche sur-aiguë et presque foudroyante ; dans ces cas elle se termine, au bout de quelques jours et avec peu d'exceptions, par la cécité, soit par une simple amaurose, soit, et cela plus ordinairement, par le glaucôme. Dans les cas chroniques et sub-aigus le glaucôme, les exsudations plastiques dans la chambre postérieure, l'oblitération de l'ouverture pupillaire, le ramollissement ou l'hydropisie du corps vitré (*synchysis*) et l'atrophie du globe oculaire la terminent fréquemment.

Causes. — En exposant les causes de l'arthritis et de la diathèse veineuse en général, nous avons indiqué les conditions qui prédisposent à l'ophthalmie veineuse (arthritique ou abdominale). Qu'une personne se trouve à l'âge favorable aux affections du système veineux, représenté pour les femmes par la période climatérique, et ayant son analogue chez les hommes au même âge environ ; que l'économie se soit trouvée antérieurement où se trouve encore sous l'influence d'une diathèse arthritique ou hémorroïdale ; que le flux hémorroïdal ou menstruel aient été supprimés : le travail phlogistique, occasionné dans l'œil par une cause quelconque, pourra revêtir des caractères spéciaux que lui imprime la combinaison de l'ophthalmie avec l'état général de l'économie. C'est ainsi qu'une lésion traumatique peut être suivie de l'ophthalmie veineuse. Nous en avons vu dernièrement un exemple remarquable sur un malade plus que septuagénaire, opéré par nous de la cataracte, et qui avait nié avoir jamais eu des affections goutteuses ou hémorroïdales. Le mauvais temps étant survenu inopinément, une ophthalmie veineuse des plus effroyables et des plus chroniques, accompagnée de névralgie violente survint, résistant opiniâtrément au traitement le plus énergique, abolit la vue pour long-temps, et faisait craindre une cécité glaucomateuse complète et incurable. Ce n'est que lors de l'existence de l'ophthalmie que le malade nous parla de douleurs vagues dans le genou, qu'il avait éprouvées autrefois, et de quelques signes d'une tendance aux hémorroïdes, circonstance que sa constitution nous avait d'ailleurs fait soupçonner. Nous avons eu la grande satisfaction de le voir guérir, et sa vue se rétablit même avant la belle saison.

C'est même le plus souvent par une simple conjonctivite catarrhale que débute cette affection. Le catarrhe de la conjonctive, chez des individus doués de cette diathèse, ne tarde pas à se combiner avec une sclérotite, une choroïdite; les vaisseaux des membranes externes prennent bientôt un caractère de varicosité; la congestion choroïdienne se trahit par l'apparition du cercle veineux autour de la cornée. Il en est de même de l'ophthalmie rhumatismale accidentellement produite par ses causes ordinaires sur un sujet goutteux ou doué de la constitution ou prédisposition veineuse. Ce qui était d'abord une simple conjonctivite catarrhale ou une ophthalmie rhumatismale même fort légère, se transforme en ophthalmie arthritique, à moins qu'un traitement approprié ne vienne mettre obstacle à l'envahissement de la phlegmasie. C'est là ce que nous désignons du mot de *transformation* ou *transition* de l'ophthalmie catarrhale ou rhumatismale en ophthalmie arthritique, transition qui doit être d'autant plus fréquente et d'autant moins surprenante, si l'on considère l'affinité naturelle de ces différents travaux morbides, et si l'on n'oublie pas que l'extension de la maladie à la choroïde par suite de causes spéciales constitue le caractère le plus essentiel de la phlegmasie oculaire veineuse. L'attention du praticien doit être entièrement dirigée sur les signes susmentionnés et souvent peu évidents. En opposant à la conjonctivite, qui prend ce caractère, un traitement répercussif tel qu'on l'emploie avec succès dans la conjonctivite catarrhale simple, on risquerait de perdre des moments précieux et de hâter la propagation de l'irritation aux tissus profonds de l'œil. Cette conjonctivite avec tendance veineuse, si nous osons nous exprimer ainsi, doit être combattue avec la même énergie et d'après les mêmes principes que l'ophthalmie arthritique naissante elle-même. Elle en représente le premier degré. Il en est de même de la sclérotite rhumatismale, lorsqu'elle menace de se compliquer d'une choroïdite.

Il est des cas où, malgré tous les caractères de l'ophthalmie veineuse offerts par l'affection de l'œil, l'examen du malade ne laisse rien découvrir qui indique une affection antérieure ou concomitante de nature goutteuse, hémorroïdale ou ménopausique. Or, dans ces cas, l'âge avancé des malades est une circonstance qui à elle seule peut imprimer à l'ophthalmie le caractère veineux; ou bien la diathèse arthritique ou hémorroïdale, ne s'étant jamais localisée antérieurement à l'affection oculaire, commence par attaquer cet organe le premier. C'est ainsi que les scrofules ne se trahissent souvent d'abord que par de fréquents maux d'yeux, offrant le caractère de l'ophthalmie scrofuleuse, et que plus tard, des affections d'autres organes de même genre viennent confirmer ce que l'affection oculaire nous a fait présumer. De même ne voyons-nous pas souvent une seule articulation prise d'inflammation, dont nous ne contestons point la nature goutteuse, quoique l'affection arthritique ne s'étende pas au-delà d'une seule partie très circonscrite du corps? Pourquoi l'œil ne serait-il pas de même quelquefois le point de départ primitif d'une irritation goutteuse ou hémorroïdale, d'autant plus qu'il est, par sa position externe et ses fonctions, exposé à l'action de causes irritantes nombreuses? Ces cas d'ailleurs sont exceptionnels et peu nombreux. Il est infiniment plus rare encore de voir des ophthalmies présentant tous les caractères de cette forme particulière, dont il est ici question, sans la moindre trace d'affection goutteuse, hémorroïdale ou ménopausique, passée ou actuelle, et sans que le malade présente la prédisposition ou constitution veineuse; alors l'extension qu'a prise une choroïdite traumatique, par exemple, a donné lieu à l'envahissement de l'ensemble des parties qui forment le siége ordinaire de l'ophthalmie arthritique, ce qui explique suffisamment l'identité de l'aspect de ces différentes affections.

Traitement. — Ce que nous avons exposé jusqu'ici nous paraît démontrer que l'ophthalmie veineuse ou arthritique n'est pas une irritation, une inflammation simple; qu'elle est au contraire un état morbide composé de deux éléments pathologiques distincts, que nous appelons *élément inflammatoire* et *élément arthritique* ou *abdominal.* En ne voulant combattre que l'un d'eux, on modèrera temporairement l'*impetus* vasculaire, mais on ne parviendra point à vaincre l'ensemble de ce travail morbide. Le simple examen des caractères de l'affection conduit à poser deux indications distinctes, celles d'agir d'abord contre la maladie inflammatoire, et en second lieu d'attaquer dans ses racines l'affection générale qui s'est localisée dans quelques tissus de l'œil. Les saignées générales et locales, les mercuriaux, le régime maigre et les révulsifs sont propres à remplir la première de ces indications. Les saignées doivent être fortes et réitérées dans cette affection, qui d'ordinaire est très rebelle au traitement et a besoin d'être combattue par des moyens énergiques, d'autant plus qu'elle tend continuellement à la chronicité et à la désorganisation des membranes qui en sont le siége. On fait bien de débuter par une saignée générale et copieuse toutes les fois qu'une constitution très nerveuse ne la contre-indique point; dans le cas contraire, on la remplace par une forte saignée locale, en appliquant vingt, trente à quarante sangsues, ou en tirant par des ventouses scarifiées dix à seize onces de sang. Ces saignées, d'abord purement déplétives et aussi rapprochées que possible de l'organe affecté, doivent être répétées aussi fréquemment et aussi rapidement que l'exige la persistance des symptômes inflammatoires; mieux vaut les pousser un peu trop loin que de rester en-deçà des justes limites. A ces évacuations sanguines il faut associer l'usage externe et interne des mercuriaux non irritants, tels que l'onguent napolitain en frictions sur le front et les tempes, et le calomélas à la dose d'un quart, d'un tiers ou tout au plus d'un demi-grain, de deux en deux ou de trois en trois heures. Les narcotiques doivent venir en aide aux antiphlogistiques quand la douleur est violente; les frictions avec l'extrait de belladone, qu'on incorpore dans l'onguent mercuriel, sont spécialement utiles quand la photophobie est violente et quand l'iris est enflammé, à cause de l'action spéciale de ce narcotique sur la diminution de la sensibilité morbide de la rétine et sur la dilatation de la pupille. Il en faut cependant de moindres doses que dans l'ophthalmie rhumatismale, puisque, comme nous l'avons dit, l'impression de la lumière est rarement aussi pénible dans l'ophthalmie arthritique que dans l'ophthalmie rhumatismale, et que dans la première la pupille a souvent une grande tendance à se dilater et à devenir immobile. Les révulsifs, dont l'usage est utile dans cette période de la maladie, sont simplement les pédiluves irritants et les sinapismes; les vésicatoires, les sétons appliqués dans le voisinage de l'organe affecté, loin d'amener la guérison, augmentent l'inflammation.

La seconde indication exige des moyens qui exercent une action spéciale sur le système veineux et la circulation veineuse de l'abdomen. Le système veineux abdominal est dans ces cas à l'état de pléthore ; la circulation s'y fait lentement, incomplètement, les sécrétions des viscères de cette cavité sont insuffisantes. Or, pour remédier aux conséquences fâcheuses de cet état et de son influence nuisible sur des organes éloignés, il faut combattre la pléthore par des évacuations sanguines employées de manière à dégorger directement les vaisseaux hémorroïdaux, et à exercer un effet révulsif par le moyen de sangsues et les ventouses sèches et scarifiées, appliquées à l'anus, aux parties génitales ou près de ces parties. Il faut stimuler la circulation du bas-ventre par les frictions, par l'exercice passif, par les aloétiques, les sulfureux et les emménagogues.

Pour que les préparations d'aloès et de soufre agissent sur les vaisseaux hémorroïdaux, il faut qu'elles soient données à des doses assez petites pour ne point provoquer des selles abondantes ; dès qu'elles agissent sur la muqueuse intestinale, elles n'excitent plus ou n'excitent que peu l'activité de ces vaisseaux. Un demi-grain ou un grain d'aloès, ou quatre à six grains de soufre précipité, administrés trois à six fois par jour, suffisent d'ordinaire ; mais l'usage de ces moyens doit être continué long-temps. Il en est de même de l'aloès, quand on veut l'employer comme emménagogue.

Les excrétions doivent être provoquées par les purgatifs et les diurétiques ; l'ophthalmie de nature arthritique exige surtout des moyens auxquels nous connaissons une vertu spéciale de favoriser l'excrétion de l'acide urique qui se trouve en si grande abondance chez les personnes sujettes à ce genre d'affections. Le meilleur moyen de cette catégorie est, d'après notre expérience, qui ne fait sous ce rapport que confirmer celle d'une foule de médecins distingués, le colchique d'automne, et plus spécialement la teinture alcoolique de ses semences. Ce médicament nous semble être du petit nombre de ceux dont l'introduction dans la matière médicale a été une véritable acquisition pour la thérapeutique. La teinture de semences de colchique doit être administrée dans un véhicule fortement mucilagineux, à la dose de dix à quinze ou vingt gouttes, trois à quatre fois par jour; si elle produit des évacuations abondantes, on en diminue la dose jusqu'à ce que le malade n'ait qu'une selle régulière par jour; car pour que l'action spéciale ait lieu (ce qui est d'ordinaire accompagné d'un dépôt plus ou moins copieux dans l'urine, formé pour la plus grande partie d'acide urique), il faut que le médicament soit résorbé et porté dans le torrent de la circulation. Pour les individus sensibles on peut faire préparer, par l'évaporation de la teinture, un extrait dont il est facile de faire des pilules.

D'autres moyens que l'expérience a signalés comme anti-arthritiques semblent agir, les uns en favorisant les crises qui, dans les affections goutteuses, se passent en grande partie dans le système dermatique (les sudorifiques, la douce-amère, le gayac, les antimoniaux); les autres en calmant les douleurs, comme l'aconit, ou en stimulant et régularisant la digestion toujours dérangée pendant les accès arthritiques. Il en est certains autres enfin qui produisent seuls ces divers résultats. Parmi ces derniers viennent se ranger les alcalins (tels que le bi-carbonate de soude, etc.), si utiles en neutralisant l'acide qui se développe assez généralement dans l'estomac pendant l'accès goutteux, et en outre doués d'une action marquée sur l'urine, dans laquelle ils provoquent un dépôt copieux.

Les moyens de cette classe et les saignées dérivatives plus appropriées dans la seconde période peuvent cependant être employés en partie dans la première, alternativement avec les moyens antiphlogistiques directs, dont ils secondent puissamment l'action.

Les exutoires les plus énergiques, tels que de larges vésicatoires placés entre les épaules, les frictions à ce même endroit avec la pommade de tartre stibié jusqu'à production de larges pustules, le séton à la nuque, les cautères appliqués à la racine du cuir chevelu, sont indiqués vers le déclin de l'ophthalmie arthritique pour accélérer la marche de la guérison et prévenir les rechutes. Le traitement doit en général être continué plusieurs semaines après la disparition de tous les symptômes.

Les auteurs ne s'accordent pas sur la manière d'agir des moyens anti-arthritiques ; il nous suffira ici d'avoir sommairement indiqué les rapports directs qui existent entre le traitement et le diagnostic de cette grave et fréquente affection, pour attirer l'attention des nosologistes et des praticiens sur ce point important de l'art de guérir.

En nous résumant, nous dirons que l'ophthalmie veineuse, abdominale ou arthritique est une inflammation, tantôt des membranes vasculaires de l'œil, tantôt de celles-ci et des membranes fibreuses, développée sous l'influence d'une prédisposition générale qu'on peut également appeler veineuse ou arthritique ; aussi trouvons-nous comme cause de cette ophthalmie, tantôt des affections goutteuses, dont les attaques sont irrégulières, tantôt des hémorroïdes qui ne fluent pas ou ne sont pas assez abondantes, tantôt l'aménorrhée ou la dysménorrhée, comme des circonstances qui provoquent la congestion cérébro-oculaire d'un sang veineux et destiné à l'excrétion. Le traitement qu'il est propre d'opposer à cette ophthalmie est une combinaison de moyens antiphlogistiques et de moyens propres à combattre la disposition morbide générale qui imprime à la phlogose de l'œil un caractère spécial.

PREMIÈRE OBSERVATION. Ophthalmie arthritique sur un individu jeune.
(Pl. III , fig. 1.)

Mademoiselle J..., couturière, âgée de vingt-quatre ans,

d'une constitution robuste, d'une taille moyenne, douée d'un embonpoint considérable pour son âge, et d'un teint fortement coloré, se présente à notre clinique le 10 octobre 1834. Son œil gauche, malade depuis quinze jours, offre l'aspect suivant, fidèlement rendu par la première figure de la troisième planche :

Les paupières et la conjonctive palpébrale ne présentent rien d'anormal ; la portion de la conjonctive scléroticale la plus voisine de la cornée et la partie correspondante de la sclérotique sont le siége d'une injection formée par des vaisseaux d'un rouge vif, très fins, très serrés, en partie parallèles entre eux, en partie légèrement bifurqués et s'anastomosant par leurs rameaux sous des angles très aigus. Ces vaisseaux sont longs d'une ligne et un quart à peu près (1) ; ils forment une zone radiée autour de la cornée, mais ne touchent nulle part au bord de cette membrane ; ils se terminent au contraire partout, et sans exception, à une certaine distance de ce bord, dont ils sont séparés par un anneau circulaire complet, légèrement bleuâtre, large d'un quart à un tiers de ligne (cercle veineux). L'iris de l'œil malade est décoloré, d'une teinte ardoisée dans son grand cercle, d'une couleur brun-pâle dans le petit cercle, tandis que l'iris sain offre une coloration brune ocrée, mêlée dans le grand cercle d'un peu de gris ; la structure rayonnée de l'iris a disparu partout ; cette membrane paraît uniforme et couverte d'un enduit d'une matière exsudative fine qui en remplit les sillons et en efface les fibres : elle a d'ailleurs perdu son poli et son lustre naturels, et elle est devenue terne. La pupille est immobile, verticalement ovalaire ; la partie supérieure de son bord est le siége d'une

(1) Les figures de la planche I sont représentées en grandeur naturelle ; celles des planches II et III, au contraire, sont grossies de moitié ; nous avons indiqué les dimensions dans ces deux dernières telles qu'elles se trouvent dans la nature.

adhérence brunâtre qui, se prolongeant en bas et un peu en dehors en forme de petite languette, soude cette partie de la marge pupillaire à la cristalloïde antérieure; cette dernière est devenue un peu trouble. Au toucher l'œil affecté est plus rénitent que l'œil sain et un peu douloureux; il ne supporte pas le grand jour, qui produit une sensation pénible et du larmoiement.

Cette exploration nous engage à déclarer l'affection pour une ophthalmie arthritique avec iritis, c'est-à-dire une conjonctivo-sclérotite avec inflammation de la choroïde et de l'iris sur un individu doué d'une constitution ou prédisposition veineuse ou goutteuse, indiquée par l'extérieur du sujet. Ce n'est qu'après avoir établi le diagnostic sur les indices fournis par les symptômes objectifs (et telle est en général notre méthode), que nous passons, pour le confirmer ou le rectifier, à l'examen verbal et à la recherche des antécédents.

La maladie de l'œil a commencé il y a quinze jours; l'affection, peu intense d'abord, est restée stationnaire pendant la première semaine; depuis huit jours elle a pris de l'accroissement. Les douleurs, peu considérables d'abord, accompagnées de photophobie et d'épiphora, sont devenues plus fortes, en se localisant dans la région sus et sous-orbitaire, et en rayonnant de cette dernière vers la région alvéolaire et jusque dans les gencives et les dents. Elles font des accès périodiques vers huit heures du soir, accès qui durent jusqu'à minuit à peu près. La malade est habituellement constipée; plusieurs fois déjà elle a été atteinte de douleurs peu intenses à la vérité, mais de quelque durée, dans différentes articulations. Ses menstrues ont toujours été peu abondantes et irrégulières; elle nous dit qu'elle ne les a pas eues depuis trois mois, et convint qu'il était possible qu'elle fût enceinte. Même avant la suppression des menstrues, cette personne, si jeune encore, avait déjà plusieurs fois perdu de petites quantités de sang par l'anus, circonstance extraordinaire chez les personnes du sexe, et donnant toujours de fortes présomptions pour le développement futur d'affections arthritiques. Il faut remarquer encore que cette malade se nourrissait presque exclusivement de viande et de pain et buvait du vin pur assez fréquemment. Le diagnostic fut donc pleinement confirmé par toutes ces données : constitution robuste et sanguine, prédominance du système veineux abdominal, nourriture animalisée, constipation, hémorroïdes, dysménorrhée habituelle, pléthore abdominale accidentelle à cause d'une grossesse probable, douleurs articulaires peu intenses, enfin phlegmasie oculaire, produite sous l'influence de ces circonstances et présentant les caractères de l'ophthalmie arthritique.

Une saignée de quatre palettes, une application de vingt sangsues au-devant de l'oreille gauche, furent ordonnées ; la dernière ne fut pas faite. La teinture de semence de colchique à la dose de 12 gouttes, quatre fois par jour, et les frictions sur le front et les tempes avec l'onguent napolitain et l'extrait de belladona sans fécule (6 grains de chacun quatre fois par jour) diminuèrent l'intensité de l'affection, et amenèrent en huit jours une amélioration assez considérable ; mais la malade ne revint point à la Clinique. Nous sûmes, au domicile indiqué par elle, que c'était une femme de mauvaise vie, et toutes nos recherches pour la retrouver et compléter cette observation (importante pour nous à cause de la forme de la maladie, assez insolite chez le sexe féminin, et à cause du dessin que nous en avions fait prendre) sont restées infructueuses.

DEUXIÈME OBSERVATION. Ophthalmie arthritique avec ulcération. — Guérison.
(Planche II, fig. 5.)

M. D...., coiffeur, âgé de vingt-huit ans, se présente à la Clinique le 1er novembre 1834, pour une inflammation de l'œil droit.

L'iris de l'œil sain était à peu près semblable à celui qui est représenté dans la figure accessoire du deuxième dessin de la planche II, mais d'une teinte un peu plus grisâtre. L'œil malade nous offrit les caractères suivants : la conjonctive est très légèrement injectée ; la sclérotique présente un cercle de vaisseaux d'un rouge carmin, fins, serrés, parallèles entre eux, longs d'une ligne et un quart environ, et séparés du bord de la cornée par un anneau bleuâtre complet, large d'un quart à un tiers de ligne (*cercle veineux*) (1). L'iris est décoloré, d'un gris-jaunâtre un peu brunâtre ; sa structure radiée est à peine reconnaissable ; il a perdu son lustre ; les limites du grand et du petit cercle sont effacées ; ce dernier n'offre qu'une teinte d'un brun pâle et sale sans aucune nuance cuivrée. La pupille, perpendiculairement ovalaire et irrégulière, présente de nombreuses adhérences à la cristalloïde antérieure, reconnaissables à des angles rentrants et des languettes saillantes aussi nombreuses. La cornée est occupée au centre par une large ulcération de forme irrégulièrement ovalaire, presque triangulaire, d'un gris bleuâtre, assez profonde, jaunâtre dans sa partie centrale la plus profonde, et entourée de bords presque taillés à pic. Au côté interne de cette ulcération on voit, sur la capsule antérieure, une tache opaque, produite par un dépôt de matière fibro-albumineuse sur ce feuillet séreux.

Diagnostic. — Ophthalmie arthritique, c'est-à-dire phlegmasie des membranes fibro-vasculaires sur un sujet prédisposé aux affections goutteuses.

Commémoratif. — Le malade est depuis long-temps sujet à des douleurs dans les articulations ; il a des hémorroïdes non

(1) Voyez, pour les dimensions, la note de la page 322.

fluentes, éprouve des maux de reins, etc. L'ophthalmie existe depuis plusieurs mois et a résisté au traitement antiphlogistique et à l'application des vésicatoires.

Traitement. — Plusieurs saignées générales, des applications réitérées de sangsues à l'anus et aux apophyses mastoïdes, l'emploi interne de la teinture de semence de colchique, du calomélas associé alternativement au soufre doré d'antimoine, au camphre, à l'extrait d'aconit, etc., les frictions sur le front avec l'onguent napolitain et l'extrait de belladone, et finalement des frictions, pratiquées à la nuque avec la pommade stibiée, guérirent, non sans peine, après quatre mois (à dater de son début) et après plusieurs rechutes, cette ophthalmie très rebelle et dangereuse. La vision a été rétablie à un certain degré; elle ne pouvait être qu'incomplète, car une ulcération centrale très profonde et étendue de la cornée, qui existait depuis long-temps lorsque nous vîmes le malade pour la première fois, devait nécessairement laisser après elle une cicatrice opaque d'une grande largeur. Les instillations de laudanum de Sydenham, d'abord étendu d'eau distillée, et finalement pur, et l'application de la pommade de précipité rouge, moyens qui n'ont été mis en usage qu'après la disparition complète de tous les symptômes inflammatoires, ont réussi à éclaircir peu à peu le pourtour de cette cicatrice.

TROISIÈME OBSERVATION. Ophthalmie arthritique chronique. — Ulcère de la cornée. — Hypopion. — Guérison rapide.

M. Adrien-François G...., marchand colporteur, âgé de cinquante-neuf ans; d'une constitution pléthorique, figure très rouge et injectée, est sujet à des douleurs rhumatismales dans les membres, douleurs qui s'aggravent pendant la mauvaise saison. Il sent la tête tantôt brûlante et comme si elle était couverte de charbons ardents, tantôt froide comme la glace. Les genoux et les coudes offrent depuis dix ans des croûtes nombreuses de psoriasis.

Les yeux ont commencé à s'affecter il y a trois ans ; depuis huit mois le malade n'a cessé de souffrir. Il vient, le 18 novembre 1836, chercher des secours à la Clinique.

L'œil droit n'est pas injecté. La cornée offre une taie centrale nébuleuse. Sur le centre de la capsule de cet œil, s'élève une végétation blanchâtre (cataracte capsulaire centrale).

L'œil gauche présente l'état suivant : conjonctive palpébrale villeuse et d'un rouge pourpre ; conjonctive scléroticale légèrement chémosée ; bords de la cornée transversalement ovalaires, et masqués en partie par la conjonctive tuméfiée. Son centre offre un ulcère ovalaire à bords déchiquetés et en forme d'entonnoir, avec un fond blanchâtre. Une petite quantité de pus se trouve déposée au fond de la chambre antérieure ; l'iris bleuâtre commence à se décolorer ; la pupille est un peu transversalement déviée.

Les douleurs de tête s'étendent du front jusqu'à l'occiput, épiphora ; photophobie ; à l'œil gauche, la vision est presque nulle.

On ordonne une application de vingt sangsues à l'anus ; la teinture de semence de colchique à l'intérieur, à la dose de 20 gouttes quatre fois par jour, et les frictions sur le front, avec une pommade composée de parties égales d'extrait de belladona et d'onguent mercuriel.

21 *novembre.* — Le colchique a provoqué des selles tellement abondantes, qu'on est obligé d'avoir recours à des moyens mucilagineux pour diminuer le flux de ventre. L'amélioration de l'œil est très marquée. L'injection de la conjonctive scléroticale, qui avait été confluente, est devenue discrète : on distingue les vaisseaux flexueux de la conjonctive. L'ulcère de la cornée a diminué et est rempli au centre d'une matière

grisâtre, élevée un peu en relief sur le niveau de la cornée ; l'iris a repris sa couleur naturelle ; le pus de la chambre antérieure est résorbé. On ordonne les frictions de tartre stibié derrière les oreilles pour provoquer une révulsion.

La guérison est complète le 30 novembre ; il ne reste de l'inflammation que les anciennes taies de la cornée.

Quatrième observation. Glaucome de l'œil droit. — Ophthalmie
arthritique de l'œil gauche.

Chez une blanchisseuse de cinquante-sept ans, qui n'a plus ses règles depuis l'âge de quarante-cinq ans, et qui a des hémorroïdes non fluentes, l'œil droit est affecté de glaucome complet, en même temps que l'œil gauche offre une ophthalmie arthritique. L'origine de l'affection oculaire date de trois mois ; elle est survenue après des douleurs rhumatismales, accompagnées de douleurs lancinantes dans la tête. L'œil droit est totalement privé de la vue depuis deux mois. L'iris est presque tout-à-fait rétracté et a disparu en haut ; en bas il ne reste de ce diaphragme qu'un limbe fort étroit et décoloré. Le bord de la cornée est bleuâtre ; on aperçoit au fond de l'œil une teinte d'un vert de mer. L'œil commence à s'atrophier.

L'œil gauche présente une injection conjonctivale composée de vaisseaux gros, confluents, et cachant la sclérotique. Cette injection est accompagnée de photophobie et d'un épanchement interlamellaire de forme semi-lunaire à la partie inférieure de la cornée.

L'ophthalmie arthritique de cet œil cède, après trois semaines, à une saignée du bras de quatre palettes, suivie de l'application réitérée de sangsues à l'anus, aux frictions sur le front avec l'onguent napolitain et l'extrait de belladone, et à l'usage interne du colchique. Le glaucome de l'œil gauche n'éprouve pas de changement sous l'influence de cette médication.

La marche du glaucome de l'œil gauche a été très rapide. L'affection de l'œil droit aurait indubitablement fait les mêmes progrès, si un traitement énergique n'était pas venu à temps enrayer la marche de la phlegmasie.

CinQuième observation. Ophthalmie abdominale par suite de suppression d'hémorroïdes fluentes. — Guérison. (Planche II , fig. 2.)

M. G..., porte-sonnette, âgé de cinquante-deux ans, vient nous consulter le 10 octobre 1832 à notre clinique; l'œil gauche présente une injection de toute la conjonctive, qui a cela de particulier qu'elle est composée de gros vaisseaux fort distincts les uns des autres, placés parallèlement entre eux, ayant leurs troncs disposés comme s'ils sortaient de dessous la conjonctive palpébrale, près de son grand pli, et se ramifiant par bifurcation multiple, c'est-à-dire par la division du tronc en deux branches, dont chacune se subdivise en deux ou plusieurs rameaux, etc. Ces rameaux touchent en partie à la cornée, mais plusieurs d'entre eux, situés du côté externe et interne, sont encore séparés par un petit interstice du bord de cette membrane et forment à cette distance des anastomoses incomplètes en arc de cercle. La cornée, occupée dans sa moitié inférieure par une cicatrice ancienne, s'est de nouveau ulcérée dans sa portion cicatrisée; l'iris est en partie décoloré, et sa structure altérée; ses fibres sont écartées çà et là, de manière que des fissures ou des fentes existent entre elles; la vue est nulle de cet œil; son congénère est détruit par une ancienne ophthalmie.

Diagnostic. — Ophthalmie hémorroïdale ou abdominale, c'est-à-dire survenue à la suite d'hémorroïdes supprimées ou non développées; l'injection siége dans la conjonctive, mais les membranes internes (iris, choroïde, etc.), participent à la maladie.

Commémoratif. — Le malade a eu en effet des hémorroïdes accompagnées d'un flux copieux, qui s'est supprimé entièrement depuis plusieurs mois ; des maux de tête, des étourdissements ont succédé à cette suppression , et depuis six semaines une ophthalmie s'est développée; cette affection a graduellement amené la cécité.

Traitement. — Application de quinze sangsues à plusieurs reprises à l'anus ; frictions d'onguent napolitain sur le front et la tempe gauche ; usage interne de pilules composées de soufre sublimé (cinq grains), et d'aloès (un quart de grain), et administrées à la dose de quatre à cinq dans la journée, de manière à ce qu'elles n'aient point d'action purgative et ne produisent chaque jour qu'une ou deux selles non liquides. Nous prescrivons en outre des bains de pieds sinapisés et l'emploi de la vapeur d'eau chaude, qui doit être dirigée vers le siége. Au bout de quinze jours, le flux hémorroïdal est rétabli et l'amélioration notable ; et en quatre semaines la guérison eut lieu de manière à permettre au malade de se conduire seul. La vue s'éclaircissait chaque jour de plus en plus, lorsque, par une cause inconnue, probablement à la suite d'un refroidissement survenu dans des lieux d'aisances exposés au courant d'air, les hémorroïdes se suppriment de nouveau et l'ophthalmie récidive , sans devenir toutefois aussi forte que la première fois ; la vue ne s'obscurcit pas entièrement, mais la cuisse gauche est incomplètement paralysée ; le malade se traîne et ressent dans le membre abdominal gauche des engourdissements et des fourmillements ; il peut à peine marcher et se croit en danger de tomber. Les mêmes moyens, employés une seconde fois, amènent une prompte amélioration ; on les continue en leur associant des frictions sur la cuisse affectée, avec de l'alcool camphré. En quelques mois la guérison fut complète.

Il est intéressant de faire observer que les vaisseaux dilatés de la conjonctive n'ont pas disparu, bien qu'ayant diminné de volume, et qu'ils affectent encore maintenant la même disposition. Le dessin est pris vers le déclin de la maladie, avant lequel les vaisseaux étaient d'une grosseur beaucoup plus considérable.

SIXIÈME OBSERVATION. Ophthalmie veineuse ménopausique. — Guérison rapide. — Commencement de glaucome.

Madame Mariane G..., âgée de cinquante-deux ans, d'une constitution athlétique, figure extrèmement colorée, iris et cheveux bruns, n'a plus ses règles depuis quatre ans ; à dater de cette époque, elle souffre de l'œil droit, et elle est sujette à des céphalalgies et à des maux d'estomac.

Le 7 décembre, jour où elle vient pour la première fois à la Clinique, les douleurs sont atroces et s'irradient sur tout le côté affecté jusqu'à l'occiput. Photophobie, blépharospasme et larmoiement très intenses ; injection variqueuse de la conjonctive et de la sclérotique ; cercle veineux d'un quart de ligne de largeur qui entoure toute la cornée. Il est impossible, à cause de la photophobie, de constater l'état de cette dernière membrane, de l'iris et des parties profondes de l'œil.

On ordonne une saignée de cinq palettes ; le lendemain, une application de vingt sangsues à l'apophyse mastoïde du côté droit, à l'intérieur une bouteille d'eau de Sedlitz ; l'usage de bains de pieds à la farine de moutarde, et de trois en trois heures les frictions d'onguent napolitain et d'extrait de belladone sur la région orbito-frontale.

Le 8 décembre, l'injection conjonctivo-scléroticale a presque entièrement disparu ; plus de photophobie et presque plus de douleurs, ni dans l'œil, ni dans la tête. La malade a senti une amélioration dans son état dès que la veine du bras fut ouverte. Le cercle veineux existe encore autour de la cornée; l'iris, qu'on ne put examiner la veille à cause de l'extrême sensibilité à la lumière, présente un aspect marbré; sa teinte brunâtre est entremêlée de petites taies d'un bleu d'ardoise; dans le fond de l'œil on découvre une opacité glaucomateuse fort prononcée. On conseille à la malade de continuer les frictions, et on lui prescrit à l'intérieur l'usage de la teinture de semences de colchique.

Le 12 décembre, toute trace de conjonctivite et de sclérotite a disparu; la teinte glaucomateuse du fond de l'œil persiste; la vision de ce côté est trouble; l'œil gauche est sain.

SEPTIÈME OBSERVATION. Conjonctivite catarrho-abdominale. — Iritis arthritique. — Guérison.

M. Jacques F…, tisserand, âgé de soixante-douze ans, de constitution pléthorique, dit qu'il est sujet aux douleurs erratiques dans les membres. Il a eu autrefois des hémorroïdes fluentes qui se sont supprimées; son œil droit est affecté depuis deux mois et demi. Peu de temps avant cette époque, sa tête était le siége d'une sensation de fraîcheur qui s'étendait à la tempe et à l'occiput du côté droit; il est constamment sujet aux maux de tête et aux étourdissements; il est habituellement constipé, sa langue est chargée d'un enduit blanchâtre; la digestion est fréquemment dérangée.

Nous trouvons, le 27 janvier 1837, une injection catarrhale et variqueuse de la conjonctive; les vaisseaux de cette membrane affectent la disposition dichotomisée que nous avons désignée sous le nom d'injection abdominale; la partie supérieure de la circonférence cornéale est entourée d'un cercle veineux fort étroit; la cornée est le siége d'un ulcère de forme

ovalaire et à bords déchiquetés, situé en haut et à la distance
d'une demi-ligne de sa jonction avec la sclérotique ; la teinte
de l'iris malade, comparée à celle de l'iris sain, est terne et
commence à se couvrir d'une espèce de gaze grisâtre ; la pupille est resserrée, immobile, et légèrement irrégulière. Le
malade se plaint de photopsies, la vue est fort trouble du
côté affecté.

On ordonne une saignée de quatre palettes et une application de quinze sangsues au-devant de l'oreille droite ; les frictions sur le front avec un mélange d'onguent napolitain et
d'extrait de belladone ; à l'intérieur, une dose purgative de
sulfate de soude ; et après l'emploi de ce sel, la teinture de
semence de colchique à la dose de quinze gouttes à prendre
quatre fois par jour dans un verre d'eau gommée.

6 février. Le colchique, joint au sulfate de soude, a provoqué
des évacuations fort abondantes ; aussi la guérison de l'affection de l'œil est-elle presque complète. Les maux de tête ont
cessé ; l'iris a repris sa teinte naturelle, la pupille est régulière et se contracte avec facilité ; l'ulcère de la cornée est remplie de granulations grisâtres et en voie de cicatrisation. Il ne
reste de l'ophthalmie qu'une légère trace de conjonctivite catarrhale avec sécrétion muqueuse un peu copieuse des paupières.

Nous établissons une révulsion à l'aide de l'onguent de
tartre stibié en frictions à la nuque ; la conjonctivite est combattue par l'usage de laudanum étendu avec la moitié d'eau
et instillé deux fois par jour entre les paupières.

L'amélioration a été progressive ; quelques jours plus tard
la guérison a été complète.

Y a-t-il quelque chose de plus évident que le nexus étroit
entre l'état pathologique du système veineux chez cet individu
et l'affection oculaire qui, par l'effet d'une combinaison avec
la maladie générale, a revêtu des caractères assez marqués

pour la faire distinguer de toute autre ophthalmie? Qu'on nomme cet état général pléthore veineuse, travail goutteux, hémorroïdes, etc., toujours est-il qu'il se compose d'un cortège de symptômes caractéristiques qui indiquent un certain ralentissement dans la circulation veineuse du bas-ventre. Nous avons rencontré ces symptômes presque au grand complet chez notre malade : dérangement dans les fonctions digestives, constipation habituelle, flux hémorroïdal supprimé, douleurs erratiques dans les membres, sensation de fraîcheur dans la tête, enfin signes évidents de congestion cérébro-oculaire.

Une ophthalmie se développe chez cet individu. Elle peut avoir été simplement catarrhale dans le principe. Mais, chose remarquable, l'injection vasculaire affecte bientôt une disposition différente de celle que nous observons dans la conjonctivite purement catarrhale; l'irrégularité dans les fonctions du système veineux lui imprime son cachet; les vaisseaux sont variqueux, et affectent une disposition particulière. La phlogose ne se borne pas là; la cornée, tissu prompt à s'ulcérer chez les individus scrofuleux et arthritiques, devient le siége d'une lésion caractéristique; enfin l'ophthalmie se propage plus loin encore; le cercle veineux, autour de la cornée, annonce la congestion choroïdienne; celle de l'iris est visible, et la rétine même ne semble pas en être exempte. Cette affection a été traitée sans succès pendant deux mois et demi; un traitement sagement combiné en triompha en moins de quinze jours.

Madame P..., âgée de quarante-trois ans, d'une constitution nerveuse, taille petite, ne se souvient pas d'avoir été malade. Jamais elle n'a eu mal aux yeux. A la suite d'un bain qu'elle prit, il y a quatre mois (15 août), immédiate-

ment après ses règles, cette excrétion sanguine, régulière jusqu'alors, resta supprimée pendant trois mois et ne reparut
que huit jours après le commencement de l'affection oculaire. Ses yeux s'enflammèrent, il y a trois semaines : à dater
de cette époque, la malade fut continuellement en proie à des
douleurs atroces de la tête, violentes surtout pendant la nuit.
Elle n'a jamais eu ni une affection goutteuse, ni une affection hémorroïdale. Une odeur infecte s'exhale de sa bouche,
odeur pareille à celle des personnes qui salivent après l'usage
des mercuriaux.

Les saignées générales et locales, les frictions mercurielles
avaient été tentées infructueusement ; elles n'avaient aucunement mitigé les souffrances de la malade. Celle-ci nous est
présentée le 20 décembre; nous trouvons les deux yeux affectés
de glaucome. Injection variqueuse et fasciculaire de la conjonctive ; vaisseaux d'un rouge foncé ; cercle veineux très large
qui entoure la cornée et en sépare rigoureusement le disque
de l'affection vasculaire ; ce cercle est d'un blanc de craie,
comme si les contours de la cornée avaient été exposés à la
macération aqueuse. Pupille extrêmement dilatée ; iris contracté et d'un brun sale entremêlé de plaques irrégulières,
grisâtres et nacrées; teinte glaucomateuse, concave, verdâtre
foncé et sale du fond de l'œil. Les deux yeux présentent des
phénomènes uniformes. Il y a peu de photophobie. La vision
de l'œil gauche est nulle; à peine la malade voit-elle encore de
l'œil droit l'ombre des objets à grande dimension.

Les moyens qui furent mis en usage (opium en frictions sur
le front, saignées révulsives, etc.) calmèrent les douleurs de
la malade, mais ne purent enrayer la marche progressive de
l'affection glaucomateuse.

Nous avons donné, à l'article *Choroïdite* ; plusieurs observations d'ophthalmie veineuse ; nous les avons fait succéder
immédiatement à la description de la choroïdite, par la raison

qu'il est difficile de trouver dans la nature des cas de cette affection, qui ne doivent leur origine qu'à des causes traumatiques et simplement irritantes, et qui ne soient de l'ordre des
ophthalmies combinées. La plupart des observations rapportées dans le mémoire sur la choroïdite, peuvent être regardées
comme des exemples d'ophthalmie veineuse, avec prédominance de l'affection de la choroïde.

CHAPITRE VI. — DE L'OPHTHALMIE LYMPHATIQUE OU SCROFULEUSE.

Après les développements que nous avons exposés sur quelques ophthalmies spéciales, s'il est des esprits assez scepti-
ques pour douter encore qu'une inflammation oculaire su-
bisse des modifications particulières déterminées par les causes
qui la produisent, nous espérons qu'ils ne refuseront pas leur
conviction aux arguments fournis par l'histoire de l'ophthalmie scrofuleuse ou lymphatique.

Les systèmes organiques, dans lesquels le travail plegmasi-
que a une tendance à se localiser chez les individus doués de
la prédisposition scrofuleuse, sont les ganglions lymphatiques
(glandes lymphatiques), les glandes proprement dites, les
membranes muqueuses, le tissu osseux et le tissu cartilagineux. Ce sont précisément ces mêmes ordres de tissus que
l'inflammation scrofuleuse affecte dans l'organe de la vision ;
l'observation démontre que les follicules des paupières, la
conjonctive, la cornée, la sclérotique et les os de l'orbite
sont alternativement le siége de ce travail pathologique combiné. Nous doutons néanmoins que le tissu fibreux, aussi bien
dans l'œil que dans le reste de l'économie, puisse en être atteint
primitivement et sans la participation d'autres causes, comme
celles des rhumatismes.

Nous ne connaissons jusqu'ici que deux formes d'ophthal-mie scrofuleuse pure, c'est-à-dire produite par la combinaison des éléments scrofuleux et inflammatoire seuls. Ces deux for-mes sont :

1° La conjonctivite scrofuleuse ;

2° La kératite scrofuleuse primitive et non vasculaire.

Il est douteux que la sclérotite et la kératite vasculaires soient primitivement et purement scrofuleuses ; nous les regardons comme des combinaisons de la phlegmasie oculaire lymphati-que avec l'ophthalmie catarrhale et rhumatismale. La blé-pharite glandulaire, au contraire, est une phlegmasie presque toujours lymphatique ; bien que cette partie de notre travail ne soit consacrée qu'aux ophthalmies, c'est-à-dire aux inflam-mations des parties qui constituent le globe oculaire, nous décrirons, par exception, dans ce chapitre la blépharite glan-dulaire; car elle est tellement liée à l'ophthalmie scrofuleuse, qu'il serait peu convenable de séparer dans une description nosologique deux formes appartenant à la même famille et existant souvent ensemble dans la nature. Quant à la pério-stite de l'orbite, autre forme que la phlegmasie scrofuleuse peut affecter dans les annexes de l'organe visuel, nous en traiterons ailleurs.

DE LA CONJONCTIVITE LYMPHATIQUE OU SCROFULEUSE.

Elle offre les symptômes suivants : Chez les individus d'une habitude lymphatique ou affectés de scrofules, la conjonctive d'un seul œil ou des deux yeux devient le siége d'une rougeur partielle, dont l'apparition ne peut souvent être attribuée à aucune cause qui ait agi localement. Bornée dans la forme la plus simple à la conjonctive scléroticale, l'injection n'occupe qu'un seul plan : elle est très superficielle, et quelquefois même elle paraît élevée au-dessus du niveau de la conjonc-

tive. Cette injection est composée, dans le principe, de vaisseaux courts et fins, ayant la forme de simples stries d'une
couleur rouge-pâle; ils se réunissent en une petite plaque ordinairement triangulaire, située dans la portion de la conjonctive qui est la plus rapprochée du bord cornéal, plaque dont
la base est contiguë à ce bord sans le dépasser. Cette injection,
composée de vaisseaux tellement peu nombreux qu'il est aisé
de les compter, indique le plus léger degré de la conjonctivite
scrofuleuse; elle occupe, dans la majorité des cas, la partie de
la conjonctive qui avoisine les commissures des paupières, soit
à l'angle externe, soit à l'angle interne de l'œil; il est rare
de l'observer dans la portion inférieure, et plus rare encore de
la rencontrer dans la portion supérieure de la conjonctive scléroticale. Dans cette période, les malades ouvrent les yeux
avec facilité et n'éprouvent presque pas de gêne; ils ne se
plaignent d'aucune sensation douloureuse, ni de cette démangeaison si caractéristique dans la conjonctivite catarrhale. Ils supportent, sans la moindre douleur, la clarté du
jour; la sécrétion des larmes et celle du mucus ne sont point
augmentées. Telle est enfin la bénignité de ce degré de la conjonctivite scrofuleuse, que les malades n'y attachent aucune
importance; il est même rare qu'ils aient recours aux avis
d'un homme de l'art tant que l'affection n'est pas plus
avancée.

La conjonctivite scrofuleuse ne se présente que rarement
sous des apparences aussi légères. Quand l'inflammation est
plus intense, l'injection conjonctivale est encore peu étendue,
partielle et circonscrite; elle est composée de vaisseaux en
général assez volumineux, peu flexueux, presque parallèles
entre eux, réunis en faisceaux; ces vaisseaux ont un bout
délié qui est dirigé vers les paupières, le plus souvent vers les
commissures palpébrales, et un autre bout ordinairement plus
gros, comme renflé, qui est tourné vers la cornée, au bord de la-

quelle il vient aboutir brusquement, comme s'il avait été coupé
ou haché dans cet endroit. La forme des faisceaux vasculaires est
le plus souvent celle d'un triangle irrégulier dont la base est tournée vers la cornée, et touche presque immédiatement la circonférence de cette membrane, sans toutefois la dépasser. Au-dessous de ces faisceaux vasculaires, comme dans tout le reste de
son étendue, la sclérotique a conservé sa blancheur normale.
Quelquefois on voit sous l'injection lymphatique, dans le tissu
cellulaire sous-conjonctival, un faisceau vasculaire analogue
sous presque tous ses rapports à celui de la conjonctive ; seulement les vaisseaux qui le forment sont plus pâles, plus bleuâtres et un peu divergents ; ils le déplacent avec les mouvements de la conjonctive, ce qui indique qu'ils n'appartiennent
point à la sclérotique. Les malades ouvrent sans peine les
paupières, ils n'éprouvent ni photophobie, ni épiphora, ni
aucune sensation douloureuse dans cette conjonctivite, tant
qu'elle reste pure.

A un degré plus avancé de la maladie, les vaisseaux de la
conjonctive, tout en conservant leur distribution fasciculaire
ou triangulaire, sont plus étendus sur le plan conjonctival ; ils
sont en même temps plus longs, plus larges, comme dilatés,
d'un rouge vermillon foncé, entremêlés de quelques ramifications bleuâtres, et se dirigent pour la plupart presque en
droite ligne et sans détours vers la cornée. Ils ne forment pas
de cercle vasculaire autour de cette dernière membrane ;
on voit tout au plus dans la sclérotique quelques vaisseaux
très pâles qui offrent la même direction que ceux de la conjonctive. Tant que l'injection et partant la phlegmasie se
circonscrivent dans cette membrane, quel que soit le degré de
la maladie, il y a toujours absence complète de photophobie
et d'épiphora, malgré toutes les assertions en sens opposé des
auteurs. Il ne faut pas confondre avec la première le resserrement spasmodique des paupières (blépharospasme) qui accom-

pagne souvent les divers degrés de simple conjonctivite scrofuleuse. La sécrétion muqueuse des paupières et de la conjonctive n'est pas plus augmentée dans ce degré de cette inflammation que dans le premier, tant qu'il n'y a point de complication.

Les phénomènes décrits jusqu'ici constituent la première période de la conjonctivite scrofuleuse; leur durée est indéterminée; ils peuvent disparaître graduellement sans laisser aucune trace de leur existence. Il est cependant plus fréquent de voir tôt ou tard s'élever sur le gros bout des faisceaux vasculaires, tout près du bord de la cornée, des papules ou des pustules offrant des caractères particuliers; elles sont plus ou moins grosses, remplies d'un liquide puriforme jaunâtre ou bleuâtre, de forme en général aplatie, souvent pointue; elles ont constamment leur siége (tant que la conjonctivite est purement scrofuleuse) immédiatement au point de jonction de la sclérotique et de la cornée, sans dépasser cette dernière. Souvent ces élévations existent long-temps sans changer d'aspect; quelquefois une seule papule se trouve au bout d'un faisceau triangulaire, d'autres fois il y en a deux, trois, et même un plus grand nombre, occupant différents points de la circonférence cornéale. Il est des cas où les pustules, stationnaires pendant quelque temps, s'affaissent sans se rompre et finissent par disparaître avec le faisceau vasculaire; d'autres fois la pustule se rompt et forme un ulcère à fond grisâtre et à bords élevés, déchirés ou déchiquetés. Dans la majorité des cas, la papule, la pustule ou l'ulcère sont entourés d'une espèce d'auréole vasculaire, siégeant à l'extrémité du faisceau triangulaire. Souvent, surtout quand la conjonctivite est en voie de guérison, l'injection s'efface, disparaît, et ne laisse qu'un seul ou plusieurs vaisseaux très déliés et isolés, qui se rendent à la pustule ou à l'ulcère pour y former une petite auréole ou pour s'y perdre entièrement. Quelquefois on ne voit qu'une tache légère de couleur jaune près du bord de la cornée, indiquant l'ancien siége d'une pustule et quelques vaisseaux très déliés, qui semblent dessiner en contours fort pâles la distribution caractéristique de l'injection scrofuleuse. Quel que soit le nombre des pustules ou des ulcères du genre de ceux que nous venons de décrire, ils ne donnent jamais lieu à la photophobie, à moins qu'ils ne soient accompagnés de sclérotite ; ils ne produisent d'autre sensation douloureuse que celle tout au plus d'un corps étranger, d'un grain de sable, par exemple, qui, pendant le mouvement des paupières, semble rouler dans l'œil ; encore cette sensation est-elle très rare, ce qui devrait étonner au premier coup d'œil, mais ce qui s'explique par l'absence de l'exaspération périodique et du gonflement soudain des vaisseaux.

La conjonctivite scrofuleuse n'affecte souvent qu'un seul œil, d'autres fois la phlegmasie se transporte successivement d'un œil à un autre.

Diagnostic différentiel des conjonctivites catarrhale et scrofuleuse. Traçons en quelques mots les différences saillantes qui existent entre les phénomènes de la conjonctivite catarrhale et ceux de la conjonctivite scrofuleuse.

Pour ne parler d'abord que de l'injection, celle qui caractérise la conjonctivite catarrhale prend son origine dans la conjonctive palpébrale, qui est rarement affectée dans la conjonctivite scrofuleuse. Parallèles entre eux, flexueux et d'un rouge cinabre, les vaisseaux de l'injection catarrhale sont uniformément distribués sur toute la conjonctive palpébro-oculaire, tandis que l'injection scrofuleuse, composée de vaisseaux d'un rouge plus pourpre et presque bleuâtre, à peu près rectilignes, n'est que partielle, n'occupe tout au plus que le tiers, quelquefois même une portion plus petite du plan sclérotical, et présente une disposition fasciculaire triangulaire ou en paquets fort caractéristique. Les vaisseaux qui composent l'injection catarrhale ont un bout délié tourné vers la cornée, se perdent insensiblement avant d'arriver au bord de cette membrane, et laissent le plus souvent un espace libre d'injection, une espèce de zone blanche, entre leurs terminaisons et la circonférence cornéale; les vaisseaux de l'injection scrofuleuse, au contraire, ont leur extrémité la plus grosse tournée vers la cornée; à mesure qu'ils s'approchent du disque transparent de l'œil, ils se renflent et augmentent de calibre; arrivés au bord de la cornée, ils se terminent brusquement, comme si dans cet endroit ils avaient été coupés ou hachés; ils y sont en outre le plus souvent surmontés de pustules, qu'on ne voit jamais dans la conjonctivite catarrhale simple.

Si les caractères anatomiques de ces deux espèces de conjonctivite sont déjà assez différents pour ne pouvoir guère être confondus les uns avec les autres, les caractères physiologiques ne présentent pas une dissemblance moins frappante. La sécrétion muqueuse, qui est augmentée dans la conjonctivite catarrhale, n'est point altérée dans la conjonctivite scrofuleuse; les individus atteints de cette dernière n'accusent jamais cette démangeaison incommode des paupières, qui accompagne l'inflammation catarrhale; ils n'éprouvent pas non plus une sensation analogue à celle que produiraient des grains de sable introduits dans l'œil, sensation caractéristique de l'ophthalmie catarrhale. La marche et les terminaisons diffèrent également dans les deux affections; enfin elles sont tellement dissemblables, que le traitement qui convient à l'une d'elles fait empirer l'autre. C'est ainsi que les collyres astringents (solutions d'acétate de plomb, de sulfate de zinc, de pierre divine, etc.), qui enraient rapidement les progrès de l'inflammation catarrhale, aggravent singulièrement l'ophthalmie scrofuleuse ; celle-ci, au contraire, ne cède qu'au traitement antiphlogistique combiné avec une médication apte à modifier la disposition lymphatique de l'individu.

C'est à l'état de conjonctivite que l'on rencontre le plus fréquemment l'ophthalmie scrofuleuse ; c'est à cet état qu'elle se présente presque toujours, quand elle est récente ou pure, c'est-à-dire lorsqu'elle n'est point compliquée d'un autre travail pathologique spécial. Les exceptions à cette règle ne portent que sur les cas de kératite non vasculaire, forme inflammatoire dont nous traiterons bientôt.

Lorsque la conjonctivite scrofuleuse est combattue par une médication rationnelle et que sa durée n'est pas trop longue, elle peut persister jusqu'à sa terminaison dans cet état de simplicité. Elle reste alors pendant quelque temps stationnaire, décroît ensuite, et disparaît ; ou bien l'intensité de ses symptômes s'accroît ; dans ce cas, l'injection s'étend légèrement, sans cesser toutefois d'être très circonscrite, son faisceau vasculaire gagnant seulement en largeur, par l'apposition, sur ses côtés, de nouveaux vaisseaux ; la pustule ou les pustules s'agrandissent tout en conservant leur position superficielle ; mais il n'arrive jamais que les pustules ni les vascularités dépassent le bord de la cornée et empiètent sur la surface de cette membrane. La sclérotique reste saine et incolore, et, tant qu'elle n'est pas affectée, aucune trace de photophobie ni d'épiphora ne se manifeste. Mais quand des topiques trop irritants sont mis en usage, quand le malade s'expose à une lumière trop vive, à une fatigue excessive des yeux, et surtout à un changement subit de température auquel les individus lymphatiques sont extrêmement sensibles, alors la phlegmasie s'exaspère, et gagne la sclérotique et la cornée. Dès que ces deux membranes deviennent vasculaires dans cette ophthalmie spéciale, leur inflammation, comme nous l'avons observé déjà, est presque toujours due au concours de la disposition lymphatique et du refroidissement ; ces deux dernières causes peuvent donner naissance aux formes combinées que nous appelons, l'une rhumatismo-lymphatique, l'autre catarrho-lymphatique, et dont nous traiterons à part.

DE LA KÉRATITE SCROFULEUSE PRIMITIVE OU NON VASCULAIRE.

La cornée peut être frappée d'inflammation non accompagnée de vascularité, sans qu'une conjonctivite ait précédé la phlegmasie cornéale et sans d'autres causes, si ce n'est celles de l'ophthalmie scrofuleuse. Cette kératite *non vasculaire* ou *primitive* constitue, avec la conjonctivite scrofuleuse, les seules formes d'ophthalmie lymphatique pure que nous ayons observées.

Cette espèce de kératite présente les symptômes suivants : La cornée entière, ou une partie de cette membrane perd son lustre et sa diaphanéité ; elle devient trouble, terne, mate, et ressemble à un verre dépoli. Ses lames sont le siége d'une exsudation lymphatique de forme, de consistance et d'épaisseur variées. Quand cette exsudation est superficielle, c'est-à-dire quand elle est située dans les feuillets antérieurs de la substance cornéale, la surface externe de la cornée, au lieu d'être lisse, devient inégale, comme sablée, parsemée de petits points extrêmement fins, légèrement grisâtres ou bleuâtres, à demi opaques, qui peuvent débuter sur un point quelconque du miroir oculaire, mais qui, le plus fréquemment, apparaissent au centre ou dans la proximité du centre de la cornée. Ces inégalités siégent le plus souvent dans la lame externe de cette membrane, sous le feuillet conjonctival qui la recouvre ; en effet, de quelque manière qu'on envisage cette portion de la conjonctive, on n'y voit ni des saillies, ni des enfoncements qui correspondent aux points opaques. Quelquefois cependant ces inégalités occupent la conjonctive cornéale ; on

les reconnaît alors à leur aspect plus transparent et cristallin.
Le trouble qui en résulte augmente de plus en plus et envahit
les autres lames de la cornée. A ce trouble succèdent, dans
certains cas, des plaques opaques qu'autrefois nous avons cru
appartenir exclusivement à la kératite rhumatismale, plaques
de forme ovalaire, blanches, légèrement bleuâtres, lisses,
et pointillées comme de l'albâtre poli, sans siége de prédilection bien fixe, mais cependant plus rapprochées en général de la périphérie que du centre de la cornée. Quelquefois
la surface de celle-ci devient presque complétement et uniformément blanche.

Tant que cette forme de kératite ne se complique pas de
vascularités ou de sclérotite, les épanchements interlamellaires qu'elle produit ne se terminent pas par la suppuration,
le décollement des lames de la cornée, l'onyx, l'ulcération, ni
par l'hypopion. La matière épanchée reste fibro-albumineuse,
sans devenir purulente ou puriforme, et elle produit des opacités plus ou moins épaisses et plus ou moins étendues. Mais
dès qu'une conjonctivite ou une sclérotite viennent se joindre
à l'affection de la cornée, cette membrane peut devenir
vasculaire, et son inflammation peut suivre la marche et avoir
les terminaisons que nous indiquerons ci-après. (Voir. *Ophth.
catarrho-scrofuleuse* et *catarrho-rhumatique*.)

Cette kératite est une des formes que M. Lepelletier (du
Mans) a décrites sous le nom de *kératite avec granulations de la
cornée* (1), expression que nous évitons à dessein d'employer,
afin de ne point faire naître l'idée que ces sortes d'élévations
aient la moindre analogie avec les granulations de la conjonctive palpébrale (p. 215). Elles ne sont en effet produites que
par un soulèvement de la conjonctive cornéale, ou tout au plus

____

(1) *Journal des Connaissances médico-chirurgicales.* — Ire année. —
Pag. 68 et suivantes.

des lames les plus superficielles de la cornée, contenant un liquide ténu, et non une substance consistante et organisée.

DE LA BLÉPHARITE LYMPHATIQUE OU SCROFULEUSE (BLÉPHARITE GLANDULAIRE).

Dans l'introduction de notre Mémoire sur les ophthalmies nous avons annoncé que nous nous occuperions exclusivement, dans cette partie de notre travail, des inflammations du globe de l'œil et de ses tissus, et non des maladies des annexes oculaires. Nous sommes toutefois obligé de faire une exception en ce qui concerneu ne phlegmasie des paupières que l'on rencontre très communément chez les sujets lymphatiques, et qui tantôt existe chez eux isolément, et tantôt accompagne l'ophthalmie scrofuleuse et ses combinaisons, ou alterne avec cette inflammation spéciale de l'organe de la vision ; nous voulons parler de la *blépharite glandulaire*, qui, selon nous, est toujours de nature dyscrasique et le plus souvent scrofuleuse. Nous allons en traiter succinctement.

L'expérience prouve que Beer et quelques autres auteurs qui ont regardé l'ophthalmie catarrhale comme une espèce de blépharite glandulaire sont dans l'erreur. Cette dernière et l'ophthalmie catarrhale n'ont rien de commun pour nous, sinon que le bord libre des paupières peut être, dans l'une et dans l'autre, le siége de croûtes provenant de la concrétion des mucosités sécrétées en plus grande abondance et de l'agglutination qui en est la suite naturelle ; mais notons bien que la source de la sécrétion augmentée diffère essentiellement dans l'une et dans l'autre. L'ophthalmie catarrhale est une irritation de la muqueuse oculaire ; dans cette affection c'est le corps papillaire de la conjonctive qui, s'hypertrophiant souvent sous forme de granulations, fournit un mucus quelquefois puriforme. Dans la blépharite glandulaire, au contraire, les folli-

cules de Meibomius ou follicules ciliaires, situés dans l'épaisseur du cartilage tarse des paupières, sont le siége de
l'inflammation, qui s'étend quelquefois sur la substance et le
périchondre du tarse. Cette dernière circonstance justifie en
quelque sorte la dénomination d'inflammation tarsale (*tarsal
inflammation*) donnée à cette variété par plusieurs auteurs
anglais. Nous reviendrons sur l'erreur de Beer à la fin de cet
ouvrage, dans la note à la p. 68 du premier volume de Weller.

Dans la blépharite glandulaire, le bord libre des paupières
se tuméfie; le gonflement en occupe toute la longueur, et ne
comprend souvent que le tiers ou tout au plus la moitié du
diamètre vertical d'un de ces voiles membraneux. Les paupières supérieures en sont plus souvent affectées que les paupières inférieures. Dans la majorité des cas, la tuméfaction des
paupières n'est accompagnée que de peu de rougeur de leur
bord libre, rougeur qui ne s'étend que dans un certain nombre de cas à la portion correspondante de la conjonctive palpébrale. La partie tuméfiée a une teinte d'un rouge sale, vi-
neuse ou un peu cuivrée. Cependant, lorsque la blépharite
glandulaire n'est pas simple, et surtout quand elle est compliquée de sclérotite, la peau des paupières, jusqu'au-delà
des limites de ces parties, peut devenir le siége d'une rougeur
érythémateuse et d'un gonflement œdémateux. La tuméfaction de la paupière affectée de blépharite glandulaire n'est pas
uniforme; au toucher, on distingue facilement les follicules
gonflés rangés longitudinalement les uns à côté des autres. Si
l'affection augmente, cette inégalité devient même visible; la
surface externe, et surtout la partie de la paupière la plus voisine du bord palpébral présente un aspect bosselé, comme si,
au-dessous de la peau, il y avait un chapelet composé de petites tumeurs. A mesure que l'inflammation le plus souvent
chronique des follicules ciliaires s'accroît, les inégalités peuvent disparaître; et la tuméfaction devient plus uniforme par

l'extension de la phlogose aux autres follicules ciliaires, et peut-être même dans les cas les plus avancés, à la substance et au périchondre du cartilage tarse. Le volume de la paupière peut ainsi devenir énorme et avoir quelquefois le triple et le quadruple de ses dimensions naturelles. Quelquefois la blépharite n'est que partielle dans la même paupière, c'est-à-dire n'occupe qu'un petit nombre de follicules situés dans son épaisseur. Nous parlerons plus spécialement, dans un autre mémoire, de l'inflammation isolée d'un seul de ces follicules, inflammation suivie d'engorgement, d'hypertrophie ou d'induration, affection qui a été appelée *chalazion*.

Cet état des paupières est constamment accompagné de certaines altérations dans la sécrétion des follicules de Meibomius; ils fournissent une matière sébacée beaucoup plus épaisse et plus abondante que dans l'état naturel. Ce secretum, au contact avec l'air, ne tarde pas à se concréter, et il se dépose d'abord en forme de croûtes peu volumineuses, mais arrondies, blanchâtres ou jaunâtres, consistantes et fortement collées dans le voisinage des orifices des follicules ciliaires, le long du bord libre des paupières. Pendant le sommeil, cette sécrétion augmentée occasionne l'agglutination de ces voiles membraneux. Bientôt les croûtes deviennent plus épaisses, plus dures, plus fortement adhérentes, et ne se laissent point détacher sans que l'on dépouille le derme et que l'on mette à nu une surface ulcérée; elles couvrent non seulement les orifices glandulaires, mais s'étendent sur une grande partie du bord libre de la paupière; amassées surtout à la racine des cils, elles collent ces derniers ensemble et en paquets. L'agglutination des paupières pendant la nuit devient telle, que les malades éprouvent beaucoup de peine pour les ouvrir le matin. Les efforts qu'ils font pour les écarter, surtout quand ils s'éveillent et avant d'avoir ramolli les croûtes à l'aide de lotions, ont pour effet l'évulsion simultanée des cils et des croûtes qui couvrent le bord libre des paupières. Ce dernier s'excorie par l'irritation que produit son contact permanent avec un secretum souvent âcre et légèrement corrosif, et devient le siége d'ulcères arrondis, déchiquetés, parfois assez profonds, taillés à pic et difficiles à guérir. Cette espèce de blépharite est le plus souvent indolore ; les malades n'éprouvent que rarement une sensation un peu douloureuse ; quelquefois ils sont en proie à de violentes démangeaisons que produisent les croûtes amassées au bord palpébral, et ils cherchent à apaiser cette sensation incommode en frottant les paupières avec les doigts. Ce frottement, la conglomération des cils par les mucosités et l'inflammation du tarse donnent à ces organes une direction vicieuse ; les cils qui pullulent de nouveau après l'évulsion ou la chute des cils primitifs, forcés par l'oblitération inflammatoire de leur conduit primitif à se frayer un nouveau chemin, repoussent souvent dans une position vicieuse ; pâles ou incolores, courts, irréguliers, et connus sous le nom de faux cils ou pseudo-cils ; ils sont quelquefois tournés en dedans, vers la surface lisse du globe oculaire, et peuvent occasionner un trichiasis.

Si la blépharite glandulaire a duré pendant long-temps, la chute totale ou partielle des cils peut en être la conséquence. Souvent alors le bord des paupières reste rouge et sujet à l'irritation pendant toute la vie. D'autres fois, quand l'inflammation des glandes de Meibomius s'est étendue à la substance du tarse, une difformité permanente du tarse se forme, ce cartilage se racornit, le bord libre de la paupière se renverse en dedans et donne lieu à l'entropium et au trichiasis. Lorsque le bord libre des paupières seul est épaissi et devenu presque calleux par suite de cette affection, cette altération constitue l'état connu sous le nom de *tylosis*.

La blépharite glandulaire peut être accompagnée de larmoiement. Ce dernier, de même que dans l'ophthalmie catarrhale, n'est que passif, et provient de ce que quelquefois les points lacrymaux sont obstrués par les mucosités sécrétées en abondance.

DES COMBINAISONS DE L'OPHTHALMIE SCROFULEUSE.

Le siége de l'ophthalmie scrofuleuse dans des tissus externes et par conséquent constamment exposés à l'action des causes atmosphériques et au refroidissement explique la fréquence de la coïncidence de cette ophthalmie avec l'affection catarrhale de la conjonctive et l'affection rhumatismale de la sclérotique, coïncidence qui donne lieu à certaines formes compliquées que nous désignons sous les noms d'ophthalmie catarrho-scrofuleuse, rhumatismo-scrofuleuse, etc. Nous devons rappeler ici que dans les expressions qui désignent les combinaisons des ophthalmies, nous commençons par le nom de l'affection prédominante ; nous appelons, par exemple, *ophthalmie catarrho-scrofuleuse* la combinaison dans laquelle les caractères catarrhaux prédominent, et *ophthalmie scrofulo-catarrhale* celle dans laquelle les symptômes lymphatiques sont le plus marqués.

L'ophthalmie à laquelle donnent naissance l'élément catarrhal et l'élément scrofuleux, quand ils se combinent, se présente sous deux formes distinctes, savoir : *l'ophthalmie scrofulo-catarrhale* et *l'ophthalmie catarrho-scrofuleuse*, dont nous allons exposer les symptômes.

DE L'OPHTHALMIE SCROFULO-CATARRHALE.

On peut la regarder comme une ophthalmie scrofuleuse modifiée par l'action de causes catarrhales. Dans certains cas, une combinaison intime se fait entre les caractères catarrhaux et les caractères scrofuleux, et dès le début ils se lient d'une manière toute particulière. L'injection de la conjonctive, [qui caractérise cette combinaison , est le plus souvent partielle et fasciculaire comme dans la conjonctivite scrofuleuse simple , mais elle est distinctement composée d'un double ordre de vaisseaux. Les uns sont volumineux, d'un rouge violacé, réunis en faisceaux comme ceux qui constituent l'injection scrofuleuse ordinaire de la conjonctive , mais ils sont un peu moins rapprochés les uns des autres que dans l'ophthalmie lymphatique pure, et ils se terminent à une demi-ligne, une ligne ou même une ligne et demie du bord de la cornée ; tout au plus quelques uns de ces vaisseaux s'étendent ils jusqu'à ce bord même. A cette même distance de la circonférence de la cornée les extrémités de ces vaisseaux sont surmontées d'une ou de plusieurs pustules analogues aux pustules scrofuleuses, dont elles ne diffèrent que par leur siége, leur forme et leur marche. Dans l'ophthalmie scrofulo-catarrhale , en effet, les pustules existent plus ou moins loin du bord de la cornée , tandis que dans l'ophthalmie scrofuleuse elles se trouvent tout près du bord et même quelquefois sur le bord de cette membrane ; les pustules de l'ophthalmie scrofulo-catarrhale sont plus aplaties que celles de l'ophthalmie lymphatique ; enfin , les premières guérissent presque toujours par l'affaissement et la résorption , tandis que les secondes se terminent par la suppuration et l'ulcération ; c'est dans la circonférence de ces pustules que se perdent pour la plupart les vaisseaux du premier ordre. Le second ordre de vaisseaux qui concourent à former l'injection scrofulo-catarrhale sont plus fins, d'un rouge cinabre , semblables, par leur couleur, leur calibre et leur disposition , à ceux qui composent l'injection catarrhale , mais ils sont discrets , partiels , et naissent de la conjonctive palpébrale qui avoisine les commissures. Ils traversent obliquement ceux du premier ordre que nous avons décrits ; de là résulte un réseau à mailles carrées et irrégulières qui entoure la pustule. Quelques uns de ces vaisseaux se terminent au bord de la cornée, mais ils ne sont pas aussi nettement coupés à leurs terminaisons que ceux de la conjonctivite scrofuleuse pure. A mesure que la conjonctivite scrofulo-catarrhale augmente, la pustule s'agrandit, gagne la marge cornéale, et peut finalement envahir la substance de la cornée sous forme d'une ulcération très superficielle, entourée d'un trouble gris-bleuâtre siégeant dans le feuillet conjonctival du miroir de l'œil. Les vaisseaux s'allongent alors, et s'étendent à la cornée et sur la cornée, autour de l'ulcération sous forme d'un lacis irrégulier et peu serré. Mais la cornée ne s'affecte ainsi que lorsque la conjonctivite a été négligée ou maltraitée, et il est rare que cette kératite résiste long-temps à une thérapeutique bien entendue.

La conjonctivite scrofulo-catarrhale est accompagnée d'une légère augmentation dans la sécrétion muqueuse des paupières, de démangeaison et d'une sensation analogue à celle qu'on éprouve quand un gravier s'est introduit dans l'œil; elle est exempte de photophobie, de larmoiement et de toute sensation douloureuse.

La conjonctivite scrofuleuse simple peut se transformer en conjonctivite scrofulo-catarrhale, par suite d'un changement brusque de température ou d'autres causes propres à engendrer les affections catarrhales; mais le plus souvent cette ophthalmie combinée a, dès son début, l'aspect que nous venons de décrire.

DE L'OPHTHALMIE CATARRHO-SCROFULEUSE.

On peut la regarder comme une ophthalmie catarrhale modifiée par l'influence d'une constitution scrofuleuse. Il peut arriver qu'une conjonctivite catarrhale simple devienne chronique chez un sujet lymphatique et prenne une marche et des caractères particuliers. Quelquefois on voit çà et là,

outre l'injection catarrhale, quelques faisceaux vasculaires ou
quelques vaisseaux élargis et isolés qui vont jusqu'au bord de
la cornée; mais le plus souvent la combinaison lymphatique
ne se manifeste que par l'extension que prennent quelques
vaisseaux de l'injection catarrhale, qui presque toujours sont
peu nombreux, s'allongent vers le bord cornéen, augmentent
en même temps de calibre, et finissent par envahir le miroir
de l'œil. Arrivés à la surface cornéale, ils conservent la même
direction et s'avancent vers le centre en convergeant et en devenant de plus en plus déliés; les pointes très fines des vaisseaux, qui viennent d'un côté, se rencontrent et s'anastomosent avec les terminaisons de ceux qui viennent du côté opposé.
D'autres vaisseaux de la conjonctive scléroticale se prolongent successivement sur la conjonctive cornéale, qui prend
alors une teinte d'un gris bleuâtre et devient opaque dans les
interstices qui séparent les vascularités; le feuillet conjonctival de la cornée perd sa transparence et présente un trouble
mat, demi-diaphane, d'une teinte grisâtre ou gris bleuâtre,
à circonférence effacée, sans injection, et finit même par s'é-
paissir; l'opacité provenant d'une exsudation de lymphe au-
dessous du feuillet conjonctival de la cornée (et non entre ses
lames), est plus ou moins étendue; elle se trouve ordinairement rapprochée du faisceau vasculaire de la conjonctive
scléroticale, et souvent lui est contiguë. L'épanchement sous-
conjonctival peut être plus ou moins circonscrit, il est parfois de la grandeur d'un grain de millet, et quelquefois il est
tellement étendu, qu'il peut couvrir la presque totalité de la
surface cornéale. Il peut être plus ou moins épais et présenter
des nuances plus ou moins foncées depuis le nephelion jusqu'à l'albugo, et soulever plus ou moins la conjonctive au-
dessus du niveau de la surface convexe du miroir de l'œil.
La lymphe, épanchée sous la lame conjonctivale de la cornée,
offre divers degrés de consistance; jamais, dans la kérato-con-

jonctivite scrofuleuse, de la sérosité limpide ne soulève la lame superficielle du disque de la cornée en forme de phlyctènes transparentes, comme cela arrive dans la kératite rhumatismale. Les vaisseaux du feuillet séreux se multiplient peu à peu, se rapprochent les uns des autres et forment enfin un réseau ou plutôt une trame épaisse et rouge, composée de rameaux vasculaires convergents vers le centre, presque parallèles et peu anastomosés; c'est ainsi que peut se former le *pannus*. Il est rare de voir des épanchements interlamellaires accompagner cette espèce de kératite vasculaire; elle ne donne jamais lieu à la suppuration avec ses modifications et ses suites particulières (onyx, hypopyon), ou du moins ne nous souvenons-nous pas d'avoir rencontré ce phénomène. Cette espèce d'ophthalmie est encore exempte de photophobie et de larmoiement.

Les altérations siègent d'abord dans le plan superficiel de la cornée, c'est-à-dire dans son feuillet conjonctival; plus tard seulement la substance proprement dite de la cornée s'affecte, et souvent même alors la surface de cette tunique est tellement vasculaire et opaque que ses lames profondes se dérobent entièrement à l'observation. Il suffit d'un peu d'attention pour voir que l'injection cornéale, qu'elle soit superficielle ou profonde, n'existe jamais primitivement, isolément et indépendamment de celle de la conjonctive scléroticale, qu'elle n'est toujours que le prolongement des vaisseaux de cette dernière membrane à la cornée. Mais il n'est pas encore hors de doute pour nous que l'injection profonde de la cornée existe jamais, sans que la phlogose se soit d'abord emparée de la sclérotique et ait passé de là au miroir de l'œil.

Pour bien observer les caractères de l'injection superficielle et de l'injection profonde de la cornée, il faut choisir des cas où l'une ou l'autre existe séparément et sans avoir pris une étendue extraordinaire. On voit alors que les vaisseaux du plan superficiel ou conjonctival de la cornée, n'étant que la continuation des vaisseaux de la conjonctive oculaire, s'élèvent un peu au-dessus du miroir de la cornée, qu'ils sont un peu flexueux et qu'ils se bifurquent souvent une ou deux fois pendant le trajet qu'ils parcourent. Ils sont rarement très rapprochés les uns des autres, à moins qu'ils ne forment cette espèce de bandelette vasculaire que nous décrirons à l'occasion de la kérato-conjonctive rhumatismo-scrofuleuse.

Les vaisseaux qui composent l'injection profonde des lames de la cornée, injection qui, selon nous, n'est toujours que l'extension des vascularités de la sclérotique à la cornée et appartient plutôt à l'ophthalmie rhumatismo-scrofuleuse qu'à toute autre phlegmasie oculaire, sont beaucoup plus déliés, plus courts que les vaisseaux du plan superficiel. Ils sont souvent tellement serrés que leur assemblage prend l'aspect d'une ecchymose située dans la substance de la cornée, mais qui, examinée à la loupe, paraît être composée d'un grand nombre de vaisseaux très fins, rectilignes et parallèles entre eux.

C'est dans l'ophthalmie catarrho-scrofuleuse, principalement quand elle devient chronique, que les granulations de la conjonctive palpébrale sont fréquentes, et prennent souvent un développement tel qu'elles forment de véritables fongosités qui souvent n'ont besoin que d'une cause irritante quelconque pour dégénérer en une véritable tumeur sanguine érectile. Nous avons déjà dit que la première variété de l'ophthalmie catarrhale (p. 231), bien qu'étant due en partie au froissement des granulations palpébrales contre la cornée, reconnaît presque toujours une constitution lymphatique comme cause coïncidante.

DE L'OPHTHALMIE RHUMATISMO-SCROFULEUSE.

Dans les différentes espèces d'ophthalmie scrofuleuse, simple et combinée, décrites jusqu'ici, la sclérotique reste saine et ne présente aucune trace d'injection ni d'inflammation. Aussi n'y trouve-t-on pas le plus léger commencement de photophobie ni d'épiphora, bien que le premier de ces symptômes soit signalé par tous les auteurs, sans exception, comme le symptôme le plus frappant et le plus constant et comme le caractère pathognomonique dé l'ophthalmie scrofuleuse. C'est une erreur bien facile à réfuter. Que l'on considère un individu atteint de la conjonctivite scrofuleuse la plus marquée, mais non accompagnée de sclérotite (telle par exemple que le représente la figure 3 de la planche I), et l'on trouvera que le malade expose l'œil ou les yeux affectés aux rayons directs de la lumière la plus vive, naturelle ou artificielle, avec toute la facilité et la même fixité que pourraient le faire des personnes bien portantes. Ce n'est que quand la sclérotique s'enflamme, que la photophobie survient et devient très violente, plus violente même chez les individus lymphatiques que chez d'autres sujets, à cause de leur excessive sensibilité. Or la sclérotite ici, de même que dans les cas non combinés d'un état lymphatique de la constitution, est presque toujours la suite de l'action de causes rhumatismales, qui impressionnent d'une manière si puissante les personnes douées de la diathèse scrofuleuse. Rappelons-nous seulement que, de l'aveu de tous les observateurs, l'humidité est l'une des causes les plus fréquentes des scrofules. Ici comme partout ailleurs, il existe certainement des exceptions. Ainsi, nous avons déjà dit (p. 343) que l'extension de la phlegmasie scrofuleuse de la conjonctive à la sclérotique peut être due, dans un certain nombre de cas, à l'influence de causes excitantes locales, telles que l'abus de topiques irritants, la fatigue des yeux, la chaleur d'un foyer ardent, etc.; mais il suffit que le refroidissement de tout le corps et le courant d'air qui frappe directement l'organe de la vision soient les causes les plus ordinaires de cette forme particulière d'ophthalmie, et que le traitement éprouve une

modification constante et importante, par suite de cette circonstance, pour que la dénomination *d'ophthalmie rhumatismo-
scrofuleuse*, que nous lui donnons, soit justifiée.

C'est donc cette ophthalmie que les auteurs ont plus particulièrement décrite sous le nom *d'ophthalmie scrofuleuse,* en
signalant la photophobie et le blépharo-spasme scrofuleux,
comme phénomènes caractéristiques de cette dernière. C'est
aussi cette même phlegmasie oculaire que Dupuytren dans ses
leçons, et M. Mirault (d'Angers) dans un excellent mémoire
(Archives générales de Médecine, 1829, T. XX, p. 477) ont
décrite sous le nom de rétinite, nom trop général, comme
nous l'avons dit (p. 157) et comme nous espérons le prouver
plus exactement dans les pages suivantes, pour cette espèce de
rétinite seulement secondaire.

La sclérolite scrofuleuse ou *ophthalmie rhumatismo-scrofuleuse*
ne présente pas de caractères différents de ceux de la sclérotite
simple, si ce n'est sous le rapport de la prédominance de
certains symptômes. On peut dire que la sclérotite simple ou
traumatique est caractérisée par une certaine harmonie dans
ses phénomènes, harmonie que nous ne trouvons pas dans la
sclérotite scrofuleuse, où, par exemple, le degré de rougeur
n'est souvent pas en raison directe de la photophobie, etc.

Il n'est pas rare que dans la sclérotite scrofuleuse la zone
vasculaire, siégeant autour de la cornée, soit incomplète et
s'étende peu dans le blanc de l'œil. La bande vasculaire est dans
la majorité des cas fort étroite, et n'a guère qu'une demi-ligne
ou une ligne de largeur, et souvent la cornée n'est entourée
que dans une partie de sa circonférence d'un segment de zone
composée de vaisseaux pâles et très courts. Cette injection
partielle et fort peu étendue lorsqu'elle est accompagnée d'un
blépharo-spasme intense, comme cela a ordinairement lieu,
se dérobe facilement à l'observation; c'est ce qui a fait dire à
presque tous les auteurs que la photophobie scrofuleuse peut

exister indépendamment de toute injection de la conjonctive ou de la sclérotique. Nous avons eu à cœur de constater par l'expérience la valeur de cette assertion ; une observation exacte d'un nombre immense d'ophthalmies scrofuleuses nous a appris qu'elle était erronée. Partout en effet où il y a photophobie, on peut découvrir au moins des traces de cette injection sclérotidienne partielle qui caractérise la sclérotite scrofuleuse. Dans la convalescence de cette ophthalmie, il arrive quelquefois que la photophobie persiste pendant un certain temps après la disparition de l'injection vasculaire et des autres symptômes, par des raisons que nous avons déjà indiquées (p. 165). Même dans ces cas, on n'a qu'à fatiguer un peu l'organe malade pendant l'exploration, en écartant les paupières, pour voir revenir à l'instant l'injection dans le blanc de l'œil.

L'injection de la sclérotique, quoique très partielle chez la plupart des individus affectés d'ophthalmie scrofuleuse, est toujours accompagnée de photophobie et de blépharo-spasme fort intenses. Les petits malades ne se contentent pas de fermer les paupières ; ils ont encore constamment leurs yeux cachés dans leurs mains ou la tête enfouie dans des oreillers, afin de se soustraire à la clarté du jour, comme si, sans cette précaution, la quantité de rayons lumineux qui traverse les paupières était encore trop considérable, en raison de la sensibilité exaltée de la rétine. Rien de plus caractéristique et de plus frappant que l'expression de la physionomie de ces enfants ; tous les traits sont tirés en haut et semblent concourir au resserrement des paupières ; dans la région de l'orbite se concentre, pour ainsi dire, toute la contraction des muscles de la face. Les petits malades, quand même ils ont la meilleure volonté d'ouvrir les paupières, sont dans l'impossibilité de vaincre leur occlusion spasmodique. Dans les efforts inouïs qu'ils font pour triompher de cette dernière, ils contractent tous les muscles faciaux, ce qui n'aboutit qu'à leur faire largement ouvrir la bouche et à donner à la figure une expression tout-à-fait singulière. En écartant forcément ces voiles membraneux, on ne met qu'une très petite portion du blanc de l'œil à découvert; cet organe se cache en haut sous la paupière supérieure. C'est en vain que l'on engage le malade à tourner l'œil en bas; le moindre effort fait pour écarter les paupières ainsi resserrées est accompagné ou suivi d'un écoulement abondant de larmes.

Les auteurs ont aussi assigné quelque chose de tout-à-fait particulier au resserrement spasmodique des paupières, auquel ils ont donné le nom de blépharo-spasme scrofuleux. Nous n'avons pas trouvé que ce blépharo-spasme (qui est une contraction volontaire du muscle orbiculaire opposée à l'action trop forte que la lumière exerce sur la rétine) soit plus violent dans cette espèce de sclérotite que dans les autres; seulement, chez les enfants lymphatiques, il est beaucoup plus violent et donne à la face une expression tout-à-fait particulière.

Le resserrement spasmodique des paupières est souvent tel que les cartilages tarses comprimés par les fibres contractées du muscle orbiculaire des paupières, finissent quelquefois par se déformer; ils se retournent sur eux-mêmes, les bords libres des paupières se renversent en dedans, et les cils, prenant une fausse direction, contribuent à entretenir l'irritation constante des membranes oculaires. Les larmes qui coulent en abondance sont chaudes et âcres. Bien que nous n'ayons pas encore fait de recherches directes sur les qualités de ce liquide dans les diverses inflammations de l'œil, il nous est permis de présumer par l'éruption pustulaire et l'érosion de la peau des joues, qui se trouvent humectées par leur contact, que leurs qualités ne sont plus les mêmes que dans l'état naturel.

La sclérotite scrofuleuse, d'après les auteurs, aurait cela de particulier que ses symptômes, au lieu de s'aggraver vers le soir comme dans la sclérotite simple ou rhumatismale, perdent au contraire dans cette partie de la journée beaucoup de leur intensité. La photophobie et le blépharo-spasme seraient alors moins forts ; les enfants, qui pendant toute la journée se cachaient dans les coins les plus obscurs ou qui tenaient leurs yeux constamment couverts de leurs mains, les ouvriraient souvent après le coucher du soleil, et rien ne les empêcherait alors de se livrer à la gaieté et à leurs jeux. Le fait est vrai en quelque sorte, mais l'explication, la spécialité et l'importance qu'on a voulu y attacher doivent être niées. La photophobie force naturellement les personnes qui en sont affectées à rechercher l'obscurité ; qu'elle soit artificielle ou naturelle, les malades s'y trouvent bien, et quand le soleil est couché, la photophobie diminue ou disparaît, comme quand, au milieu du jour, ils se cachent dans quelque recoin bien sombre. Mais la même circonstance a lieu dans les autres sclérotites et rétinites ; et si l'ophthalmie rhumatismo-scrofuleuse est accompagnée de fièvre, celle-ci s'exaspère vers le soir comme dans les autres affections inflammatoires et fébriles.

Outre cette véritable sclérotite, on observe encore quelquefois, sur des individus scrofuleux ou lymphatiques, quand une ou plusieurs des membranes oculaires sont frappées d'inflammation, un cercle ou une zone d'une rougeur uniforme et confluente, dans laquelle on ne reconnaît point de vaisseaux discrets, rougeur violacée ou livide, tantôt pâle, tantôt plus foncée ; ce cercle existe dans le blanc de l'œil, autour de la circonférence de la cornée. Il semble plutôt siéger dans le tissu cellulaire sousconjonctival que dans la sclérotique elle-même ; aussi n'est-il point accompagné de photophobie, d'épiphora, ni de douleur. On le rencontre également quelquefois sur des personnes atteintes d'affections syphilitiques et psoriques. Ces circonstances nous font croire qu'il dépend d'une altération du sang ou des liquides en général ; elles nous ont engagé à donner préa-

lablement le nom de *cercle dyscrasique* à ce phénomène particulier, dont la valeur pathologique doit être ultérieurement
constatée. Il peut arriver que ce cercle accompagne une véritable sclérotite ; quelquefois, au contraire, une injection fine
et rayonnée de la conjonctive se joint à la zone dyscrasique,
qui constitue un aspect semblable à celui d'une sclérotite et
qui souvent ne s'en distingue que par l'absence de la photophobie. Nous nous servons quelquefois de l'expression de
sclérotite douteuse pour désigner cet état de choses.

L'ophthalmie rhumatismo-scrofuleuse peut succéder à une
simple conjonctivite scrofuleuse, quand les causes que nous
avons signalées exercent leur action. Alors la sclérotique s'enflamme, et après une certaine durée la phlegmasie envahit la
cornée. D'autres fois l'ophthalmie rhumatismo-scrofuleuse débute de prime abord sur un individu lymphatique, par une
sclérotite qui peut exister un certain temps sans être accompagnée de symptômes bien particuliers autres que ceux que
nous avons indiqués ; la complication scrofuleuse ne se
trahit alors que par la constitution lymphatique de l'individu ou les symptômes concomitants d'affection scrofuleuse,
par l'injection souvent partielle de la sclérotique, et la dis-
proportion entre son peu d'étendue et la violence de la photophobie. Mais cette forme, comme celle qui est précédée ou
accompagnée de conjonctivite, envahit le miroir de l'œil, quand
elle devient violente ou ancienne, ou sous l'influence d'un
traitement mal dirigé. Dès que la cornée est affectée, les caractères anatomiques de la combinaison scrofuleuse se dessinent
de manière à ne plus être méconnaissables. Cependant les
diverses formes de la kératite scrofulo-rhumatismale présentent des caractères anatomiques assez différents pour qu'il
devienne nécessaire de les examiner à part. Elles ont toutes
cela de particulier, qu'elles débutent dans la conjonctive cornéale et finissent par envahir les lames de la cornée même ;

toutefois, quand les vascularités ont occupé dès le principe toute la surface du feuillet séreux, ou que des épanchements lymphatiques se sont formés dans les espaces intervasculaires, il devient difficile et le plus souvent impossible de décider, si des capillaires injectés de sang rouge pénètrent dans la cornée.

La forme la plus ordinaire de cette kératite scrofulo-rhumatismale est la suivante :

Lorsqu'il n'existait d'abord qu'une sclérotite sans conjonctivite, l'injection se prolonge, et envoie des pointes fines et serrées d'un rouge vermillon foncé sur le bord de la cornée, qui forment d'abord un segment de cercle plus ou moins étendu, large d'un quart de ligne à une ligne. Ces vaisseaux grossissent de calibre et semblent quelquefois subir une véritable hypertrophie ; ils deviennent saillants au-dessus du niveau de la membrane et forment un fragment d'un anneau vasculaire placé sur son bord. Dans des cas rares, cette élévation, simple ou partagée en plusieurs portions, peut se prolonger en forme triangulaire ou irrégulièrement arrondie vers le centre de la cornée, et constituer une espèce de pannus partiel, comme dans la fig. 2 de la planche III. D'autres fois, sans être aussi saillants, les vaisseaux affectent la même disposition; mais un ou plusieurs d'entre eux se prolongent un peu davantage sous forme d'un petit faisceau qui, à quelque distance du centre de la cornée, se termine dans un petit épanchement interlamellaire ou un ulcère.

Une autre forme de kératite est la suivante :

L'injection rhumatismale conjonctivo-sclérotidienne se continue irrégulièrement sur la cornée, dont le centre ne présente pas d'altération vasculaire appréciable. Toute la conjonctive de la circonférence de cette membrane, au contraire, devient laxe et tuméfiée, d'un rouge jaunâtre sale et un peu grisâtre. Elle s'élève en forme d'un bourrelet peu tendu, qui, au premier coup d'œil, paraît uniforme et lisse, mais qui, à une explora-

tion attentive, se montre couvert d'une foule de petites vésicules ou papules contenant un liquide semi-diaphane ou opaque,
en partie acuminées, en partie aplaties, rarement d'un aspect
cristallin, de la grandeur d'un grain de sable jusqu'à celle
d'un grain de millet et davantage. D'autres élévations vési-
culaires semblables, situées plus près du centre sur la partie
non autrement affectée de la surface cornéenne, présentent,
au contraire, au plus haut degré cet aspect cristallin. Ces élévations peuvent disparaître par la résorption et l'affaissement,
ou bien elles peuvent se rompre et constituer des ulcérations
superficielles et guérissant plus facilement que celles qui
suivent les épanchements interlamellaires. Cette forme est une
de celles comprises dans la *kératite avec granulations* de M. Lepelletier (du Mans).

Si la conjonctive a été phlogosée avant ou avec la sclérotique,
alors les faisceaux vasculaires dépassent tous ou en partie
le bord de la cornée et se prolongent vers son centre. Leur
distribution sur cette membrane est analogue à celle de l'injection conjonctivale, en ce qu'elle offre la forme fasciculaire et
le plus souvent triangulaire; mais il y a cette différence que ce
triangle irrégulier a sa base vers la circonférence et son sommet vers le centre, par suite de la direction convergente que
prennent les capillaires qui le constituent dès qu'ils ont franchi
la limite sclérotico-cornéenne, tandis que dans la conjonctive
scléroticale le triangle a le plus souvent sa partie la plus large
tournée vers la cornée. Le sommet de cette espèce de triangle
vasculaire est encore souvent surmonté d'un épanchement
interlamellaire grisâtre ou jaunâtre, qui peut se transformer
en pustule ou en ulcère. Quelquefois l'injection de la conjonctive cornéale prend la forme d'une petite bande vasculaire
fort étroite, composée de deux à trois vaisseaux, surmontée
à son bout d'un épanchement ou d'un soulèvement de la surface cornéale distendue par un liquide semi-diaphane ou

tout-à-fait trouble, soulèvement que par cette raison on doit plutôt assimiler à une papule ou à une pustule qu'à une phlyctène. Dans le cours de l'inflammation la bandelette vasculaire peut s'allonger et parcourir une grande partie du diamètre de la cornée. L'élévation pustulaire suit sa marche, en se trouvant toujours à son bout libre; toutefois quand cette vascularité parcourt une grande partie de la cornée, l'infiltration lymphatique s'étend de son sommet le long de ses côtés et semble la border. Dans le plus grand nombre de cas, cette forme particulière d'injection vasculaire et d'épanchement grisâtre appartient à l'inflammation, au moins superficielle, des lames mêmes de la cornée.

Un seul vaisseau gonflé et élargi, ou, comme on dit d'ordinaire, variqueux (bien qu'on n'y reconnaisse ni les nodosités, ni les flexuosités, ni la couleur si foncée et veineuse qui caractérisent les varices), peut quelquefois, en affectant la même marche, en étant bordé sur ses côtés et surmonté à son extrémité par un épanchement semblable, dessiner d'une manière nette et tranchée la nature scrofuleuse de la phlegmasie.

Dans l'ophthalmie scrofulo-rhumatismale, les épanchements qui se forment sous le feuillet séreux ou entre les lames de la cornée ne sont jamais des phlyctènes produites par un liquide séreux et limpide, comme dans l'ophthalmie rhumatismale pure et simple, mais au contraire toujours des dépôts de matière lymphatique fibro-albumineuse plus ou moins épaisse et tenace, d'une couleur plus ou moins foncée, différemment nuancée, blanc sale, grisâtre, jaunâtre et jaune. C'est là une circonstance qui à elle seule suffirait pour différencier la sclérotite scrofuleuse ou scrofulo-rhumatismale de la sclérotite rhumatismale simple. Ces épanchements peuvent se former sans que la cornée soit aucunement vasculaire; mais dans un grand nombre de cas ils se trouvent sur la terminaison ou dans le voisinage des terminaisons des capillaires qui forment l'injection cornéale. Ces dépôts intermellaires, placés le plus souvent plus près du centre que de la périphérie, consistent d'abord en une matière lymphatique pâle, blanchâtre; ils sont dans le début peu considérables, circonscrits, non élevés au-dessus du niveau du miroir de l'œil, et peuvent disparaître par la résolution et la résorption. La pustule s'affaisse dans ce cas, et n'est suivie que d'une taie plus ou moins foncée, qui, sous un traitement approprié, disparaît à la longue sans laisser aucune trace. A mesure que l'affection se prolonge sans être activement combattue, ces taches (qui sont quelquefois, au grand détriment du malade, confondues avec des taies non phlegmasiques de la cornée), s'agrandissent en longueur et en largeur, écartent les lames de cette membrane, les soulèvent en formant une sorte de pustule, et finissent par les user et les rompre; en même temps leur teinte devient plus foncée et plus jaunâtre, et la matière sécrétée se rapproche de plus en plus du pus par son aspect. Quand les lames sont largement décollées par ce liquide puriforme ou purulent, toujours plus ou moins épais, mais qui néanmoins peut fuser entre les lames, en étant entraîné par son propre poids vers la partie la plus déclive, cette espèce *d'abcès interlamellaire* constitue l'*onglet* (*unguis, onyx*). Quelquefois les lames internes cèdent les premières, le pus se vide dans la chambre antérieure (*hypopyon*). L'espace ne nous permet pas de décrire ici plus amplement l'onyx et l'hypopyon, pour lesquels nous renvoyons aux pp. 156 du t. II et 346 du t. I de Weller et à nos notes dans le Supplément. Le plus souvent cependant les lames antérieures de la cornée sont amincies et perforées par la distension et l'inflammation, et il se forme un ulcère d'une circonférence irrégulièrement arrondie, souvent déchiquetée; l'ulcération, en faisant des progrès, pénètre rapidement dans la substance de la cornée, et, présentant des bords taillés à pic, prend la forme d'entonnoir ; son fond sécrète un pus caséeux, grisâtre ou gris-jaunâtre de mauvaise nature.

Avec la kératite il co-existe toujours un trouble plus marqué de la vision que dans les autres formes d'ophthalmie scrofuleuse ; ce trouble est en raison directe de l'opacité de la cornée. La photophobie et l'épiphora disparaissent avec la sclérotite ou peuvent persister encore un temps peu considérable, comme après la sclérotite pure et simple ; mais toujours la kératite survit long-temps à la sclérotite. Dans la première de ces inflammations, surtout quand elle est exempte d'injection vasculaire, on se trompe facilement sur l'état de la pupille et de l'iris. Cette membrane, vue au travers d'une surface demi-opaque, grisâtre, blanchâtre, bleuâtre, quelquefois même jaunâtre, paraît au premier coup d'œil avoir changé de texture et de couleur ; on ne reconnaît plus ses fibres, elle est d'une nuance sale, et la pupille est remplie comme de fumée. En examinant l'œil avec soin, et surtout à l'aide d'une loupe achromatique, on reconnaît que ces apparences ne sont dues qu'au trouble de la cornée. A mesure que la cornée tombe sous le foyer du verre grossissant, son opacité devient plus appréciable et plus distincte ; on reconnaît les points, les globules ou les petites masses de liquide opaque déposé entre ses lames. Lorsque l'on rapproche par degrés la loupe du miroir de l'œil, et que c'est l'iris qui se trouve dans son foyer, ces opacités disparaissent, et pourvu que la cornée ait conservé assez de perméabilité aux rayons lumineux, la structure et la couleur normale du diaphragme oculaire se montrent dans leurs conditions normales. Nous sommes convaincu que ce qu'on appelle *aquo-capsulitis*, l'iritis sub-aigu de Wardrop, n'est souvent qu'une kératite qui donne lieu à des erreurs relativement à l'état de l'iris.

Causes de l'ophthalmie scrofuleuse.—Nous n'avons pas besoin d'entrer dans des détails sur la nature du travail particulier

qui constitue les scrofules ; nos idées sur cette maladie ne
diffèrent point de celles qui sont généralement reçues. Nous
ne parlerons donc de cette maladie et de ses causes que pour
exposer notre manière de voir sur les modifications qu'elles
font subir à la phlegmasie oculaire.

La disposition ou diathèse scrofuleuse imprime son cachet
à toute la constitution ; il est facile de constater, à l'aide de
certains caractères, son existence. Il est essentiel de distinguer
deux espèces de disposition scrofuleuse ; nous appelons l'une
disposition scrofuleuse délicate, éréthique, irritable, et l'autre
disposition torpide, phlegmatique ou indolente.

Bien que chez les individus de l'une et de l'autre disposition la dyscrasie scrofuleuse soit la même quant à sa nature,
les affections locales par lesquelles elle se manifeste offrent
des modifications qui tiennent à l'influence exercée par la constitution de l'individu sur le travail pathologique. Nous voulons dire que les affections scrofuleuses, quoique résultant
toujours de quelque anomalie des fonctions du système lymphatique ou assimilateur, sont modifiées selon que la constitution de l'individu affecté se distingue en outre par la prédominance du système artériel ou veineux, et par une plus
ou moins grande sensibilité (excitabilité) du système nerveux.

La disposition scrofuleuse imprime à ces différentes constitutions des caractères particuliers qu'il est important de noter.

C'est ainsi que les individus scrofuleux, d'une constitution
délicate, se distinguent par une taille grêle, une figure plus
souvent ovalaire qu'arrondie, la mâchoire inférieure peu
large, les lèvres de proportions ordinaires, des traits à contours
fins, un teint blanc et d'un rouge vermillon, une grande érectilité du système vasculaire, le développement du crâne, une
intelligence précoce, une mobilité d'esprit extraordinaire, des
dents blanches et belles, des cheveux blonds, la longueur du
cou, une poitrine où la dimension de longueur prédomine sur

celle de largeur, la hauteur de leurs épaules, et enfin par la maigreur générale. Ces individus sont sujets aux affections congestionnaires et inflammatoires aiguës, à l'encéphalite, au croup, au rachitis; à l'âge de puberté, ils sont exposés plus que d'autres aux hémorrhagies, aux inflammations des poumons et à la phthisie pulmonaire (*phthisis florida*). La sensibilité et irritabilité de ces individus est souvent extraordinaire. Leurs maladies sont orageuses et impétueuses; la moindre excitation provoque l'accélération du pouls et la fièvre.

C'est surtout chez cette classe d'individus que la sclérotite, lors même qu'elle est peu considérable, est accompagnée d'un haut degré de sensibilité à la lumière, de constriction spasmodique des paupières et d'excitation fébrile.

Les individus scrofuleux, à constitution torpide, sont au contraire indolents; leur peau est empâtée et laxe, leurs chairs sont flasques; toute l'architecture de leur corps a quelque chose de grossier; l'expression de leur figure est hébétée, stupide; ils ont le teint cachectique et pâle; le nez est gros et gonflé, la lèvre supérieure est comme hypertrophiée et s'avance sur la lèvre inférieure; les os zygomatiques sont proéminents, la mâchoire inférieure est transversalement allongée, leur figure a une forme carrée; col court, taille ramassée; paresse, indolence; leurs facultés intellectuelles sont peu ou tardivement développées (*ingenium bœoticum* des anciens); prédominance des sécrétions muqueuses. Les maladies de ces individus sont ordinairement d'une marche lente; ils sont disposés aux éruptions cutanées, aux ulcères et aux affections blennorrhagiques.

Chez eux l'ophthalmie scrofuleuse a une tendance à affecter surtout les follicules des paupières, la conjonctive et la cornée, et à se terminer en blennorrhagie ou en ulcération.

La prédominance du système lymphatique, et partant des organes de l'assimilation et de l'abdomen, l'irrégularité des

fonctions digestives et assimilatrices , signes caractéristiques
de la disposition scrofuleuse, se rencontrent également chez
les individus de constitution délicate et torpide. Les différences dans la manifestation des affections scrofuleuses , nous
le répétons, ne sont dues qu'aux différences des constitutions
des individus atteints. La tuméfaction et la rénitence du
ventre et les engorgements des ganglions lymphatiques cervicaux , inguinaux et mésentériques, etc. , se voient avec la
même fréquence chez les uns et les autres.

Les différentes espèces d'ophthalmie scrofuleuse affectent
presque toujours des individus offrant l'une ou l'autre série
des caractères constitutionnels dont nous venons de tracer
le tableau. Dans un très grand nombre de cas, l'ophthalmie
scrofuleuse a été en outre précédée d'autres affections de nature lymphatique et dépendant des mêmes causes que la phlegmasie des tissus oculaires ; telles sont la teigne , les éruptions
scrofuleuses du système cutané, l'écoulement des oreilles, l'affection blennorrhagique d'autres muqueuses, l'engorgement
des glandes lymphatiques du cou ou du ventre, la carie , etc.
Mais, dans quelques cas bien rares, l'irritation spéciale de
l'œil, désignée par nous sous le nom d'ophthalmie scrofuleuse,
est le premier indice par lequel se manifeste la disposition
morbide dont nous parlons, et qui n'est pas moins significatif
pour le médecin observateur, que l'engorgement des glandes
lymphatiques ou toute autre affection semblable. Il est rationnel d'admettre dans ces cas exceptionnels la nature scrofuleuse
d'une ophthalmie sans d'autres antécédents pareils , puisque
les caractères anatomiques et visibles dans l'œil, accompagnés
ou précédés dans l'immense majorité des cas des signes d'une
constitution lymphatique ou d'une maladie scrofuleuse, nous
fournissent les preuves les plus évidentes de la spécialité de
l'affection. Faut-il donc que la disposition lymphatique commence à se manifester dans une autre partie que l'œil ? Nous

portons la conviction, basée sur des faits dont le nombre s'accroît journellement, que l'œil peut s'affecter d'ophthalmie
scrofuleuse avant qu'il ne se soit montré de lésion dans aucun
autre organe. Il est très fréquent de voir cette espèce d'ophthalmie, de même que d'autres affections scrofuleuses, se développer rapidement chez les enfants après une attaque de
rougeole, de scarlatine, ou d'une autre maladie exanthéma-
tique. Qu'un refroidissement ou une cause traumatique
frappe les yeux de sujets à pareille disposition, l'ophthalmie
dont ils seront atteints aura tous les caractères de l'ophthalmie
scrofuleuse. Très souvent d'autres affections de nature scrofuleuse viennent plus tard confirmer le diagnostic; la thérapeutique aussi le fait en prouvant que l'antiphlogose pure et
simple échoue après de longs essais infructueux, tandis que,
réunie au traitement spécial antilymphatique, elle amène
promptement un succès brillant.

Le bas âge, qui se distingue par la prépondérance du système
lymphatique, dispose particulièrement aux scrofules. En examinant les diverses influences externes de nature nuisible,
qui peuvent provoquer dans l'économie le travail morbide
dont nous parlons, nous trouvons deux séries de causes occasionnelles : les unes agissent en privant l'organisation des
imulants nécessaires pour son développement ; les autres, au
contraire, en provoquant dans l'économie de l'enfant un degré
d'excitation incompatible avec leur santé. C'est ainsi que les
affections scrofuleuses se développent de préférence chez les individus mal nourris, gorgés par exemple de substances farineuses, peu animalisées, telles que les pommes de terre, le pain, etc.,
surtout quand ils sont constamment exposés à l'humidité et au
froid et privés de vêtements suffisants, ou quand ils séjournent dans des endroits mal aérés. C'est ce qui nous explique
pourquoi nous trouvons quelquefois les scrofules presque
endémiques dans des maisons d'orphelins, dans des hospices

destinés à l'enfance, dans des ateliers, dans des maisons de correction, partout enfin où l'encombrement d'un grand nombre de ces êtres doit nécessairement détériorer l'atmosphère dans laquelle ils vivent. Doit-on s'étonner que les scrofules soient si fréquentes dans les grandes villes, où de nombreuses familles indigentes habitent des souterrains étroits, froids, humides, obscurs et privés d'air ? Le défaut d'exercice est encore une des causes propres à favoriser la production des scrofules. Nous signalerons en outre le défaut de lumière, d'excitation intellectuelle, etc.

Si le genre de causes que nous venons de citer rend cette affection extrêmement fréquente dans les basses classes de la société, l'aisance et le bien-être ne mettent pas les enfants des riches dans des conditions moins favorables au développement de cette dyscrasie. La constitution de ces derniers, en effet, au lieu de souffrir par la misère et par les privations, souffre par l'abondance. Les enfants des gens aisés sont souvent gorgés d'une quantité de nourriture trop grande pour leurs organes digestifs, faibles encore; les aliments dont se compose leur régime sont fréquemment trop substantiels ; leur estomac, constamment chargé de pâtisseries et de sucreries, ne jouit d'aucun repos; on les excite en outre par le café, par le vin, etc.; on les applique de trop bonne heure à des travaux intellectuels qui ne manquent pas de retarder leur développement physique, et de surexciter le cerveau, en général si prématurément développé chez les enfants doués de la diathèse lymphatique sensible; de là les nombreuses affections inflammatoires de cet organe et leurs suites funestes chez ces jeunes sujets.

Enfin, il est des maladies qui par la révolution qu'elles impriment à l'économie de l'enfant ou par leur effet débilitant donnent l'impulsion principale à ce travail morbide. C'est ainsi que nous voyons les affections lymphatiques survenir ou prendre une marche plus rapide et quelquefois sub-aiguë après les maladies exanthématiques, la petite vérole, la rougeole, la scarlatine, et même après la vaccine.

Nous n'avons tracé qu'une esquisse des causes et des symptômes des scrofules pour motiver le traitement que nous indiquerons. Le temps et l'espace nous défendent d'entrer dans d'autres détails, qui sont du ressort de la nosologie générale.

Terminaisons de l'ophthalmie scrofuleuse. — L'ophthalmie scrofuleuse, et surtout la conjonctivite scrofuleuse, guérit souvent sans laisser aucune trace dans l'œil. Les épanchements interlamellaires et les pustules de la cornée, qui se forment si fréquemment dans la kérato-conjonctivite et la kératite scrofuleuses, sont suivis de taies plus ou moins épaisses, qui troublent la transparence du miroir oculaire. Elles interceptent plus ou moins la vue, selon leur situation et leur étendue.

L'ulcération de la cornée est une autre terminaison très fréquente de l'ophthalmie scrofuleuse. Nous y rattachons en même temps toutes les suites que la perforation partielle ou totale de la cornée peut entraîner après elle. L'ulcère scrofuleux, comme nous avons déjà dit, est rarement superficiel. Il se creuse avec rapidité, et laisse alors des cicatrices opaques. Elles sont ordinairement entourées d'un épanchement interlamellaire, qui peut disparaître par l'usage des moyens topiques émollients et stimulants, tandis que la cicatrice même n'éprouve guère de changement.

Lorsque l'ulcère a détruit les lames superficielles de la cornée, il arrive souvent que le feuillet interne de cette membrane se trouve poussé par l'humeur aqueuse au travers de l'ouverture cornéale et forme ainsi une procidence de la membrane de Descemet; c'est ce que l'on appelle *kératocèle*. Une autre forme de kératocèle qu'on pourrait désigner sous le nom de kératocèle externe, est celle où l'ulcère, ayant détruit les lames profondes de la cornée, n'a laissé intact que son feuillet conjonctival; celui-ci fait saillie au-dessus du niveau de cette membrane et présente une vésicule transparente, remplie d'un liquide limpide. On distingue souvent dans le kératocèle même un point noir situé derrière la paroi de la vésicule transparente. L'iris s'est adossé à cette dernière et forme une véritable *hernie,* couverte d'un sac herniaire.

L'ulcère de la cornée donne lieu à *l'onyx* et à *l'hypopion,* selon que le pus fuse entre les lames de la cornée, ou qu'il les pénètre et s'épanche dans la chambre antérieure.

Si l'ulcère a envahi toute l'épaisseur de la cornée, l'iris fait procidence à travers l'ouverture, d'où peut résulter le staphylome iridien.

Une des terminaisons fréquentes de la kérato-conjonctivite et de la kératite est la *vascularité chronique* de la cornée, et surtout de son feuillet conjonctival, état généralement connu sous le nom de *pannus vasculaire.* Les vaisseaux de la conjonctive scléroticale et cornéale se multiplient, se rapprochent de manière à former un réseau épais qu'on a comparé à un drap rouge; ils deviennent d'un rouge plus foncé, variqueux; presque toujours ils sont accompagnés de l'état grenu de la conjonctive palpébrale; la vision est plus ou moins complétement abolie; malgré l'injection considérable, les malades se plaignent de peu de douleur et n'offrent pas de phénomènes d'irritation considérable. Cet état existe rarement sans être accompagné de l'*épaississement* ou de l'*hypertrophie* du feuillet conjonctival de la cornée. L'épaississement peut s'étendre sur toute la substance de la cornée, et forme la transition naturelle à la dégénérescence staphylomateuse de cette membrane. L'opacité et la conicité de la cornée lui donnent souvent l'aspect d'une protrusion staphylomateuse, sans que cet état mérite cette dénomination. L'iris est libre et n'adhère pas à la surface postérieure de la cornée.

Nous signalons ici, comme une des terminaisons de la sclérotite et de la kératite rhumatismo-scrofuleuse, sa complication éventuelle avec l'inflammation de la choroïde et principalement du corps ciliaire. Cette complication, se manifestant par un certain degré de protrusion convexe ou conique de la cornée, par le grossissement du globe oculaire, par l'amincissement de la partie antérieure de la sclérotique, par le staphylome du corps ciliaire ou de la choroïde, par l'abolition plus ou moins complète de la faculté visuelle, a été regardée à tort par plusieurs auteurs (F. Jaeger, Froriep, Mackenzie), comme faisant partie de la kératite scrofuleuse. Cet état n'indique que la progression de l'inflammation de la cornée à la choroïde et au corps ciliaire. Elle a le plus souvent lieu chez des jeunes personnes du sexe, où la constitution lymphatique se complique d'aménorrhée ou de dysménorrhée; on l'observe encore sur des individus, chez lesquels des irrégularités dans la circulation abdominale se joignent à l'affection scrofuleuse, ou chez de jeunes garçons de constitution lymphatique délicate et fleurie, où le système vasculaire sanguin est très développé et très irritable et où il y a une véritable co-existence de la pléthore sanguine avec la pléthore lymphatique. Cette complication, toujours très dangereuse, a reçu dans la description de la choroïdite tout le développement qu'elle mérite.

La *marche* de toutes les formes d'ophthalmie scrofuleuse est en général lente. Elle résiste souvent pendant des mois à la médication la plus rationnelle; toutefois, employé avec méthode et d'une manière suivie, le traitement prévient presque toujours les suites funestes qu'a cette ophthalmie lorsqu'elle est négligée. Elle fait de fréquentes récidives. On n'est sûr de la guérison radicale que lorsqu'on est parvenu à modifier toute la constitution de l'individu.

Traitement de l'ophthalmie scrofuleuse. — L'ophthalmie scrofuleuse offre un caractère rebelle et résiste assez opiniâtrément au traitement qu'on lui oppose, quand elle n'est pas combattue de bonne heure. Il est peu de cas qui guérissent par les efforts seuls de la nature; et même la conjonctivite scrofuleuse forme la plus simple de cette espèce de phlegmasie oculaire et qui cède promptement et facilement à un traitement bien dirigé, persiste souvent fort long-temps, si dans la médication on ne tient pas compte de sa nature spéciale, et si on la traite comme une conjonctivite simple ou catarrhale.

Nous résumons les indications thérapeutiques de l'ophthalmie scrofuleuse dans les chefs suivants :

a. Traiter l'inflammation ou la congestion locale (l'élément phlegmasique) :

1. A l'aide de moyens évacuants et débilitants, comme les émissions sanguines, les purgatifs, etc.

2. A l'aide de moyens propres à transporter l'irritation sur des organes eloignés, tels que les purgatifs et les révulsifs dermatiques,

3. A l'aide d'agents qui diminuent la plasticité du sang, tels que les purgatifs, les mercuriaux, etc.

4. A l'aide de certaines substances qui ont une action locale sur l'un ou l'autre des tissus de l'œil, telle que la belladona sur l'iris et la rétine.

b. Traiter la disposition scrofuleuse (l'élément dyscrasique) :

1° En diminuant la pléthore lymphatique au moyen des évacuants, et surtout des purgatifs.

2° En stimulant les fonctions, la circulation du système lymphatique par des moyens dont l'expérience a sanctionné la vertu spécifique ; tels sont les mercuriaux, les antimoniaux, les préparations d'iode et de baryte, etc.

3° En corrigeant par les alcalins l'altération des liquides,

et en combattant par les toniques la débilité de la constitution et la laxité des tissus qui existent chez la plupart des
individus lymphatiques.

4° En mettant le malade dans des conditions extérieures
contraires à celles qui favorisent l'invasion des affections scrofuleuses.

5° En combattant l'affection locale par des topiques qui
changent le mode de vitalité du tissu affecté, et en employant
certaines substances qui ont une action locale sur l'un ou
l'autre des tissus de l'œil, telles que la belladona sur l'iris et
la rétine.

Après avoir exposé rapidement les indications thérapeutiques que réclame l'ophthalmie scrofuleuse, passons en revue
les remèdes qui sont aptes à les remplir. Pour éviter des longueurs et des répétitions, nous jugeons à propos d'exposer le
traitement tel qu'il s'applique à l'ophthalmie scrofuleuse en
général, et d'indiquer, lors de l'examen de chaque indication
thérapeutique, les modifications exigées par la diversité du
siége et par les combinaisons de cette inflammation spéciale.

a. *Indication antiphlogistique.*

1. L'intensité et l'étendue des phénomènes inflammatoires
locaux, de même que la nature du tissu enflammé, donne la
mesure des émissions sanguines dans l'ophthalmie scrofuleuse.
Il est rare qu'on soit obligé chez les enfants d'avoir recours
aux saignées générales; on obtient chez eux une évacuation
suffisante à l'aide de 4 à 8 ou 12 sangsues qu'on applique au-
devant de l'oreille ou à l'apophyse mastoïde du côté affecté.
Dans les ophthalmies de nature scrofuleuse, il est plus utile
d'appliquer un petit nombre de sangsues à la fois et d'y revenir à plusieurs reprises, que de pratiquer des évacuations
sanguines abondantes et rares. Cette espèce de phlegmasie
étant sujette à des récidives fréquentes nonobstant le traitement le plus rationnel, cède avec plus de facilité à l'usage

soutenu et modéré des moyens convenables qu'à leur emploi brusque et énergique.

La nature du tissu enflammé mérite des considérations particulières pour ce qui regarde l'emploi des émissions sanguines. Ainsi l'inflammation de la sclérotique, quand même elle ne paraîtrait pas plus intense que celle de la conjonctive, doit être attaquée avec plus d'énergie que la conjonctivite. Ceci s'applique également aux inflammations de la substance cornéale, de l'iris et de la choroïde.

Qu'on n'oublie jamais dans le traitement de cette ophthalmie que les émissions sanguines seules ne suffisent pas pour la combattre. Il arrive un moment où la médication débilitante, loin d'améliorer l'état du malade, ne change plus rien aux phénomènes de l'irritation oculaire et détermine des effets évidemment fâcheux dans le reste de l'économie.

Lorsque la réaction est peu considérable et qu'il n'existe qu'une simple conjonctivite, on peut fréquemment se passer entièrement des évacuations sanguines. Dans ces cas, un simple purgatif, tel que les sels neutres, la manne, le séné, etc., joint aux frictions mercurielles sur le front et suivi de l'usage d'un collyre faible de sublimé, fait souvent disparaître avec rapidité l'irritation de l'œil. Si ces moyens ne suffisent point, et lorsque, malgré le traitement que nous venons d'exposer, l'ophthalmie scrofuleuse non seulement ne diminue point, mais s'étend de la conjonctivite scléroticale au feuillet conjonctival de la cornée, aux lames profondes de cette membrane, et à d'autres tissus de l'œil et menace de se terminer par des épanchements plastiques ou purulents, par l'ulcération et par la perforation de la cornée, etc.; alors le médecin ne doit pas tarder à mettre en action l'appareil antiphlogistique dans toute son étendue; il est urgent qu'il revienne à l'emploi de ces mesures énergiques toutes les fois que la phlogose s'allume de nouveau dans l'œil. Nous croyons devoir combattre à cette occasion une erreur dont les conséquences sont d'autant plus funestes, que le préjugé sur lequel elle est basée est plus répandu. On croit généralement que les individus d'une constitution lymphatique ne supportent pas les émissions sanguines, ou ne les supportent que dans des limites très restreintes ; imbus de cette idée, les praticiens hésitent souvent à les employer, lorsqu'ils sont forcés d'y revenir plusieurs fois. L'expérience nous a montré le contraire. Tout en ayant constamment en vue la double combinaison de l'ophthalmie scrofuleuse (et la même chose s'applique à un grand nombre d'affections scrofuleuses), combinaison formée par un élément dyscrasique et par un élément phlegmasique ou congestif, nous nous efforçons en premier lieu, et sans crainte d'augmenter l'état dyscrasique, de combattre l'irritation momentanée là où elle menace de produire des altérations qui, une fois formées, ne disparaîtraient dans la suite qu'avec beaucoup de difficulté. Nous n'avons obtenu que de bons résultats de cette manière d'agir. L'antiphlogose réitérée devient surtout nécessaire chez des individus doués de la disposition scrofuleuse délicate, chez lesquels le système sanguin jouit d'une certaine prépondérance et d'une érectilité se manifestant par des récrudescences continuelles d'inflammations à peine jugulées. Qu'on ne croie pas, comme nous l'avons quelquefois ouï dire à des praticiens distingués, que cette érectilité du système sanguin, cette pléthore sanguine *apparente* excluent la co-existence de la disposition et de la pléthore lymphatiques ! Ces deux états sont tout-à-fait compatibles l'un avec l'autre, ainsi que nous l'avons déjà indiqué en parlant des deux genres de diathèse lymphatique ; mais cette combinaison, il est vrai, produit souvent des formes d'ophthalmie très embarrassantes pour le praticien lorsqu'il se laisse arrêter dans l'emploi de l'antiphlogose par la supposition d'un état de l'économie qui ne tolère pas la médication débilitante.

Chez ces individus principalement les toniques sont dangereux dans la période active de la maladie, même dans la seconde période, ou dans la convalescence. Ils sont le plus souvent superflus, et l'emploi des antiscrofuleux proprement dits suffit pour compléter la guérison.

En parlant des causes de l'ophthalmie scrofuleuse, nous avons appelé l'attention sur certaines variétés de kératite, aggravées chez les jeunes personnes du sexe par des irrégularités du flux menstruel, par l'aménorrhée ou la dysménorrhée. Pour les combattre avec succès, on prescrira l'application périodique de sangsues, au nombre de 12 à 15, aux parties génitales ; cette application, qui sera répétée de 4 en 4 semaines secondera puissamment le traitement. Les saignées révulsives ne sont pas moins utiles dans les cas de complication de l'ophthalmie scrofuleuse avec la disposition hémorroïdale, la pléthore abdominale, etc.

2. Les purgatifs sont mentionnés plusieurs fois dans les indications que nous avons tracées plus haut relativement au traitement de l'ophthalmie qui nous occupe; il n'y a guère de moyen dont l'action soit plus étendue et plus salutaire. Lorsqu'il s'agit de combattre la réaction et l'irritation locale, qui constituent un des éléments pathologiques de l'ophthalmie scrofuleuse, les purgatifs tiennent, selon nous, dans le nombre des remèdes débilitants, un rang plus élevé encore que les émissions sanguines. Notons que l'ophthalmie scrofuleuse a une tendance marquée à affecter les enfants, et que, chez eux, la lymphe ou les sucs blancs prédominent sur le sang rouge, même dans l'état de santé. Cette différence devient encore plus évidente et est un des principaux caractères chez les enfants à disposition scrofuleuse. La pléthore lymphatique se manifeste dans l'aspect arrondi, infiltré, gonflé et turgescent de leur figure, dans l'immense développement de l'abdomen, dans la laxité de tous les tissus, dans l'exubérance

des sécrétions muqueuses, dans le peu de vigueur de toutes les fonctions animales, dans l'indolence et dans la paresse de ces individus. Les émissions sanguines dans les ophthalmies scrofuleuses font du bien jusqu'à un certain point; mais elles ne font rien pour diminuer la pléthore lymphatique, et pour débarrasser le système de la masse de liquides blancs qui en gêne les fonctions. Les purgatifs évacuent les mucosités qui, chez les enfants scrofuleux, s'amassent en grande quantité dans le tube intestinal et troublent les fonctions digestives. La nature rebelle de cette phlegmasie s'explique par sa combinaison avec un élément dyscrasique, avec une altération des liquides, c'est-à-dire avec la prépondérance de la lymphe dans le sang et sa tendance à se séparer des autres parties constitutives de ce liquide, et de produire des engorgements de certaines parties molles. Ici, il s'agit non seulement de vaincre l'inflammation, mais encore de changer toute la constitution des malades et de rétablir l'état normal des liquides. C'est cette dernière indication qui souvent est le plus difficile à remplir, à cause des circonstances extérieures. On y arrive à l'aide des purgatifs qui diminuent la pléthore lymphatique; ils sont pour le système des vaisseaux contenant du sang incolore ce que les évacuations sanguines sont pour le système sanguin; aussi les employons-nous dès le premier abord et conjointement avec ces dernières. Leur usage doit être suivi avec beaucoup plus d'assiduité et pendant plus long-temps; leurs effets ne sont pas à beaucoup près aussi affaiblissants, et les enfants les supportent mieux que la plupart des autres moyens antiphlogistiques. Les moyens de cet ordre, dont nous nous servons habituellement, sont les purgatifs salins, tels que le sulfate de soude, le sulfate de magnésie, à la dose d'une once à une once et demie, l'eau de Sedlitz prise par verrées, etc.; remèdes qui, à cause de leur quantité et de leur mauvais goût, ne s'administrent pas facilement aux enfants. Nous les remplaçons, chez ces derniers, par la teinture de semences de colchique, donnée à la dose de 8 à 12 gouttes et davantage, quatre fois par jour, dans une boisson mucilagineuse, dans l'eau gommée, la décoction de racine de guimauve, etc., ou par le calomélas, en dose purgative de 4 à 6 grains, auquel on ajoute 2 à 4 grains de résine de jalap, ou 6 à 10 grains de poudre de racine de jalap, de scammonée, ou une dose un peu plus élevée de rhubarbe. Les enfants sont-ils très jeunes, le sirop de rhubarbe, donné par cuillerées à café ou à bouche, la manne à la dose d'une à deux onces dissoute dans l'eau ou le lait, le sous-phosphate de soude à la même dose, provoquent des évacuations suffisantes. On peut encore se servir d'une décoction de séné et de pruneaux, à laquelle on ajoute de la crème de tartre et du sucre, d'une infusion ou d'une décoction de séné, dont le goût est masqué par l'addition d'une certaine quantité de café, etc.

Les purgatifs, outre leur action antiphlogistique et la déplétion qu'ils opèrent dans les organes qui sont en rapport étroit avec le système lymphatique, ont l'avantage de déplacer l'irritation de la muqueuse de l'œil, de la conjonctive, et de la transporter sur une membrane du même système, sur la surface gastro-intestinale ; ils agissent autant par révulsion que directement. Il ne suffit pas, dans l'ophthalmie scrofuleuse, de donner les purgatifs à des intervalles fort éloignés. Si l'on veut obtenir des résultats avantageux, il faut, surtout dans le principe de l'affection, provoquer au moins de deux en deux, de trois en trois jours, des selles abondantes. Cette espèce de super-sécrétion est la garantie la plus sûre de l'action non irritante de ces remèdes. Nous n'avons jamais rien observé qui puisse justifier l'aversion que l'on a presque généralement en France pour ce mode de déplétion intestinale, et certes il y a peu de médecins qui emploient plus fréquemment et plus énergiquement cette espèce d'agent thérapeutique.

Les bains de pieds à la farine de moutarde, l'application de vésicatoires de Janin, ou d'un emplâtre de poix de Bourgogne entre les épaules peuvent quelquefois être utiles. Parmi les révulsifs dermatiques que nous employons dans l'ophthalmie scrofuleuse, nous donnons la préférence aux frictions à la nuque ou derrière les oreilles avec l'onguent de tartre stibié (1 gros et plus de ce sel par demi-once de graisse). Ce genre de révulsion a l'avantage de pouvoir sans inconvénient être réitéré bien souvent, et de produire chaque fois une irritation de la peau suffisante pour déplacer l'action phlegmasique de l'œil. Cet avantage n'est pas sans importance, si l'on considère la marche presque toujours chronique de l'ophthalmie scrofuleuse, et sa tendance si marquée à faire des récidives. L'éruption pustulaire produite par les frictions stibiées remplace en outre quelquefois celle de la teigne, dont la disparition est souvent suivie de la localisation du travail scrofuleux dans l'œil. Ces considérations font, j'espère, suffisamment ressortir les avantages de ce genre de dérivation sur celui que l'on obtient à l'aide des vésicatoires à demeure et des sétons, si usités en France. La sécrétion permanente et abondante produite par ces derniers moyens ne fait qu'appauvrir la constitution des enfants lymphatiques, sans faire cesser l'irritation oculaire qu'il s'agit de déplacer. Ce n'est que dans les cas de blennorrhagie ou de suppuration interlamellaire que ces agents deviennent utiles et nécessaires pour porter ailleurs la tendance à la sécrétion délétère pour l'organe de la vision. Encore, dans la plupart des cas, les vésicatoires suffisent-ils, sans qu'on ait besoin de recourir au séton; fort souvent aussi nous avons réussi à guérir en peu de mois par les moyens exposés jusqu'ici et sans avoir recours aux exutoires des ophthalmies scrofuleuses, rebelles pendant des mois entiers aux vésicatoires larges et multipliés, et aux sétons.

3. Les *mercuriaux*, de même que les purgatifs, agissent à la fois en qualité de moyens antiphlogistiques et de moyens an-

tidyscrasiques, c'est-à-dire changeant la composition morbide du sang et principalement de la lymphe. En parlant du traitement des ophthalmies en général, nous avons consacré des réflexions particulières aux effets des mercuriaux sur la plasticité du sang que nous croyons inutile de répéter ici. C'est pour obtenir ces effets que, dans toutes les espèces d'ophthalmie scrofuleuse sans exception, nous ordonnons les frictions d'onguent mercuriel double à la dose d'un scrupule à un demigros ou un gros par jour, frictions que l'on pratique sur la région sus-orbitaire, aux tempes, aux joues, mais non pas aux sourcils ou sur les paupières.

Les mercuriaux, administrés surtout en petite dose à l'intérieur, exercent, selon l'expérience des meilleurs praticiens anciens et modernes, outre leur vertu antiphlogistique, une action spéciale et difficile à expliquer sur le système lymphatique, dont ils accélèrent et régularisent les fonctions, et sont partant un moyen précieux dans le traitement des affections scrofuleuses. Notre expérience se trouvant, sous ce rapport, d'accord avec celles d'autres médecins du plus haut mérite, peu nous importe l'explication théorique de ce fait purement pratique. Les préparations mercurielles auxquelles nous donnons la préférence sont le calomélas donné aux enfants à la dose d'un sixième, d'un quart, d'un tiers de grain, tout au plus d'un demi-grain trois ou quatre fois par jour, les pilules bleues, ou l'éthiops minéral (oxide noir de mercure), à la dose d'un, de deux à quatre grains trois à quatre fois par jour. Pour éviter la transformation des oxides et des sels doux de mercure en des préparations plus énergiques par l'effet chimique du suc gastrique, qui souvent, chez les enfants scrofuleux, renferme plus d'acide que d'ordinaire, nous avons toujours soin d'associer à chaque dose de calomélas ou d'éthiops quelques grains d'une substance alcaline, par exemple, de magnésie calcinée, propre à se combiner avec l'acide prédominant du suc gastrique.

Nous attribuons à cette mesure de précaution, que les malades auxquels nous donnons le mercure ne se plaignent presque jamais de coliques, de vomissements, de dévoiement, ou d'autres signes d'irritation gastro-intestinale, souvent cités parmi les inconvénients de l'usage de cet excellent remède.

Les mercuriaux paraissent être aussi bien supportés par les enfants que par les adultes. Lorsque leur emploi est réglé sur les bases que nous venons d'indiquer, ils peuvent généralement être continués pendant long-temps avant qu'il ne se manifeste des signes de salivation. A la moindre apparence de réaction mercurielle, leur usage doit être suspendu.

Toutes les règles fixées pour le traitement mercuriel en général s'appliquent également à l'usage des mercuriaux dans l'ophthalmie scrofuleuse. L'expérience nous a appris que ces remèdes doivent être employés avec beaucoup de restriction et beaucoup de prudence pendant la saison froide ou humide; les malades doivent éviter avec soin les refroidissements, et observer un régime chaud et sudorifique pendant leur usage.

Il est des cas graves d'ophthalmie scrofuleuse, affectant surtout la substance de la cornée et la choroïde qui, vainement combattus par les préparations mercurielles douces, iodurées, etc., par les émissions sanguines, les purgatifs et les révulsifs, cèdent souvent encore à des mercuriaux plus héroïques, et surtout à l'emploi rationnel du deutochlorure de mercure donné en pilules et en doses progressives, à un seizième, un huitième et un quart de grain par jour.

Quoique nous reconnaissions au mercure des qualités qui le rendent, pour ainsi dire, indispensable dans le traitement des affections scrofuleuses, nous n'entendons pas l'employer sans urgence ou dans des cas où nous pouvons facilement le remplacer par d'autres moyens.

La conjonctivite scrofuleuse guérit souvent sans qu'on ait besoin d'avoir recours au mercure. Il n'en est pas de même de la blépharite glandulaire, de la sclérotite, de la kératite et de l'iritis; de sorte qu'on peut dire que cet agent trouve surtout sa place lorsque l'inflammation scrofuleuse s'est localisée dans des tissus glandulaires, fibreux, ou cartilagineux.

N'oublions pas de dire que dans l'action et dans l'emploi du mercure, il est important de distinguer l'effet lent et l'effet rapide de cet agent. Comme il s'agit ici de modifier la constitution, nous ne voulons obtenir que le premier de ces effets, et nous désapprouvons ceux qui veulent dans ces cas administrer le mercure à grandes doses qui se suivent rapidement; aussi vaut-il mieux combattre l'élément phlogistique de l'ophthalmie scrofuleuse d'abord pendant quelques jours à l'aide des autres moyens antiphlogistiques, avant de passer à l'usage interne du mercure.

b. *Indication antilymphatique.*

1. L'action antilymphatique des évacuants, et surtout des purgatifs, a déjà été examinée sous le chef de l'indication antiphlogistique.

2. On comprend sous le nom commun de moyens antilymphatiques ou antiscrofuleux, certaines substances minérales, telles que les préparations de mercure, d'antimoine, de baryte, d'iode, d'or, etc., et certains végétaux, tels que la ciguë, la douce-amère, le sassafras, etc.

Ce n'est pas ici le lieu d'entrer dans des explications sur leur manière d'agir, dont nous connaissons aussi peu le mécanisme, que nous savons pourquoi le mercure guérit les affections syphilitiques, pourquoi les affections périodiques cèdent aux préparations de quinquina, etc. Il suffit de dire que leur efficacité, reconnue par les praticiens les plus célèbres, se trouve également constatée par notre expérience. Nous ne possédons guère d'indications spéciales qui nous font choisir de préférence dans tel ou tel autre cas d'affection scrofuleuse, l'iode, l'antimoine, l'hydrochlorate de baryte, ou le mercure.

25

Souvent nous employons ces remèdes alternativement et successivement dans le même cas. La principale différence qu'on peut trouver entre eux est celle de l'intensité de leurs effets. C'est ainsi que l'hydrochlorate de baryte, la ciguë ou le calomélas uni au soufre doré d'antimoine (composition connue sous le nom de pilules ou de poudres altérantes de Plummer), ou enfin l'éthiops minéral et antimonial sont les médicaments les moins héroïques de cet ordre, et dont l'action suffit pour combattre la dyscrasie scrofuleuse dans des cas peu avancés et peu rebelles. Ces préparations sont en partie antiphlogistiques (le mercure, l'antimoine), en partie peu excitantes et incapables d'augmenter la phlegmasie ; elles peuvent donc être hardiment mises en usage pendant la période inflammatoire de l'affection. L'hydrochlorate de baryte, dont on fait dissoudre un demi-gros dans une once d'eau distillée ou d'une eau aromatique, comme l'eau de cannelle, par exemple, est administré à la dose de 10 à 20 gouttes trois fois par jour, dans une boisson mucilagineuse. L'extrait de ciguë peut être donné sous forme de pilules à la dose de 2 à 4 grains et davantage, trois à quatre fois par jour. Nous ne l'employons que dans les cas de sclérotite et de rétinite, où, à côté de l'indication fournie par la diathèse lymphatique, cet agent narcotique remplit encore celle de diminuer la sensibilité de la rétine à la lumière. Les pilules altérantes de Plummer (composées de parties égales de calomélas et de soufre doré d'antimoine) à la dose de demi-grain, trois à quatre fois par jour, sont un excellent remède dans le traitement des enfants atteints d'affections scrofuleuses ; elles établissent une transition aux préparations plus énergiques d'iode, qui ne trouvent principalement leur emploi que chez des constitutions phlegmatiques et torpides. On donne la teinture d'iode ou une dissolution de 48 grains d'hydriodate de potasse dans une once d'alcool ou d'eau à la dose de dix gouttes dans de l'eau sucrée, trois ou plusieurs fois par jour; si les enfants supportent ce médicament, on peut en élever la dose jusqu'à vingt gouttes. L'emploi des bains iodurés exige moins de prudence que l'usage interne de l'iode. Cet agent ne convient guère sous aucune forme aux constitutions délicates, irritables et disposées aux congestions pulmonaires, à l'excitation fébrile, etc.; quand on est forcé de le leur administrer, il faut que son usage soit entouré des précautions les plus minutieuses. Les préparations aurifères conviennent aussi dans ces cas, mais leur prix élevé empêche de les employer aussi fréquemment qu'on le voudrait.

Il est souvent nécessaire, dans des cas invétérés d'ophthalmie scrofuleuse, de varier les médicaments antilymphatiques, et d'en employer alternativement l'un ou l'autre, lorsque l'usage un peu soutenu d'une préparation quelconque paraît en avoir épuisé l'action.

3° Il nous reste encore quelques mots à dire de deux autres classes de remèdes qui portent également le nom d'antilymphatiques, nous voulons parler des alcalins et des toniques.

Les alcalins, tels que la magnésie calcinée, la potasse et la soude, ont une action presque chimique en neutralisant et en absorbant le surplus d'acide qui, chez les enfants scrofuleux, altère les qualités du suc gastrique. En parlant des mercuriaux, nous avons déjà noté une circonstance dans laquelle ces substances peuvent être utiles; elles le sont dans tous les cas où la diathèse scrofuleuse donne lieu à la prédominance d'acide ou d'âcreté dans les produits des sécrétions en général. L'âcreté de la sécrétion gastro-intestinale se manifeste par l'odeur acide des évacuations, par l'apparition d'ulcérations sur la muqueuse de la bouche (aphthes) ou du rectum; l'âcreté de la sécrétion urinaire se trahit par la réaction acide de ce liquide sur le papier de tournesol, par l'examen chimique des urines, qui y fait découvrir une grande quantité d'acide benzoïque et oxalique, par certains sédiments, etc.; enfin nous pensons que c'est une âcreté ou acidité semblable des sécrétions conjonctivale et lacrymale qui, dans l'ophthalmie scrofuleuse, donne lieu à l'érosion des parties environnantes de l'œil, des joues, sur lesquelles les larmes découlent; que c'est l'âcreté de la sécrétion nasale qui produit l'inflammation, le gonflement et l'ulcération des narines et de la lèvre supérieure. Bien que nous n'ayons pas encore fait de recherches directes pour assurer l'altération de la composition chimique de ces sécrétions dans l'ophthalmie scrofuleuse, l'analogie nous fait supposer que dans tous ces cas les alcalins peuvent être utiles en neutralisant des liquides, qui probablement renferment une plus grande quantité d'acide que dans l'état de santé. En outre, ces médicaments alcalins ont une action excitante et tonique sur la muqueuse gastrique qui relève la force digestive, souvent très affaiblie, sur des sujets scrofuleux, et ramène la sécrétion d'un mucus abondant et altéré à son état normal.

Nous ne pensons pas que les toniques, tels que les amers, le quinquina, le sulfate de quinine et les préparations ferrugineuses, puissent trouver un emploi étendu dans le traitement et la période active de l'ophthalmie scrofuleuse; ces moyens nous semblent plutôt propres à assurer la guérison quand l'action inflammatoire a disparu, et qu'il ne s'agit plus que de fortifier la constitution des enfants scrofuleux, et les préserver ainsi de la récidive d'affections qui ont cédé sous l'influence des moyens énumérés jusqu'ici; encore ne conviennent-ils qu'aux constitutions débiles et cachectiques, à la disposition scrofuleuse indolente, et non pas aux individus doués d'un système sanguin très développé. Il en est, selon nous, de ces moyens comme des exutoires; nous avons vu des malades affectés d'ophthalmie scrofuleuse plus intense dans le principe, traités pendant des mois entiers par les toniques, cou-

verts de vésicatoires et de sétons, aller de pire en pire, et
guérir en peu de semaines par le traitement que nous venons
d'exposer. Cependant les faits allégués par M. Mackenzie,
dans son excellent ouvrage, en faveur du sulfate de quinine
employé par lui avec succès dans des cas graves d'ophthalmie
scrofuleuse, nous imposent une certaine réserve et le devoir d'examiner par des essais la justesse de l'assertion de ce
célèbre ophthalmologiste.

4° Une des circonstances les plus essentielles pour assurer
le succès du traitement antilymphatique, et partant celui du
traitement spécial de l'ophthalmie scrofuleuse, est l'attention que le praticien doit apporter à la manière de vivre du
malade, pour qu'elle ne se trouve pas en contradiction avec
les remèdes prescrits, et qu'elle ne continue à entretenir le
travail pathologique qu'ils sont destinés à faire cesser. La loi
générale, dans ce cas, est d'éloigner tout ce qui serait de
nature à déranger les fonctions digestives et assimilatrices, ou
l'hématose en général, à leur fournir des matériaux peu susceptibles d'animalisation parfaite, et à rendre leur élabora-
tion incomplète et insuffisante. Le régime doit être strictement
antiphlogistique, c'est-à-dire végétal et peu copieux pendant
la période inflammatoire; plus tard, composé de substances
alimentaires faciles à digérer, tant animales que végétales, cependant avec prédominance des premières. Rien n'est plus
apte à solliciter la disposition scrofuleuse que l'habitude assez
généralement répandue dans les classes pauvres, et le plus
souvent nécessitée par la misère, de gorger les enfants de substances farineuses, telles que les pommes de terre, le pain, les
légumes secs, les pois, les fèves, les lentilles; la mauvaise
préparation ajoute encore aux qualités malsaines de cette espèce de nourriture. Il n'est pas moins important d'écarter de
la table des individus scrofuleux la graisse, les épices, les
plats préparés au vinaigre, etc.; simplicité dans la nourriture

et régularité dans les repas, voilà deux points essentiels à observer si l'on veut modifier la constitution de ces malades.
Les boissons excitantes, telles que le café, le thé, le chocolat,
le vin, doivent être absolument défendues; leur déjeuner
peut se composer de lait, de bouillon ou de café de glands
de chêne; ce dernier, en même temps qu'il est nourrissant, a
une action tonique fort salutaire, et convient éminemment
aux enfants délicats. On peut accorder aux enfants scrofuleux
de constitution torpide, de temps à autre, de la bière légère et
suffisamment houblonnée.

L'habitation et l'habillement des enfants scrofuleux méritent toute l'attention du praticien. La facilité avec laquelle ces
individus se refroidissent prouve l'extrême sensibilité de leurs
systèmes dermatique et muqueux; l'humidité des habitations,
la malpropreté, les mauvais vêtements suffisent pour faire
éclore ces affections si fréquentes et si formidables dans les
classes inférieures. D'un autre côté, les classes aisées favorisent souvent l'origine de ces maladies en efféminant les enfants, en les enveloppant constamment de manière à rendre
leur peau sensible à la moindre variation de température, en
les couvrant pendant la nuit de duvets et de plume, en en
faisant, en un mot, de véritables plantes de serres, incapables
de supporter tout autre climat que celui des chambres à air
enfermé, chaud et vicié, qu'ils habitent ordinairement. Si
l'on veut éviter l'un et l'autre de ces inconvénients, il
faut habiller les enfants de manière que, quoique légèrement couverts, ils soient autant à l'abri des vicissitudes atmosphériques, du froid et de l'humidité, que d'une chaleur
artificielle exagérée; l'habitation où ils séjournent doit être
sèche et bien aérée; ils doivent être couchés sur des matelas
de crin, de fougère. Pendant la durée de l'ophthalmie principalement, il faut qu'on leur donne des oreillers de crin ou
de balles d'avoine, afin d'éviter la trop grande chaleur de la

tête et des yeux, qui augmente la phlegmasie. On doit également empêcher les enfants de se coucher sur les yeux et de les frotter avec les mains; il faut au besoin leur lier ces dernières et les attacher dans le lit à l'aide d'une ceinture, de manière à les tenir immobiles sur le dos. Il faut qu'ils soient entourés des plus grands soins de propreté. Rien de plus utile et de plus rafraîchissant que de leur laver tous les jours le corps avec de l'eau légèrement froide, et de frotter leur peau avec un corps un peu dur, tel que la flanelle ou une brosse douce.

L'air et la lumière sont des éléments qui ne sont pas moins nécessaires à la prospérité des enfants qu'à celle de plantes. C'est ici le lieu de blâmer la méthode de soustraire toute lumière aux enfants atteints d'ophthalmie scrofuleuse, et surtout de sclérotite avec photophobie, et de les plonger dans les ténèbres les plus épaisses; c'est à coup sûr la meilleure manière de surajouter une nouvelle affection, une rétinite, à celle qui existe déjà. Aussi on n'a qu'à observer les enfants traités de la sorte, et on verra que plus on tâche de les entourer d'obscurité, plus leurs yeux deviennent sensibles à la lumière, et plus les symptômes d'irritation vont croissant. La rétine n'étant jamais l'organe primitivement affecté dans l'ophthalmie scrofuleuse, et ne souffrant qu'accidentellement par l'effet de la compression qu'exerce le tissu gonflé et inflexible de la sclérotique, ne doit pas être dans ce cas déshabituée de l'impression d'un degré modéré de son stimulus ordinaire, la lumière. Loin de seconder les enfants affectés d'ophthalmie scrofuleuse dans les essais qu'ils font pour échapper à la lumière, nous ne leur permettons pas qu'ils couvrent les yeux de leurs mains, ou qu'ils les cachent dans des coussins; un simple abat-jour large de carton ou de soie verte suffit pour mitiger l'intensité des rayons lumineux. Abrités par ce moyen, ils doivent être placés dans une chambre modérément éclairée; ils s'habituent facilement à un jour doux, et, sous l'influence du traitement exposé, recouvrent peu à peu la tolérance normale pour tous les degrés de lumière.

Il nous resterait encore beaucoup à dire sur l'éducation physique et intellectuelle des enfants la plus convenable, pour les préserver des maladies du système lymphatique, et surtout de l'ophthalmie scrofuleuse; mais il ne nous est pas permis de donner ici tous les développements que comporte une matière aussi importante.

5° Nous devons dire un mot à part sur le traitement local des yeux atteints des diverses espèces d'ophthalmie scrofuleuse.

Les remèdes répercussifs, tels que les fomentations froides, les instillations de collyres astringents, de solutions saturnines, de zinc, de nitrate d'argent, etc. , ne trouvent guère d'emploi dans des plogoses oculaires d'une marche aussi lente et d'un caractère aussi combiné et rebelle que les ophthalmies scrofuleuses. Ces remèdes, fort utiles là où la congestion est transitoire, facile à déplacer, comme, par exemple, dans la conjonctivite catarrhale, ne conviennent pas dans les cas où la congestion est permanente et a déjà déterminé la formation de pustules ou l'exsudation de matière plastique; ils semblent d'abord arrêter les pustules dans leur marche pour accélérer plus tard leur transformation en ulcères. Ils peuvent être de quelque utilité dans les cas fort légers et dans le début de la conjonctivite scrofuleuse; mais ils nuisent sans contredit lorsque cette dernière est tant soit peu accompagnée d'irritation sclérotidienne, de photophobie ou de kératite.

Ce que nous venons de dire s'applique à tous les topiques, quel que soit leur nom et leur action; la sclérotite les exclut tous et d'une manière absolue.

Lorsque la conjonctivite scrofuleuse n'est pas accompagnée de sclérotite, ou que cette dernière a tout-à-fait disparu, on

emploiera utilement les collyres contenant certaines substances qui semblent modifier d'une manière particulière la
reproduction locale, telles que les préparations mercurielles
et opiacées, principalement le sublimé corrosif et le laudanum de Sydenham. On peut, quand même il se serait formé
des pustules ou des phlyctènes, faire l'essai d'instiller dans
l'œil, plusieurs fois par jour, quelques gouttes d'un collyre
composé de parties égales de laudanum de Sydenham et d'eau
distillée, ou de demi-grain de sublimé corrosif dissous dans
quatre onces d'eau distillée avec addition d'un demi-gros de
mucilage de coings; on peut en même temps fomenter les yeux
à l'aide de compresses de linge imbibées de ce collyre, connu
en Allemagne sous le nom de celui de Conradi. Le sublimé,
qui dans ce cas agit moins comme astringent qu'en modifiant
la nutrition physiologique de la conjonctive ou comme *alté-
rant*, fait la transition à des topiques plus énergiques du même
ordre, tels que les onguents de mercure précipité rouge (oxide
rouge de mercure), de mercure précipité blanc (hydro-chlorate
d'ammoniaque et de mercure insoluble), d'iode ou d'hydriodate de potasse, etc. Ces moyens sont surtout utiles dans certains cas de blépharite glandulaire lymphatique. Les doses auxquelles on peut incorporer ces substances dans les onguents
varient, selon la sensibilité des yeux affectés, d'un grain jusqu'à six grains et plus sur un gros d'axonge ou de beurre
frais. Pour les faire mieux supporter, on ajoute à la masse de
l'onguent une petite quantité (de 8 à 12 gouttes) de laudanum;
on applique ces onguents en prescrivant une, deux ou trois
frictions par jour, avec gros comme une tête d'épingle ou
comme un grain de froment, sur la surface externe des paupières d'abord, plus tard sur le bord de ces voiles mobiles
entre les cils, et finalement en introduisant l'onguent à l'aide
d'un petit pinceau de poils de chameau entre les paupières.

La photophobie intense qui accompagne la sclérotite scrofuleuse, et qui dépend de l'irritation secondaire de la rétine, réclame l'emploi de moyens propres à combattre l'inflammation du tissu sclérotidien inflexible, et à diminuer la sensibilité rétinienne exaltée. Les frictions de belladone que l'on emploie de la manière que nous avons exposée dans le traitement des ophthalmies en général, et plus particulièrement dans la rétinite, jointes aux émissions sanguines et aux autres déplétifs, sont les meilleurs moyens pour faire cesser, dans les cas les plus rebelles, cet état souvent difficile à combattre. Lorsque toute injection a presque disparu, ou qu'il n'existe plus après une sclérotite que de la photophobie et une grande disposition dans les yeux à s'injecter de nouveau quand ils s'exposent à une vive lumière, on peut essayer des fomentations sédatives que l'on applique sur les yeux trois ou quatre fois par jour; la solution de borax dans l'eau distillée et filtrée de laurier-cerise (dans une proportion de 6 à 8 grains de ce sel pour chaque once d'eau de laurier-cerise), est quelquefois très utile. D'autres fois ce collyre même est trop irritant, et doit être étendu de la moitié ou d'une plus grande quantité d'eau distillée. Si toute inflammation a disparu, et que le reste de photophobie ne paraît être dû qu'à un état permanent d'exaltation dans la sensibilité rétinienne, on obtient quelquefois de bons effets de l'administration à l'intérieur de la poudre ou de l'extrait de ciguë à haute dose (1 à 3 grains plusieurs fois par jour). Le borax seul en collyre a, selon M. Rust, une action marquée sur la diminution de la photophobie. M. Fisher a préconisé l'usage externe de la teinture de bignonia catalpa contre la photophobie, et M. Kopp celui de la teinture de Galbanum. Nous n'avons pas encore essayé ces moyens.

Il sera facile, d'après l'examen des agents thérapeutiques qui fait le sujet des pages précédentes, de déterminer les moyens qu'il faudra employer, selon que l'ophthalmie scrofuleuse se localise dans tel ou tel autre tissu de l'œil. En

résumé, les indications spéciales pour chaque espèce d'ophthalmie scrofuleuse peuvent être formulées de la manière
suivante :

Les moyens qui composent l'indication antilymphatique
sont réclamés par toutes les espèces de cette ophthalmie, quel
que soit le tissu dans lequel est fixé le travail phlegmasique.

La conjonctivite scrofuleuse exige rarement l'emploi des
émissions sanguines ; les purgatifs opèrent le plus souvent
une déplétion suffisante. Les frictions mercurielles que l'on
pratique dans les parties voisines de l'œil enflammé remplissent souvent à elles seules l'indication antiphlogistique.
C'est presque exclusivement à la conjonctivite scrofuleuse que
s'appliquent les précautions relatives à l'emploi des collyres
et des onguents ophthalmiques dans l'ophthalmie scrofuleuse.
Tout au plus, vers le déclin de cette conjonctivite, peut-on se
servir d'un faible collyre de sublimé laudanisé. La révulsion
qu'on opère à l'aide de frictions avec l'onguent de tartre stibié
à la nuque ou derrière les oreilles, peut devenir utile dans la
conjonctivite.

La kératite scrofuleuse exige, outre les moyens antilymphatiques les plus énergiques, et surtout de l'ordre de ceux
qui stimulent la résorption, l'emploi réitéré des émissions
sanguines, et l'usage externe et interne prolongé des mercuriaux. Vers le déclin de cette affection, les onctions faites au
pourtour de l'orbite avec une pommade de proto-iodure
d'hydrargyre (gr. j pour ℈ß à ℈j d'axonge) et plus tard
celles d'hydriodate de potasse (dans les mêmes proportions)
deviennent fort utiles. Les topiques doivent être presque entièrement proscrits du traitement de cette affection, si ce n'est
dans cette forme particulière qui se caractérise par de petits
points d'un blanc grisâtre, disséminés comme des grains de
sable dans la substance de la cornée ; dans ce cas, lorsque le
traitement antiphlogistique a déjà fait cesser les symptômes

d'irritation, on retire quelquefois des avantages marqués de l'emploi prudent des instillations, entre les paupières, de laudanum étendu par l'addition de moitié d'eau, et après quelque temps, de laudanum non affaibli. Cependant cette pratique ne doit être mise en usage qu'avec une extrême circonspection. La révulsion doit être employée ici dans une plus grande étendue que dans la conjonctivite.

Les moyens antilymphatiques, les purgatifs, les frictions d'onguent napolitain sur le front et les paupières mêmes, plus tard les collyres de sublimé et d'iode (demi grain à gr. j de ces substances pour chaque once d'eau), les onguents de précipités blanc et rouge, d'hydriodate de potasse, etc., appliqués avec certaines précautions sur les paupières, composent les moyens thérapeutiques, par lesquels on combat avec succès la blépharite glandulaire. Nous trouverons encore l'occasion de faire remarquer, en traitant de l'ophthalmie dartreuse, que certaines irritations des paupières, loin de céder aux onguents ophthalmiques et aux collyres, paraissent plutôt s'aggraver par leur usage, ce qui s'applique également à un grand nombre de cas de blépharite glandulaire scrofuleuse. Nous insistons particulièrement sur ce point, à cause de la presque banalité avec laquelle cette médication locale est reçue dans le traitement de l'affection dont nous parlons. Les cas de blépharite qui ne tolèrent pas les applications stimulantes s'améliorent quelquefois promptement par l'application de sangsues réitérées et par l'usage des collyres émollients, des cataplasmes émollients et sédatifs, préparés avec la farine de graine de lin et l'herbe de jusquiame, ou avec la mie de pain et le safran cuits dans du lait, et surtout des frictions d'onguent napolitain, faites à quelque distance de l'œil et plus tard sur les paupières mêmes. Les cataplasmes et les lotions émollientes deviennent souvent nécessaires pour ramollir et faire tomber les croûtes formées sur le bord des paupières. Quand on néglige cette précaution, ou qu'on ne la recommande pas spécialement aux personnes qui entourent le malade, celui-ci ne retire souvent aucun avantage des collyres ou des onguents dont il fait usage. Ces derniers se trouvent appliqués, pour ainsi dire, sur des matières inertes, qui s'opposent à ce que les agents thérapeutiques puissent faire pénétrer leurs effets jusqu'au véritable siége du mal.

La cautérisation du bord des paupières avec le nitrate d'argent peut quelquefois être utile, lorsque la blépharite glandulaire offre quelque tendance au tylosis (callosité du bord des paupières) et dans le tylosis même.

Les combinaisons de l'ophthalmie scrofuleuse réclament un traitement mixte. C'est ainsi que dans l'ophthalmie catarrho-lymphatique, à côté des indications exposées dans le traitement de l'ophthalmie scrofuleuse, il ne faut pas perdre de vue l'indication qui résulte de la nature catarrhale de cette forme combinée. Nous avons fait remarquer dans la symptomatologie l'immense variété de formes produites par la combinaison des ophthalmies scrofuleuse et rhumatismale. A quoi nous servirait la précision du diagnostic, si nous ne savions en profiter pour la thérapeutique? C'est en effet dans l'habile combinaison des principes de traitement établis pour chaque forme simple à part, et de leur application aux cas complexes, que se révèlent le talent et le tact du praticien. Les éléments qui composent l'affection combinée ne peuvent souvent pas être combattus en même temps; pour la guérir, il faut la ramener à une forme simple. Dans ces cas, l'attention doit toujours être portée en premier lieu sur l'élément qui imprime au travail morbide le plus de violence et une tendance à l'envahissement d'autres tissus que ceux primitivement affectés ou à la désorganisation. Dans l'ophthalmie scrofulo-rhumatismale, la combinaison rhumatismale doit être éloignée, d'après les règles tracées pour l'ophthalmie rhumatismale simple, avant qu'on ne songe à l'indication anti-lymphatique. Quelquefois il est possible de remplir conjointement plusieurs indications. Les boissons chaudes et les diaphorétiques les plus appropriés à l'état individuel doivent être associés de bonne heure aux antiphlogistiques et aux antilymphatiques dans ces deux combinaisons de l'ophthalmie scrofuleuse. Dans l'ophthalmie catarrho-scrofuleuse, parmi les topiques , les astringents purs et simples ne seront mis en usage que quand l'élément lymphatique, combattu par des moyens spéciaux, ne laissera plus de traces marquées dans les caractères locaux anatomiques. Le laudanum pourra être employé plus tôt.

Nous ne trouvons plus nécessaire de revenir sur le traitement de la sclérotite et de la choroïdite scrofuleuses, dont nous avons traité suffisamment dans plusieurs endroits.

Les terminaisons de l'ophthalmie scrofuleuse fournissent quelques indications accessoires :

a. Dans les cas où l'ulcération de la cornée s'étend rapidement et menace de pénétrer la totalité de cette membrane, il est important, après que l'on a combattu l'action inflammatoire, d'enrayer les progrès de la destruction, en modifiant la vitalité de la surface ulcérée par des moyens appropriés. On remplit ce but en touchant, une ou deux fois par jour, l'ulcère à l'aide d'un pinceau fin, imbibé de laudanum de Rousseau et plus tard de laudanum de Sydenham, ou en le touchant avec le nitrate d'argent fondu. Nous préférons cependant le premier à cause de son effet peu irritant.

La cautérisation avec le nitrate d'argent, recommandée par Scarpa , comme un des moyens les plus efficaces pour guérir les ulcères de la cornée, a été préconisée et employée de nouveau dans ces derniers temps sur une échelle plus étendue par MM. Sanson aîné et Serre, qui l'appliquent même aux pustules de la simple conjonctivite scrofuleuse. Nous avouons que nous n'avons pas vu cette médication suivie de résultats qui pourraient nous engager à la substituer aux procédés curatifs que nous venons d'exposer. Toutes les fois que nous avons employé nous-même la cautérisation des pustules et des ulcères, ou que d'autres l'ont faite sous nos yeux et en présence d'un grand nombre d'élèves, l'affection a empiré ; l'injection de la sclérotique, accompagnée de photophobie, s'est bientôt jointe à la conjonctivite, lorsque ces symptômes n'avaient pas encore existé avant la mise en pratique de la cautérisation ; dans le cas où les symptômes paraissaient avoir diminué, une nouvelle récrudescence ne tarda pas à détruire l'illusion des premiers effets. La cautérisation ne nous paraît utile que dans le cas où les autres moyens ont échoué, ou lorsque la surface d'un ulcère de la cornée est devenue tellement sensible, que le contact de l'air et le froissement de l'ulcération et des paupières, pendant leurs battements, deviennent les causes de douleurs insupportables et souvent presque névralgiques. Dans ces cas, dis-je, il ne reste souvent d'autre moyen de soulager le malade et d'amener la guérison de l'ulcère, que de former, à l'aide du nitrate d'argent, une escarre peu épaisse, qui défend pour ainsi dire la surface ulcéreuse contre les causes externes d'irritation permanente. Il faut toucher la surface ulcérée très légèrement, pour ne point produire une escarre trop épaisse qui, après sa chute, laisserait une ulcération plus grande et plus profonde, et quelquefois pénétrante.

On a aussi recommandé d'exciser, à l'aide de ciseaux courbes, des portions de vaisseaux qui se prolongent de la conjonctive à la cornée, et qui souvent semblent nourrir les épanchements interlamellaires et les ulcères de cette membrane. Ce procédé n'est pas plus utile que celui dont nous venons de parler. Abstraction faite de l'irritation que doit produire une pareille opération sur des organes déjà si sensibles par l'effet de la phlegmasie, les vaisseaux à peine enlevés ne tardent pas à se reproduire, et même en plus grand nombre qu'ils n'avaient existé avant l'excision. Ce résultat s'explique facilement, puisque les vaisseaux, dont on enlève une partie, sont presque tous nouvellement formés, et peuvent conséquemment se développer de nouveau, tant que persiste la cause première de leur formation, savoir, l'inflammation. Les mêmes considérations s'appliquent à la cautérisation circulaire des vascularités cornéales, recommandée par notre estimable ami et collègue M. Sanson. Aussi utile que nous a été l'excision et la cautérisation des granulations palpébrales pour la guérison de l'espèce de pannus qu'elles produisent ou entretiennent, aussi constamment avons-nous échoué ou vu l'inflammation et les vascularités sclérotico-cornéennes s'accroître toutes les fois que nous avons porté le caustique directement sur les vascularités de la sclérotique et de la cornée.

b. La même thérapeutique s'applique aux cas où l'ulcération pénétrante de la cornée a donné lieu à un kératocèle ou à une procidence de l'iris. Si cette dernière est considérable, le laudanum ne suffit pas ordinairement pour l'aplatir, et il faut avoir recours à la cautérisation avec le nitrate d'argent. Si elle est petite, on obtient, dans des cas fort rares, la rétraction de l'iris en associant à la cautérisation directe de la procidence les instillations d'une forte solution d'extrait de belladona.

c. L'hypopion ne réclame pas d'indications spéciales, et disparaît par le traitement dirigé contre l'ophthalmie scrofuleuse même. Notre expérience ne nous porte pas à accorder à la racine du polygala senega des vertus qui lui mériteraient un emploi général dans l'hypopion. Ce moyen ne nous paraît produire des effets marqués qu'en provoquant des évacuations abondantes. La ponction de la cornée doit être absolument rejetée.

En résumé, l'ophthalmie scrofuleuse est une phlegmasie de différents tissus de l'œil, principalement de la conjonctive et de la cornée, si riches en vaisseaux lymphatiques, phlegmasie combinée avec un élément lymphatique, c'est-à-dire modifiée par une constitution lymphatique ou une maladie scrofuleuse actuellement co-existante. Cette combinaison de la maladie ne se trahit pas seulement par l'examen des antécédents et de l'état général de l'économie, mais encore d'une manière très positive par les caractères anatomiques de l'ophthalmie, par sa marche, par ses terminaisons, et surtout, on ne peut pas assez insister sur ce point, par l'insuffisance de l'antiphlogose pure et simple, et les effets étonnants d'un traitement mixte et spécial, dirigé autant contre l'état morbide du système vasculaire lymphatique, que contre l'irritation inflammatoire. Parmi les caractères anatomiques, nous signalons comme le principal la distribution des vaisseaux par faisceaux ou pinceaux. Ce caractère facilitera le diagnostic dans les cas les plus compliqués. Si, fidèle observateur de la nature, nous avons décrit très exactement les formes très variées de cette ophthalmie et de ses combinaisons, qu'on ne nous fasse point un reproche de leur multiplicité embarrassante au premier coup d'œil, et de la difficulté de les reconnaître. Nous avons, au contraire, pris à tâche de les réduire au plus petit nombre possible. C'est par une observation clinique assidue qu'on acquiert l'habitude du diagnostic dans cette branche de notre art comme dans toutes les autres. Nous avons d'ailleurs la ferme conviction, qu'à l'aide de nos descriptions, et des dessins et observations exactes que nous y avons ajoutés, on parviendra à distinguer facilement cette ophthalmie des autres; il faut seulement commencer par les cas les plus simples, et exempts de toute combinaison autre que la combinaison lymphatique. Nous recommanderons donc avant tout au lecteur de rechercher, autant que possible, les conjonctivites accompagnées des caractères anatomiques représentés par la figure 3 de la planche I, et décrits dans les pages 337 et suiv. Il ne les trouvera que sur des individus lymphatiques et scrofuleux ; les exceptions seront extrêmement rares, et porteront à peine sur un douzième du nombre des cas.

PREMIÈRE OBSERVATION. Conjonctivite lymphatique. — Guérison.
(Pl. I , fig. 3.)

Sur l'œil droit d'une petite fille de six ans, on voit une injection vasculaire, bien différente de celle des yeux des deux premières figures de la même planche. La conjonctive palpébrale est parfaitement saine, de même que la conjonctive scléroticale dans sa plus grande étendue, à l'exception de la portion interne, où l'on voit un paquet de gros vaisseaux d'un rouge foncé, parallèles entre eux, n'occupant que l'espace situé entre le repli semi-lunaire et le bord de la cornée ; ces vaisseaux se terminent brusquement près de ce bord, sans le dépasser. Leurs extrémités, tout près du miroir de l'œil, sont surmontées d'une pustule arrondie, un peu ovalaire, d'une ligne de diamètre, jaunâtre, peu élevée, et superficiellement ulcérée. La sclérotique est intacte.

Diagnostic. — Conjonctivite scrofuleuse simple.

Commémoratif. — L'enfant est blond, a le teint fort blanc, les yeux bleus, les dents belles, le ventre fort gros et faisant contraste avec les extrémités grêles et minces. Sur la région cervicale se dessinent des chapelets de ganglions lymphatiques engorgés. Cette jeune fille a eu de fortes éruptions de teigne. La conjonctivite existe depuis deux ou trois semaines ; vision nette, absence complète de photophobie, d'épiphora, de douleur, de sécrétion muqueuse, de sensation d'un corps étranger, etc.

Traitement. — On purgera l'enfant avec deux onces de manne ; cette purgation sera réitérée trois jours après. Onctions

de pommade mercurielle sur le front; collyre de : eau distillée,
deux onces; deutochlorure de mercure, demi-grain; laudanum
de Sydenham, demi-scrup.; mucilage de semences de coing,
un gros.

Après la guérison, qui eut lieu en six jours, l'hydrochlorate de baryte et l'éthiops antimonial avec la rhubarbe ont
été employés alternativement, pour modifier la constitution
et empêcher la rechute. Une tisane amère et un régime
nourrissant, ainsi que les bains froids et l'exercice au grand
air, furent ordonnés plus tard.

Deuxième observation. Conjonctivite catarrho-lymphatique. — Guérison.

Une jeune fille de quatorze ans présente à l'œil gauche une
pustule aplatie, non ulcérée, arrondie, d'une ligne de diamètre
à peu près, d'une teinte jaune, qui siége à une demi-ligne du
bord de la cornée. Cette pustule, rougeâtre à sa base, est entourée d'un lacis vasculaire à mailles carrées irrégulières,
composé de vaisseaux, dont quelques uns, dirigés parallèlement entre eux, venant du côté de l'angle de l'œil, et plus
gros que les autres, ont quelque analogie avec l'injection
scrofuleuse; d'autres vaisseaux, qui viennent de la conjonctive
palpébrale, ressemblent un peu à l'injection catarrhale; la
conjonctive seule est malade. Léger commencement de sécrétion muqueuse; point d'autres symptômes morbides.

Diagnostic. — Conjonctivite catarrho-lymphatique ou catarrho-scrofuleuse.

Commémoratif. — Le sujet présente tous les caractères de
la constitution lymphatique énoncés dans l'observation précédente, mais il est en outre affecté d'un coryza qui existe depuis
plusieurs semaines. L'ophthalmie a huit jours de durée.

Traitement. — Après l'emploi d'un laxatif et de frictions

mercurielles, le collyre de sublimé est mis en usage. On prescrit plus tard un collyre astringent. En quinze jours, la pustule disparaît, sans autre traitement, en s'affaissant par l'absorption du liquide qu'elle contient et sans s'ulcérer. L'injection guérit en diminuant et en pâlissant peu à peu. On ordonne en dernier lieu un traitement antilymphatique, aidé de quelques sudorifiques.

Troisième observation. Conjonctivite catarrhale chronique sur un individu lymphatique. — Granulations végétantes de la conjonctive palpébrale. — Guérison par l'excision et la cautérisation. — Récidive d'ophthalmie rhumatismo-scrofuleuse. — Guérison par l'usage interne de l'iode.

M. Jean-Baptiste M..., menuisier, âgé de dix-huit ans, d'une constitution lymphatique, nez gros, lèvres gonflées, peau spongieuse, cheveux blonds, iris bleu, teint cachectique, dit avoir eu les yeux malades depuis l'âge de dix ans, pendant cinq ans consécutifs. Ses yeux se sont affectés de nouveau il y a huit mois ; le malade attribue la cause de cette affection au séjour dans une chambre à coucher où pendant le sommeil il se trouva exposé à des courants d'air. Sa mère et sa sœur ont aussi été long-temps sujettes aux maux d'yeux. Chez la mère, nous avons constaté un état velouté de la conjonctive palpébrale.

Les yeux du malade, à la visite du 20 décembre, offrent les symptômes suivants :

OEil droit. — Paupières un peu rouges et enflées ; légère photophobie et larmoiement ; conjonctive de la paupière inférieure de couleur rouge briqueté, villeuse et granulée ; sa surface, surtout à l'angle externe et dans le pli palpébro-sclérotical, est parsemé de granulations aplaties, d'un rouge jaune, pâle et presque diaphane ; plusieurs de ces granulations ont la grosseur d'un grain de chènevis ou de millet ; le reste de la conjonctive palpébrale est comme aspersée de petits points ; injection catarrhale discrète de la conjonctive oculaire ; légère zone vasculaire dans la région péricornéo-sclérotidienne. En renversant la paupière supérieure on découvre un grand nombre de granulations plus volumineuses que celles de la paupière inférieure, semblables à de petites végétations condylomateuses ou à des tumeurs hémorroïdales, pendantes à la surface de la conjonctive, d'un rouge pâle, et disposées en deux ou trois rangées parallèles le long de la base du tarse. Examinées à la loupe, ces végétations ont l'aspect de vésicules jaunâtres et diaphanes, à la surface desquelles viennent se ramifier une infinité de vaisseaux très déliés.

État villeux et grenu de la conjonctive de la paupière inférieure de l'œil gauche.

Sécrétion muqueuse abondante ; vision un peu trouble ; le malade ne se plaint d'aucune douleur. Dans le traitement qu'il a subi pendant quinze jours à l'hôpital de la Charité, on avait combattu l'ophthalmie à l'aide des émissions sanguines locales, et de l'application d'un séton à la nuque.

Les végétations les plus volumineuses de la paupière supérieure de l'œil droit furent enlevées le 22 décembre à l'aide de ciseaux courbés sur le plat ; la conjonctive saigna beaucoup, l'écoulement sanguinolent fut sollicité par des lotions avec l'eau tiède. Après que le sang fut étanché, on passa un crayon de nitrate d'argent sur toute la surface granulée ; les végétations, après avoir été détachées de leur racine, avaient l'aspect plus diaphane encore ; disséquées, elles ne présentaient qu'une trame cellulaire infiltrée d'un liquide sanguinolent.

Les cautérisations, faites alternativement avec le nitrate d'argent et le sulfate de cuivre, furent continuées journellement ; l'amélioration fut rapide. Six jours après la première opération, la conjonctive oculaire et la sclérotique de cet œil avaient repris leur blancheur naturelle ; le malade ouvrit librement les paupières, l'œil n'était plus sensible à la lumière.

Le 2 janvier, le malade se plaignant de malaise dans l'œil gauche, on renversa la paupière supérieure de ce côté, dont on n'avait pas encore examiné jusqu'ici la surface conjonctivale, et grande fut notre surprise d'y découvrir également trois végétations pareilles à celles qui avaient été excisées du côté opposé ; elles occupaient le milieu de la base du tarse.

Le 6 janvier, on excisa toutes les granulations de la paupière inférieure du côté droit et celles de la paupière supérieure du côté gauche.

Le 18 janvier enfin on en excisa encore plusieurs à la paupière supérieure droite, qui, cachées sous le grand pli palpébral, avaient échappé à l'observation. La conjonctive des quatre paupières était presque revenue à l'état normal. Pour prévenir les récidives, que l'on avait lieu de redouter à cause de la constitution lymphatique de l'individu, on le soumit à l'usage interne de l'hydrochlorate de baryte, auquel on associa une révulsion opérée au moyen de frictions à la nuque avec l'onguent de tartre stibié.

Ces derniers moyens n'ont pas pu prévenir une violente conjonctivo-sclérotite de nature scrofuleuse, surtout de l'œil gauche, à laquelle le malade fut en proie depuis la fin du mois de janvier jusqu'aux premiers jours du mois de mars. L'inflammation était alors indépendante des granulations qui n'existaient plus, et parut en partie être déterminée par la grippe, qui n'avait pas épargné le malade. L'injection présenta les caractères évidents de l'ophthalmie rhumatismo-scrofuleuse. Une zone composée de vaisseaux rose-pâle, rectilignes, parallèles entre eux, de la largeur d'une ligne environ, et siégeant dans la sclérotique, entourait le pourtour du miroir oculaire ; les pointes de ces vaisseaux se prolongeaient à la partie supérieure de la cornée un peu sur cette dernière ;

la partie externe et supérieure de la conjonctive scléroticale était le siége d'une injection partielle et fasciculaire dont la base était tournée du côté de la paupière supérieure et le sommet dirigé vers la cornée. Plusieurs de ces derniers vaisseaux dépassaient le bord de la cornée, et se rendaient à un ulcère situé à la partie externe et supérieure de cette membrane, à la distance d'une ligne et demie de son bord, ulcère à bords taillés à pic, qui était entouré d'une espèce d'auréole vasculaire fournie par les vaisseaux conjonctivaux. L'injection de la conjonctive oculaire et de la sclérotique, et la photophobie intense dont elle était accompagnée, nécessitèrent plusieurs saignées générales et locales, l'emploi des frictions d'onguent napolitain et d'extrait de belladone sur le front, et l'usage soutenu de la teintnre de semence de colchique à doses purgatives. L'inflammation qui, dans les cas ordinaires, ne résiste pas long-temps à une médication aussi énergique, fut cette fois-ci singulièrement rebelle ; non seulement l'injection et la photophobie ne diminuèrent point, mais l'ulcère de la cornée devint de plus en plus profond, et ses bords se déchiquetèrent. Ne pouvant attribuer le caractère récalcitrant de l'affection qu'à sa nature scrofuleuse, nous insistâmes davantage, depuis le 18 février, sur la partie antilymphatique du traitement. On ordonna une solution d'un gros d'hydriodate de potasse dans quatre onces d'eau distillée, dont on fit prendre au malade d'abord trois et graduellement cinq cuillerées à bouche par jour. L'amélioration fut prompte et surprenante. Huit jours après que nous eûmes commencé l'usage de cette préparation iodurée, l'injection conjonctivo-sclérotidienne avait diminué considérablement, et la photophobie était presque nulle. La cicatrisation de l'ulcère de la cornée ne se fit pas attendre, et dans ce moment (le 22 mars), le malade est en voie de convalescence.

QUATRIÈME OBSERVATION. Ophthalmie blennorrhagique sur un enfant lymphatique. — Effets nuisibles des cataplasmes. — Croûte laiteuse des paupières. — Guérison par les émissions sanguines et les astringents.

Ch. . . . , âgé de deux ans et demi, d'une constitution lymphatique torpide, est apporté, le 27 janvier 1837, à la Clinique. D'après les assertions de la mère, l'affection de l'œil droit a commencé depuis huit jours. Elle ne consistait d'abord que dans une légère rougeur, et ce n'est qu'après l'usage de cataplasmes de farine de lin, prescrit dans un des grands hôpitaux par un médecin, que l'affection a acquis un caractère grave.

La joue droite est couverte de croûtes épaisses, brunâtres, au-dessous desquelles le derme est érodé et privé de l'épiderme. Les paupières de l'œil droit sont énormément gonflées; une quantité abondante de mucus puriforme stagne dans la fente palpébrale, et rend l'écartement des paupières difficile. Les angles de l'œil sont excoriés, et saignent par suite des efforts pratiqués pour entr'ouvrir les paupières. Une grande quantité de pus s'échappe de l'œil, après qu'on a réussi à écarter ces voiles membraneux. La conjonctive palpébrale est d'un rouge vif, boursouflée, villeuse. La rougeur s'étend en forme d'injection catarrhale à la conjonctive scléroticale; çà et là il existe quelques faisceaux vasculaires qui s'étendent jusqu'au bord de la cornée; mais cette membrane elle-même est intacte. L'enfant a le dévoiement; le pouls et accéléré, la peau brûlante, la soif vive.

Nous ordonnons une application de trois sangsues au-devant de l'oreille droite; nous enjoignons à la mère de tenir son enfant dans la plus grande propreté, et de laver l'œil de quart d'heure en quart d'heure, avec une solution d'acétate de plomb (un grain par once d'eau distillée), additionnée de laudanum.

Le 3 janvier, une nouvelle application de trois sangsues est nécessaire.

L'ophthalmie blennorrhagique de l'œil droit a diminué le 1er février; mais la conjonctive de l'œil gauche est maintenant affectée d'irritation catarrhale. Le devoiement continue ; les pieds de l'enfant sont œdématiés; la fièvre est intense.

La dose de l'acétate de plomb et du laudanum est élevée au double.

L'amélioration est notable le 3 février, la croûte laiteuse de la figure a presque entièrement disparu. L'enfant ouvre librement les yeux, dont la conjonctive palpébrale conserve un léger aspect villeux. L'anasarque nécessite l'administration à l'intérieur de petites doses de calomélas associé à la poudre de digitale.

Guérison complète le 15 février. On donne l'hydrochlorate de baryte pour prévenir les rechutes.

Cette observation d'ophthalmie catarrhale blennorrhoïque, fort légèrement modifiée par la constitution scrofuleuse du petit malade, mérite de fixer l'attention du lecteur sous un double rapport. D'abord elle prouve les conséquences funestes que peut produire l'usage des cataplasmes émollients appliqués sur des yeux légèrement enflammés; cet exemple justifie la proscription que nous avons prononcée sur ce remède, encore trop généralement usité en France, et surtout dans les hôpitaux. Ce moyen, employé dans l'irritation d'une muqueuse, ne peut qu'augmenter l'afflux du sang vers ce tissu lâche et distensible, et hâter ainsi le passage du catarrhe simple à l'état de blennorrhée. Notez maintenant que cette tendance qu'a en général l'affection catarrhale doit être bien plus prononcée chez des individus de constitution lymphatique, et surtout de celle que nous désignons sous le nom de constitution lymphatique torpide, et vous apprécierez facilement les rapports de cause et d'effet qui existent entre l'application intempestive des cataplasmes émollients, dans le cas qui précède, et l'aggravation du mal qui a suivi cette application.

N'oublions cependant pas que la croûte laiteuse à elle seule, lorsqu'elle envahit les paupières , et quand les personnes chargées du soin de ses enfants n'observent pas la propreté la plus minutieuse , peut occasionner un état blennorrhagique de la conjonctive.

Cɪɴǫᴜɪᴇ̀ᴍᴇ ᴏʙsᴇʀᴠᴀᴛɪᴏɴ. Ophthalmie rhumatismo-scrofuleuse avec kératite vasculaire. — Ulcération profonde de la cornée et iritis. — Guérison. (Planche III , fig. 3.)

Pauline **D…**, âgée de six ans et demi ; se présente à la Clinique le 24 novembre 1834. Habitude scrofuleuse fortement prononcée ; cheveux blonds, peau très blanche, lèvre supérieure extrêmement grosse, nez gonflé, lèvres, paupières inférieures et joues couvertes de boutons (probablement produits par les propriétés irritantes des larmes et du mucus nasal) ; ventre assez gros. L'enfant est sujet aux rhumes de cerveau et de poitrine. Il y a deux ans et demi, on lui a fait passer, par beaucoup de soins, une gourme à la tête ; elle a en outre souvent eu des engorgements glandulaires.

L'affection de l'œil droit a commencé il y a sept mois. On en attribua l'origine aux courants d'air auxquels cette jeune fille était exposée, pendant la nuit, dans la boutique où elle dormait. Depuis cette époque, un mieux passager s'est manifesté dans son état, il y a plusieurs mois. Le médecin qui l'avait traitée avant nous avait ordonné l'application de quatre sangsues à la paupière inférieure ; l'insufflation dans l'œil d'une poudre de calomélas et de tutie, et la manne à l'intérieur. L'œil droit présente, le 25 novembre ; l'état suivant ; dont les signes anatomiques sont fidèlement reproduits par le dessin 3 , planche III :

Gonflement de la paupière supérieure de l'œil droit ; injection catarrhale de la conjonctive de la paupière inférieure.

Injection scléroticale, composée de vaisseaux d'un rouge carmin vif, rectilignes, disposés parallèlement entre eux, et
dont le bout délié se perd à une ligne et demie du pourtour
de la cornée. Au-dessus de cette zone vasculaire, qui entoure
toute la circonférence cornéale, existe à la partie inférieure de
la cornée et de la conjonctive un paquet vasculaire plus superficiel, ayant son siége dans la conjonctive scléroticale et cornéale et offrant la forme d'un triangle, dont la base est tournée vers la paupière inférieure, et le sommet se trouve
presque au centre de la cornée. Ce faisceau triangulaire est
composé de vaisseaux d'un calibre plus gros que celui des
premiers, et d'un rouge vermillon foncé; ils convergent tous et
se terminent en un ulcère de la cornée, à bords taillés à pic
et à fond jaune. Cet ulcère est entouré d'une infiltration interlamellaire jaune-blanchâtre, qui s'étend même en bas, où
elle est plus considérable, puriforme et perceptible derrière
le faisceau vasculaire superficiel du feuillet conjonctival de la
cornée, sous forme d'une tache jaune. Une partie de l'épanchement interlamellaire plus claire et d'une teinte blanc-bleuâtre lactescente s'étend plus haut, et masque la moitié inférieure
de la pupille. L'iris, d'une couleur brune-verdâtre dans l'œil
sain, a pris une teinte plus foncée et brune rougeâtre dans
l'œil malade. On n'y reconnaît plus la texture radiée de cette
membrane. Les limites du petit et du grand cercle de l'iris de
l'œil malade sont loin d'être aussi tranchées que dans son
congénère. Cette membrane a perdu son poli et son luisant
naturels, et a pris un aspect terne. La pupille est ronde et
centrale.

L'enfant ne se plaint de douleur ni dans l'œil, ni dans la
tête. La photophobie et le larmoiement paraissent être peu
intenses; l'enfant supporte même l'impression du grand jour
pendant quelques instants; mais dès que l'œil reste plus long-

temps exposé à la lumière, les symptômes augmentent, et la petite malade resserre les paupières avec violence.

Prescription. — Appliquer six sangsues derrière l'oreille droite. Le même nombre de ces annélides est prescrit le lendemain, puisque la première émission sanguine a été insuffisante. Onguent napolitain avec partie égale d'extrait de belladona en frictions sur le front; deux onces de manne à l'intérieur.

27 *novembre.* — Les bords de l'ulcération se sont élargis, et semblent coupés en biseau. La photophobie et l'injection ont diminué un peu. L'iris et la pupille sont dans le même état.

Prescription. — Huile de croton, gtt. ij; sucre, gomme ana ʒß, pour huit pastilles. Elle en prendra trois par jour. Appliquer sur les paupières, quatre fois par jour, des compresses trempées dans un collyre composé d'eau distillée ʒ ß, extrait de belladone gr. xij, borax gr. viij, et de mucilage de coing ʒß, et en instiller quelques gouttes entre les paupières.

29 *novembre.* —Le bord pupillaire est encore peu nettement dessiné; la structure de l'iris est toujours effacée; teinte brunâtre du grand cercle, teinte d'un brun verdâtre du petit cercle de l'iris; ce dernier présente un aspect un peu floconneux. La pupille dilatée et ronde est déplacée en haut. L'ulcère de la cornée a perdu de sa profondeur; les vaisseaux conjonctivaux se sont aplatis, n'ont plus leur forme triangulaire et se sont effacés sur les bords. La petite malade jouit d'un sommeil calme et d'un bon appétit. Les pastilles d'huile de croton n'ont pas provoqué de garderobes suffisantes. On en fait continuer l'usage.

L'amélioration est notable le 1er décembre; l'iris commence à reprendre sa couleur naturelle; le bord pupillaire se dessine plus nettement; l'ulcère, quoique moins profond, présente à son centre un petit kératocèle; l'injection scrofuleuse qui existe autour de l'ulcère pâlit et s'efface de plus en plus;

l'épanchement interlamellaire de la cornée diminue de même;
cette dernière membrane s'éclaircit dans une grande étendue,
et la vue devient beaucoup plus nette.

Le 8 décembre, il ne reste qu'en dehors et en bas, autour
de l'ulcère, un peu de trouble dans la cornée. L'aspect de
l'iris se rapproche de celui de l'œil gauche.

Nous ne revoyons le malade que le 23 décembre. Alors on
ne reconnaît plus de différence dans la teinte des deux iris ;
l'ulcération de la cornée s'est transformée en une petite cicatrice légèrement leucomateuse ; la vue est nette. Mais depuis
deux jours l'œil gauche est affecté. Il présente une injection
commençante de la sclérotique, accompagnée de photophobie
et de larmoiement, mais sans affection concomitante de l'iris.
Nous ordonnons de suite une application de trois sangsues au-
devant de l'oreille gauche, les frictions sur le front avec l'onguent napolitain et l'extrait de belladona, et l'administration
de la manne à l'intérieur.

Huit jours après, la petite malade revient guérie des deux
yeux, et ne conservant qu'une petite taie à la cornée de l'œil
droit, au-dessous du diamètre transversal, et à peu près dans
le diamètre vertical de cette membrane. Nous ordonnons des
frictions entre les épaules, avec la pommade de tartre stibié,
pendant huit à dix jours, l'application sur le bord libre des
paupières, entre les cils, chaque matin, de gros comme une
tête d'épingle d'une pommade composée de demi-gros d'axonge
récente, d'un grain d'oxide rouge de mercure et de huit gouttes de laudanum de Sydenham, et l'usage interne de l'hydrochlorate de baryte en solution (gr. j ß à iij, trois à quatre
fois par jour). L'usage des deux derniers moyens, à dose toujours croissante, a été continué pendant plusieurs mois. La
taie a presque entièrement disparu, la vision s'est complètement rétablie, et l'enfant n'a plus subi d'ophthalmie depuis
cette époque.

Sixième observation. Ophthalmie scrofulo-veineuse rebelle. — Kératite et iritis commençants. — Guérison après un an de durée. (Pl. III, fig. 2.)

Mademoiselle M., âgée de vingt-deux ans, d'une constitution lymphatique et sanguine, a une taille moyenne, un embonpoint assez considérable pour son âge, la figure arrondie, les joues pleines et fortement colorées, le nez gros, les lèvres, principalement la supérieure, gonflées, la mâchoire inférieure large; d'un caractère fort tranquille et un peu indolent, elle a des facultés intellectuelles fort ordinaires. Les fonctions reproductives semblent prédominer chez elle; sa digestion, son appétit et son sommeil ont été excellents avant sa maladie. Dans son enfance elle a souvent eu le ventre gonflé, les ganglions cervicaux engorgés, la tête couverte d'éruptions crouteuses, etc.; ses menstrues, depuis deux ans environ fort irrégulières, toujours tardives et peu copieuses, lui augmentent les maux de tête, de reins, et produisent une sensation de plénitude dans le ventre auxquels elle est habituellement sujette depuis le même laps de temps. Il y a un an et demi, elle a été forcée de quitter la place qu'elle occupait auprès d'une dame qu'elle servait, pour se faire soigner par plusieurs médecins d'une kératite lymphatique très intense de l'œil droit. Appelé à la traiter pour cette même affection, qui durait déjà depuis plusieurs mois, je lui donnai des soins pendant six semaines; au bout de ce temps elle entra en convalescence, et elle se rendit dans son pays natal.

Huit mois plus tard elle fut de nouveau affectée d'une ophthalmie qui, cette fois, affectait l'œil gauche. Tout en marchant très lentement et n'augmentant que peu à peu, cette phlegmasie atteignit successivement une grande intensité. Lorsqu'elle revint me voir à la fin d'octobre 1834, l'ophthalmie, devenue fort violente, avait attaqué la conjonctive, la sclérotique, la cornée et l'iris, et portait les caractères lymphatique et veineux mixtes. Dans la conjonctive scléroticale on ne voyait point de faisceau vasculaire, mais sur la partie inférieure de la cornée existaient deux espèces de plaques vasculaires irrégulièrement triangulaires, qui concouraient, avec l'opacité toute particulière de cette dernière membrane, à trahir suffisamment le caractère lymphatique de l'ophthalmie. La photophobie et le larmoiement étaient trop violents pour permettre à la malade de poser pour faire dessiner son œil. Une forte saignée et l'application de vingt sangsues, deux bouteilles d'eau de Sedlitz à 12 gros, prises dans l'espace de trois jours, des frictions avec demi-gros d'onguent napolitain et autant d'extrait de belladona par jour diminuèrent en peu de temps l'intensité de la phlegmasie. Le dessin de la figure 2 de la planche III fut fait le 26 octobre 1834. Il représente fidèlement l'aspect que l'œil présentait alors :

Injection variqueuse et discrète de la conjonctive scléroticale; elle offre en partie les caractères de l'injection lymphatique et en partie ceux de l'injection abdominale. Les vaisseaux qui la composent, assez flexueux, d'un rouge bleu et foncé, paraissent avoir autrefois été rassemblés en paquets, mais ils ne le sont plus actuellement; ils se continuent presque jusqu'au bord de la cornée, et quelques uns d'entre eux l'ont probablement dépassé, avant que la médication sus-indiquée n'ait été mise en usage. Le caractère abdominal de ces vascularités se révèle, outre leur teinte foncée, par leur bifurcation, fort marquée surtout dans celles qui sont situées à la partie externe de la conjonctive, par les angulosités et les arcades que deux des vaisseaux, situés à la partie inférieure interne et inférieure moyenne de la conjonctive, forment avant d'arriver à la circonférence cornéale. La sclérotique et la conjonctive sont le siége d'une injection, composée de vaisseaux moins rectilignes et moins parallèles que ceux qui constituent l'injection rhumatismale, et cependant moins anastomosés que ceux des ophthalmies arthritiques pures. Au-dessous de ces vaisseaux, qui forment une zone précornéo-sclérotidienne, on aperçoit une rougeur uniforme et pâle, située plus profondément et se rapprochant un peu du phénomène que nous avons appelé cercle dyscrasique, bien que beaucoup moins foncé et moins livide. Les vaisseaux de la sclérotique sont séparés de la circonférence cornéale par un cercle arthritique ou veineux, qui, entourant tout le miroir de l'œil, offre dans ce cas une teinte plutôt blanchâtre que bleuâtre.

La partie inférieure de la cornée est le siége de deux plaques vasculaires et triangulaires, chacune de deux lignes de hauteur, offrant des contours nettement circonscrits, hypertrophiées, considérablement élevées au-dessus du niveau de la cornée, et formant un véritable pannus charnu partiel. Les vaisseaux qui composent ces plaques sont tellement serrés, que l'injection est presque confluente, et qu'on a de la peine à en distinguer les ramuscules linéaires et parallèles. La cornée est mate, terne, demi-opaque comme un verre dépoli; dans son milieu se trouvent quatre petites taches grisâtres, en forme de points, dont l'une est située un peu en dehors et en bas et les autres sont directement opposées à l'ouverture pupillaire. L'iris présente une légère altération de couleur comme un mélange de sa teinte naturelle avec un peu de gris; la pupille est un peu angulaire sur son bord inférieur, et commence à devenir transversalement ovalaire.

Les phénomènes physiologiques qui accompagnaient les signes anatomiques que nous venons d'exposer furent : la photophobie, le larmoiement, une douleur tensive et sourde dans l'œil malade, douleur qui s'irradiait dans le front du côté correspondant et dans l'orbite, enfin un trouble considérable de la vision.

La kératite, avec ses vascularités partielles disposées en faisceaux triangulaires, présentait le caractère scrofuleux ; l'injection conjonctivo-scléroticale portait l'empreinte de la combinaison veineuse ; le commémoratif et l'examen de l'état général de la malade confirmaient la co-existence d'une diathèse lymphatique et de la pléthore abdominale ; le traitement fut dirigé en conséquence.

Une nouvelle saignée fut pratiquée, et cette fois-ci au pied gauche à cause de l'insuffisance du flux menstruel ; le lendemain, vingt sangsues furent appliquées à la partie interne des cuisses. Les frictions d'onguent napolitain et d'extrait de belladone et l'usage des bains de pieds irritants furent continués ; on administra à l'intérieur le calomélas avec le soufre doré d'antimoine et le camphre (ana gr. 1/4) ; diète d'abord, puis régime végétal. Après la cessation de la photophobie l'onguent mercuriel fut continué pendant quelque temps sans addition d'extrait de belladone. Aux premiers prodromes de salivation, on discontinua les frictions ainsi que l'usage du calomélas ; le soufre doré et le camphre furent administrés seuls à la même dose, alternativement avec la teinture de semence de colchique (15 gouttes quatre fois par jour, et lors de l'effet purgatif, 10 gouttes seulement). La malade se tenait chaudement, et buvait chaque soir quelques tasses d'une infusion de bourrache.

25 novembre. — La cornée conserve le même trouble ; le bourrelet vasculaire de la partie inférieure de cette membrane a fait place à un épaississement irrégulier et un peu strié de la conjonctive cornéale, d'une teinte grisâtre et offrant quelques stries légèrement roses : la décoloration de l'iris semble avoir augmenté ; cette membrane est d'un brun clair sale ; le bord pupillaire est mal dessiné et toujours un peu transversalement ovalaire. La vue est plus claire, mais toujours trouble ; peu de photophobie, point de douleur.

Prescription. — Nouvelle saignée du pied immédiatement après la cessation des menstrues ; les prodromes de salivation

27

ayant cessé, le calomélas et les onctions mercurielles sont de nouveau mis en usage ; application de vingt sangsues aux cuisses et aux parties génitales après neuf jours ; frictions avec la pommade stibiée à la nuque jusqu'à éruption pustulaire.

20 *décembre*. —La cornée a gagné beaucoup en transparence ; l'opacité n'est considérable que dans la partie inférieure de cette membrane. Le pannus partiel, dont celle-ci est le siége, présente, au lieu des vaisseaux linéaires et parallèles qu'on avait vus d'abord, un tissu rouge-pâle, jaunâtre et composé de granulations plates et peu étendues, réunies sur une conjonctive épaissie. Ce tissu est divisé en deux portions distinctes, comme les plaques vasculaires le sont sur le dessin.

Nous faisons continuer à l'intérieur l'usage de petites doses de soufre doré d'antimoine avec le camphre, et les frictions mercurielles sur le front. Nous recommandons à la malade de se purger tous les deux jours avec une bouteille d'eau de Sedlitz, et d'observer un régime sévère.

31 *décembre*. L'injection de la conjonctive et de la sclérotique a presque complétement disparu ; la cornée est devenue claire dans ses trois quarts supérieurs ; l'iris a presque repris son état naturel ; la malade a encore eu quelques douleurs vagues, pressives et lancinantes dans l'orbite ; la vue est assez nette.

Cessation de l'usage de tous les moyens sus-indiqués ; régime un peu plus nourrissant ; de temps en temps purgation avec deux onces d'huile de ricin ; à l'intérieur l'hydrochlorate de baryte (quatre fois par jour 15 à 30 gouttes d'une solution de demi-gros de ce sel dans une once d'eau distillée). Ce même antilymphatique est employé alternativement avec des pilules d'aloès (gr. 1/4), et de sulfate de potasse (gr. 3) à la dose de trois à six par jour, dans le but de rétablir des selles régulières et des menstrues copieuses.

Les végétations d'une couleur rose pâle, situées au quart inférieur de la cornée, persistent jusqu'au 4 février 1835 ; celle qui est placée en dedans pâlit plus vite que celle que l'on voit en dehors. La malade n'a pas maigri.

La vision revient peu à peu à son état presque normal ; quelques petits points opaques restent dans la cornée ; la pupille conserve une certaine irrégularité et une mobilité au-dessous de la normale ; les menstrues deviennent plus exactement périodiques et plus abondantes ; le ventre est plus libre, bien que la malade soit toujours un peu constipée ; la digestion, dérangée pendant la maladie, se rétablit.

Pouvait-on regarder cette phlogose oculaire comme locale et indépendante de toute autre affection ? Pouvait-on rationnellement concevoir l'espérance de la guérir par un traitement simple et exclusif ? De pareils faits nous semblent parler si haut, que nous croyons pouvoir nous abstenir de tout commentaire.

SEPTIÈME OBSERVATION. Blépharite glandulaire scrofuleuse. — Végétations et ulcération suspectes de la peau et de la conjonctive. — Guérison.

M..., âgé de trente ans, d'un pays froid et septentrional, où les affections scrofuleuses sont extrêmement fréquentes dans toutes les classes de la société, présente tous les caractères de cette habitude lymphatique que nous avons appelée habitude délicate : cheveux très blonds, peau laxe et demi-transparente, système capillaire de la face s'injectant avec facilité, figure marquée de taches de rousseur, etc. Depuis son enfance il a été presque constamment sujet à des affections scrofuleuses, et surtout à des engorgements glandulaires de la région cervicale, où il porte des cicatrices d'abcès fort apparentes ; ses yeux n'ont pas été exempts d'irritation depuis l'âge le plus tendre. Les médications nombreuses, tant locales que générales, auxquelles le malade s'est soumis, n'ont produit que des alternatives de mieux et de pis, sans jamais amener une guérison complète. Il n'a eu qu'une seule fois dans sa vie un écoulement de l'urètre, qui n'a pas laissé de suite. La blépharite ulcéreuse pour laquelle il nous consulte existe depuis un an et demi. Parmi les moyens qui tour à tour ont été employés pour combattre cette affection, nous ne citerons que succinctement divers collyres altérants composés de deutochlorure de mercure, de nitrate d'argent, de sulfate de zinc, d'acétate de plomb, d'onguents de zinc, de précipités rouge et blanc; les cautérisations profondes, fréquentes et étendues du bord des paupières et de la surface conjonctivale de ces voiles membraneux avec le nitrate d'argent; les vésicatoires, les sétons portés pendant long-temps au bras et à la nuque, l'usage de plusieurs eaux minérales, comme celles de Pullna, de Marienbad, d'Eger, les eaux salines, etc.

Nous voyons ce malade dans les derniers jours de mars, 1837; ses yeux se trouvent alors dans l'état suivant : Les paupières sont en grande partie dépourvues de leurs cils; leurs bords présentent cet état calleux qu'on rencontre ordinairement sur des yeux affectés pendant long-temps de blépharite glandulaire; sur le bord des paupières siégent de petites végétations pâles et demi-diaphanes. L'affection des follicules ciliaires s'est surtout concentrée à la paupière supérieure de l'œil droit, à la partie qui correspond à sa commissure externe. Dans cet endroit, la portion de la paupière voisine du bord libre, à partir de son milieu, est considérablement gonflée; le derme, qui borde la commissure, est couvert de croûtes d'un jaune verdâtre assez épaisses; en enlevant ces croûtes, on trouve au-dessous d'elles une ulcération profonde, longue de plus de trois lignes à partir de la commissure, haute de deux lignes environ, à fond blafard et à bords déchiquetés et très irréguliers. Les follicules de Meibomius, tuméfiés dans la partie contiguë de la paupière, offrent un gonflement bosselé et inégal. En renversant le bord de la paupière supérieure, et même sans le renverser, on découvre à la surface interne de cette partie, et principalement dans l'angle formé par la commissure externe, des végétations arrondies, assez élevées au-dessus du niveau de la conjonctive, d'un rouge pâle et blafard, et d'un aspect tellement suspect, qu'au premier coup d'œil on est tenté de considérer l'état de l'ulcération comme le commencement d'une dégénérescence de mauvaise nature, et peut-être même carcinomateuse. Le reste de la conjonctive palpébrale présente une injection catarrhale. Le matin, les paupières sont fortement collées ensemble. De temps en temps, au dire du malade, le blanc de l'œil rougit ; nous avons, pendant le cours du traitement, observé plusieurs fois, lors des changements de température atmosphérique, une légère injection rhumatismo-lymphatique se former dans la conjonctive et la sclérotique. Les ulcérations sont le siége de démangeaison, de cuisson, et même, de temps en temps, de douleur qui périodiquement devient lancinante et s'étend dans la région sus-orbitaire et frontale, sous forme d'une véritable névralgie. L'état général de la santé est satisfaisant ; le malade est seulement d'une irritabilité nerveuse excessive.

En consultant les antécédents, et surtout les traitements employés jusqu'ici chez ce malade, nous ne tardâmes pas à nous convaincre que l'affection suspecte des paupières était due d'une part à l'ancienneté de la dyscrasie lymphatique, et d'autre part à la médication incomplète, trop locale et trop irritante qu'on lui avait opposée ; nous soupçonnions que l'usage des astringents et de la cautérisation avait exaspéré le mal et amené le mauvais état de la paupière. Nous conçûmes l'espoir d'une guérison radicale par un traitement antilymphatique, mais énergique et propre à modifier toute la constitution de l'individu. Contrairement à la demande du malade, qui insista sur la cautérisation énergique de la partie affectée, puisqu'il ne désirait qu'être soulagé momentanément, nous ne voulûmes point déférer à ses désirs; les végétations furent excisées; nous ordonnâmes les frictions avec l'onguent napolitain sur le front et sur la tempe du côté correspondant, et nous touchâmes légèrement et superficiellement les excroissances fongueuses avec un crayon de nitrate d'argent.

Notre attention fut principalement dirigée sur le traitement général. A cet effet, nous ordonnâmes l'usage à l'intérieur d'une solution d'un gros, et plus tard d'un gros et demi d'hydriodate de potasse dans quatre onces d'eau distillée, dont le malade prit deux cuillerées à soupe par jour. A cette médication nous joignîmes l'usage de bains iodurés, répétés journellement. Considérant la constitution extrêmement sensible du malade, nous ne fîmes entrer dans la composition des premiers bains qu'une demi-once d'iodure de potassium, et un gros et demi de teinture d'iode par bain; peu à peu la dose de l'iodure de potassium fut élevée à une once, et celle de la teinture à trois gros, selon la prescription de M. Magendie. Les effets de ce traitement, secondé par un régime simple et animal, furent plus prompts qu'on ne devait le penser d'abord, vu la gravité d'un cas qui jusqu'alors était resté rebelle à tous les traitements employés par d'illustres médecins de plusieurs pays. Après moins de quinze jours de traitement, et malgré un temps excessivement froid et humide (fin de mars et commencement d'avril 1837), l'aspect des paupières était entièrement changé; l'ulcération de la peau dans la région de l'angle externe de l'œil droit était guérie; la partie voisine de la conjonctive palpébrale ne présentait plus cet aspect suspect qui nous avait fait craindre un moment une affection de nature cancéreuse. Nous excisâmes quelques végétations du bord libre de la paupière supérieure et de l'angle externe ; les premières devinrent lisses et uniformes, leur dureté disparut. Le malade, loin de se ressentir, par rapport à sa santé générale, du traitement énergique auquel nous l'avions soumis, avait gagné de l'appétit, des forces et de la gaieté. Nous devons faire remarquer ici que l'affection des yeux avait exercé, avant notre médication, une influence puissante sur son moral. Après un succès si prompt et si inespéré, nous nous croyons en droit de penser que la guérison sera permanente.

Huitième observation. Affections scrofuleuses pendant l'enfance. — Hémorrhoïdes. — Complication des caractères de l'ophthalmie scrofuleuse et de l'ophthalmie abdominale. — Aspect particulier des ulcères de la cornée.

M. Louis L...., fruitier, âgé de cinquante-trois ans, figure pâle et cachectique, a presque toujours eu mal aux yeux depuis l'âge de deux ans. Au dire du malade, ses yeux n'ont jamais été tout-à-fait exempts d'inflammation. Il a été sujet, dans l'enfance, aux affections scrofuleuses, à la teigne, aux engorgements glandulaires, etc. Depuis plusieurs années il est affecté d'hémorroïdes non fluentes.

Le malade, qui nous est adressé par un confrère, vient nous consulter le 3 février 1837. Il présente l'état suivant :

Paupières rouges ; engorgement des follicules de Meibomius ; érosion des bords libres des paupières, qui sont partiellement dégarnis de cils ; injection catarrho-lymphatique de la conjonctive oculaire de l'œil droit ; injection abdominale de la conjonctive de l'œil gauche : un gros tronc vasculaire variqueux, d'un pourpre foncé, provient de la partie supérieure et interne de la périphérie oculaire ; en s'approchant du bord de la cornée, il se divise en quatre branches ; celles-ci se dichotomisent de nouveau et se prolongent sur la conjonctive cornéale. Les cornées sont parsemées de petites opacités, restes d'anciennes ophthalmies ; plusieurs ulcères , assez profonds et ovalaires , existent sur la cornée de l'œil gauche ; ces ulcères offrent cela de particulier , qu'ils sont remplis de très petites particules blanches , qui ressemblent à de la craie en poudre.

Nous voyons , par les ordonnances du médecin qui jusqu'ici avait traité le malade , qu'on lui avait fait appliquer des sangsues à l'anus ; il avait été en outre purgé à l'aide d'une infusion de feuilles de séné et avait fait usage d'un collyre d'acétate de plomb (20 grains sur 3 onces d'eau distillée).

Nous ordonnons une nouvelle application de quinze sangsues à l'anus ; les frictions d'onguent napolitain sur le front, et à l'intérieur un purgatif salin. Nous faisons cesser l'usage du collyre saturnin , qui pourrait être la cause de l'aspect blanchâtre présenté par la sécrétion des ulcères de la cornée.

Le 18 février, nous constatons une amélioration sensible dans l'état du malade. On prescrit la teinture de semence de colchique à l'intérieur ; les frictions d'onguent napolitain sont continuées.

Les vascularités variqueuses ont presque disparu le 15 février. Les ulcères, qui sont en voie de cicatrisation , ont changé d'aspect ; ils n'offrent plus les particules blanchâtres qu'ils présentaient auparavant.

Une révulsion est établie à la nuque , à l'aide de frictions de tartre stibié. On prescrit au malade des pilules composées chacune d'un quart de grain d'extrait aqueux d'aloès et de deux grains de soufre sublimé, avec la recommandation de prendre quatre pilules par jour.

Nous avons exposé plus haut nos idées sur l'affinité de la diathèse scrofuleuse et de la diathèse arthritique; nous avons dit que souvent les individus , sujets pendant l'enfance aux affections du premier ordre, présentaient , à un âge plus avancé, des maladies de nature goutteuse ou hémorroïdale, et que , par conséquent , les maladies scrofuleuses pouvaient pré-

parer pour ainsi dire la disposition aux affections arthritiques.
Cette affinité fait que, dans l'ophthalmie abdominale ou arthritique, nous retrouvons quelques caractères qui présentent
une certaine analogie avec ceux de l'ophthalmie scrofuleuse ;
telle est, par exemple, la couleur veineuse de l'injection,
l'altération de la cornée, la forme de ses ulcères, etc.
L'observation qui précède est un exemple frappant de ce que
nous avons énoncé. Le type de la constitution lymphatique
n'était pas encore entièrement effacé chez ce malade ; son enfance se passa en souffrances d'origine scrofuleuse. A un âge
plus avancé, ces dernières affections firent place aux hémorroïdes.

L'ophthalmie pour laquelle le malade vint nous consulter
portait le cachet des diverses dyscrasies qui avaient dérangé
l'état de sa santé. Les caractères anatomiques de l'ophthalmie
lymphatique et de l'ophthalmie abdominale se trouvaient
confondus dans son œil de la même manière que l'étaient,
chez cet individu, les affections primitives du système lymphatique et du système sanguin.

Notons à cette occasion un phénomène particulier dans l'aspect des ulcères de la cornée ; de petites particules blanchâtres, et semblables à de la craie en poudre, s'étaient déposées
dans ces ulcères. Nous rencontrons même souvent, comme
nous l'avons déjà fait observer, des taies et des cicatrices de
la cornée de la même couleur, d'un blanc de craie, et qui
paraissent être formées par les mêmes particules, siégeant
dans la substance de la cornée. Ce phénomène admet une
double explication. Plusieurs auteurs, entre autres MM. Jueng-
ton et Mackenzie, prétendent que ce genre de taies se forme
surtout après l'application intempestive des solutions saturnines sur la cornée ulcérée ; l'oxide de plomb se précipite à la
surface de l'ulcère et s'y incruste quand celui-ci se cicatrise.
L'observation qui précède paraît fournir une preuve en faveur

de cette opinion. Au moment où nous constatâmes ce phénomène, le malade faisait usage d'un collyre très concentré d'a-
cétate de plomb. Dès que nous en fîmes cesser les instillations,
la sécrétion ulcéreuse ne présenta plus ces particules blanchâtres. Aussi croyons-nous utile de se conformer au précepte
formulé par ces auteurs, de ne pas employer les préparations
saturnines comme topique dans les ulcères de la cornée. Mais
nous devons ajouter en même temps que nous avons observé
maintes fois ce phénomène là où les malades n'avaient pas
fait usage de cette sorte de collyre. D'après notre expérience,
la sécrétion conjonctivale, chargée, à l'instar des autres sécrétions chez des personnes arthritiques, probablement de phosphates, peut également donner lieu à un dépôt de ces sels sur
la surface de l'ulcère.

CHAPITRE VII. — DE L'IRITIS SYPHILITIQUE.

Nous avons déjà dit (p. 245) que nous établissions une différence essentielle entre les formes blennorrhagiques et les
formes chancreuses de la syphilis, et que nous regardions les
premières comme des catarrhes très violents et d'une nature
particulière. Les affections blennorrhagiques des parties génitales et de l'œil, de même que les maladies catarrhales d'autres
parties, peuvent être contagieuses lorsque le produit de la sécrétion morbide se trouve transporté sur une muqueuse susceptible d'une affection identique ; mais cette faculté du mucus blennorrhagique est loin de constituer, pour les affections
blennorrhagiques, une virulence et une spécificité telles qu'on
est forcé de les admettre pour la véritable syphilis chancreuse;
on peut encore moins défendre l'opinion de l'identité de cette
dernière et des formes blennorrhagiques, opinion qui, malgré
le nombre de faits qui la contredisent, n'est pas sans partisans.

Cependant, peut-on exiger une réfutation plus évidente de cette erreur, que celle qui a été fournie par les essais d'inoculation faite alternativement avec le mucus blennorrhagique et le pus chancreux? Ces expériences, pratiquées par M. Ricord avec une exactitude qui ne laisse rien à désirer, prouvent incontestablement que le mucus blennorrhagique inoculé au derme ne produit que des boutons ou des pustules qui ne tardent pas à avorter, et ne sont jamais suivis, ni d'ulcères locaux, présentant le caractère syphilitique, ni d'affections générales secondaires qui portent le cachet de la spécificité. Il en est autrement de l'inoculation du pus chancreux. Ce dernier, à quelque partie de la peau qu'on l'inocule, est toujours suivi d'inflammation ulcéreuse, offrant les caractères spécifiques des ulcérations syphilitiques cutanées. Si les ulcères artificiellement produits ne sont pas traités d'après les principes qui constituent la médication spécifique et antisyphilitique, leur effet sur l'économie en général ne tarde pas à se révéler par l'affection secondaire d'autres parties, de la gorge, des os, de la peau, de l'iris, etc., enfin par tous les phénomènes qui dénotent une véritable infection syphilitique.

Si une ophthalmie mérite le nom de spécifique dans le sens que nous attachons à cette dénomination, c'est donc sans contredit l'ophthalmie syphilitique. Toujours la suite d'une affection syphilitique ulcéreuse, cette ophthalmie, qui siége dans l'iris exclusivement, et qui n'occupe qu'accidentellement les autres parties du globe oculaire, présente des symptômes que rien, dans l'état actuel de la science, ne saurait expliquer d'une manière satisfaisante, mais qui sont trop constants pour qu'il soit permis de les regarder comme de simples variétés sans valeur pour le diagnostic; la thérapeutique aussi prouve l'importance des signes différentiels qui caractérisent cette ophthalmie.

L'iris syphilitique se présente, dans la majorité des cas, sous la forme de l'inflammation parenchymateuse de cette membrane, et c'est aussi de cette dernière altération dont nous allons nous occuper ici spécialement. Cependant nous avons fourni dans une autre occasion (voir *Revue clin. trimestr. Gaz. médic.* 1837), quelques exemples, dans lesquels cette phlogose spécifique paraissait se concentrer surtout dans la portion de l'iris qui se trouve en contact avec la cristalloïde antérieure, et même dans cette dernière membrane.

Sans revenir ici sur les symptômes généraux de l'iritis, suffisamment exposés dans le chapitre qui traite de cette inflammation à son état simple, nous n'indiquerons que les modifications de ses phénomènes dues à la nature spécifique de l'espèce qui nous occupe. Nous n'entrerons donc plus dans des détails relativement à la décoloration de l'iris, à l'altération de sa texture radiée, à l'immobilité de la pupille, etc., en ce qui concerne le caractère général de ces phénomènes; nous ne tracerons que les symptômes qui appartiennent presque exclusivement à l'iritis syphilitique.

La coloration morbide que l'iris a contractée dans le petit cercle présente quelque chose de particulier : elle est d'une teinte livide violacée ou cuivrée, semblable à celle des syphilides du derme; de même que celles-ci offrent souvent une certaine élévation au-dessus du niveau de l'épiderme, de même, dans l'iritis syphilitique, le petit cercle de l'iris est plus tuméfié que dans les autres espèces, et forme un anneau élevé, composé de flocons épais et tomenteux.

Cet aspect tomenteux et le gonflement du tissu de l'iris s'étendent même quelquefois au-delà du petit cercle et sur la plus grande partie de cette membrane. L'iris est fortement bombé en avant, sa surface antérieure est très inégale et convexe; enfin ce diaphragme paraît hypertrophié. Cette altération de sa texture devient surtout remarquable si on la compare à l'aspect offert par l'iris affecté d'un travail pathologique de nature arthritique. Dans ce dernier cas, le tissu de l'iris, au lieu de s'épaissir, paraît au contraire s'amincir ; ses rayons s'écartent, et mettent à nu dans les interstices de petites portions de pigmentum ; ou bien la couche pigmenteuse disparaît elle-même de la surface postérieure de l'iris et est remplacée par des plaques nacrées, bleuâtres, ou d'un gris d'ardoise, ainsi que nous l'avons décrit dans l'ophthalmie veineuse. L'épaississement tomenteux de l'iris dans l'iritis syphilitique trouve peut-être une explication dans un développement vasculaire et un épanchement fibro-albumineux particuliers.

La pupille, quelque temps après l'invasion de la maladie, devient irrégulière, et prend le plus souvent la forme d'un ovale oblique de bas en haut et de dehors en dedans, et dont l'extrémité supérieure ou interne est plus ou moins anguleuse, et plus rapprochée de la grande circonférence de l'iris que l'extrémité inférieure ou externe qui est arrondie. Cette extrémité supérieure et interne de la pupille représente souvent un triangle dont le sommet est tourné en haut, et à la base duquel se trouve d'ordinaire sur les deux côtés une petite exsudation membraniforme qu'on reconnaît à l'œil nu, ou à la loupe.

Nous avons déjà dit, dans plusieurs parties de cet ouvrage, que nous n'attribuons pas une valeur absolue aux différences de forme que la pupille affecte dans telle ou telle espèce d'iritis. Nous sommes loin de considérer ce phénomène comme un signe pathognomonique qui seul puisse faire déterminer la nature de la cause qui a donné naissance à la phlogose ; les faits recueillis à cet égard jusqu'à ce jour ne nous paraissent nullement concluants. C'est donc avec une grande réserve que nous adoptons ce symptôme comme un signe différentiel de l'iritis syphilitique ; mais comme, dans un grand nombre de circonstances, il ne nous a point trompé sur la nature de l'affection, nous devions signaler à l'attention du lecteur ce caractère, qui, s'il existait constamment, serait d'une haute importance pour le diagnostic. Ce point de nosologie sera éclairé par des recherches ultérieures.

Nous devons ajouter que si cette forme particulière de la pupille n'est pas constante dans l'iritis syphilitique, et si même les exceptions paraissent être fréquentes, c'est qu'il est probablement rare que l'on rencontre l'iritis syphilitique, à son début, dans son état de pureté, et sans complication avec une ophthalmie rhumatismale ou arthritique, car l'observation démontre que la forme pure et simple des maladies est moins fréquente que leur état compliqué. S'il en est ainsi, il est peu philosophique de rejeter légèrement des signes dont l'évidence et la valeur ont été constatées par des observations dignes de foi ; l'on devra plutôt s'attacher à découvrir dans une série complexe de symptômes ceux qui appartiennent à l'un ou à l'autre des éléments dont la maladie se compose. Nous reviendrons sur les modifications que les combinaisons de l'iritis syphilitique peuvent faire subir à la configuration de la pupille.

Plus tard il se forme quelquefois sur le bord pupillaire du petit cercle ou sur le bord ciliaire du grand, une ou plusieurs élévations jaunâtres, roussâtres, circonscrites, du volume d'une tête d'épingle jusqu'à celui d'une lentille, et même plus considérables, à surface inégale, bosselée, floconneuse, qu'on a comparées à des condylômes ou à des végétations syphilitiques. Ces élévations finissent par se résoudre à l'aide d'un traitement convenablement administré ; n'ayant pas eu l'occasion d'en disséquer, je ne puis donner d'autres détails sur leur nature et leur structure intime. Sont-ce là des végétations semblables à celles que la syphilis produit aux parties génitales? Est-ce un développement vasculaire qui entoure une exsudation fibro-albumineuse? C'est ce que nous ne saurions, quant à présent, déterminer.

Aucune injection des autres membranes n'accompagne essentiellement cet iritis ; un cercle d'un rouge pâle, livide, d'une couleur violacée, large d'une ligne à peu près, que nous avons déjà signalé sous le nom de *cercle dyscrasique* dans la description de l'ophthalmie scrofuleuse, entoure d'ordinaire la cornée, et semble avoir son siége dans le tissu cellulaire sous-conjonctival, sans présenter des vaisseaux visibles à l'œil nu, distincts ou séparés par des interstices, comme dans la conjonctivite ou la sclérotite. La cornée et l'humeur aqueuse sont quelquefois légèrement troublées. Je n'ai jamais observé l'injection particulière des membranes externes, signalée par plusieurs auteurs, et entre autres par M. Juengken ; dans quelques cas où ses élèves me l'ont fait remarquer, je n'y ai pu voir qu'une injection catarrhale, rhumatismale ou autre, peu développée et due à une complication accidentelle.

La faculté visuelle est plus ou moins altérée. Le malade est en proie à de violentes douleurs qui occupent surtout la région fronto-orbitaire du côté affecté, et qui quelquefois s'irradient à la tempe, à l'occiput, dans la joue. Ces douleurs s'exaspèrent pendant la nuit et offrent les caractères de douleurs ostéocopes, elles sont plus violentes vers minuit, et perdent de leur intensité vers les heures du matin. La photophobie, le larmoiement, et d'autres symptômes que les auteurs ont énumérés parmi les signes de l'iritis syphilitique, manquent toutes les fois que cette phlegmasie ne présente point d'autre complication, comme celle de rétinite ou de sclérotite.

Au nombre des symptômes différentiels de l'iritis syphilitique, on a aussi indiqué la couleur constamment brune ou roussâtre des exsudations plastiques qui peuvent se former dans la pupille par suite de l'action phlogistique. D'après notre expérience, l'inflammation syphilitique de l'iris ne peut nullement revendiquer pour elle seule cette couleur de la matière fibro-albumineuse déposée dans l'ouverture pupillaire. Ce phénomène dû, comme nous l'avons déjà fait remarquer dans notre mémoire sur l'iritis simple, au plus ou moins de pigmentum qui enduit les adhérences de l'iris, se rencontre également dans d'autres espèces de cette inflammation. D'autre part, il n'est pas moins commun de voir dans l'iritis syphilitique se déposer sur la marge pupillaire et sur la cristalloïde antérieure des filaments ou des plaques, blanchâtres ou grisâtres, de fibro-albumine.

Causes. — L'iritis syphilitique est une affection syphilitique secondaire. Nous avons vu survenir cette ophthalmie huit jours après un coït impur. Le plus souvent on constate, sur le même individu, d'autres affections syphilitiques des parties génitales, de la peau, de la muqueuse du palais et du pharynx, etc. L'iritis peut être le premier indice de l'infection générale par le virus vénérien. D'autres fois cette phlegmasie annonce, par des caractères incontestables, son origine longtemps après que la dernière trace du virus semble avoir disparu. Nous n'avons vu survenir cette phlegmasie oculaire qu'à la suite d'ulcérations chancreuses ; quelques auteurs l'indiquent comme pouvant être consécutive à des écoulements de l'urètre ; nous n'en possédons aucun exemple.

Observons en passant que nous avons vu beaucoup moins de cas d'iritis syphilitique sur des personnes du sexe que sur des hommes.

L'iritis syphilitique ne se développe pas toujours d'emblée avec les phénomènes qui le caractérisent ; souvent cette ophthalmie ne survient que secondairement, et après une inflammation catarrhale, rhumatismale ou traumatique des tuniques externes de l'œil. Les phénomènes de l'iritis, produits par la dyscrasie vénérienne, se joignent alors à ceux de la conjonc-

tivite ou de la sclérotite antérieures. Dans ce cas, les influences atmosphériques ou les lésions traumatiques peuvent jouer
le rôle des causes occasionnelles de cette ophthalmie spécifique.

Marche et terminaisons. — L'inflammation syphilitique de
l'iris a une grande tendance à se transmettre à d'autres tissus
de l'œil. Souvent cette ophthalmie est accompagnée de sclérotite, complication qui est presque toujours de nature rhumatismale. Dans ces cas, et quelquefois sans qu'une cause autre
que celle de l'action du virus syphilitique puisse être découverte, des symptômes d'irritation rétinienne, des photopsies
insupportables, enfin les phénomènes incontestables d'une
amblyopie congestive, se joignent aux phénomènes primitifs de l'iris, et persistent même pendant quelque temps après
que la phlegmasie de l'iris est presque entièrement éteinte.

L'iritis syphilitique suit d'ordinaire une marche chronique
qui se rapproche de l'état sub-aigu. Sa durée moyenne est,
en général, de trois à quatre semaines.

Un traitement sagement combiné, et dirigé en même temps
contre le travail phlogistique et le travail spécifique, qui a
donné naissance à l'irritation locale, triomphe, en général,
avec promptitude de cette affection quand elle est prise à
temps. L'iritis syphilitique peut laisser des exsudations peu
considérables dans la pupille de l'œil affecté sans que la vision en éprouve beaucoup d'altération. Si, au contraire, cette
affection est négligée, la pupille ne tarde pas à s'oblitérer
complétement.

L'iritis syphilitique a une grande tendance à se terminer
par la désorganisation de l'iris. Non seulement l'altération de
sa couleur et de sa texture reste alors permanente, et des
vascularités se développent en plus grand nombre à sa surface;
mais encore le tissu de l'iris s'épaissit de plus en plus, et présente souvent un aspect bizarre et bariolé. A sa surface se
forment des élévations comme fongueuses ou tuberculeuses;

la pupille s'oblitère complétement ; le tissu irien, éprouvant une tension extraordinaire dans quelques parties, peut se déchirer dans d'autres, et par l'effet de la désorganisation surviennent ainsi des pupilles nouvelles, situées le plus souvent près du ligament ciliaire, mais qui, à cause de l'altération des tissus profonds de l'œil, ne rétablissent jamais la faculté visuelle du malade.

Traitement. — Malgré l'assertion de quelques auteurs, il serait imprudent de vouloir se borner à l'emploi des moyens spécifiques pour combattre l'iritis syphilitique. Dans un organe où la moindre exsudation, dans l'ouverture pupillaire, a pour effet un trouble plus ou moins grave de sa fonction, il importe de prévenir par un traitement énergique les conséquences immédiates du travail local de l'irritation, tout en employant en même temps les moyens propres à détruire la cause première et principale de l'affection.

Nous débutons donc toujours par opposer à l'iritis syphilitique l'appareil antiphlogistique dans toute son étendue, et d'après les règles que nous avons exposées en traitant de l'iritis en général. Les émissions sanguines, générales et locales, pratiquées avec énergie, les purgatifs, les révulsifs, les frictions mercurielles et belladonisées, appliquées sur le front et sur les tempes, et le calomélas à l'intérieur, sont les moyens les plus propres à diminuer l'intensité des symptômes phlegmasiques. Mais l'effet de la médication antiphlogistique seule, quelle que soit d'ailleurs son énergie, n'est que transitoire. Tant que le virus vénérien n'est pas entièrement détruit par la médication spécifique, le travail phlogistique peut se réveiller de nouveau à chaque instant et sous l'influence de la moindre cause excitante.

Ce sont les préparations hydrargyriques qu'il faut mettre en usage immédiatement après les déplétions sanguines les plus urgentes. Nous ne nous fions presque jamais, dans ces cas, aux préparations faibles et antiphlogistiques de mercure, et nous préférons d'administrer, dès le principe, les préparations plus énergiques et plus pénétrantes, principalement le deutochlorure à l'intérieur (un 1/8 de gr. jusqu'à 1 gr. par jour), ou bien nous prescrivons l'onguent napolitain à grandes doses (plusieurs gros par jour) en frictions sur différentes parties de la surface du corps. L'emploi de ces moyens est continué jusqu'à l'apparition des prodromes de salivation. On pourra y revenir dès que les effets des mercuriaux, sur les organes salivaires, ont cessé, et tant qu'il existe encore des soupçons de syphilis. Enfin ce traitement doit être dirigé absolument d'après les principes connus de la médication antisyphilitique. L'effet des mercuriaux sera secondé par l'usage de boissons sudorifiques, de tisanes de salsepareille, par le séjour du malade dans un atmosphère de 15-18° R., et par une diète très sévère, poussée quelquefois jusqu'à l'inanition.

Les auteurs anglais (Monteath, Mackenzie) font mention d'une variété d'iritis qui accompagnerait, selon eux, les affec tions *pseudo-syphilitiques*. Cette espèce d'iritis, quant aux symptômes, ne différerait pas de la véritable inflammation syphilitique de l'iritis; mais, après avoir duré pendant deux ou trois semaines, l'affection disparaîtrait sans que les malades eussent pris un seul grain de mercure, et quelquefois presque sans aucun traitement. Nous avouons que nous n'avons pas encore rencontré dans notre pratique des cas qui eussent mérité cette distinction. Nous citons ci-après (observ. 2) une observation où l'iritis a présenté tous les caractères de l'origine syphilitique, d'ailleurs incontestable à cause d'autres affections de la peau, de la gorge, etc., de la même nature; et cependant le malade nia obstinément toute sorte de communication avec des personnes suspectes, et toute affection vénérienne primitive. Dans ce cas même, que d'autres regarderaient peut-être comme un exemple de pseudo-syphilis, le traitement non mercurial, employé pendant plusieurs mois, resta tout-à-fait impuissant, tandis que la maladie générale céda promptement à l'usage interne du sublimé.

PREMIÈRE OBSERVATION. Chancres au pénis. — Iritis parenchymateux syphilitique. — Traitement combiné. — Guérison rapide et complète.

M. B... (Louis), domestique, âgé de trente-six ans, d'une constitution sanguine et vigoureuse, a déjà été affecté de plusieurs écoulements de l'urètre, mais il n'a jamais eu ni chancres ni bubons. Il reporte l'invasion de l'affection actuelle à trois semaines avant le jour (25 janvier 1837) où il vient nous consulter. Nous trouvons la surface externe du prépuce entourée d'une espèce de couronne formée de larges ulcères végétants et saillants au-dessus du niveau du derme, à bords durs et calleux et tendant à dégénérer en condylomes. D'après le dire du malade, huit jours se sont écoulés entre l'apparition des chancres de la verge et celle de l'affection de l'œil droit, qui présente l'état suivant :

Injection variqueuse de la conjonctive, pointes vasculaires qui de la conjonctive scléroticale se prolongent à un dixième de ligne au-delà du bord de la cornée; teinte rose pâle de la sclérotique, visible au-dessous du plan de l'injection conjonctivale. Iris de l'œil sain gris-verdâtre; teinte rousse du petit cercle. Iris de l'œil malade offrant une couleur verte très prononcée, avec teinte cuivrée du petit cercle ; aspect tomenteux et inégal de la surface de l'iris ; pupille contractée, immobile, difforme, offrant une déviation anguleuse en haut et en dedans ; la moitié inférieure de l'ouverture pupillaire est remplie d'une couche mince de lymphe plastique, exsudée à la surface antérieure de la cristalloïde. Les douleurs de tête, violentes surtout pendant la nuit, privent le malade du sommeil, et se concentrent principalement dans la tempe du côté affecté. Il n'éprouve aucune souffrance dans l'œil ; mais il est tourmenté par la vue de flammes et d'éclairs et par la photophobie. La faculté visuelle de cet œil est presque nulle.

Prescription : Saignée du bras de cinq palettes ; le lendemain application de vingt sangsues derrière l'oreille droite, frictions avec un mélange de parties égales d'onguent napolitain et d'extrait de belladona, qui seront faites de deux en deux heures sur le front du côté affecté ; à l'intérieur un huitième de grain de deutochlorure de mercure avec un demi-grain d'opium par jour. On ne prescrit aucune application aux parties génitales.

30 *janvier.* Amélioration frappante. L'injection conjonctivo-scléroticale est presque nulle ; l'œil n'est plus sensible à la lumière ; la couleur de l'iris a pâli ; la teinte du petit cercle ne diffère pas de celle de l'œil sain. La pupille est moins difforme, bien qu'on y reconnaisse encore la déviation d'un angle en haut et en dedans. L'épanchement plastique à la surface capsulaire est complétement résorbé ; la pupille est parfaitement noire. Les douleurs de tête ont cessé, la vision est presque tout-à-fait rétablie.

Prescription : Continuation des frictions mercurielles. A l'intérieur, un tiers de grain de sublimé par jour ; tisane de salsepareille.

9 *février.* Le malade a pris en tout deux grains de deuto-chlorure de mercure. Les ulcères du pénis sont complétement cicatrisés sans le secours d'applications topiques. L'œil ne conserve plus de rougeur. L'iris a repris sa teinte et sa texture normales ; ses rayons paraissent être tout au plus un peu tendus. La partie supérieure de la marge pupillaire est légèrement échancrée et bordée d'un petit segment concentrique de matière plastique, couverte de pigmentum. Cette légère exsudation n'obscurcit pas la pupille. Le malade voit presque aussi bien de cet œil que de l'œil gauche. On lui re-

nous fait donner la préférence à l'emploi du mercure; ce médicament n'est pour nous qu'un moyen antiplastique et propre à combattre victorieusement les phlegmasies et la syphilis , maladie accompagnée d'une augmentation pathologique de la plasticité et de la végétation, et d'une tendance à produire des hypertrophies dans les tissus existants (exostoses, tophus, etc.) et des tissus nouvellement développés et parasitiques (végétations, condylomes, etc.).

DEUXIÈME OBSERVATION. Iritis syphilitique invétéré de l'œil droit avec désorganisation de l'iris. — Amblyopie congestive de l'œil gauche.

M. G. J..., cocher, âgé de quarante-un ans, d'une constitution forte, d'un tempérament sanguin, cheveux bruns, peau brune, iris bleu , est affecté depuis deux ans d'une éruption cutanée qui s'est répandue sur tout le corps, et dont on voit encore les traces; il offre au dos et aux extrémités des taches très grandes, d'un rouge cuivré, irrégulières, couvertes dans quelques endroits (au coude, aux jambes) de croûtes très épaisses et verdâtres; ses cheveux sont tombés en grande partie. Le palais et la portion supérieure du pharynx sont le siége d'ulcères qui présentent tous les caractères connus des ulcérations syphilitiques secondaires des muqueuses; cependant le malade, qui est marié, et dont les assertions paraissent dignes de foi, prétend qu'il n'a jamais eu d'affection vénérienne, ni de communication avec des personnes suspectes. Il a été soumis pendant long-temps à un traitement dépuratif et à l'usage des préparations d'or.

Ses yeux ont commencé à souffrir vers le mois d'août 1836 ; il ne voit plus de l'œil droit depuis six semaines; cet œil présente l'état suivant : la conjonctive et la sclérotique sont presque sans injection; on n'y voit que quelques ramifications légères d'un aspect variqueux qui proviennent de la circonférence oculaire, et se prolongent vers la cornée ; le centre de cette membrane est légèrement trouble ; à son côté externe la cornée est entourée d'un petit cercle veineux bleuâtre ; la couleur de l'iris malade est d'un vert brillant, tandis que l'iris sain est d'un beau bleu. Dans l'œil affecté on ne distingue qu'imparfaitement les rayons de l'iris à sa circonférence ; le reste de cette membrane n'offre plus rien qui ressemble à sa texture naturelle. Sa face antérieure présente un aspect uniforme et tomenteux ; le petit cercle a disparu ; la surface de la membrane malade est marquée de petites taches jaunes et roussâtres, et elle est comme marbrée ; on voit ramper sur elle des vaisseaux d'un rouge pourpre, très déliés, qui, provenant du bord ciliaire, s'étendent en ligne droite au bord pupillaire sous forme de rayons qui convergent vers le centre. Arrivés à la pupille, ils se réunissent en un cercle vasculaire d'un rouge foncé, qui limite le bord pupillaire, surtout à sa partie externe. La pupille, dont les contours ne sont pas bien dessinés, a presque une forme pentagone ; elle est un peu oblongue ; un de ses angles est tiré en haut et un peu en dehors ; elle est remplie d'une matière plastique, uniforme, grisâtre, ressemblant à une fumée épaisse, plus foncée près du bord pupillaire qu'au centre ; cette matière plastique ressemble à une membrane percée d'une ouverture. La cécité de cet œil est complète, le malade ne distingue même plus la lumière. Dans le principe de l'affection, il éprouvait la sensation d'un poids qui pesait sur son œil, voyait des flammes et saignait souvent du nez. Les émissions sanguines ont fait disparaître tous ces symptômes. L'œil gauche ne présente rien d'anormal, sinon qu'il porte le caractère de la constitution nerveuse oculaire ; l'iris est d'un beau bleu ; l'exhalation est très active à la surface conjonctivale ; la pupille est assez contractée. Depuis que l'œil droit est affecté, la vue de l'œil gauche s'est également affaiblie ; le malade voit de cet œil une espèce de papillon blanc-bleuâtre qui voltige devant lui. La vision est meilleure le soir que pendant le jour ; il ne voit pas d'aussi loin qu'autrefois. Quand il conduit une voiture, il ne peut plus distinguer exactement les distances.

A l'âge de vingt-un ans, le malade a eu une éruption au menton (probablement une sorte de mentagre); sa santé, du reste, a été assez bonne.

On commença par pratiquer une saignée de trois palettes, qui fut suivie de l'application réitérée de sangsues au-devant des oreilles et au fondement; des frictions de belladone et d'onguent mercuriel furent ordonnées sur les tempes et le front ; plus tard on prescrivit les frictions avec la pommade de tartre stibié à la nuque et entre les épaules. Le malade fut en même temps soumis à l'usage interne des pilules de deuto-chlorure de mercure, d'abord à la dose d'un huitième de grain par jour, quantité qui fut insensiblement élevée à celle d'un quart de grain. L'administration de cette préparation mercurielle fut secondée par l'emploi des tisanes sudorifiques. Ce traitement fut parfaitement bien supporté par le malade; il prit jusqu'à dix grains de sublimé, sans qu'il se manifestât chez lui les moindres signes du côté de la bouche et des glandes salivaires ; sa santé, au contraire, s'améliora sensiblement. A peine cinq grains environ de deutochlorure de mercure furent-ils administrés, qu'il ne resta presque plus de traces de syphilides sur la peau ; la gorge était entièrement guérie ; les photopsies de l'œil gauche avaient considérablement diminué, et cet organe était près de recouvrer son intégrité parfaite. Peu de changements avaient eu lieu dans l'état de l'œil droit, si toutefois nous exceptons une diminution notable dans la vascularité de la surface antérieure de l'iris désorganisé. La couronne vasculaire dont le petit cercle avait été le siége, avait disparu.

Le malade n'échappa pas à l'épidémie de grippe qui régnait alors. Après six semaines de traitement, il fut atteint d'une bronchite qui le retint au lit pendant plusieurs semaines. Quand il revint se présenter de nouveau à la Clinique, au mois de mars 1837, nous fûmes surpris de trouver la chambre antérieure de l'œil droit remplie presque à moitié d'un sang liquide (*hypoaema*) et séparé en deux couches, l'une inférieure et d'une couleur foncée, et l'autre supérieure et d'un rouge plus vif. L'absence des phénomènes d'une nouvelle irritation nous fit attribuer la cause de cet épanchement sanguin à la rupture de l'un ou de l'autre des vaisseaux variqueux de l'iris déterminée par des efforts de toux ; les vascularités étaient moins nombreuses qu'avant l'invasion de l'affection bronchique. Le malade n'accusait pas de douleurs dans l'œil droit ; il se plaignait encore de photopsies dans celui du côté opposé. La guérison des syphilides cutanées et des ulcérations du palais était permanente.

Nous citons ce cas moins comme exemple d'iritis syphilitique, que pour servir d'argument aux conclusions suivantes :

1° Cette observation, comme nous l'avons déjà fait remarquer, pourrait être considérée comme un exemple d'iritis pseudo-syphilitique puisqu'il fut impossible de remonter à la source de l'infection vénérienne. Cependant l'inefficacité du traitement non mercuriel se trouve en opposition directe avec cette manière d'envisager la nature du cas précédent ; tandis que, selon l'assertion des auteurs anglais, les effets de cette médication constituent précisément un caractère différentiel des affections syphilitiques et pseudo-syphilitiques.

Notons encore la promptitude avec laquelle dans l'œil gauche les phénomènes de congestion rétinienne se sont améliorés sous l'empire de la médication spécifique, qui en même temps a rapidement fait disparaître l'affection de la muqueuse buccale et pharyngienne et l'éruption syphilitique de la peau ; tandis que le traitement non mercuriel, loin d'avoir été suivi de résultats avantageux, n'a pu empêcher la phlegmasie de l'œil droit de se terminer par la désorganisation de l'iris.

2° Les caractères spéciaux de l'iritis syphilitique étaient presque effacés et difficiles à reconnaître dans ce cas, mais aussi ne le vîmes-nous qu'à une période très avancée de l'affection, et lorsqu'elle avait produit des altérations permanentes. Il résulte de là que les caractères diagnostiques de cette phlegmasie n'offrent une certaine évidence que dans les cas où on est à même de les saisir de prime abord, et quand ils n'ont pas encore subi de modifications, soit par des complications accidentelles, soit par la désorganisation des tissus que la phlegmasie a produite elle-même. En est-il autrement de la phlogose d'autres organes? Qui pourra reconnaître, par exemple, le véritable caractère d'un ulcère syphilitique, après qu'il a duré long-temps et étendu ses ravages sur une grande partie de la peau?

3° La congestion rétinienne, due à la même cause que l'iritis, a été secondaire à cette dernière dans l'œil droit; elle a été primitive dans l'œil gauche. Ici il n'y eut point encore la moindre altération dans la texture et dans la couleur naturelle de l'iris. Elle a dû être combattue par les mêmes moyens, qui en ont fait disparaître une grande partie des symptômes alarmants.

TROISIÈME OBSERVATION. Iritis rhumatismo-syphilitique. — Guérison.
(Planche II , fig. 2.)

Cette figure représente l'œil gauche d'un militaire en congé, âgé de trente-deux ans; cet œil a été dessiné le 9 avril 1834. Huit jours auparavant, il s'était présenté ayant un iritis avec difformité de la pupille, dont la partie supérieure interne forme un angle aigu dirigé fortement en haut et en dedans. L'iris, par cela même, est devenu très étroit dans sa partie supérieure et interne ; à la base de l'angle formé par la pupille, existe une petite adhérence blanchâtre entre la marge pupillaire et le feuillet antérieur de la capsule cristalline. Tout l'iris est décoloré et a perdu sa structure striée ; le petit cercle a pris une teinte cuivrée très prononcée, et sur le bord pupillaire inférieur on reconnaît une élévation jaunâtre, semblable à ce qu'on a appelé condylome de l'iris. La cornée, la conjonctive et la sclérotique sont saines ; il n'y a pas de photophobie. Le malade a tous les soirs, depuis neuf heures jusqu'après minuit, des accès de douleur très violente dans l'arc surcilier et le front, au-dessus de l'œil malade.

Ces symptômes ne permirent pas de méconnaître un iritis syphilitique, c'est-à-dire une syphilide chancreuse inflammatoire de l'iris. Ce diagnostic fut confirmé d'une manière fort positive par le commémoratif et par l'inspection oculaire du pénis ; à la couronne du gland on reconnut plusieurs restes de petits chancres incomplétement guéris par un traitement non mercuriel.

Une saignée de quatre palettes, une application de vingt sangsues à l'apophyse mastoïde gauche, des frictions mercurielles sur le front et la tempe gauche ; l'usage interne du calomélas à dose non purgative, avec addition d'opium brut, de six à huit fois par jour, et la diète, sont ordonnés au malade, avec injonction de revenir dans quelques jours.

Huit jours après, un changement avait eu lieu. Pour bien faire saisir les caractères de la maladie, nous avons fait représenter à part l'iris de l'œil sain (placé à côté de la fig. 2 de la pl. II), dont nous donnerons d'abord la description.

Grand cercle bleu un peu grisâtre, petit cercle d'un gris d'acier ; leurs limites sont nettement dessinées par des échancrures concaves, dirigées vers le bord ciliaire du diaphragme oculaire ; entre elles existent des prolongements en forme de pointes, ce qui donne à la circonférence du petit cercle un aspect étoilé.

La structure fibrillaire de l'iris est fortement marquée, tant dans les fibres rayonnées que dans les fibres circulaires ; elles sont séparées par de petits sillons placés entre elles. La pupille est d'un noir foncé, et d'une exacte régularité dans sa figure ronde, la marge pupillaire est nettement coupée.

La fig. 2 représente l'état dans lequel l'œil se trouve le 9 avril.

La conjonctive est très légèrement injectée. La sclérotique présente un cercle de vaisseaux d'un rouge carmin, fins, serrés, parallèles entre eux, longs d'une ligne et un quart à peu près, s'avançant jusqu'au bord de la cornée sans en être séparés par aucun interstice, et l'entourant dans toute sa circonférence sans interruption, de manière à produire une figure semblable au disque d'une fleur radiée ; photophobie ; larmoiement.

Tous ces symptômes n'existaient pas lorsque le malade vint pour la première fois réclamer nos conseils. Dans les symptômes primitifs, un changement notable a eu lieu.

L'altération de la couleur et de la structure de l'iris est devenue plus intense. Le grand cercle a pris une couleur verdâtre, le petit est d'un rouge cuivré bien tranché ; leur teinte a perdu son éclat vif, et est devenue terne ; leurs confins, qui présentent des lignes sinueuses au lieu de la forme étoilée, sont à moitié effacés, de même que leur structure fibrillaire : leur surface est devenue presque lisse et uniforme ; les interstices sous forme de sillons qui les séparent, ont presque entièrement disparu, et ne sont que faiblement reconnaissables çà et là. Des flocons minces et nuageux semblent les couvrir par plaques. La lymphe fibro-albumineuse, épanchée à leur surface et dans leurs interstices, est cause de ce changement de tex-

ture et en partie du changement de couleur, qui est complété
par l'abord et l'épanchement de sang rouge dans leur substance.
L'élévation jaunâtre, existant sur le milieu du bord pupillaire inférieur, persiste; elle est moins circonscrite, plus floconneuse, d'une teinte jaunâtre plus claire, et ressemble plutôt à
un abcès de l'iris qu'à une végétation syphilitique (condylome)
de cette membrane. Mais la forme de la pupille est notable-
ment changée : bien que l'iris soit encore plus étroit en haut
et en dedans que partout ailleurs, l'angle pointu que l'on
voyait en haut et en dedans a disparu; la languette pseudo-
membraneuse adhérente à la capsule existe encore à sa base ;
la forme de l'ouverture pupillaire a totalement changé, elle
est devenue transversalement ovalaire, c'est-à-dire disposée
de manière à former un ovale couché, dont la limite et le
bord inférieur seulement sont masqués par ce que nous soupçonnons être un abcès; sur plusieurs endroits du bord pupillaire, mais principalement en haut et en dedans, et directement en haut, en face de la languette pseudo-membraneuse,
la marge iridienne est bordée de stries blanches irrégulières ,
produites par l'épanchement d'une matière fibro-albumineuse
sur la capsule du cristallin, et à la surface postérieure de l'iris.

La douleur frontale nocturne a diminué, mais point encore
d'une manière remarquable. La vue est toujours très trouble,
presque nulle.

Diagnostic. — Un refroidissement accidentel a probablement produit une complication d'ophthalmie rhumatismale. La
pupille, dans l'iritis rhumatismal, affectant une forme plus
ou moins perpendiculairement ovalaire, la configuration que
l'iritis syphilitique avait imprimée à la pupille a été modifiée,
et une nouvelle forme intermédiaire aux deux autres a été le
résultat de la complication; il y a ophthalmie rhumatismo-
syphilitique.

Commémoratif. — Le malade s'est en effet exposé à un courant d'air, et a d'autant plus dû être affecté de sclérotite rhumatismale que les personnes soumises à l'action du mercure sont facilement accessibles aux irritations rhumatismales des membranes fibreuses et fibro-séreuses, quand elles s'exposent à l'abaissement subit de la température atmosphérique.

Traitement. — On associe l'extrait de belladone à partie égale d'onguent napolitain pour diminuer la photophobie et faire cesser promptement la douleur qui favorise l'épanchement de la lymphe; on ordonne une tisane sudorifique (salsepareille et tiges de douce-amère); on continue l'emploi du calomélas.

Les symptômes ne diminuèrent que lentement. L'élévation, présumée être un abcès, ne se rompit point, elle diminua insensiblement de volume. Après quelques semaines de traitement on prescrivit des pilules de deutochlorure de mercure (gr. 1/8, jusqu'à gr. 1/2 par jour) pour accélérer la guérison et empêcher la rechute. Le malade ne revint plus.

Un an après, il était parfaitement guéri; le bord supérieur interne de la pupille seule présentait quelques inégalités blanchâtres. Ayant continué le traitement et s'en étant bien trouvé, il avait cru pouvoir se dispenser de consulter ultérieurement.

Les nombreux détails à représenter dans l'iris ayant beaucoup fatigué l'œil malade, affecté d'une violente photophobie, il a été impossible de rendre parfaitement la sclérotite rhumatismale, et on n'a pas cru devoir faire rien dessiner de fantaisie.

QUATRIÈME OBSERVATION. Traces laissées par un iritis syphilitique guéri et reconnaissables au simple aspect.

En passant, le 29 novembre 1832, avec M. Bérard, devant le n° 21 de la salle Saint-Éloi de l'hôpital Saint-Antoine, je m'aperçus que la pupille gauche du malade avait une forme différente de celle de la droite. A peine eus-je examiné cet œil, que je fis observer à M. Bérard que je croyais y remarquer, pour la première fois depuis long-temps, un produit caractéristique d'un iritis syphilitique. Nous avons fait remarquer que le signe pathognomonique principal de cet iritis est la difformité de la pupille, qui est oblongue de bas en haut et de dehors en dedans, et qui forme en haut un angle plus ou moins pointu dirigé en dedans, par suite d'une infiltration de lymphe plastique dans la partie supérieure interne de l'iris, et d'adhérences partielles avec la capsule du cristallin. Chez ce malade, il n'y avait aucun symptôme d'iritis; la couleur brune et la texture de l'iris étaient les mêmes aux deux yeux; mais la pupille gauche avait la forme que nous venons d'indiquer; seulement l'angle formé par sa partie supérieure était un peu moins dirigé en dedans qu'en haut. Quelques fausses membranes minces et blanchâtres bordaient les marges pupillaires externe et interne dans une grande partie de leur étendue; le jeu de l'iris était moins libre, et la dilatation de la pupille nécessairement incomplète, puisque dans l'endroit où les fausses membranes et l'angle pointu de l'iris existaient, l'altération de son tissu par l'infiltration de matière plastique et les adhérences devaient retenir l'iris. La pupille devenait donc plus large dans sa partie correspondante aux points non adhérents de l'iris, ce qui faisait encore mieux ressortir sa difformité caractéristique. La vue était plus faible dans l'œil gauche que dans l'œil droit.

Le commémoratif constata le diagnostic d'une manière très positive. Le malade, que je voyais ce jour-là pour la première fois, avait un rétrécissement de l'urètre et des ulcères syphilitiques aux jambes; il avait été traité successivement dans quatre hôpitaux de Paris pour des affections vénériennes qui ont presque ruiné sa constitution. L'affection de l'œil n'indiquait point de traitement particulier ; les brides et l'infiltration fibro-albumineuses étaient trop anciennes pour qu'on eût pu espérer de les déchirer par l'instillation d'un extrait narcotique qui dilaterait la pupille, ou pour qu'on tentât d'en provoquer la résorption par l'emploi de moyens généraux et locaux qui stimulent le système lymphatique ; il n'était pas probable non plus qu'un traitement général, dirigé contre l'affection constitutionnelle, pût modifier la difformité de la pupille.

CINQUIÈME OBSERVATION. Suites d'iritis syphilitique.

Chez le malade couché salle Saint-François, n° 16, j'ai découvert, le 3 février 1833, une difformité semblable de la pupille gauche ; elle est moins pointue en haut, mais sa direction en dedans est beaucoup plus marquée ; on remarque chez lui les mêmes phénomènes que chez le malade de l'observation précédente, à cette différence près, que l'iris gauche, de la même couleur que celui de l'œil sain, c'est-à dire d'un bleu grisâtre, se dilate plus complétement et moins inégalement. Un fait singulier, mais qui trouve une explication assez naturelle, si on admet qu'il a peut-être été affecté d'un très léger degré d'iritis syphilitique commençant, c'est que la pupille de l'œil droit, en se dilatant, devient, elle aussi, un peu ovale et dirigée en haut et en dedans.

Ce malade, charretier de profession, dit n'avoir jamais eu mal à l'œil qu'une fois, il y a six ans ; du sable et une pierre que son cheval lui envoya d'un coup de pied lui frappèrent l'œil, qui fut douloureux et enflammé pendant quatre à cinq jours ; jamais, d'après ses allégations, il n'aurait eu d'affection syphilitique, ni suivi par conséquent un traitement antivénérien.

Mais en examinant la verge, j'ai trouvé à gauche, sur la

couronne du gland et sur la partie voisine de la surface pré-
putiale interne, une dépression assez creuse, surmontée d'une
petite bride que je crois, ainsi que M. Bérard, la cicatrice
d'une ulcération syphilitique, dont le malade ignorait l'existence, attendu qu'elle était placée dans un endroit assez caché, et que ces ulcérations sont souvent peu douloureuses.

SixièMB observation. Iritis rhumatismo-arthritique avec complication
syphilitique.

Madelaine S., journalière, âgée de quarante-cinq ans, fut
reçue à l'hôpital Saint-Antoine le 15 février, et couchée salle
Sainte-Marthe, n° 21.

L'œil droit de cette malade présentait à un très haut degré
les caractères d'une ophthalmie rhumatismo-arthritique, avec
iritis. Nous répartirons en trois groupes les phénomènes que
l'œil de l'observateur pouvait saisir :

Premier groupe : *Phénomènes arthritiques.* — Dans la sclérotique, autour des bords externe et interne de la cornée, se
dessinaient deux demi-cercles bleuâtres, larges d'une demi-
ligne à peu près. L'injection arthritique entourait ces cercles,
et cessait d'une manière brusque à son point de contact avec
ces derniers.

Second groupe : *Phénomènes rhumatismaux.* — En bas seulement et en haut, là où le cercle arthritique n'existait pas,
les vaisseaux se prolongeaient en petites pointes droites, très
fines et serrées, longues d'une demi-ligne à peu près, qui pas-
saient sur le bord de la cornée, en y formant un demi-cercle.
(Ces pointes appartiennent exclusivement à l'ophthalmie rhumatismale, dont elles indiquent une grande intensité ; bien
souvent quand elles existent, il y a tendance à l'ophthalmie
arthritique ; au plus haut degré, ces pointes couvrent tout le
bord de la cornée et y forment une petite couronne vasculaire).

L'épiphora était modéré, la photophobie très peu considérable, et ne se manifestait guère que pendant l'exploration de l'œil et au grand jour. Comme nous l'avons déjà fait observer, à l'exception de l'ophthalmie traumatique (dont tous les caractères ressemblent le plus à ceux de l'ophthalmie rhumatismale), cette dernière seule est accompagnée à un très haut degré de larmoiement et de la sensibilité à la lumière ; l'ophthalmie arthritique pure n'en présente que rarement, et, dans le cas présent, ces phénomènes, dus à la complication rhumatismale, étaient nécessairement moins saillants que dans l'ophthalmie rhumatismale pure.

Les bords palpébraux étaient légèrement gonflés, comme infiltrés de sérosité, ce qui leur donnait un aspect luisant, d'un rouge bleuâtre et un peu transparent.

Troisième groupe : *Iritis*. — Les couleurs de l'iris sont changées ; le petit cercle, d'un brun jaunâtre dans l'œil sain, est d'un brun rougeâtre dans l'œil malade ; le grand cercle, d'un gris verdâtre dans l'autre œil, a perdu sa teinte grisâtre, et ne présente plus qu'une couleur d'un vert sale ; quelques teintes d'un brun foncé se trouvent sur le bord externe du grand cercle de l'œil sain ; les taches correspondantes de l'œil malade sont d'un brun plus clair, roussâtre. La structure radiée de l'iris commence déjà à s'effacer ; la pupille, tout-à-fait immobile pendant les changements les plus brusques de la lumière, est ronde et très étroite. Le liquide contenu dans la chambre postérieure est trouble ; près du bord pupillaire, il est plus épais et jaunâtre ; il semble qu'il est sur le point de se concréter pour former une petite fausse membrane adhérente au bord pupillaire. On voit, en effet, à l'aide de la loupe, que cette teinte jaunâtre appartient à une substance molle, sécrétée en nappe, à une couche mince de matière plastique, en un mot, à une fausse membrane naissante. La cornée est terne, sans éclat, mais sans autre signe d'inflammation.

La vision est nulle ; la sensation de la lumière existe seule.

Il n'y avait, d'après ce qu'on vient de lire, aucun caractère spécifique dans cet iritis. D'après le caractère de l'injection, nous nous étions attendu à une déformation de la pupille, qui, dans l'ophthalmie arthritique, est toujours oblongue, soit transversalement dans le plus haut degré, soit perpendiculairement dans les degrés moins forts de cette inflammation, ou quand il y a complication rhumatismale. L'aspect de l'œil sain nous fit supposer une cause de cette anomalie, que la marche ultérieure de la maladie démontra fondée. La pupille gauche avait une forme tout-à-fait irrégulière, ovale de bas en haut et de dehors en dedans, très pointue en haut; sa marge interne dans sa partie supérieure était bordée par une adhérence d'un brun très foncé, qui la réunissait à un point blanc et opaque de la capsule antérieure du cristallin. La couleur et la structure de l'iris étaient, du reste, normales, et l'iris mobile dans toute la partie extérieure et inférieure de son bord, c'est-à-dire là où il n'y avait point d'adhérence. Nous n'hésitâmes pas à déclarer que cette difformité était le résultat d'un iritis syphilitique, et nous nous crûmes fondé à penser qu'une complication syphilitique, en ayant produit des adhérences, ou une infiltration de matière plastique dans la partie interne de l'iris de l'œil droit, était la cause qui avait empêché la pupille de prendre la forme caractéristique de l'iritis arthritique.

Sous le grand angle de l'œil gauche, existait en outre une cicatrice provenant d'une ancienne affection du sac lacrymal.

Commémoratif. — Il y a neuf à dix mois que la malade n'a plus ses règles. Sa maladie a commencé, il y a huit mois, par un point de côté, des douleurs d'estomac et un fort dévoiement. A cette affection succédèrent des douleurs dans les jambes, qui augmentaient vers les cinq heures du soir, et qui ne la quittèrent qu'après trois mois, pour se fixer d'abord dans les bras et disparaître peu à peu. L'affection de l'œil droit existe depuis six mois; des sangsues appliquées à plusieurs reprises n'ont pas produit de changement. Il y a quatre mois, une tumeur lacrymale se forma à l'œil gauche; l'opération fut faite par M. Dupuytren, et une canule introduite à demeure; la plaie guérit promptement. La malade ne se rappelle pas avoir jamais eu mal au globe de l'œil gauche; elle ne croit pas non plus avoir été affectée de syphilis; cependant, questionnée ultérieurement, elle avoue qu'elle a eu, il y a neuf mois, des fleurs blanches avec démangeaison et quelques boutons aux parties, pour lesquels elle n'a fait aucun traitement, et dont elle n'a, par conséquent, pas soupçonné la nature.

Depuis dix jours à peu près elle éprouve des douleurs fortes dans la région sus et sous-orbitaire du côté droit; ces douleurs ne manquent presque jamais dans l'iritis arthritique. Il existe également encore quelques douleurs rhumatismales dans le bras droit.

D'après les faits que nous venons de rapporter, la malade doit donc avoir été atteinte d'un iritis syphilitique de l'œil gauche, qui a suivi cette marche chronique que l'on remarque si fréquemment dans les maladies syphilitiques, mais qui, pour l'iritis, est assez rare.

Prescription : Application de vingt sangsues à la tempe droite; onguent mercuriel, demi-gros par jour en friction au-dessus de la tempe; tisane de salsepareille et de douce-amère.

L'emploi de ces médicaments fit diminuer l'injection de l'œil droit, mais elle ne se dissipa pas entièrement. Les douleurs sus et sous-orbitaires cessèrent après quelques jours de traitement.

Le 26 février, la teinture de semences de colchique fut substituée à la tisane, et portée peu à peu à la dose de soixante gouttes par jour. La pupille était devenue plus claire dans son centre; la malade commençait à reconnaître les doigts qu'on lui montrait, et bientôt elle parvint à pouvoir les compter ; mais, malgré la continuation de l'emploi de l'onguent mercuriel, les fausses membranes adhérentes au bord pupillaire, qui d'abord avaient semblé rester stationnaires dans leur développement, devinrent plus blanches et plus fermes, et menacèrent de s'organiser de plus en plus.

Depuis le 26, on fit instiller journellement et à plusieurs reprises dans l'œil malade une forte solution d'extrait de belladona, pour tâcher de déchirer les fausses membranes, ou au moins d'agrandir le champ de la pupille avant que les fausses membranes ne fussent devenues trop fermes. Ce dernier but fut en partie atteint, et c'est ici qu'un phénomène très curieux vint confirmer notre supposition ; l'iris et les fausses membranes cédèrent partout à l'action de la belladona, excepté dans la partie interne et supérieure ; la pupille fut dilatée, mais inégalement, de manière qu'elle prit une forme ovoïde et pointue en haut et un peu en dedans, comme dans l'iritis syphilitique.

Le 6 mars, quelques douleurs passagères dans les gencives nous engagèrent à discontinuer les frictions, d'autant plus que la malade était déjà en état de reconnaître des objets placés au bout de la salle. L'injection de la conjonctive et les douleurs du bras avaient complétement disparu. La teinture de colchique fut continuée, elle ne produisit qu'une selle régulière par jour ; avant son emploi, la malade avait été constipée pendant dix-sept jours.

Le 8, les frictions mercurielles furent recommencées et continuées pendant six jours ; une légère injection qui se montra le 14, après que la malade fut sortie de la salle par un jour très froid, disparut à l'aide d'un purgatif.

La pupille se dilata encore un peu par l'emploi de l'extrait de belladone, sans cependant perdre sa forme pointue ; son centre devint tout-à-fait noir, mais sa marge resta bordée d'une petite fausse membrane très étroite, d'une couleur blanche-bleuâtre, attachée au bord de l'iris par des filaments bruns, disposés en plaques et composés d'une matière fibro-albumineuse, couverts d'un enduit du pigmentum de l'uvée. La malade voyait parfaitement bien de cet œil pour se conduire et pour reconnaître de petits objets, comme des pièces de monnaie. Elle sortit le 16 mars, guérie en un mois d'une ophthalmie violente et compliquée, qui existait depuis six mois. Nous l'avons revue depuis ; l'œil n'a plus souffert, et aucun symptôme d'irritation ne s'est montré dans l'iris ou dans les autres membranes.

Dans les iritis arthritiques, où la pupille au lieu d'être ovale est ronde, on a toujours quelque raison de soupçonner une complication syphilitique. Il est d'autant plus nécessaire de faire bien attention à cette complication, que ses suites sont très gra   ; l'ophthalmie résiste d'une manière opiniâtre au traitement antiphlogistique et antiarthritique, et si un traitement antisyphilitique ne vient pas à temps pour combattre l'affection, la pupille est d'ordinaire obstruée par des fausses membranes. Peu de temps après que nous eûmes donné nos soins à la malade, dont nous venons de rapporter l'observation, nous avons vu un cas semblable où nous avions soupçonné une complication de cette nature, et où la malade n'a avoué l'infection que quand de larges et nombreux condylomes la tourmentaient tellement, qu'elle fut forcée de chercher remède à ce mal.

CHAPITRE VIII. — DE L'OPHTHALMIE VARIOLEUSE.

Depuis que l'introduction générale de la vaccination a fait cesser les ravages produits par la petite vérole, nous avons peu d'occasions d'observer cette forme d'ophthalmie spéciale, qui jadis a été une des causes les plus fréquentes de la destruction totale ou partielle de la vue.

La variole et la varioloïde peuvent affecter successivement ou simultanément la peau des paupières et toutes les parties de la conjonctive. Cette différence du siége a fait distinguer cette ophthalmie en *blépharite* et en *ophthalmie varioleuse*. Nous n'avons pu, jusqu'ici, trouver un caractère particulier dans l'ophthalmie quand elle accompagne la variole et quand elle se montre dans le cortége de la varioloïde. Nous croyons que, dans les cas d'éruption confluente, dans ces deux espèces d'exanthème, la phlegmasie oculaire présente les mêmes symptômes.

La blépharite varioleuse consiste dans l'éruption de la variole à la surface externe des paupières. Les caractères de l'exanthème sont ici les mêmes que ceux que l'on observe sur d'autres parties de la surface cutanée. Les pustules se forment quelquefois en grand nombre sur les bords des paupières. L'éruption est précédée et accompagnée d'une tuméfaction souvent érysipélateuse de ces voiles membraneux. Ce gonflement est parfois tel, qu'il produit l'occlusion complète des paupières, qui dure jusqu'au moment de la dessiccation des pustules. La sécrétion des follicules de Meibomius et de la conjonctive est augmentée; les mucosités, desséchées entre les bords palpébraux, collent ces derniers, et s'opposent à l'écoulement libre des larmes. L'irritation peut se propager à la conjonctive palpébrale et scléroticale, sans que cette membrane soit elle-même le siége d'une éruption varioleuse.

Nous entendons, par les noms de conjonctivite ou ophthalmite varioleuse, les cas dans lesquels la conjonctive devient le siége de pustules varioleuses. L'exanthème peut se développer sur toutes les parties de la conjonctive, et même sur le feuillet conjonctival de la cornée. Dans tous les cas d'ophthalmie varioleuse que nous avons observés, le gonflement concomitant des paupières, le blépharospasme et la photophobie ont été tels qu'il nous a été impossible d'étudier avec soin la forme de l'injection vasculaire qui accompagne le développement des pustules varioleuses dans les différentes parties de la conjonctive. Cependant la disposition des vaisseaux nous a paru particulière, et nous saisirons la première occasion opportune pour continuer nos recherches à cet égard. L'éruption de l'exanthème sur la conjonctive s'annonce par une sensation de tension, de gravier et de douleur lancinante que les malades éprouvent au-dessous des paupières. L'œil est rouge et sensible à la lumière; des larmes brûlantes s'écoulent de la fente des paupières. Les pustules de la conjonctive palpébrale et scléroticale sont petites, jaunâtres et élevées au-dessus du niveau de la membrane; la cornée devient le siége de points suppuratifs blanchâtres d'abord, puis jaunâtres, qui s'élèvent peu à peu; la suppuration ne tarde pas à affecter la substance de la cornée, et y prend la forme d'une pustule assez acuminée et élevée, ou plus tard celle de l'onyx. Cette éruption est naturellement accompagnée de violentes douleurs. L'inflammation se transmet quelquefois aux tissus profonds de l'œil. Le travail destructeur de la suppuration peut occasionner la perte et la désorganisation totale ou partielle de l'organe de la vue. La suppuration de la cornée laisse après elle des leucomes plus ou moins étendus, avec ou sans synéchie; les ulcères pénétrants de la cornée, qui peuvent résulter de cette affection, donnent lieu aux procidences iridiennes, aux staphylomes, à la destruction de la cornée et à la dénudation complète de l'iris, et même à la fonte purulente de l'œil.

Parmi les suites les plus fréquentes de la blépharite varioleuse, nous citerons des excoriations ou ulcérations superficielles rougeâtres, arrondies et en partie déprimées en godets, qui souvent persistent pendant toute la vie, entretiennent une irritation douloureuse, gènent les fonctions de l'organe visuel, produisent un aspect désagréable et souvent repoussant, et résistent opiniâtrément à tous les moyens curatifs. On observe encore la destruction complète des cils et une blépharite glandulaire chronique qui se montre souvent rebelle, durant toute la vie, à toute espèce de traitement. Cette blépharite paraît être due à l'oblitération des orifices des follicules palpébraux déterminée par les cicatrices que les pustules varioleuses ont laissées après elles. Souvent elle est sollicitée par la coexistence d'une disposition scrofuleuse. Un grand nombre d'ophthalmies chroniques, consécutives à la petite vérole, sont dues aux progrès que les exanthèmes aigus en général impriment au développement des affections scrofuleuses. Les ulcères varioleux, souvent très rebelles au traitement, détruisent quelquefois les ligaments interpalpébraux, et donnent ainsi lieu à des ectropions hideux. L'inflammation occasionnée par la blépharite varioleuse étend souvent ses ravages sur l'appareil lacrymal résorbant; il peut en résulter un larmoiement incurable, la blennorrhée du sac lacrymal, et l'oblitération partielle ou totale de ce canal.

Traitement. — La partie prophylactique du traitement est la plus importante. Il serait éminemment utile en effet de pouvoir, d'une manière quelconque, détourner l'éruption varioleuse d'un organe qui, par cette affection, est non seulement menacé de difformité, mais encore de la destruction partielle ou totale de sa fonction. Bien que nous ne connaissions jusqu'ici aucun moyen dont notre propre expérience nous ait fait connaître une vertu préservative infaillible, nous pouvons dire cependant que nous avons constaté les bons effets de l'application locale sur les paupières et sur l'œil de certains répercussifs, tels que les fomentations avec l'eau froide, avec les solutions saturnines fortes, avec des liquides imprégnés de vinaigre camphré, l'instillation d'un collyre saturnin plus faible entre les paupières, et de la révulsion opérée avant et pendant le période de l'éruption sur les parties inférieures du corps, sur les cuisses, les mollets et les pieds, à l'aide de fomentations chaudes, de cataplasmes sinapisés, etc., etc. Nous n'hésiterions pas non plus, dans des cas de variole, de tenter l'action prophylactique de la pommade mercurielle appliquée sur les paupières. Si, malgré ces précautions, les paupières et la conjonctive deviennent le siége de l'éruption varioleuse, si des pustules se forment sur la conjonctive palpébrale, la continuation de l'emploi des mêmes moyens peut encore les faire avorter. Dans le cas contraire, quand ces pustules grossissent, et quand d'autres commencent à se développer sur la cornée, nous croyons utile de suivre le conseil donné par M. Serres ; il consiste à ouvrir toutes les pustules à l'aide de la lancette, et à les faire avorter en les cautérisant avec un crayon pointu de nitrate d'agent. La cautérisation des pustules et des ulcères de la cornée doit être faite profondément ; on met ainsi obstacle à la propagation aux tissus profonds de l'œil d'une suppuration destructive. D'après l'assurance donnée par le savant inventeur de la méthode ectrotique, la transparence de la cornée serait même conservée dans son intégrité malgré l'action la plus énergique du caustique. Nous n'avons pas eu l'occasion de constater les effets de cette méthode, les moyens prophylactiques indiqués ayant toujours jusqu'ici réussi entre nos mains à prévenir la formation de pustules sur la cornée, même dans des cas de variole confluente. Est-ce à l'action de ces moyens que nous devons l'attribuer, ou bien à la nature particulière des épidémies que nous avons observées, épidémies qui cependant ont été fort meurtrières ? Nous ne saurions le dire.

Les mesures antiphlogistiques doivent être combinées avec cette médication locale. On diminuera la tension des paupières, souvent insupportable aux malades, en observant la plus grande propreté et en entraînant les mucosités qui s'amassent aux bords palpébraux à l'aide de petites quantités d'un liquide émollient, tel qu'une décoction de mauve ou de guimauve ou d'un peu de lait tiède. L'humectation continuelle des paupières enflammées, faite à l'aide de ce même genre de fomentations tièdes, peut être employée quand les moyens indiqués n'ont pu empêcher l'éruption des pustules ; elle soulage beaucoup les malades. Dans l'ophthalmie varioleuse, l'emploi des émissions sanguines, des purgatifs et d'autres moyens antiphlogistiques, pratiqué d'après les règles générales, peut devenir fort utile et même d'une nécessité absolue ; les purgatifs surtout sont un des agents les plus efficaces de dérivation, en détournant le flux des liquides du derme malade, et en soutirant à l'économie une quantité notable de sucs blancs.

Les auteurs ont beaucoup parlé d'une ophthalmie varioleuse secondaire qui ne se manifesterait qu'à une époque plus ou moins éloignée de la desquamation de l'exanthème variolique, et qui, selon eux, dépendrait d'un reste de virus ou d'action morbide, se localisant tardivement dans les tissus oculaires. Cette ophthalmie varioleuse secondaire serait analogue à d'autres affections consécutives à la petite vérole et reconnaissant la même origine, telles que l'éruption de furoncles sur une grande partie de la peau, la formation d'abcès, etc. Les cas d'ophthalmie varioleuse que nous avons eu l'occasion d'observer n'appartenaient point à cette variété ; nous les croyons trop peu nombreux pour que nous nous prononcions définitivement sur ce point.

Il est bon de rappeler à cette occasion que la variole laissant souvent après elle, de même que les autres exanthèmes aigus, une disposition aux affections scrofuleuses, on est quelquefois tenté d'attribuer à un reste de virus variolique dans l'économie l'apparition d'une ophthalmie qui n'est que l'expression locale d'un travail lymphatique.

CHAPITRE IX. — DE LA BLÉPHARITE SERPIGINEUSE, HERPÉ-
TIQUE, IMPÉTIGINEUSE.

(OPHTHALMIE DARTREUSE DES AUTEURS.)

Les éruptions chroniques de la peau de la face peuvent
s'étendre aux paupières et donner lieu à une blépharite, qui a
reçu les noms d'ophthalmie impétigineuse, herpétique, psorophthalmie, et qui est quelquefois accompagnée d'une conjonctivite qui n'a rien de particulier et le plus souvent présente la forme scrofuleuse.

Nous trouvons le terme d'ophthalmie dartreuse fréquemment employé dans les ouvrages sur les maladies des yeux,
et surtout par les auteurs français. En général, on n'attache
pas un autre sens à cette dénomination que celui d'une irritation oculaire quelconque développée sur un individu affecté
d'éruption dartreuse de la peau, et sans que la forme particulière de la phlegmasie et ses caractères anatomiques prouvent le nexus entre les deux affections. Fidèle à ce que nous
avons dit jusqu'ici sur la nécessité de baser le diagnostic sur
des signes positifs , nous comprenons exclusivement sous le
titre d'ophthalmie impétigineuse ou dartreuse les formes
d'inflammation de l'une ou de l'autre partie de l'œil, carac-
térisées par des symptômes locaux anatomiques et fonctionnels,
qui sont appréciables pour l'observateur.

Et d'abord disons que nous n'avons vu jusqu'ici que des
blépharites se développer sous l'influence d'éruptions cutanées
chroniques ; les ophthalmies qu'on a décrites sous le nom de
dartreuses ne sont que des ophthalmies scrofuleuses qui se
manifestent chez des individus sur lesquelles la disposition
lymphatique produit en même temps des éruptions chroniques au derme.

Chez les enfants la croûte laiteuse et serpigineuse (*crusta*

lactea, crusta serpiginosa, eczema impetiginodes), envahit souvent
les paupières. Ces voiles membraneux se couvrent de pustules
qui, en se rompant, fournissent un liquide qui se condense à
l'air en croûtes plus ou moins épaisses, jaunâtres, brunes ou
d'un jaune brunâtre. Les paupières deviennent le siége d'un
gonflement érysipélateux considérable. La conjonctivite scrofuleuse qui accompagne ordinairement cette éruption prend
facilement le caractère blennorrhoïque. Malgré la gravité apparente de l'affection, la blennorrhée de l'œil, dans ces cas,
n'affecte que rarement une marche aiguë, et se borne principalement à la conjonctive palpébrale. Cette dernière se boursouffle, et son corps papillaire acquiert un développement
anormal. Le plus souvent il existe en même temps une blépharite glandulaire lymphatique.

Quand, le gonflement des paupières ayant cessé, l'on parvient
à les ouvrir, on trouve ordinairement un état grenu et sarcomateux de la conjonctive; les cils sont tombés, les bords palpébraux sont érodés, etc. Cette affection, lorsqu'elle a profondément attaqué le derme et produit des ulcérations, peut
donner lieu au renversement des paupières en dehors; si leur
occlusion a persisté long-temps, l'entropium et les trichiasis
peuvent en être la conséquence.

Cette affection se développe sous l'influence de la diathèse
lymphatique et de ses causes ordinaires et principalement de
la malpropreté.

Elle exige le traitement que nous avons indiqué pour l'ophthalmie scrofuleuse en général. Afin d'empêcher que les paupières ne soient envahies par la croûte laiteuse, on peut
employer des fomentations avec une faible solution de deutochlorure de mercure (un demi-grain au plus par once d'eau
distillée), en même temps qu'on établit une révulsion à la
nuque ou derrière les oreilles, à l'aide de frictions avec la
pommade stibiée.

De même que la croûte laiteuse chez les enfants, les affections herpétiques et impétigineuses, chez les adultes, peuvent s'étendre aux paupières avec la même forme qu'elles affectent sur le reste du derme et produire une irritation inflammatoire de la conjonctive. Les follicules de Meibomius deviennent souvent alors le siége d'une blépharite glandulaire. La conjonctive palpébrale s'injecte, se boursouffle, et peut devenir sarcomateuse. Si l'affection n'est pas combattue avec succès, on voit se former les mêmes altérations (difformité du tarse, chute des cils, ectropium, entropium, trichiasis) que nous venons de signaler comme suite de la blépharite produite par la croûte laiteuse et serpigineuse.

Cette phlegmasie n'est pas moins rebelle que la cause qui la produit. Elle ne guérit pas, tant que le traitement reste impuissant contre l'affection générale. Nous ne pouvons entrer ici dans les détails de dermatopathologie; nous nous contenterons de dire que les antimoniaux, les mercuriaux, les préparations sulfureuses, iodurées, les sudorifiques, les exutoires, etc., peuvent tour à tour être utiles. Ces éruptions dépendent presque toujours d'une diathèse scrofuleuse, veineuse ou syphilitique, qui mérite avant tout l'attention du praticien. Les moyens spéciaux peuvent être employés localement, sous forme de fomentations, de collyres et d'onguents. Dans un cas qui, pendant trois ans, est resté rebelle à toute médication, nous avons obtenu un prompt succès en cautérisant la surface impétigineuse des paupières et du derme voisin avec le nitrate acide de mercure, et en touchant journellement avec un crayon de sulfate de cuivre la conjonctive palpébrale fortement sarcomateuse.

Nous devons signaler encore une autre forme de blépharite dartreuse, qui, en ce qui concerne les symptômes locaux, a beaucoup de rapports avec le pityriasis. Cette variété se rencontre surtout chez les personnes d'une habitude scrofuleuse, délicate, sanguine, à teint fleuri, à peau très sensible, demi-transparente, et douées d'une grande érectilité du système capillaire. Chez elles, les bords des paupières sont rouges ; dans les interstices qui séparent les cils se forment de petites écailles blanchâtres, très fines, aplaties, ou des croûtes peu volumineuses, jaunâtres et arrondies. Ces écailles et ces croûtes se détachent de la peau avec la même facilité que les squames du cuir chevelu affecté de pityriasis. Le derme qui se trouve couvert de ces écailles est légèrement rouge ; le liquide qui suinte à sa surface se concrète presque aussitôt. Les follicules ciliaires sont rarement affectés en même temps ; le bord libre des paupières reste lisse, son gonflement est peu considérable et uniforme, la rougeur est peu profonde et n'a rien de livide, la peau se laisse facilement déplacer et n'est nullement adhérente au cartilage tarse ni aux glandes de Meibomius. La conjonctive palpébrale présente souvent une rougeur uniforme. Cette affection des paupières est accompagnée d'une sensibilité extraordinaire ; les malades ne peuvent supporter la moindre fatigue des yeux. La plus légère excitation, la lecture du soir, même celle du jour, lorsqu'elle est un peu prolongée, les veilles, le moindre excès de table, l'impression soudaine d'une éclat de lumière sont promptement suivis d'une aggravation des symptômes. Les paupières sont le siége d'une vive démangeaison et d'une cuisson souvent insupportable. Les malades y éprouvent une roideur gênante, principalement le matin.

L'affection dont nous venons d'exposer succinctement les symptômes est singulièrement rebelle au traitement. Nous l'avons toujours vue s'exaspérer, lorsque nous voulûmes la combattre à l'aide des moyens locaux altérants ou stimulants. Les collyres de sublimé, de sulfate de zinc, de cuivre, les onguents de précipité blanc ou rouge, à quelque faibles doses qu'on les emploie dans le début de l'affection, ne manquent presque jamais d'augmenter l'irritation à un tel point qu'on est forcé d'en cesser l'usage. Les lotions douces avec des eaux mucilagineuses, peu laudanisées, font le plus de bien dans le principe, mais ne suffisent pas pour achever la guérison. Les lotions des paupières avec l'eau froide sont souvent mieux supportées que tout autre topique. La cautérisation des bords palpébraux est encore moins tolérée que l'usage local des mercuriaux et des astringents. La médication diaphorétique, jointe à des moyens généraux propres à changer la constitution lymphatique de ces malades, et aux onctions mercurielles au-devant du pourtour de l'orbite et sur la partie saine des paupières, est celle qui nous a fourni, parmi tous les traitements, les résultats les plus satisfaisants.

La plupart des auteurs ont appelé à tort *psorophthalmie* ce qui n'est autre chose qu'une blépharite glandulaire scrofuleuse, qui, comme nous l'avons établi plus haut, produit quelquefois de petites ulcérations siégeant sur les bords palpébraux. La véritable psorophthalmie est extrêmement rare. Nous ne l'avons observée que trois fois sur des personnes atteintes d'une ancienne gale qui avait été négligée. Il s'était formé sur la peau des paupières et de leurs bords des vésicules entièrement analogues aux vésicules psoriques, mêlées à de petites pustules d'ecthyma qui, en se rompant, avaient donné naissance à de petits ulcères circonscrits. Ces ulcères peuvent s'étendre, et plusieurs d'entre eux se réunir en un seul, qui alors présente une forme irrégulière. Dans un des cas que nous avons observés, l'ulcération formée par la réunion des pustules psoriques rompues occupait une grande partie de la paupière, et avait des bords irréguliers, fongueux ; cependant on reconnut, dans le fond de l'ulcère, un certain nombre de petites excavations qui indiquaient l'existence antérieure de pustules et d'ulcères séparés. Cette affection est accompagnée d'une démangeaison très vive dans les paupières.

La psorophthalmie n'est pas moins difficile à guérir que toute autre affection résultant d'une gale ancienne et négligée. Son traitement doit être dirigé d'après les mêmes principes. L'usage prolongé des sulfureux, des antimoniaux et des sudorifiques à l'intérieur, des bains et des lotions hydrosulfureuses, l'application de pommades sulfureuses aux paupières mêmes, sont les moyens les plus avantageux pour combattre cette affection.

Observation. Ophthalmie impétigineuse. — Cautérisation. — Guérison.

Madame B..., cordonnière, âgée de vingt-quatre ans, d'une constitution lymphatique, face très colorée et s'injectant facilement, a toujours joui d'une bonne santé ; elle ne se souvient pas d'avoir eu dans son enfance d'autre maladie que la rougeole et une dartre à la figure. Depuis cinq ans elle est affectée d'une éruption dartreuse à la région auriculaire des deux côtés. Quand nous la voyons, le 7 octobre 1836, le derme des alentours des oreilles est rouge, couvert de croûtes minces, et fournit un liquide jaunâtre qui se durcit à l'air. Cette éruption s'étend jusque dans l'intérieur du pavillon des oreilles, à la nuque, en avant à la partie externe de l'oreille, sur une grande partie du front ; elle est plus répandue sur le côté gauche que sur le côté droit. La malade se plaint d'une vive démangeaison dans les parties qui sont le siége de l'éruption.

Depuis deux mois l'œil gauche a commencé à être affecté ; la peau des deux paupières a été successivement envahie par cette éruption eczémateuse, qui est cernée en haut et en bas par plusieurs papules rouges ; le tissu de la peau de la paupière supérieure est devenu roide, inégal ; il est couvert de croûtes épaisses, jaunâtres ; les follicules de Meibomius, ceux surtout de la paupière supérieure, sont gonflés, et forment pour ainsi dire un chapelet de petits renflements le long de la paupière ; les racines des cils sont couvertes de petites croûtes ; la surface conjonctivale de la paupière supérieure et inférieure présente un boursouflement sarcomateux et une injection presque uniforme, dans laquelle on distingue des stries rougeâtres parallèles et perpendiculaires par rapport au diamètre longitudinal de la paupière ; la partie externe de la paupière inférieure est renversée en dehors (*ectropion*) ; la conjonctive scléroticale est exempte d'injection ; les paupières de l'œil droit offrent également l'injection conjonctivale et sont collées le matin par des mucosités ; la malade y éprouve beaucoup de démangeaison ; cette dernière est plus intense lorsque le temps est humide ; depuis cinq jours les bras et les cuisses sont couverts d'un grand nombre de papules rouges qui ont tous les caractères de la gale ; plusieurs de ces papules sont surmontées de vésicules qui renferment un liquide purulent.

C'est un de ces cas rares de blépharite impétigineuse, où l'affection des paupières n'est véritablement que la suite de l'affection primitive du derme ; l'éruption est probablement de nature lymphatique. Malgré l'examen le plus scrupuleux, nous n'y avons pu rien découvrir qui nous portât à assigner à la maladie une origine syphilitique ; la rougeur de l'éruption ne présentait nullement cette nuance cuivrée qui est pathognomonique pour les affections syphiloïdes. Ce qui nous a paru surtout digne d'attention, c'est l'affection sympathique des glandes de Meibomius, coïncidente avec l'affection du derme ; elle semble fournir un signe de plus qui milite en faveur de la nature lymphatique de la maladie. Autre chose remarquable, c'est la coïncidence de deux maladies cutanées, différentes en apparence, chez le même individu. Les formes diverses d'éruptions ne sont-elles point l'expression modifiée d'une et la même maladie générale et constitutionnelle, c'est-à-dire des scrofules?

Nous avons cru devoir attaquer l'affection psorique avant de commencer le traitement de l'ancienne affection pour laquelle la malade avait déjà été soumise à toutes les médications possibles. Dans cette intention nous prescrivîmes à l'intérieur les fleurs de soufre combinées avec la crème de tartre, les lotions avec l'hydrosulfure de potasse, des bains généraux et un régime adoucissant. Après quinze jours de traitement, les papules des bras et des cuisses avaient disparu; mais l'affection principale, l'éruption impétigineuse de la figure, resta la même. Les antimoniaux, les mercuriaux, les sudorifiques, les sulfureux employés tour à tour, n'avaient que peu et passagèrement amélioré l'état de la malade. L'éruption paraissait diminuer pendant quelque temps, et ne tardait pas ensuite à repulluler de nouveau. Les yeux ne supportaient aucune application locale de collyres ou de pommades, quelque peu stimulante que fût leur composition; l'emploi d'un très faible collyre de sublimé (gr. 1/2 de ce sel pour 2 onces d'eau distillée avec addition d'une grande quantité de mucilage), provoqua rapidement une irritation de la conjonctive oculaire et de la sclérotique, accompagnée de photophobie et de larmoiement.

Tel était l'état de la malade au mois de décembre 1836; nous désespérions presque de la guérir, car l'état sarcomateux de la conjonctive de la paupière inférieure de l'œil gauche allait toujours en augmentant, et l'ectropion était devenu considérable et hideux. Nous résolûmes de faire un dernier essai, en imprimant une modification énergique aux tissus malades; à cet effet nous fîmes appliquer dès le 16 décembre des cataplasmes de mie de pain et de lait sur les paupières, afin d'enlever les croûtes épaisses dont elles étaient couvertes. A mesure que ces dernières tombaient et laissaient des ulcérations et des érosions profondes, nous cautérisions les parties malades de la peau avec le nitrate acide de mercure. La conjonctive palpébrale fut en même temps énergiquement touchée avec un crayon de sulfate de cuivre. La malade, qui jusqu'alors n'avait supporté aucun moyen topique, hormis les émollients, se trouva parfaitement bien de ces cautérisations; elles furent répétées journellement pendant deux mois. On leur associa l'usage interne d'une tisane de salsepareille; l'affection locale s'améliora d'une manière notable. Les ulcères de la peau se cicatrisèrent, et nous ne vîmes plus revenir de nouvelles papules ni de nouvelles croûtes. L'état sarcomateux de la conjonctive palpébrale diminua également; la paupière inférieure se redressa peu à peu; et après deux mois de traitement, cette dame, naguère défigurée par l'éruption impétigineuse qui la rendait hideuse et un objet de dégoût pour ceux qui la voyaient, n'était plus reconnaissable.

CHAPITRE X. — DES OPHTHALMIES SCORBUTIQUE, INTERMITTENTE, ETC., ET DE QUELQUES AUTRES ESPÈCES D'OPHTHALMIES ADMISES PAR LES AUTEURS.

Nous n'avons jamais eu occasion d'observer l'*ophthalmie scorbutique* des auteurs; elle se caractériserait principalement, d'après eux, par une injection violacée et par des taches et des ecchymoses dans les parties externes du globe de l'œil. Plus tard, des varicosités se développeraient dans l'iris, et du sang s'épancherait dans les chambres oculaires; ces symptômes locaux seraient accompagnés de signes de scorbut dans d'autres organes.

Nous avons vu sur des sujets scorbutiques des ecchymoses livides dans la conjonctive, mais qui n'ont jamais été de nature phlegmasique. Nous pensons que le scorbut peut se manifester dans l'œil comme dans d'autres organes, sans que l'ensemble des symptômes auxquels il donne naissance puisse être considéré comme une véritable phlogose. En effet, il n'y a guère d'analogie entre les symptômes et la nature du scorbut, et ceux de l'inflammation. Comment une affection qui consiste essentiellement dans le défaut de plasticité et de coagulabilité du sang donnerait-elle lieu à un état morbide dont l'augmentation de plasticité de ce liquide et la tendance aux exsudations solidifiables constituent les principaux caractères?

L'*ophthalmie intermittente* des auteurs ne nous paraît pas non plus devoir former une espèce à part; nous n'avons du moins jamais vu d'exemples d'une ophthalmie véritablement intermittente. Les cas que nous aurions pu considérer comme tels ont toujours été des ophthalmies rhumatismales, arthritiques ou scrofuleuses, offrant des rémittences très marquées, ou présentant une succession tellement fréquente de récidives, que l'observation peu exacte et attentive aurait pu les regarder pour un moment comme des exemples d'ophthalmies intermittentes. Dans tous ces cas, cependant, malgré une périodicité très marquée en apparence, et malgré la rémission considérable des douleurs ou d'autres phénomènes fonctionnels, nous n'avons jamais pu trouver une absence complète des signes locaux et anatomiques. L'injection et les autres caractères objectifs ont toujours persisté, et démontraient assez la présence de l'inflammation. Pendant le règne épidémique et endémique des fièvres intermittentes, les ophthalmies, surtout celles de nature rhumatismale, offrent, il est vrai, quelquefois un cachet que le caractère épidémique ou endémique imprime à la plupart des affections, même

phlegmasiques; mais ici, comme dans les inflammations d'autres organes, telles, par exemple, que les inflammations pulmonaires, on ne doit voir autre chose qu'une combinaison de
l'élément intermittent, s'il est permis de s'exprimer ainsi, et
de l'élément inflammatoire. Dans ce cas encore, quelle que
soit la périodicité apparente de l'affection, il n'y a jamais une
apyrexie pure et complète; dans les intervalles qui séparent
ces espèces d'accès périodiques, les symptômes anatomiques
ne disparaissent jamais entièrement, et sont toujours là
pour faire reconnaître l'irritation locale dont les exaspérations prennent toutefois le caractère de l'intermittence sous
l'empire d'une constitution atmosphérique spéciale.

Cette combinaison mérite, sous le point de vue thérapeutique, toute l'attention du praticien. Il devra combattre, en
premier lieu, la phlegmasie proprement dite, mais il ne né-
gligera pas d'administrer en temps utile des remèdes propres
à faire cesser les récrudescences dues à l'influence épidémique. Les antipériodiques, tels que le quinquina, le sulfate de quinine, le sous-carbonate de fer doivent, dans ces
cas, être hardiment associés au traitement antiphlogistique.

L'ophthalmie qu'on a appelée *ophthalmie nerveuse* ou *phleg-
masia dolens de l'œil*, n'est qu'une combinaison de l'une ou de
l'autre espèce des phlegmasies oculaires avec une véritable névralgie, ayant le plus souvent son siége dans les nerfs sus ou
sous-orbitaires. La névralgie marche à côté de l'inflammation;
d'autres fois ces deux états se combinent de manière à être
dépendants l'un de l'autre. Ces douleurs névralgiques, qui
compliquent la phlegmasie, sont surtout fréquentes dans les
ophthalmies rhumatismales et arthritiques. Nous en avons
déjà parlé en traitant de ces ophthalmies spéciales. Cet état
pathologique mixte réclame aussi un traitement mixte. L'inflammation fournit toujours la première indication à remplir, mais dès qu'elle a diminué d'intensité, l'affection né-

vralgique doit être combattue selon son caractère. Tantôt ce
seront les moyens antipériodiques, tels que le sulfate de quinine, le sous-carbonate de fer, etc., qui rempliront le mieux
cette indication ; tantôt la nature de l'affection est rhumatismale ou arthritique, elle cédera plus facilement aux moyens
antirhumatismaux et anti-arthritiques, et surtout à certains narcotiques, tels que l'aconit, le stramonium, l'o-
pium, etc., dont nous avons déjà indiqué plus haut le mode
d'administration. Les révulsifs peuvent également devenir
nécessaires.

Ce qui a été décrit sous le nom d'*ophthalmie puerpérale* ou
ophthalmie des femmes en couche, n'est communément. selon
notre expérience, qu'une variété de l'ophthalmie veineuse,
produite par la combinaison d'une irritation accidentelle de
l'œil avec un état de pléthore abdominale et par une révolution dans le système utérin, déterminée par les couches.

CONCLUSION.

L'exposé que nous avons fait jusqu'ici des ophthalmies
tant simples que combinées, prouve d'une part que les caractères anatomiques de chacune d'entre elles sont assez marqués, assez tranchés pour que l'on puisse les distinguer les
unes des autres. Nous avons, d'autre part, cherché à démontrer, dans toutes les parties de ce mémoire, que chaque espèce d'ophthalmie se distingue non seulement par des symptômes objectifs, mais encore par une différence dans les phénomènes physiologiques ou fonctionnels, dans la marche,
dans les terminaisons, dans les causes, et enfin dans le succès
de la médication employée. Nous prions le lecteur, à la fin de
ce travail, d'examiner une seconde fois les axiomes établis
dans l'introduction qui précède les ophthalmies spéciales, et

de jeter un coup d'œil sur le tableau synoptique ajouté à la fin de l'ouvrage ; nous espérons qu'il regardera avec nous comme résolue par l'affirmative la question à laquelle nous nous étions proposé de répondre :

Les diverses espèces d'ophthalmie présentent-elles des caractères anatomico-pathologiques, et peut-on fonder sur cette base la distinction de leurs espèces ?

III.

DE LA CATARACTE.

§ 1. — Il nous importe beaucoup moins de donner dans les pages suivantes un mémoire complet sur la cataracte, que d'y rassembler des considérations d'une valeur pratique, tant sur le diagnostic de cette affection que sur les indications thérapeutiques fournies par les caractères différentiels de ses espèces, et de déterminer quels sont les avantages ou les inconvénients qui, dans un cas donné, doivent nous faire opter plutôt pour un procédé opératoire que pour tel autre. L'utilité pratique étant le seul but que nous nous proposions d'atteindre, l'espace qui nous est accordé étant d'ailleurs fort restreint, nous omettrons, dans l'histoire de la cataracte, tout ce qui ne se rattache pas immédiatement à sa thérapeutique, heureux si l'homme de l'art peut trouver dans nos indications quelques règles de conduite qui puissent tourner au profit de ses malades.

§ 2. — La cataracte est l'opacité d'une ou de plusieurs des parties qui composent le système cristallinien. Les caractères pathognomoniques que cette affection nous offre sont au nombre de trois, savoir :

1º Opacité siégeant dans le cristallin ou dans ses annexes, plus ou moins appréciable, derrière la pupille, placée à une distance variable derrière l'ouverture pupillaire, et ne présentant point toujours la même coloration ni le même aspect.

2º Altération dans la faculté visuelle différente par son degré et son mode dans les divers cas.

3° Proportion directe entre le degré de l'opacité et le trouble de la vision. Plus la première est considérable, et plus le trouble de la vision est grand ; plus la vision est nette, et plus la pupille conserve sa couleur noire, et le cristallin sa transparence.

La définition que nous venons de donner comprend la cataracte dans son expression la plus simple, c'est-à-dire existant isolément, et sans certaines complications susceptibles d'en rendre le diagnostic plus ou moins difficile, telles que l'amaurose, le glaucôme, etc. ; ce n'est que dans le cas de simple cataracte qu'il est vrai de dire que le degré de l'opacité est en raison directe du degré de vision. La cataracte, telle que nous la caractérisons, n'est rien autre chose qu'un voile plus ou moins impénétrable aux rayons lumineux, interposé entre le trou visuel et la partie sensitive de l'œil ; c'est un obstacle mécanique qui s'oppose à l'exercice normal de la faculté visuelle ; voici pourquoi le degré de l'opacité explique le degré de vision. Nous reviendrons encore sur ce point important en parlant du diagnostic différentiel de la cataracte.

§ 3. — Il est impossible d'assigner à la cataracte, en dehors des caractères pathognomoniques que nous venons d'énumérer, d'autres caractères généraux valables pour toutes ses espèces ; c'est ce que nous prouverons dans la suite en démontrant que certains symptômes, cités par les auteurs comme généraux, n'appartiennent qu'à telle ou telle espèce de cette maladie. Nous dirons seulement quelques mots de deux phénomènes qui se trouvent dans beaucoup de cataractes, et qui manquent dans d'autres ; nous éviterons ainsi, dans la suite de ce travail, des répétitions, et nous n'aurons à ajouter pour ce qui concerne ces phénomènes, que peu de détails, comme points qui conduisent au diagnostic de certaines espèces.

§ 4. — On trouve souvent, dans les cataractes, une espèce de cercle complet ou incomplet d'une couleur foncée différente, près de la marge pupillaire, devant le cristallin opaque ou sur son bord. Ce cercle est d'une nature et d'une signification dif-férentes. 1° Tantôt il est formé par le bord foncé et linéaire du petit cercle irien, qui doit sa couleur à la continuation, dans cette partie de l'iris, du pigmentum, dont est enduite la face postérieure de cette membrane, ou l'uvée des auteurs. Ce bord, dont la coloration n'est point appréciable à l'état normal, puisqu'elle se confond avec la couleur noire de la pupille, est au contraire très visible dans la cataracte. Cette coloration est nettement tranchée sur le fond blanc ou grisâtre que présente le cristallin malade ou sa capsule. La frange noire de l'iris forme un cercle complet d'une couleur brune ou d'un noir foncé, situé au-devant du cristallin et dans le même plan de l'iris, et en formant évidemment la continuité ; dans quelle position que se trouvent l'observateur et le malade, il ne change point de place. Ce cercle se dessinera d'autant mieux, que l'opacité du cristallin se rapprochera davantage du gris ou du blanc et s'éloignera de la teinte foncée, et que le cristallin sera moins éloigné de l'iris et pourra mieux renverser en avant le bord pupillaire par la pression qu'il lui fait subir. 2° Dans d'autres cas, ce cercle noir que nous signalons comme symptôme n'appartient point à l'iris ; il est alors moins foncé, plutôt noir-pâle ou grisâtre que brun ou noir-foncé, plus large, évidemment situé derrière la pupille et dans le même plan que la surface antérieure du cristallin ou sa capsule antérieure, et formé *par l'ombre projetée par l'iris sur la cataracte*. Plus l'opacité lenticulaire est distante de l'iris, plus l'ombre portée est étendue et marquée. Le cercle qu'elle forme est en général incomplet. La position dans laquelle se place l'observateur fait varier à ses yeux la largeur du cercle ; il en verra la portion la plus large près du bord pupillaire interne, quand il se placera du côté externe de l'œil, *et vice versa*. 3° Selon quelques auteurs enfin, ce cercle

serait quelquefois l'interstice noir et transparent entre le bord
du cristallin et les procès ciliaires. Cette circonstance ne peut
avoir lieu que dans le cas extrêmement rare d'un cristallin
très petit, et d'une pupille extraordinairement dilatée. Plusieurs fois aussi avons-nous vu l'opacité du noyau du cristallin, tandis que ses parties excentriques conservaient toute leur
intégrité, produire un phénomène analogue, en donnant lieu
à un anneau noir et transparent placé sur les confins de la
cataracte et de la marge pupillaire.

§ 5. — Depuis Beer, on a divisé les cataractes en cataractes
vraies et en cataractes *fausses*. On a rangé dans la première catégorie toutes celles qui avaient exclusivement leur siége dans le
cristallin ou dans la capsule, et l'on a considéré comme appartenant à la seconde espèce, les opacités siégeant dans la pupille et
provenant de l'épanchement d'une substance plastique albumineuse, purulente ou sanguinolente entre la paroi antérieure
de la capsule et l'ouverture pupillaire. Cette division n'est ni
juste ni utile. D'abord, la plupart des cataractes capsulaires
étant le résultat d'une inflammation exsudative, par l'effet de
laquelle des épanchements plastiques partiels ou étendus se
forment à la surface ou dans le tissu de cette membrane, on
serait embarrassé de classer ces opacités qui tiennent autant
des caractères de l'une que de ceux de l'autre espèce. Ces cataractes fausses rentrent pour la plupart dans la catégorie des
cataractes capsulaires, avec ou sans complication, et accompagnées d'adhérences de l'iris ; la minorité est formée par des
fausses membranes étendues dans la pupille, qu'on ne doit
pas regarder comme des cataractes, puisque, au lieu d'être
une altération du cristallin ou de ses annexes, elles constituent
des formations nouvelles, produites par la matière plastique
exsudée par suite d'un iritis ou d'une cristalloïdite. Le traitement et l'indication de l'opération pour la première fraction
des cataractes fausses de Beer, ne méritent pas de considéra-

tions à part, qui ne se trouvent comprises dans les indications fournies par les cataractes capsulaires en général. Quant à la dernière fraction due aux fausses membranes, c'est dans les chapitres de l'iritis et de la pupille artificielle qu'il convient d'en parler.

Pellier de Quengsy a appelé fausses cataractes les opacités du système cristallinien compliquées d'amaurose. Cette dénomination a été abandonnée, ou n'a pas été imitée depuis lui.

Nous n'admettons aucune de ces divisions en cataractes vraies et fausses. Une fausse cataracte n'en est pas une; c'est une fausse membrane, maladie d'une toute autre nature, et exigeant un autre traitement. Nous ne divisons les cataractes que d'après leur siége, et nous établissons les sous-divisions d'après leurs caractères physiques, leurs causes et leurs complications.

§ 6. — Le siége de la cataracte est le système cristallinien, c'est-à-dire la lentille cristalline, le feuillet séreux qui l'enveloppe et dont les deux moitiés ont reçu le nom de capsules antérieure et postérieure, enfin le liquide de Morgagni ou interstitiel, qui est contenu dans l'espace situé entre la surface antérieure du cristallin et la portion correspondante de la capsule. Ces parties peuvent devenir opaques isolément, ou plusieurs ensemble. De là, la division naturelle des cataractes en *lenticulaires* ou *cristalliniennes*, *capsulaires*, *interstitielles* ou *morgagniennes* et *capsulo-lenticulaires*.

§ 7. — 1° *Cataractes lenticulaires.* — Elles sont les plus fréquentes, et c'est leurs caractères que l'on donne d'ordinaire pour ceux appartenant aux cataractes en général, comme on le verra en comparant ce qui va suivre à ce qui a été dit plus haut. Cette espèce de répétition a été nécessaire pour prouver combien est contraire à l'observation tout ce qu'on a voulu fixer sur ces caractères généraux. Si l'on n'était pas habitué à voir figurer l'exposé de ces généralités dans les traités des opacités du système lenticulaire, nous aurions préféré les passer sous silence. Elles ne serviront qu'à mieux prouver l'erreur que nous signalons.

On sait que le cristallin est composé de molécules transparentes, superposées en couches concentriques plus nombreuses vers le centre ; de là sa structure bi-convexe et aplatie vers la circonférence. En admettant pour un moment que, dans les cataractes lenticulaires, ces molécules, sauf quelques exceptions que nous signalerons à part, deviennent toutes opaques en même temps, et que le degré de leur opacité augmente lentement, cette hypothèse nous expliquera fort bien la presque totalité des caractères des cataractes lenticulaires, et servira à les imprimer à la mémoire. Ces caractères sont les suivants :

§ 8. — *Caractères anatomiques.* — 1° Long-temps avant que la circonférence ne perde de sa transparence, l'opacité débute dans le centre du cristallin, où le plus grand nombre de molécules opaques se trouvent amassées. De là l'opacité envahit graduellement le reste de la lentille, en s'étendant du centre à la périphérie.

2° Quand l'opacité est arrivée à son plus haut degré, elle est loin d'être généralement uniforme ; elle est, au contraire, plus marquée au centre, qui présente une coloration plus manifeste, tandis que les bords offrent moins de coloration, en permettant encore à un certain point de reconnaître la teinte normale du fond de l'œil à travers les molécules demi-opaques.

3° Cette teinte anormale de l'organe qui a perdu sa transparence, dans toutes les phases de la maladie, s'étend insensiblement du centre vers la circonférence, en diminuant sans aucune transition brusque, conformément à la diminution successive du nombre des couches du cristallin et de son épaisseur. On ne trouve en général à leur surface ni stries, ni points, ni taches plus opaques ou plus foncées, ni autrement colorées que le reste du plan de la pupille, ni élevées au-dessus de la surface de la capsule, ni enfin plus profondes ou comme creuses.

4° La couleur de l'opacité peut varier du blanc clair jusqu'au gris, au jaune d'ambre, au vert, au brun et même au noir, selon les différences de la consistance du corps cristallin, dans lesquelles nous trouverons également l'explication de presque toutes les exceptions à la règle générale.

5° Les cataractes lenticulaires ont une teinte terne, nullement brillante, exempte de tout lustre et de ce reflet nacré ou métallique qu'on voit si souvent dans les cataractes capsulaires.

6° L'opacité semble toujours plus ou moins rapprochée de la pupille; quand on se place de côté, et qu'on regarde l'œil en profil, au lieu de voir l'ouverture pupillaire noire, comme dans l'état normal, on voit plus ou moins de la surface colorée placée derrière la pupille, ce qui n'a lieu ni dans les cataractes capsulaires postérieures, ni dans le trouble des parties plus profondes du globe.

§ 9. — *Caractères physiologiques.* — Ils sont faciles à déduire des caractères anatomiques que nous venons d'énumérer.

Le centre de la pupille étant plus couvert que ses parties latérales, le malade voit mieux quand il regarde des objets placés latéralement, ou quand, par l'effet d'une lumière douce ou d'une demi-obscurité, ou par l'instillation d'une solution narcotique, la pupille se trouve dans l'état de dilatation et la circonférence cristallinienne mise à découvert. Au début de l'affection, le malade ne voit trouble que quand il s'expose à la lumière la plus forte, qui, en resserrant fortement la pupille, force les rayons lumineux à passer à travers la partie centrale du cristallin qui, seule alors, présente une opacité souvent douteuse encore. Quand la cataracte est presque complète, le faible degré de vision que le malade conserve n'existe que dans une demi-obscurité. Aussi le cataracté cherche l'ombre, marche la tête baissée et le long des murs, ombrage ses yeux à l'aide d'un garde-vue ou avec sa main ; c'est encore pour la même raison qu'il distingue plus nettement les objets quand il tourne le dos à une fenêtre. Les caractères qui viennent d'être exposés peuvent servir à faire distinguer la cataracte de certaines espèces d'amblyopie et d'amaurose ; mais gardons-nous de les considérer comme invariables et comme tout-à-fait pathognomoniques. Nous reviendrons sur ce point à l'occasion du diagnostic différentiel.

Enfin, ce n'est que quand le malade distingue seulement le jour des ténèbres, que la perception lumineuse est quelquefois plus marquée à une lumière plus forte qu'à une demi-obscurité.

C'est principalement dans la cataracte lenticulaire commençante que le malade voit tout comme à travers une gaze ou un voile léger ; les objets semblent enveloppés d'une fumée ou d'un brouillard plus ou moins épais. A mesure que l'affection marche, le nuage qui entoure les objets augmente de densité ; ceux d'une petite dimension s'effacent et disparaissent, les grands objets ne sont vus que confusément, le malade ne voit que la masse totale qu'ils présentent, et finalement ils ne sont plus perçus que dans leurs mouvements, comme une ombre qui se déplace et masque ou démasque alternativement le jour. L'accroissement du trouble de la vision et la marche de la maladie sont lents en général, tout en offrant des variations très grandes, mais ils n'ont jamais la rapidité que l'on remarque dans le développement de certaines cataractes capsulaires.

Il y a encore quelques symptômes fonctionnels que nous devons citer ici, bien qu'ils soient moins constants qu'on ne le dise en général.

La flamme d'une bougie semble au cataracté plus grande qu'elle ne l'est en réalité, et comme entourée d'un cercle lu-

mineux légèrement pâle. Cet effet est dû à l'altération de la
force réfringente des parties plus ou moins denses, plus ou
moins opaques, plus ou moins transparentes du cristallin.
Cette espèce d'irisation, différente de celle qui accompagne
souvent l'amaurose, ne doit pas être confondue avec les photopsies des cataractés affectés de congestion oculaire concomitante.

Dans le principe, des lunettes à verres convexes peuvent être
de quelque secours aux personnes cataractées.

§ 10. — *Étiologie*. — La cataracte lenticulaire simple et avec
une transparence parfaite de la capsule est très fréquente surtout
chez les personnes avancées en âge, que ce soit leur âge naturel,
ou un âge prématuré à la suite d'excès de tout genre, excès
vénériens, excès en boissons, etc. Cette cataracte, à son état
simple, n'est point le résultat d'un travail phlogistique; il est
probable que son origine tient presque toujours à une espèce
de mortification, de marasme, analogue au marasme d'autres
organes, tel que nous l'observons, par exemple, aussi dans la
cornée (cercle sénile, gérontotoxon). Nous ignorons si ce défaut
de nutrition dépend de l'oblitération des vaisseaux nourriciers
du cristallin qui proviennent de l'artère centrale de la rétine,
ou de la sécheresse des tissus, propre à l'âge sénile. La fréquence de l'oblitération chez les vieillards d'artères d'un volume
considérable, démontrée par l'anatomie pathologique, permet
de penser que les vaisseaux d'un calibre aussi petit que ceux
de la capsule s'oblitèrent aisément à un âge avancé. Ce qui est
important pour l'origine de la cataracte lenticulaire, c'est le
fait confirmé par notre expérience que le cristallin, sans perdre
de sa transparence, prend chez la plupart des vieillards une
couleur jaune d'ambre, en même temps que son volume semble diminuer et sa forme s'aplatir davantage. Il y a là comme
une transition de l'état physiologique à l'état morbide qui
mérite l'attention non seulement sous ce rapport, mais encore

sous celui d'une erreur de diagnostic très commune dont nous parlerons plus tard.

Les cataractes lenticulaires se développent fréquemment, surtout chez les personnes avancées en âge, avec des signes évidents de congestion cérébrale et cérébro-oculaire. Les malades se plaignent de maux de tête, d'étourdissements, de photopsies, de myodesopsie; l'opacité du cristallin se forme insensiblement, et quelquefois les signes de congestion cessent, dès que la cataracte est complète. Ces symptômes concomitants de l'obscurcissement progressif du cristallin rendent quelquefois le diagnostic difficile; le praticien, en effet, est embarrassé de savoir s'il s'agit d'une cataracte simple ou d'une amblyopie congestive. Cependant cette difficulté dans le diagnostic n'a aucune influence sur le traitement. On ne pourra songer à l'opération de la cataracte, si elle est compliquée de congestion, avant que cette dernière n'ait été combattue. La complication de congestion doit toujours être traitée de la même manière, et la suite ne tardera pas à éclaircir la véritable nature de l'affection.

§ 11. — Les cataractes lenticulaires sont susceptibles de présenter des modifications importantes dans les caractères que nous leur avons assignés, selon les différents degrés de *consistance* du cristallin. Elles peuvent être dures en totalité ou en partie, molles ou liquides, distinction utile autant pour le diagnostic que pour la thérapeutique, et surtout pour la méthode opératoire qui doit être choisie. Vouloir révoquer en doute la possibilité d'une pareille distinction, équivaudrait à la négation de toute certitude en fait de diagnostic.

La consistance des cristallins cataractés présente des gradations nombreuses; nous ne pouvons qu'en indiquer les derniers degrés. Il est des nuances intermédiaires qu'il est impossible de rendre par la description, et qu'on n'apprend à connaître qu'à force d'exercice et d'habitude.

§ 12. — Les cataractes lenticulaires *dures* se distinguent par les caractères suivants, qui tous se déduisent aisément du rapprochement des molécules du cristallin, et de la petite dimension de son diamètre antéro-postérieur , d'où résulte sa consistance dure. La couleur de l'opacité est plus foncée au centre que vers la circonférence ; elle est toujours mate et terne , d'une nuance sombre, depuis le gris d'acier et jaune d'ambre jusqu'au brun et même au noir. La cataracte noire des auteurs est le dernier degré de la cataracte dure. L'opacité se trouve éloignée de la surface postérieure de l'iris ; la chambre postérieure est large à cause du petit volume et de la condensation du cristallin. La surface antérieure de la cataracte dure est plus aplatie que dans toutes les autres espèces ; le jeu de l'iris est libre, ses mouvements se font avec rapidité et avec aisance ; sa surface semble plate ou fort peu convexe en avant ; la distance qui existe entre l'iris et l'opacité étant considérable, l'iris projette une ombre large et bien dessinée sur cette dernière. Il est rarement possible de reconnaître le limbe foncé et circulaire de l'iris, puisque la marge pupillaire n'est point poussée en avant par le cristallin , considérablement éloigné d'elle , et que sa couleur n'est pas relevée par une teinte beaucoup plus claire du cristallin. La faculté visuelle que conservent les malades est en général plus considérable dans les cataractes dures que dans les cataractes molles, et la vision est singulièrement augmentée par une obscurité modérée. L'aplatissement du cristallin dur plus marqué sur ses bords , et l'étendue de la dilatation pupillaire à l'ombre , permettent aux rayons lumineux de pénétrer par les parties périphériques de la lentille et à travers l'humeur vitrée jusqu'à la surface rétinienne, ce qui ne peut avoir lieu lorsque le cristallin est gonflé et ramolli, ou quand la circonférence de la capsule est le siége d'une opacité épaisse. La consistance des cristallins durs peut être cartilagineuse; mais d'après ce que j'ai observé jusqu'ici, les cataractes d'une dureté vraiment osseuse ou pierreuse n'existent que quand une ou plusieurs des membranes de l'œil sont désorganisées, lorsque la vision est perdue, le globe atrophié, ou sur le point de l'être.

Il est constant que les couches internes du cristallin, ou le noyau, sont plus consistantes que les couches corticales, et de là vient que nous trouvons de ces cataractes *demi-dures*, dont les caractères tiennent le milieu entre ceux des cataractes dures et des cataractes molles, mais où ceux des cataractes dures prédominent. La mollesse de leurs couches superficielles est indiquée par un commencement de déhiscence et par leur aspect grisâtre et aqueux ; ces cataractes ne sont pas très volumineuses ; leur surface n'est pas aussi convexe que celle des cataractes ramollies ; le cristallin est encore assez éloigné de l'ouverture pupillaire, pour ne pas gêner le jeu de l'iris et pour former une ombre. On distingue souvent au centre des couches grisâtres et ramollies un point rond d'une teinte plus foncée, d'ordinaire jaunâtre et plus opaque que le reste ; il est formé par le noyau dur du cristallin.

§ 13. — Les *cataractes lenticulaires molles* sont toujours d'une couleur claire, d'un blanc-grisâtre, aqueuse et même laiteuse ; elles ont un aspect diaphane, ou, dans des circonstances particulières que nous signalerons encore, un éclat mat de nacre ; leur volume est considérable ; leur surface antérieure, vue de profil, paraît très convexe ; elle s'appuie souvent contre l'iris, le pousse en avant, rend sa surface antérieure très convexe, rétrécit extrêmement l'espace de la chambre antérieure et efface quelquefois complétement la chambre postérieure. La mobilité de l'iris est diminuée et parfois nulle ; il ne projette pas d'ombre ou ne projette qu'une ombre peu marquée sur l'opacité à cause de son contact immédiat avec la cataracte, ou du peu de distance qui existe entre les deux surfaces. Le bord brunâtre de l'iris tranche avec la couleur claire et blanchâtre

du cristallin ; le cercle pigmenteux du bord pupillaire est d'autant plus manifeste, que la masse molle et convexe du cristallin, en s'appuyant contre l'iris, renverse cette membrane
un peu en avant, ce qui élargit le limbe pupillaire et fait
paraître le pigmentum de sa surface postérieure. L'opacité du
cristallin est plus uniformément intense et plus étendue ; elle
ne s'efface pas autant vers la circonférence que dans les cataractes dures. Aussi la vision s'éteint-elle à un degré beaucoup
plus considérable lorsque la cataracte est molle, que lorsqu'elle est dure, et la différence de la vision à une lumière
forte ou modérée devient faible ou nulle à cause du peu de
mobilité de l'iris et de l'agrandissement du diamètre antéro-
postérieur du cristallin, même sur ses côtés, ce qui lui donne
le plus souvent une forme sphérique. Le phénomène le plus
remarquable, présenté par les cataractes molles, est celui de la
déhiscence dont nous parlerons plus tard. L'apparence déhiscente de la cataracte à elle seule indique toujours un certain
degré de ramollissement, au moins, des couches superficielles
du cristallin.

Le degré de consistance des cataractes molles peut varier ;
et, comme nous l'avons déjà fait observer en parlant des cataractes demi-dures, elles peuvent contenir dans leur centre
un noyau plus ou moins dur. Quand la consistance des cataractes se rapproche plus de la mollesse que de la dureté, nous
les appelons *demi-molles;* cette distinction n'est pas indifférente
pour le mode d'opération.

§ 14. —Dans quelques cas de cataracte lenticulaire molle,
lorsque la capsule a encore conservé sa transparence, on voit
le cristallin opaque comme à travers un liquide ; la cristalloïde
antérieure est considérablement bombée en avant. Dans ces
cas, en effet, une quantité plus grande que d'ordinaire de
liquide de Morgagni se trouve épanchée entre le cristallin et la
capsule. En pratiquant une légère ponction sur cette dernière,

le fluide, assez transparent, s'écoule quelquefois en un petit
jet tourbillonnant dans la chambre postérieure. Ce liquide
est la cause probable de la macération et de la déhiscence
superficielle des cataractes lenticulaires. La macération et la
déhiscence du cristallin dans ce liquide se terminent par la dissolution de ses couches corticales. Le liquide, transparent
d'abord, commence à se troubler ; c'est ainsi que peu à peu
la cataracte molle devient *liquide*. Plus la masse cristalline se
dissout dans le liquide de Morgagni, plus ce dernier devient
opaque, sale, gris, blanchâtre, jaunâtre, et peut même ressembler au pus. La cataracte liquide imite dans ces circonstances la cataracte morgagnienne ; tant que la capsule reste
transparente, le trouble situé derrière la pupille ressemble à
un nuage qui voltige ; on distingue quelquefois deux couches,
dont l'une plus épaisse et inférieure, et l'autre ténue, séreuse
et supérieure ; il peut arriver encore que la partie supérieure
soit assez transparente pour laisser reconnaître le noyau du
cristallin opaque situé derrière elle. Ces couches se confondent
pendant les mouvements du globe de l'œil, et la teinte de l'o-
pacité devient uniforme. Lorsqu'on opère cette espèce de cataracte, un liquide blanc ou jaunâtre s'écoule, après la division de la capsule, dans les chambres de l'œil, et ressemble à
un hypopyon en les remplissant en partie ou totalement.

§ 15. — Les cataractes *partiellement liquides* avec un noyau
dur ou caséeux, sont plus fréquentes que les cataractes *entièrement liquides*. Les unes et les autres sont ordinairement
laiteuses, et ne se distinguent que par leur gradation. L'opacité est uniformément distribuée tant que l'œil est en mouvement ; elle devient quelquefois nuageuse quand l'œil est immobile, et peut même former un dépôt semi-lunaire dans le
fond de la cavité intra-capsulaire. La cataracte liquide est très
volumineuse, et présente tous les caractères qui en sont la
conséquence nécessaire, tels que le défaut de l'ombre de l'iris,

la convexité de la surface antérieure de la capsule, la gène des mouvements de l'iris, l'évidence de la marge pupillaire foncée, etc. On verra qu'il est rarement possible de distinguer cette forme de la cataracte interstitielle.

§ 16. — Tout ce qu'on a dit sur la fréquence des cataractes dures chez les vieillards et sur celles des cataractes molles chez les personnes en jeune âge n'est que relativement vrai. Nous croyons que les auteurs qui érigent en axiome une pareille assertion sont dans l'erreur, et qu'ils n'ont pas assez consulté les faits. Malgré le nombre considérable de cataractes que nous avons occasion de voir chaque jour, nous n'osons pas encore nous prononcer définitivement sur ce point; nous voyons au contraire tous les jours des vieillards affectés de cataractes offrant tous les caractères de la mollesse, et il nous est encore dernièrement arrivé d'opérer dans la même semaine deux personnes, l'une âgée de soixante-quinze et l'autre de soixante-dix ans, chez lesquelles les cataractes étaient liquides au point de remplir les deux chambres, après la ponction de la capsule, d'un liquide blanc sale jaunâtre, et de produire un phénomène comparable à celui de l'hypopyon.

§ 17. — Eu égard au siége de l'opacité, il nous reste une seconde espèce de cataracte à examiner; nous parlons de celle que produisent le trouble et la condensation morbides du liquide de Morgagni, qui, sécrété par la capsule, occupe la petite cavité formée par la concavité de la capsule antérieure et la convexité de la surface antérieure du cristallin. Cette cataracte est appelée *cataracte de Morgagni*, ou *cataracte interstitielle*. Ses caractères, semblables à ceux des cataractes liquides, changent selon que l'œil est en repos ou en mouvement. Dans le premier cas on distingue deux couches dans l'opacité située derrière la pupille; l'une inférieure, plus foncée et plus jaunâtre, quelquefois verdâtre, formée par la partie épaisse du liquide qui se dépose au fond de la cavité interstitielle de la capsule et du cristallin; l'autre supérieure, grisâtre, blanchâtre ou d'un blanc bleuâtre, quelquefois un peu diaphane et formée par la partie ténue, transparente et surnageante du liquide, à travers laquelle on voit le cristallin opaque (au moins ne l'avonsnous jamais vu transparent). Ces deux couches distinctes sont séparées par une ligne le plus fréquemment convexe en haut, quelquefois horizontale. Du moment que l'œil se meut, qu'on fait exécuter à la tête quelques mouvements latéraux, qu'on laisse rouler l'œil dans l'orbite, ou qu'on frotte doucement la paupière supérieure avec les doigts, la ligne de démarcation existant entre les deux couches du liquide disparaît, il se forme comme des nuages qui voltigent et donnent à l'opacité un aspect marbré et lactescent; les deux couches se confondent l'une avec l'autre, et ce n'est que quand l'œil s'est reposé pendant quelque temps, que les molécules épaisses et ténues du liquide se séparent de nouveau.

La cataracte de Morgagni ne reste pas long-temps pure et simple, et sans intéresser le cristallin et la capsule. Le premier, exposé à la macération d'un liquide morbide, ne tarde pas à être dissous en grande partie; il est probable qu'un grand nombre de *cataractes liquides* n'ont été, dans le principe, que des cataractes morgagniennes. La capsule est ordinairement fortement poussée en avant à cause de sa distension par le liquide qui se trouve derrière elle; de là une gêne dans les mouvements de l'iris, une frange pupillaire foncée assez apparente, la disparition de la chambre postérieure et l'absence de l'ombre caractéristique. Tous ces caractères, cependant, sont moins tranchés que dans les cataractes molles, à cause de la pression moindre exercée par un corps consistant, mais mou, que par un liquide. Dès que le liquide morbide, épanché entre la capsule et le cristallin, devient fort épais, la faculté visuelle s'éteint jusqu'à ne laisser qu'une sensation obscure de la lumière.

§ 18. — *Cataracte capsulaire.* — Elle a son siége dans la cristalloïde. Elle peut être le partage de tous les âges. Il est probable que dans la majorité des cas elle est le résultat d'un
travail phlegmasique simple ou combiné. Souvent nous là
voyons se former sous nos yeux par l'effet de ces causes. La
périphakite primitive et secondaire, l'iritis, la rétinite, les dispositions rhumatismale, goutteuse, hémorroïdale, impétigineuse, l'âge climatérique, etc., peuvent donner lieu à un
travail morbide qui finit par produire des altérations de là
capsule. C'est pour cette raison que la cataracte capsulaire est
souvent compliquée d'autres altérations qui sont d'une grande
importance pour le succès de l'opération, telles que des altérations de l'iris, des adhérences de la capsule avec cette membrane, des amauroses, etc.

La cataracte capsulaire, qu'elle ait son siége dans la cristalloïde antérieure ou dans la paroi postérieure de la capsule, se
distingue de la cataracte lenticulaire par la forme de l'opacité
qui n'offre jamais une distribution aussi graduée, aussi uniforme que cette dernière. On voit dans les cataractes capsulaires les transitions les plus brusques des teintes claires aux
teintes foncées, et, quand ces cataractes sont partielles, de la
transparence la plus complète à l'opacité absolue. Ordinairement les parties de la capsule qui restent encore transparentes
sont parsemées, ou sa surface entièrement opaque est marquée
çà et là de points, de stries, de plaques d'un blanc de craie ou
de perle ou d'une couleur de nacre. La disposition variée des
parties devenues opaques produit souvent des figures bizarres,
et a donné lieu à une subdivision inutile des cataractes capsulaires en pointillées, fenestrées, marbrées, étoilées, arborescen-
tes, etc., etc. Nous appelons cette subdivision inutile, puisque
nous ne lui reconnaissons aucune valeur pratique, et nous ne
parlerons que de celles de ces variétés qui exigent des modifications dans la méthode opératoire.

Outre la distribution de l'opacité, sa couleur est encore un autre signe qui sert à faire distinguer la cataracte lenticulaire de la cataracte capsulaire. La première est le plus souvent d'une nuance grisâtre ou verdâtre, mais mate, tandis que les opacités de la capsule offrent très souvent une surface lisse et polie, un éclat brillant et métallique, une teinte argentine ou un aspect de nacre, qui leur est particulier. Nous avons cependant fait remarquer, en parlant de la cataracte lenticulaire, que la déhiscence de ses couches superficielles peut occasionnellement lui imprimer une nuance de nacre qui mérite toute l'attention de l'observateur, pour qu'il ne soit pas induit en erreur. Quelquefois, au lieu de cet aspect lisse et nacré, elles présentent au contraire un aspect crétacé tant sous le rapport de leur couleur d'un blanc de craie que sous celui de leur surface dépolie, pulvérulente, et comme hérissée de très petites pointes et d'aspérités.

La cataracte lenticulaire présente toujours une surface parfaitement égale; les opacités qui constituent la cataracte capsulaire, au contraire, vues de profil, et dans certains cas, même lorsqu'on les regarde en face, présentent souvent des stries, des points ou des plaques de plus ou moins d'étendue et de formes variées, élevées au-dessus du niveau de la capsule, ou même quelquefois de véritables végétations.

Quant à ses formes et à sa distribution, l'opacité dans la cataracte capsulaire n'observe pas plus de régularité que dans les taies de la cornée. Souvent elle commence à la circonférence du cristallin, où elle est concentrée ou plus marquée dans sa période plus avancée; dans ces cas, la dilatation de la pupille à l'aide de la belladona, ou l'influence d'une demi-obscurité n'améliore en rien la faculté visuelle du malade; celui-ci ne voit pas non plus mieux latéralement. La cataracte capsulaire partielle et simple, sans complication d'obscurcissement du cristallin, est assez fréquente; quand toute la capsule antérieure a perdu sa transparence, on ne peut plus reconnaître si le cristallin est diaphane ou non. La vision dans les cataractes capsulaires n'est pas troublée comme par un voile, mais plutôt interrompue par de larges taches foncées quand l'opacité est partielle, ou fortement diminuée et nulle de bonne heure quand elle est complète.

' Les caractères que nous avons énumérés jusqu'ici s'appliquent aux cataractes capsulaires en général. On les subdivise, selon que l'opacité siége dans la cristalloïde antérieure ou dans la postérieure, en *cataractes capsulaires antérieures* et en *cataractes capsulaires postérieures*.

§ 19. — Les *cataractes capsulaires antérieures* sont les plus fréquentes. La surface antérieure de la capsule présente des points, des stries ou des plaques d'une teinte tranchée et très différente de celle du reste de la capsule, tantôt d'une teinte bleuâtre nacrée, tantôt d'un blanc de craie, ayant quelquefois un vrai aspect gypseux ; vue en profil, on y distingue des aspérités, des inégalités et des élévations, ou leur surface est striée et sillonnée. Les parties opaques sont saillantes ; leurs contours sont circonscrits et ne s'effacent point, comme dans la cataracte lenticulaire ; ces saillies sont ou lisses, brillantes, quand elles ont la teinte nacrée que nous venons de décrire ; ou au contraire elles sont d'un aspect terne, mat, inégal, présentant un pointillé et de petites inégalités presque rugueuses, une couleur et un aspect semblables à celui de la craie. Les points les plus opaques peuvent se trouver aussi bien au centre qu'à la circonférence. Enfin, il y a ici tous les caractères décrits des cataractes capsulaires. Souvent il n'y a qu'un seul point opaque ou une élévation plus ou moins étendue sur la cristalloïde antérieure, plus ou moins rapprochée de son centre et d'une forme tantôt conique et presque pyramidale, tantôt plus aplatie, mais toujours assez saillante dans la chambre antérieure. Cette variété, que les auteurs ont désignée sous le nom de *cataracte pyramidale*, est toujours, selon notre expérience, de mauvaise nature et le produit d'une inflammation chronique ou subaiguë, entée sur une constitution cachectique ou sur un sol lymphatique ou syphilitique. L'opération, en général difficile dans ces cas, est suivie d'inflammations fort prolongées, qui d'ordinaire s'opposent à ce qu'elle soit couronnée de succès, en produisant de fausses membranes ou l'obstruction de la pupille.

Dans la cataracte capsulaire antérieure, l'opacité se trouve souvent très rapprochée de l'iris; il n'existe plus alors de chambre postérieure, plus de distance entre l'iris et l'opacité; par conséquent, l'ombre projetée par l'iris manque dans ces cas. On reconnaît facilement l'opacité située presque dans le plan de la pupille, en regardant l'œil de profil. D'autres fois l'iris est collé en partie ou sur tous les points à la capsule devenue opaque. La motilité de l'iris est abolie, la pupille rétrécie et irrégulière, et la vue presque nulle; il ne reste souvent qu'une sensation obscure de la lumière. Ces derniers caractères ne se rencontrent pourtant pas aussi invariablement et généralement que l'ont dit Beer et les auteurs qui l'ont copié.

Les obscurcissements de la paroi capsulaire postérieure et ceux de la paroi antérieure peuvent exister indépendamment les uns des autres, ce qui s'explique par la distribution anatomique des vaisseaux capsulaires, dont les uns, provenant des vaisseaux ciliaires, se rendent à la cristalloïde antérieure, tandis que l'artère centrale de la rétine fournit des branches à la moitié postérieure de la capsule.

§ 20. — *La cataracte capsulaire postérieure* est de toutes les cataractes l'espèce la moins fréquente. Elle se distingue par sa forme concave, et sa situation profonde derrière l'iris. De profil la pupille paraît noire. Cette cataracte peut présenter les mêmes points, stries et plaques, comme la cataracte capsulaire antérieure. Les parties opaques paraissent un peu grossies, puisqu'on les voit comme à travers une lentille convexe (le cristallin resté transparent); leurs contours sont moins circonscrits; on croit les voir à travers une masse de liquide. Deux formes sont ici les plus ordinaires. Tantôt les stries sont jaunâtres ou blanchâtres, un peu luisantes, mais sans aspect nacré bien tranché, concentriques, plus larges vers la circonférence, plus fines au centre vers lequel elles convergent ; tantôt elles forment un réseau à mailles irrégulières d'un blanc nacré ou d'une couleur argentine et brillante.

Le diagnostic de la cataracte capsulaire postérieure offre plus de difficultés que celui de la cataracte capsulaire antérieure et celui de la cataracte lenticulaire. Tant que la pupille est à l'état de contraction, on risque de confondre l'opacité profonde et concave de cette espèce de cataracte avec le trouble du glaucome ou avec celui qui est l'effet du reflet d'un cristallin dont le noyau est devenu d'un jaune d'ambre. Les caractères de la cataracte capsulaire postérieure ne deviennent apparents qu'après que la pupille a été dilatée à l'aide de l'instillation d'une solution d'extrait de belladona ou de jusquiame.

Cette espèce est plus rare sous tous les rapports que la cataracte capsulaire antérieure. Elle est plus rare d'une manière absolue, puisque sur un nombre égal de cataractes capsulaires sans aucune opacité du cristallin, la plupart sont antérieures, ce qui s'explique peut-être par la plus grande fréquence de la congestion dans le système vasculaire ciliaire, que dans l'artère centrale de la rétine. Elle l'est aussi d'une manière relative, en ce que sur un nombre égal d'opacités des deux capsules, celles de l'antérieure sont reconnaissables par leurs caractères très tranchés, quand même le cristallin est complétement cataracté, tandis que celles de la postérieure sont totalement masquées et tout-à-fait mises en dehors de la portée du diagnostic, dès qu'une opacité lenticulaire les complique. De même que nous avons signalé une cataracte lenticulaire corticale antérieure striée, souvent très difficile à distinguer de la cataracte capsulaire antérieure, de même aussi il y a des opacités striées dans la surface postérieure du cristallin qui simulent des cataractes capsulaires postérieures, et sont fort difficiles à distinguer de ces dernières.

§ 21. — Dans certains cas la cataracte peut avoir son siége dans la capsule et dans le cristallin à la fois, ce qui constitue la cataracte *capsulo-lenticulaire*. Cette dernière espèce se distingue par les caractères réunis des cataractes lenticulaire et capsulaire. La capsule antérieure est-elle tout-à-fait opaque, il est impossible de constater l'état du cristallin situé derrière elle. Mais souvent une partie assez suffisante de la capsule reste transparente pour qu'on voie à travers elle le cristallin opaque. On distingue alors deux plans, l'un antérieur et l'autre postérieur, séparés par un interstice transparent plus ou moins grand ; le premier offre les caractères de la cataracte capsulaire et le second ceux de la cataracte lenticulaire. Quelquefois cependant, malgré l'opacité capsulaire complète, on peut constater à l'aide d'autre signes l'altération du cristallin. Ainsi, dans les cas de *cararacte capsulo-lenticulaire liquide* (qu'on a appelée *cataracte cystique*), on reconnaît la liquéfaction du cristallin à une espèce de fluctuation de la capsule , fluctuation, qui, dans les mouvements de la tête ou du globe de l'œil, et particulièrement quand le malade se baisse, pousse la cristalloïde antérieure en avant, et la fait proéminer à travers la pupille, ou imprime des mouvements d'ondulation à l'iris, rend cette membrane fortement convexe en avant, et la chambre antérieure très étroite. Dans ces cas, la capsule est le plus souvent épaissie, coriace, et présente une teinte foncée.

Il nous reste encore quelques mots à dire concernant certaines espèces de cataractes, dont les unes méritent d'être examinées à part, et dont les autres sont tellement rares que nous ne croyons pas devoir nous occuper spécialement de leur description, dont on trouve des détails suffisants dans tous les manuels d'ophthalmologie.

§ 22. — La *cataracte branlante* (cataracte mobile, flottante, *cataracta natatilis*) est due à plusieurs causes différentes. Elle peut dépendre de la dissolution de l'humeur vitrée (synchysis), et dans ce cas elle est le plus souvent compliquée d'amaurose. Cependant la liquéfaction commençante du corps vitré et un degré assez marqué d'hydrophthalmie peuvent laisser la vision sinon intacte, au moins assez nette. Ou bien elle est la suite d'une commotion de l'œil, qui a donné lieu au déchirement des adhérences naturelles du cristallin avec le corps vitré. Dans ce cas on n'aperçoit souvent dans le principe qu'un tremblement qui a apparemment son siége dans l'iris. Peu à peu on distingue un commencement d'opacité verdâtre ou jaunâtre derrière la pupille, et on finit par reconnaître que le mouvement oscillatoire est dû au cristallin détaché totalement ou partiellement de ses adhérences, qui ballotte dans l'humeur aqueuse et tourne autour de l'un de ses axes (*commotion du cristallin*). Avant même que l'opacité soit manifeste, on voit déjà une espèce de reflet tournoyant, qui trahit à celui qui une fois a observé ce phénomène le déchatonnement du cristallin. Peu à peu le cristallin mobile, tremblotant, se rapprochant et s'éloignant alternativement de l'iris et de la pupille, devient plus opaque, et finit par se cataracter entièrement. D'autres fois une cataracte formée par les causes ordinaires est déchatonnée accidentellement par une lésion, et principalement par une contusion du globe ou de la région périorbitaire, elle peut rester long-temps tremblante; mais cette espèce, comme celle qui est la suite de la commotion du cristallin, peut donner lieu à l'abaissement spontané de ce dernier, par suite de son ballottement continu qui finit par relâcher ou déchirer complétement les attaches de la lentille. Nous avons vu plusieurs cas curieux de cette nature. D'autres fois encore un coup porté sur l'œil ou sur les parties voisines de cet organe, ou toute cause traumatique peut détacher de prime abord le cristallin sain, et le jeter même dans la chambre antérieure. Dans aucune des chambres il ne conserve sa transparence, quand une fois ses liens sont détruits; tôt ou tard il devient opaque. Si une pareille violence porte sur un œil cataracté, le cristallin opaque éprouve un déplacement semblable et peut franchir la pupille (*cataracte luxée*). D'autres sujets enfin, par suite de certaines conditions physiologiques inconnues, chez lesquels existent probablement une grande extensibilité et une grande contractilité dans les liens naturels du cristallin, de cette partie qu'Adams a appelé le *ligament suspenseur* de ce corps, possèdent le fâcheux privilége de faire à volonté passer le cristallin d'une chambre de l'œil dans l'autre, et de pouvoir lui faire reprendre sa position naturelle. Ces essais, souvent répétés sans conséquences funestes, finissent tantôt par amener la rupture de ces attaches et l'impossibilité de faire rentrer la lentille par le trou pupillaire, tantôt ils déterminent l'opacité du cristallin, qui reste mobile. Enfin, nous avons dernièrement entendu parler à M. Sanson aîné, dans une excellente leçon de clinique ophthalmologique, d'une dernière variété de cataracte branlante ou flottante, produite par l'accumulation d'une quantité extraordinaire de liquide interstitiel dans la cavité intro-capsulaire, dans lequel nagerait un petit noyau de cristallin et qui présenterait un ballottement sensible. Bien que nous n'ayons pas encore eu occasion d'observer une cataracte de ce genre, et que nous ne l'ayons trouvée signalée dans aucun auteur, nous ne doutons point de son existence. Toutes ces variétés, à l'exception de la première à son plus haut degré de développement, n'excluent pas d'une manière absolue le succès d'une opération, comme nous le verrons plus tard.

§ 23. — La *cataracte congéniale* peut être lenticulaire ou capsulo-lenticulaire ; elle est rarement capsulaire simple ; elle peut être partielle ; souvent elle est centrale. Dans ce dernier cas, un point d'un blanc de craie occupe le centre de la capsule seule, ou plus ordinairement de la capsule et du cristallin. Très fréquemment, quand elle est capsulo-lenticulaire, et même quelquefois lorsqu'elle est simplement lenticulaire, elle est laiteuse ou liquide. Il peut arriver que le contenu liquéfié de la capsule se résorbe ; la cataracte congéniale est alors constituée par la capsule seule desséchée, et formant une espèce de coque aplatie, assez éloignée de l'iris. Cette dernière forme de cataracte capsulo-lenticulaire, qui a obtenu, depuis Schmidt, le nom de *cataracte aride siliqueuse*, n'est pas toujours congéniale, elle peut survenir encore chez les adultes.

C'est moins le caractère de la cataracte congéniale, que les circonstances dont elle est accompagnée, qui méritent l'attention du praticien.

Il est difficile de se rendre compte de l'origine de la cataracte congéniale. On l'a expliquée par une sorte d'arrêt dans le développement. Le cristallin, liquide et opaque dans une période de la vie fœtale, persisterait, selon certains auteurs, dans ces conditions, et donnerait bientôt lieu à la cataracte congéniale. Il arrive, en effet, que certains cas de cataracte congéniale sont accompagnés d'un développement imparfait, tant dans l'organe de la vision, que dans d'autres parties de l'économie ; on en a attribué la cause à une lésion de l'axe cérébro-spinal. Les enfants atteints de cataracte congéniale sont quelquefois en même temps affectés d'amaurose ; l'œil est atrophié, les facultés intellectuelles sont souvent simultanément affaiblies. Les muscles de l'œil, étant dans un mouvement continuel et désordonné, impriment au globe une espèce de rotation incessante qui lui ôte l'assurance nécessaire pour fixer les objets. Ce mouvement oscillatoire d'ailleurs se trouve chez presque toutes les personnes affectées de cécité congéniale ou survenue bientôt après la naissance, qu'il y ait amaurose ou simple cataracte. Dans quelques cas, nous l'avons même observé sur des personnes devenues aveugles à l'âge adulte. Toutes ces anomalies ont été attribuées, par d'autres auteurs, à la durée plus ou moins longue de la cécité de ces individus. D'après ces ophthalmologistes, plus on tarde à faire l'opération, plus la sensibilité de la rétine, faute d'être exercée et excitée par son stimulus naturel, se perd, et la nutrition de l'œil souffre de l'inactivité de l'organe, plus aussi le mouvement oscillatoire augmente et rend difficile l'opération.

Nous ne contestons pas qu'il n'y ait quelque vérité dans l'opinion qui regarde la cataracte congéniale comme un arrêt de développement; mais les stries et inégalités de la capsule nous semblent aussi indiquer que le cristallin peut bien être, dans certains cas, le siége d'une phlegmasie pendant la vie intra-utérine. Nous nous rangerons de l'avis de ceux qui croient qu'il convient d'opérer les cataractes congéniales le plus tôt possible, afin de ne pas soustraire au développement intellectuel l'usage de l'organe sensoriel le plus important. Cependant nous sommes loin de croire que l'amaurose, compliquant quelquefois cette espèce de cataracte, soit uniquement la conséquence secondaire de l'inaction déterminée par cette dernière; nous possédons des faits qui prouvent au contraire qu'une lésion plus profonde, et particulièrement une espèce d'hydrocéphale congéniale est quelquefois la cause de cette amaurose à laquelle la cataracte peut succéder, par suite de la nutrition altérée du globe oculaire.

Nous devons encore citer l'opinion de ceux qui attribuent l'origine des cataractes congéniales à l'ophthalmie à laquelle les nouveaux-nés sont fréquemment sujets, et qui, selon ces auteurs, se serait propagée à la cristalloïde et au cristallin. Cette cause n'est admissible que dans les cas où la cataracte

est accompagnée de lésions de l'iris, de la capsule, et principalement de la cornée, qui attestent la présence antérieure
d'une inflammation de ces tissus; l'ophthalmie des nouveaux-
nés, étant une ophthalmie primitivement externe, n'affecte les
tissus internes du globe qu'après avoir attaqué la cornée et y
avoir laissé des traces de son passage. A plus forte raison cette
ophthalmie ne doit-elle agir sur le système lenticulaire que
dans les cas où elle n'a pas été assez légère pour passer inaperçue.

§ 24. — *Cataracte verte.* — La cataracte lenticulaire dure peut
être d'une couleur verte prononcée, d'un vert tout-à-fait analogue à la teinte propre au glaucome, mais seulement plus clair.
Cependant la cataracte colorée ainsi peut être simple sans complication et offrir un bon pronostic; c'est même une teinte verdâtre que présentent la plupart des cataractes lenticulaires dures et
simples. Or, nous ne partageons nullement la crainte d'un grand
nombre de praticiens qui admettent, sur ce seul symptôme de la
couleur, la possibilité d'une complication glaucomateuse, et nous
sommes surpris de voir ces appréhensions partagées par M.Mac-
kenzie, lorsqu'il s'exprime ainsi : «La cataracte verte est invariablement accompagnée de glaucome, et l'opacité de la cataracte
non compliquée n'est jamais verte (l. c. p. 825). » Nous avons
souvent vu de ces cataractes d'un vert tellement marqué, que
d'autres praticiens, peu exercés dans l'ophthalmologie, les
avaient considérées comme de véritables glaucomes, et dans
lesquelles l'opération de la cataracte a toujours été couronnée
d'un plein succès. Fort d'un nombre considérable de faits de
ce genre, nous ne pensons pas qu'un œil exercé puisse
hésiter lorsqu'il s'agit du diagnostic différentiel d'une véritable
cataracte verte et d'un glaucome ou d'une cataracte glaucomateuse. L'état parfaitement normal des membranes oculaires,
la grande dureté de la cataracte verte, l'ombre large projetée
par l'iris sur l'opacité, la grande mobilité de la pupille, le degré de vision qui existe, et qui est beaucoup plus considéra-

ble à une lumière douce qu'au grand jour, la convexité de l'opacité, sa situation peu profonde, sont autant de symptômes dont on constate facilement la présence dans la cataracte verte, et qu'on chercherait vainement dans les cas de glaucome. Dans ce dernier, au contraire, l'altération de la texture et de la couleur de l'iris, la difformité de l'ouverture pupillaire, son immobilité, le siége profond d'une opacité concave et d'un vert sale, l'abolition le plus souvent complète de toute perception de lumière font facilement reconnaître, dans les tissus profonds de l'œil, des altérations d'une autre nature que celles qui dépendent d'une simple perte de la diaphanéité d'un des milieux transparents de cet organe. La cataracte glaucomateuse présente en outre tous les caractères d'une cataracte molle. On verra plus tard (*voy.* Anatomie pathologique des cataractes) que les cataractes vertes et opérables, extraites de l'œil, sont très dures, très convexes et d'une teinte orangée rougeâtre.

Si donc la pupille est en même temps régulière et a conservé sa mobilité, et que la perception de la lumière se trouve proportionnée au degré de l'opacité du cristallin, la couleur verte de la cataracte à elle seule ne constitue pas un indice de mauvais augure; elle n'annonce qu'un certain degré de dureté de la cataracte. Nous avons même vu des cas où le noyau du cristallin étant seulement opaque, l'opacité verdâtre pouvait paraître au premier moment avoir son siége dans l'humeur vitrée. Dans une circonstance semblable il faut une certaine habitude d'observation et l'appréciation de l'ensemble des signes autres que la teinte verte de l'opacité, pour ne pas se laisser tromper par les apparences. Lorsque, plus tard, nous traiterons de quelques points relatifs à l'anatomie pathologique de la cataracte, nous reviendrons encore sur cette teinte verte des cataractes, et sur les causes qui lui donnent naissance.

§ 25.—On a beaucoup parlé de la *cataracte noire*. Depuis que Wenzel père a, dans un cas de cataracte de teinte foncée, confirmé par le succès de l'opération l'erreur de ceux qui l'avaient confondue avec l'amaurose, cette variété de la cataracte a servi comme dernier refuge dans des cas obscurs d'amaurose. Nous ne sommes pas de l'avis de ceux qui croient que le diagnostic de la cataracte noire est hérissé de tant de difficultés. Elle est toujours lenticulaire, et le cristallin, qui a acquis cette teinte, est de la plus grande dureté. La coloration du cristallin extrait de l'œil est d'un brun foncé et quelquefois même noirâtre; il est d'une dureté cartilagineuse et souvent presque pierreuse, très aplati d'avant en arrière, ou convexe à sa surface postérieure, mais jamais sphérique. Dans ses parties les moins colorées, il conserve une certaine semi-diaphanéité et une couleur jaune foncée, semblables à celles d'un morceau d'ambre jaune d'une teinte très foncée. La pupille, quoique noire, n'a pas l'éclat dont elle est douée dans l'état naturel et dans la plupart des amauroses; elle est mate au contraire; bien loin d'apercevoir derrière elle, et profondément dans le fond de l'œil, une matité d'aspect concave, on voit une opacité à surface convexe. Souvent on reconnaît encore sur le bord de cette opacité une légère ombre. La forme de la pupille est régulière; elle n'a rien perdu de sa mobilité; on ne voit plus le reflet chatoyant, que nous avons signalé, se promener sur le fond de l'œil.

Les signes physiologiques sont ceux de la cataracte lenticulaire dure. Le malade voit mieux à l'ombre ou quand il abrite ses yeux; son maintien diffère donc de celui des personnes frappées d'amaurose; il marche la tête baissée et en cherchant à soustraire ses yeux à l'intensité du jour. Le regard du malade cataracté est moins insignifiant que dans la cécité amaurotique. Quand, dans les cas de cataracte noire, il y a absence complète de signes de congestion et d'autres phénomènes morbides, qui précédent ou accompagnent le développement de l'amaurose, le diagnostic devient encore plus facile. Lors même que la cataracte est compliquée de congestion rétinienne, l'opacité du cristallin est encore facile à reconnaître par l'ensemble des symptômes que nous venons d'exposer. Le diagnostic devient plus aisé lorsqu'on dilate la pupille à l'aide de l'instillation d'une solution concentrée d'extrait de belladona. Par ce moyen, on rend plus évidente la différence qui existe entre l'opacité du centre du cristallin et celle de la circonférence.

Nous ignorons jusqu'ici la cause qui détermine cette coloration foncée ou noire de la cataracte. Est-ce le raccornissement et le défaut de parties aqueuses dans la composition du cristallin qui produit ce phénomène; ou bien un mélange accidentel de pigmentum en est-il la cause? Cette altération mérite-t-elle d'être rangée à côté des lésions appelées mélanoses? Plusieurs auteurs (Werneck) prétendent que la cataracte noire est de nature arthritique. M. Langenbeck jeune nous a communiqué verbalement, lors de son séjour à Paris, que, dans des recherches chimiques qu'il a faites sur la composition des cataractes lenticulaires, il y a trouvé du manganèse, dont les proportions pourraient encore expliquer la différente coloration. Nous pensons que l'explication la plus simple, et qui d'ailleurs est confirmée par la différente gradation de consistance des cataractes lenticutaires, est celle qui attribue la cause de cette coloration plus ou moins foncée du cristallin opaque au degré différent de l'aggrégation de ses molécules.

Toutefois, il importe de distinguer la cataracte noire d'une coloration brunâtre partielle, striée, pointillée, arborescente, bigarrée, de la surface de la cristalloïde, occasionnée par les adhérences de pigmentum avec cette dernière. Cette cataracte est connue sous le nom de *cataracte choroïdale* ou *pigmenteuse*. Elle est toujours une cataracte capsulaire antérieure. Nous en avons déjà exposé le mode d'origine dans d'autres endroits. (Voir *Uvéitis, Cristalloïdite*, voy. p. 100.)

§ 26. — La *cataracte aride siliqueuse* (qui appartient à l'ordre des cataractes capsulo-lenticulaires) est quelquefois aussi d'une apparence brunâtre. Elle se forme lorsque le cristallin ayant disparu ne laisse que la capsule dégénérée et épaissie en forme de gousse vide. Cette variété est extrêmement rare. Elle peut se former à la suite de lésions traumatiques ; la capsule étant ouverte, le cristallin est résorbé, la plaie de la cristalloïde se ressoude, se cicatrise, et cette membrane devient opaque. Cette cataracte traumatique peut être en même temps branlante, lorsque la cause de la lésion a détruit en partie ou en entier les liens naturels qui unissent la cristalloïde au corps vitré. Si la cataracte aride siliqueuse est la suite d'une lésion traumatique, la commotion qui a accompagné cette dernière peut avoir frappé la rétine de paralysie. Alors la cataracte aride siliqueuse est compliquée d'amaurose et quelquefois de synchysis (ramollissement ou atrophie du corps vitré). Nous avons observé plusieurs cas de ce genre. Plusieurs auteurs prétendent que cette variété de cataracte est surtout fréquente chez les enfants, et qu'elle est alors le résultat de maladies convulsives. Notre expérience ne nous a pas encore fourni d'exemples qui confirment cette assertion. Souvent cette cataracte est d'une couleur jaune d'or, et présente un éclat métallique particulier ; son volume est petit, elle paraît être profondément située derrière l'iris. Elle est quelquefois rugueuse et sillonnée à sa surface. Cette dernière peut être concave ; la paroi antérieure de la capsule est affaissée et adossée immédiatement à la capsule postérieure.

§ 27. — Les *cataractes striées* des auteurs sont d'ordinaire des cataractes capsulaires antérieures. On a confondu, dans cette catégorie, des cataractes offrant à leur surface des stries qui manquent de cet éclat brillant et de cette couleur bleuâtre argentine ou prononcée qui caractérisent les opacités de la capsule, et qui ont d'ordinaire une couleur très blanche. La disposition régulière, rayonnée ou étoilée de ces stries, indique qu'elles proviennent d'une déhiscence commençante du cristallin. Des fragments des couches corticales ramollies du cristallin se trouvent détachés de sa substance, et collés ou attachés à la surface postérieure de la cristalloïde, et lui communiquent ainsi cet aspect particulier qu'un œil exercé distingue des véritables altérations de la capsule. Ces espèces de cataractes lenticulaires se trouvent particulièrement sur des individus âgés.

Les *cataractes disséminées* se caractérisent par un grand nombre de points ou de petites plaques irrégulièrement répandus à la surface de la capsule, et même dans la substance du cristallin ; les points opaques, blanchâtres ou grisâtres, occupent quelquefois évidemment différents plans du système cristallinien. La plupart de ces cataractes disséminées sont d'origine congestive ou phlegmasique ; nous en avons déjà parlé en traitant de l'inflammation de la capsule et du cristallin. Elles sont le plus souvent accompagnées de symptômes de congestion cérébro oculaire. Il est cependant des cas où des points opaques se forment successivement, sans que leur développement soit précédé ou accompagné des phénomènes qui indiquent un travail inflammatoire. Tant que les points opaques ne sont pas très nombreux, et lorsqu'il n'y a point, ou qu'il n'existe que peu d'irritation rétinienne, la vision est quelquefois si peu troublée, que les malades ne se doutent même pas de l'affection. D'autres fois la vision est gravement atteinte, et cependant la plus grande partie de la capsule et du cristallin semblent avoir conservé leur transparence. En examinant attentivement, on trouve souvent dans ces cas que les points opaques sont entourés d'une espèce de zone nébuleuse et demi-opaque, qui augmente le brouillard dont les objets paraissent enveloppés. Dans ces derniers cas, les points ont leur siége dans le cristallin, tandis que les points situés dans la capsule présentent des contours nettement tranchés.

§ 28. — *Anatomie pathologique de la cataracte.* — C'est à des chirurgiens français que revient probablement le mérite d'avoir découvert que la cataracte n'est pas, comme on le croyait autrefois, une membrane anormale qui se forme derrière la pupille, mais que le cristallin et ses annexes en sont le siége. Remi Lasnier, François Quarré et Rolfink avaient déjà émis cette opinion lorsque les recherches anatomiques de Brisseau sont venues prouver jusqu'à l'évidence ce que ses prédécesseurs n'avaient osé avancer que sous forme de supposition, savoir : que dans cette maladie le cristallin était affecté. Plus tard, Morgagni a constaté l'existence des cataractes capsulaires.

En énumérant les caractères anatomiques des diverses espèces de cataracte tels qu'ils se présentent à l'observateur sur le vivant ou avant l'opération, nous avons déjà anticipé sur l'anatomie pathologique de cette altération. Afin d'éviter des redites, nous renvoyons les lecteurs à la symptomatologie de la cataracte, et nous nous contenterons de dire quelques mots relativement à l'apparence des cristallins ou des capsules cataractés sur le cadavre ou après leur extraction sur le vivant. Nous attachons à cette question d'autant plus d'importance, que l'illusion optique que l'observateur ne doit jamais oublier dans les maladies des yeux, pourrait faire présumer des caractères qu'on serait surpris de ne pas trouver sur le cristallin extrait du globe oculaire, bien qu'ils eussent paru fort distincts tant que la lentille était en place.

C'est surtout à l'égard de la *couleur* des cristallins cataractés qu'on se trompe le plus ordinairement. On est étonné, par exemple, de trouver hors de l'œil jaunes ou rougeâtres des cristallins qui paraissaient dans l'œil d'une nuance verte et foncée. Cette diversité d'apparence s'explique fort bien lorsqu'on considère le mélange de couleurs qui résulte nécessairement de l'application d'un corps jaune et demi-transparent, tels que ces cristallins cataractés sur un fond noir ou bleuâtre, tel que la surface concave de la choroïde. Qu'on nous comprenne bien lorsque nous donnons au cristallin cataracté l'épithète de demi-transparent. La lentille, en effet, peut paraître opaque dans l'œil, et néanmoins, après avoir été extraite, présenter une certaine demi-diaphanéité; car, hors de la coque oculaire, ce corps permet souvent encore qu'on voie indistinctement à travers lui les objets placés derrière la surface opposée. Or, l'opacité du cristallin peut être telle, que les rayons lumineux qui le traversent ne suffisent plus pour former des cônes de lumière assez forts pour dessiner une image nette sur la rétine. Ce qui n'empêche pas qu'un nombre suffisant de rayons lumineux traverse ce corps demi-opaque placé devant la choroïde pour éclairer le fond foncé de cette membrane, et permettre qu'il se forme un certain mélange de sa couleur bleuâtre et de celle du cristallin jaunâtre. Le jaune et le bleu, le rouge et le bleu produisent facilement une teinte verdâtre; c'est par la même raison que les cristallins brunâtres, d'une couleur de bois d'acajou, paraissent *noirs* avant leur extraction. Toute nuance derrière laquelle se trouve un fond noir comme la choroïde, doit paraître plus foncée; ce n'est que dans les cataractes laiteuses, d'un blanc de craie très épais, et dont les interstices sont remplis d'un liquide trouble qui ne laissent pas transparaître la choroïde, que la couleur du cristallin altéré paraît telle qu'elle est réellement. Cependant les cristallins demi-mous ou demi-durs semblent aussi dans l'œil plus foncés qu'ils ne sont après qu'ils ont été extraits; leurs couches corticales sont d'une

nuance plus claire que leurs noyaux. Ceux-ci sont d'ordinaire
d'un jaune d'ambre, et, dans des cas rares, rouges, bruns et
presque noirs.

§ 29. — La *consistance* des cristallins cataractés est un autre
point d'anatomie pathologique qui mérite d'être étudié. Lorsque la cataracte lenticulaire est dure, nous trouvons le cristallin, dont nous avons fait l'extraction, diminué de volume,
s'approchant de la consistance de cartilage, et dans des cas bien
rares commençant même à s'ossifier ; sa surface antérieure est
aplatie, tandis que sa moitié postérieure paraît souvent très
convexe. Il est constant que le noyau est plus dense que les
couches excentriques ou corticales du cristallin ; les cataractes
de ce genre sont quelquefois friables et cassantes. La consistance des cataractes passe par des gradations nombreuses de
la dureté à la mollesse ; souvent le noyau est encore fort dur,
que les couches corticales n'offrent plus aucune résistance
et se laissent enlever, comme une gelée, à l'aide du doigt.
C'est alors qu'on observe le phénomène que nous avons appelé *déhiscence* (du terme *dehisco*, usité en botanique). Les
couches superficielles du cristallin semblent se fendre en trois
fragments triangulaires, et forment dans le principe une étoile
à trois branches. La fissure commence au centre du cristallin ; de là trois rayons rectilinéaires s'étendent à leur circonférence et circonscrivent aussi trois triangles, dont le sommet
èst tourné vers le centre du cristallin, leur base demi-sphérique
étant formée par la partie correspondante de la circonférence du
cristallin. Le centre et les rayons déhiscents paraissent plus foncés
que le reste de la surface opaque du cristallin, à laquelle ces
stries donnent un aspect nacré. Les triangles, d'une teinte
aqueuse grisâtre, plus ou moins claire, sont séparés par des stries
d'un gris foncé, dont la disposition ressemble assez bien à la figure d'un trépied. Les stries résultent du vide qui existe entre
les portions déhiscentes du cristallin. La capsule même prend un

aspect opalin un peu nacré ; cependant , à la dissection, on la trouve entièrement transparente , de sorte qu'elle laisse reconnaître distinctement les objets au travers d'elle. Souvent de pareilles cataractes sont prises pour des cataractes capsulaires ; en enlevant la capsule on peut facilement séparer le cristallin en trois portions triangulaires, dont la base représente un segment de sphère. Bientôt il se joint aux stries primitives d'autres stries qui augmentent le nombre originaire des rayons, et font de l'étoile à trois branches une étoile à cinq, à six branches, etc. Ce phénomène, très manifeste sur le vivant, est un signe certain du ramollissement et du gonflement des couches superficielles du cristallin. Extraits de l'œil, ces cristallins , si l'on réussit à les enlever en masse et sans que leur passage à travers l'ouverture pupillaire et la cornée les altère, présentent la même étoile qui a été constatée auparavant. On voit distinctement que la couche superficielle du cristallin s'est fendue à l'instar de la capsule séminale de certaines plantes en plusieurs segments triangulaires. En relevant leur sommet à l'aide d'une pince, et en les détachant avec soin jusqu'à leur base, on trouve sous la première couche une seconde et même une troisième couche, qui offrent une disposition égale et qui renferment un noyau central plus ou moins dur , qui n'est plus déhiscent. La déhiscence est pour nous l'effet d'une altération des molécules constituantes du cristallin , altération qui les rend cassantes de manière à ce qu'elles produisent la même séparation en portions triangulaires qui a lieu lorsqu'on soumet le cristallin à la macération. Il reste à la chimie de constater si les cataractes déhiscentes présentent des caractères chimiques autres que les cataractes simplement dures. Il se peut, d'autre part, que la déhiscence du cristallin soit elle-même une sorte de macération de ce dernier dans le liquide ambiant de Morgagni. Nous ne considérons la déhiscence que comme un phénomène physique dû à la mort du cristallin et à l'action macérante des humeurs interstitielle et aqueuse. Le cristallin, à une certaine époque de la vie intra-utérine, se compose de trois fragments formant autant de triangles, dont la base représente un segment de sphère. Il a en outre, à toutes les époques de l'existence de l'individu, une texture lamelleuse qui ne devient évidente qu'après la mort, et principalement quand on l'expose à l'action de liquides qui font coaguler l'albumine, tels que l'alcool et les acides. La même chose a lieu sur le vivant après la mort de l'organe (et comme telle nous considérons la cataracte). La déhiscence ne nous paraît que cette espèce de cristallisation ou de retour du cristallin à sa structure primitive et à sa texture lamelleuse, aidée de l'action émolliente du liquide ambiant. Comme nous l'avons fait remarquer plus haut, ce phénomène se laisse reproduire avec facilité sur un cristallin frais, renfermé dans sa capsule, exposé d'abord à l'action de l'alcool, puis à la macération par l'eau. Ce phénomène de la déhiscence se reproduit dans cette expérience facile à répéter avec une telle exactitude, que même la capsule offre cet aspect nacré particulier, dont nous avons parlé plus haut.

§ 30. — *Diagnostic différentiel de la cataracte.* — Rien de plus épineux en fait de diagnostic ophthalmo-pathologique que la question de savoir si dans certains cas il y a un commencement de cataracte ou une amblyopie. En consultant les signes objectifs, l'observateur aperçoit un léger trouble situé derrière la pupille, qu'il croit devoir prendre pour un commencement d'obscurcissement du cristallin ; le malade se plaint de faiblesse de vue, ce qui fait augmenter les soupçons du médecin. Eh bien, l'opacité apparente reste stationnaire, et l'observateur finit par se convaincre qu'il s'est trompé dans le diagnostic. Nous croyons utile de signaler à cette occasion un écueil contre lequel nous voyons presque journellement échouer des praticiens même fort distingués. C'est une opacité fort peu considérable, jaunâtre ou verdâtre, pâle, profondément située et concave, qui, regardée par *Beer* et ses élèves comme signe pathognomonique du défaut ou de l'absence du pigmentum de la choroïde, se trouve souvent chez des personnes avancées en âge, bien qu'on ne la rencontre pas exclusivement sur ces derniers. Nous nous sommes assuré, par de nombreuses recherches faites sur le cadavre, que l'opinion qui attribue la cause de cette opacité à l'absence du pigmentum choroïdal est tout-à-fait erronée. Ce phénomène, ayant souvent lieu sans que les malades accusent la moindre faiblesse de vue, est produit par la métamorphose physiologique du cristallin, dont le noyau, à un âge plus avancé, ou chez certaines personnes même plutôt, tout en conservant sa transparence, prend une nuance d'un jaune d'ambre, qui, d'après des lois optiques, donne lieu à un reflet concave et mobile dans le fond de l'œil, appelé par Beer *œil de chat amaurotique*. Ce reflet, tant qu'il est peu intense, peut imiter un obscurcissement que le médecin peu versé dans l'observation des maladies des yeux prend pour une cataracte commençante. Cependant en examinant avec soin il ne tardera pas à s'apercevoir que l'obscurcissement apparent est situé à une trop grande profondeur pour qu'il puisse avoir son siége dans le cristallin; qu'en outre il se distingue par sa forme concave et par un reflet central et jaunâtre qui paraît mobile et prend une autre place toutes les fois qu'on change de position. Quand l'observateur se trouve à gauche de l'œil malade, il voit ce reflet à droite, *et vice versa;* quand il se baisse pour regarder de bas en haut, il le trouve à la partie supérieure du fond de l'œil, etc. Deux personnes qui observent en même temps le voient dans des places différentes. Un signe de grande valeur diagnostique, c'est que l'image de l'observateur, dans ce dernier cas, paraît occuper le fond de l'œil, tandis que dans les cas de cataracte commençante cette image est aperçue sur le

cristallin opaque même, c'est-à-dire tout près de l'iris. Ajoutons à ces signes ceux fournis par le commémoratif, et on
réussira, dans la majorité des cas, à arriver à des données positives de diagnostic.

§ 31. — Il n'est guère difficile de distinguer la cataracte
d'avec l'amaurose, lorsque l'une ou l'autre de ces affections
ont acquis un certain développement; mais il faut une grande
attention pour ne pas commettre d'erreur lorsque les malades
demandent notre avis au début de leur maladie. Cette assertion paraîtra étrange à ceux qui croient trouver toujours dans
l'amaurose la pupille douée de son éclat noir naturel; il est
cependant des cas d'amaurose où cette ouverture est troublée
par une espèce de fumée, par quelque chose de mat qui peut
simuler un obscurcissement commençant du cristallin. Si, dans
ces cas, il est impossible par l'examen objectif d'assigner à l'obscurcissement son véritable siége, il faut appeler ausecours
l'ensemble des symptômes subjectifs afin de pouvoir porter un
jugement bien basé. L'amaurose étant presque toujours précédée ou accompagnée de symptômes constitutionnels, tels
que vertiges, céphalalgie, étourdissements, etc., le commémoratif de ces malades est d'une grande valeur, et doit être
étudié avec le plus grand soin. Le malade a-t-il une vue meilleure au grand jour qu'à une demi-clarté? voit-il des étincelles, des éclairs? voit-il des points noirs, des mouches volantes? son allure est-elle celle des malades amaurotiques? la
tête et les yeux sont-ils levés vers le ciel? voilà des circonstances
qui méritent d'être considérées et qui peuvent, dans le cas de
doute, donner du poids à l'une ou à l'autre opinion. Les signes
relatifs au mode ou au degré de la faculté visuelle, qui existe
encore, sont très importants pour le diagnostic. C'est ainsi qu'il
faut examiner si le malade voit les objets uniformément enveloppés dans un nuage ou couverts de poussière (ce qui
milite en faveur de la cataracte), ou si ce défaut d'une vision

distincte se [...] objets; s'ils lui paraissent couverts d[...] e mouches noires, s'il
n'en distingue que [...] e est distinct en même
temps que les parties latéra[...] ses, signe qui indique
l'amaurose. Dans la plupart des amauroses, la pupille est dilatée
et immobile, ou ses mouvements sont du moins fort lents.
Le strabisme et une certaine gêne dans la mobilité des yeux est
un autre signe appartenant plutôt à l'amaurose qu'à la cataracte. Mais nous sommes loin d'accorder à tous ces symptômes une valeur exclusive. Nous avons vu des malades atteints de cataracte se plaindre de photophobie, de maux de
tête et de vertiges; nous en avons vu qui voyaient double, qui
voyaient des mouches noires ou qui ne voyaient que par l'un
ou l'autre côté; le strabisme est fréquent chez les malades
atteints de cataracte, surtout si l'obscurcissement a fait plus
de progrès sur un œil que sur un autre, ou dans le cas où, à
cause de la force visuelle différente des deux yeux, le strabisme existait déjà avant la cataracte. D'un autre côté, lorsque l'amblyopie ou l'amaurose est de nature irritative,
congestive ou éréthique, la pupille peut conserver toute sa
mobilité; les personnes sujettes à cette espèce d'amaurose
fuient autant et même plus la lumière que les malades cataractés; leur allure, leur regard ressemblent, sous beaucoup
de rapports, à l'allure et au regard des personnes atteintes
de cataracte. On a soutenu trop généralement, surtout en
France, que les malades cataractés voient mieux dans une
demi-obscurité. Cela ne s'applique qu'aux cas de cataracte lenticulaire dure ou demi-dure, mais ne se laisse pas dire de même
des cataractes molles, ni des cataractes capsulaires. Une
autre erreur est celle qui établit comme moyen de diagnostic
la marche plus ou moins brusque et rapide de l'amaurose et
de la cataracte. La première se formerait, selon plusieurs auteurs, brusquement et presque soudainement, tandis que le

développement de la cataracte ne se ferait toujours que lentement et très successivement. L'une et l'autre de ces assertions
est fausse ; l'amaurose peut se développer peu à peu et presque
insensiblement, et les opacités du cristallin ou de la capsule peuvent, au contraire, survenir en un espace de temps extrêmement
court. Ce n'est donc que l'ensemble des symptômes qui peut
nous servir de guide dans le cas de doute Il importe surtout de
comparer attentivement le degré de l'obscurcissement avec ce
qui reste encore de faculté visuelle. Il y a, comme nous l'avons
déjà fait remarquer en parlant des caractères pathognomoniques de la cataracte, dans cette dernière, toujours une certaine harmonie entre le degré de l'opacité et le reste de faculté
visuelle. Plus l'opacité est intense et épaisse , plus la cécité est
complète : cela ne s'applique point à l'amaurose.

§ 32. — Enfin la cataracte pourrait être confondue avec le
glaucôme. Ici cependant l'erreur est moins facile que dans le
cas qui précède. D'abord la manière dont le glaucôme se
forme, la constitution arthritique, hémorrhoïdale ou ménopausique des individus qui en sont atteints, les douleurs circum-orbitaires qui concomitent le plus souvent son développement, l'inflammation de nature particulière qui les précède,
sont des signes qui nous mettent sur la vraie voie. Ajoutons-y
les signes positifs, qui caractérisent le glaucôme, tels que
l'altération de l'iris, la dilatation transversalement ou perpendiculairement ovalaire de la pupille, la forme concave,
la couleur verte et la situation profonde de l'opacité, et
enfin l'abolition totale ou presque totale de la vue, qu'on
ne trouve jamais à ce degré dans la cataracte ; le diagnostic
n'offrira jamais de grandes difficultés. D'ailleurs ce n'est
surtout que la cataracte verte et très dure qui pourrait prêter
à l'erreur ; c'est en parlant de cette espèce de cataracte que
nous avons déjà insisté sur les principaux points différentiels
qui la distinguent du glaucôme.

§ 33. — *La cataracte glaucomateuse* est toujours une cataracte de consistance molle. Son diagnostic ne peut par conséquent présenter de grandes difficultés. Elle est d'un volume considérable, d'une teinte claire et aqueuse, souvent déhiscente ; avec elle co-existent les autres signes anatomiques et fonctionnels du glaucôme, altération de l'iris, difformité de la pupille, cécité amaurotique, affections veineuses antérieures ou concomitantes, etc.

§ 34. — Pour faciliter et assurer le diagnostic dans les cataractes, il est d'une grande utilité de dilater autant que possible la pupille de l'œil cataracté. On pourrait croire que le moyen le plus naturel et le plus simple pour atteindre ce but est de tourner le malade de manière à ce qu'il présente le dos à la croisée par laquelle la lumière entre dans l'appartement, ou de le placer dans une demi-obscurité ; mais on se priverait ainsi de la clarté suffisante à cet examen, lequel, pour être exact, doit toujours être fort minutieux et devient fort difficile. Or, il y a un procédé tout aussi simple, aussi facile et aussi instantané, qui donne les mêmes avantages, sans être accompagné de l'inconvénient mentionné : c'est de boucher hermétiquement, à l'aide des doigts, le congénère de l'œil qu'on veut explorer. Alors, par suite de la sympathie qui existe entre les deux globes oculaires, la pupille de l'œil ouvert se dilate suffisamment, même en face du jour, et laisse voir une portion beaucoup plus grande de la surface du corps cataracté.

§ 35. — Quand cette dilatation ne suffit point, ou, en général, dans tous les cas, après que l'on a tiré tout le parti possible du procédé que nous venons d'indiquer, il convient encore d'instiller entre les paupières une solution mydriatique, celle, par exemple, d'extrait de belladona, de jusquiame, etc. Dans la cataracte lenticulaire, surtout de couleur foncée, on obtient souvent à l'aide de ce moyen l'occasion d'observer la différence qui existe entre l'aspect des parties latérales et celui de la partie centrale de la cataracte. Dans les cataractes commençantes, l'opacité du cristallin devient quelquefois plus évidente après la dilatation artificielle de la pupille. Les parties excentriques du cristallin ayant conservé leur transparence, le malade jouit, dans l'état de la dilatation de la pupille, d'un degré de vision qui dissipe tous les doutes sur la complication d'une amaurose. Dans les cataractes capsulaires, ce mydriasis artificiel fournit un moyen de constater l'étendue de l'opacité de la cristalloïde et la présence ou l'absence d'adhérences de cette membrane avec l'iris. La différence de l'aspect de la cataracte sans dilatation et avec dilatation de l'ouverture pupillaire est quelquefois immense. On ne devrait donc jamais négliger un moyen dont on peut presque toujours attendre des éclaircissements précieux pour le diagnostic.

§ 36. — *Complications de la cataracte.* — En parlant de la cataracte sans complications, nous la considérons comme simple opacité, comme obstacle mécanique qui intercepte l'action des rayons lumineux sur la rétine, sans avoir égard ni au travail morbide qui peut avoir engendré l'altération du cristallin, ni aux lésions d'autres tissus oculaires qui peuvent l'accompagner. L'état pathologique qui a donné naissance à l'opacité, ainsi que diverses lésions de l'iris, de la rétine, etc., peuvent cependant accompagner la cataracte, et constituent alors ce que nous appelons ses complications. Avant d'en examiner les principales en détail, nous jugeons à propos de les diviser en complications *locales* et *générales*. Les premières se subdivisent en complications locales *curables* et *incurables*. Les inflammations de l'un ou de l'autre tissu oculaire et les amauroses commençantes, qui accompagnent l'obscurcissement d'une des parties du système cristallinien, se rangent au nombre des premières. Le glaucôme, l'amaurose, le fongus médullaire commençant de la rétine, etc., sont des complications incurables de la cataracte. Parmi les complications générales, nous comprenons la co-existence de certains états pathologiques de l'un ou de l'autre système organique et se localisant dans l'œil (dyscrasies syphilitique, psorique; affections veineuses, etc.), ou tout-à-fait indépendants de la cataracte, mais qui peuvent plus ou moins influer sur le succès de l'opération. Nous examinerons ces complications générales plus spécialement en parlant du traitement pharmaceutique de la cataracte.

§ 37. — A. *Complications locales.* — 1º La complication de la cataracte avec une *phlogose* de la capsule, du cristallin ou des tissus voisins, tels que l'iris, le corps ciliaire, la rétine, etc., est une des plus fréquentes. Souvent l'inflammation tient dans ces cas à une diathèse morbide et constitutionnelle. Il est donc important pour le médecin, surtout lorsque la cataracte est membraneuse, et qu'elle se trouve sur des personnes à la fleur de l'âge, de s'enquérir avec soin du commémoratif et des phénomènes qui sont de nature à nous découvrir si l'inflammation ne s'est pas encore entièrement éteinte. Tels sont principalement une douleur sourde dans l'œil, accompagnée de céphalalgie, de photopsies, un certain degré de photophobie, une légère injection de la conjonctive et de la sclérotique, avec d'autres symptômes propres à l'iritis ou à la rétinite. En ce qui concerne l'injection visible de la capsule, que M. Walther prétend fréquente dans ces cas, nous nous trouvons en désaccord avec l'assertion de ce célèbre chirurgien. Nous avons suffisamment exposé le résultat de notre expérience sur ce point dans le chapitre qui traite de la cristalloïdite, et nous ne croyons pas nécessaire d'y revenir de nouveau. Malgré que les vascularités de la capsule soient extrêmement rares, la cataracte capsulaire n'est pas moins presque toujours la conséquence de l'inflammation. Notons bien que, sous ce rapport, le tissu de la capsule ressemble à celui de la cornée, et que l'inflammation des membranes séreuses se manifeste en général moins par la formation de vaisseaux rouges, que par la perte de leur diaphanéité et par l'exsudation albumineuse, pointillée ou en plaques, à leur surface. Ne voyons-nous pas bien souvent une kératite qui ne présente d'autre symptôme que la matité de la cornée et l'aspect pointillé de cette membrane, comme si elle était aspersée d'une multitude de grains de sable? Combien n'est-il pas rare, d'autre part, de voir des vascularités (et souvent elles sont tout-à-fait isolées et en fort petit nombre) qui se rendent de la conjonctive ou de la sclérotique dans le tissu opaque de la cornée enflammée? Il en est de même de la capsule. Les *taies* de cette dernière, aussi bien que celles de la cornée, sont ou le signe d'inflammation qui persiste encore, ou le produit d'une phlegmasie antérieure de la capsule. Ajoutons à cela, que la périphakite (inflammation de la capsule), lorsqu'elle n'est pas traumatique, est presque toujours de nature combinée ou dyscrasique (rhumatismale, arthritique, hémorroïdale ou syphilitique). Un grand nombre d'observations viennent à l'appui de cette assertion.

§ 38.— 2° *Complication de la cataracte avec l'amaurose.*— C'est une des complications les plus fâcheuses, et qu'il est quelquefois même difficile de constater avant l'opération. Quoique nous ayons indiqué plus haut (voir p. 513) les caractères généraux qui distinguent la cataracte de l'amaurose, et qu'il pourrait sembler qu'on n'eût qu'à s'y tenir pour ne pas tomber dans l'erreur, il n'est pas moins vrai que lorsqu'il s'agit de l'opération, le médecin le plus exercé se trouve souvent embarrassé de dire s'il y a vraiment paralysie de la rétine ou non. Il est des cas où cette complication est évidente, et souvent la cataracte et l'amaurose sont le résultat co-existant, soit d'une congestion cérébro-oculaire, soit d'un travail dyscrasophlegmasique. L'abolition complète de toute sensation visuelle, l'immobilité et la dilatation permanente de la pupille, le regard mort et privé d'expression de l'œil, le strabisme plus ou moins fort, l'allure du malade, et les symptômes qui ont marqué le développement de la cécité, ne laissent quelquefois point de doute sur la co-existence de l'amaurose. D'autres fois, l'opacité épaisse et laiteuse d'une cataracte molle ou capsulo-lenticulaire ne laisse guère pénétrer les rayons lumineux; joignez-y la dilatation et l'immobilité de la pupille, occasionnées par le grand volume de quelques cataractes, et il faudra toute la sagacité et l'attention du médecin pour ne pas se laisser induire en erreur. Les sensations subjectives des malades amaurotiques, en outre, les trompent souvent eux-mêmes à l'égard de ce qui leur reste de faculté visuelle; heureux dans l'espoir de recouvrer la vue à l'aide d'une opération, ils prennent leurs *délires* visuels, les photopsies, pour des sensations réelles, et imposent leur opinion quelquefois même au médecin. Ne se peut-il pas même que l'amaurose ne soit pas encore complète, et que le malade, quoique affecté d'amblyopie, soit à même de distinguer la lumière d'avec les ténèbres à travers l'opacité cataracteuse? Nous ne terminerons pas nos réflexions sur cette complication sans relever l'erreur de notre ami M. *Carron du Villards* (1), qui prétend ne jamais avoir rencontré des malades atteints d'un commencement d'amaurose qui voyaient mieux les objets de côté qu'en face. En nous appuyant sur des faits nombreux, nous partageons à cet égard l'opinion de Béer et Richter, et nous ne pouvons pas admettre l'extinction ou l'interception de la vue au centre de la rétine comme signe diagnostique de la cataracte.

Si, dans des cas de doute, on se voyait forcé par les malades

_____

(1) V. *Recherches pratiques sur les causes qui font échouer l'opération de la cataracte*, 1834, p. 27.

eux-mêmes de tenter une opération sur un œil amaurotique, comme cela nous est arrivé deux fois, on n'a pas à redouter une inflammation consécutive bien violente. Il nous parut, au contraire, que la réaction fut plus modérée dans ce cas qu'à l'ordinaire. Mais nous croyons avoir remarqué en même temps que les yeux s'acheminent, après l'opération, plus rapidement vers l'état d'atrophie. Ce qui a quelque valeur sous le rapport physiologique, c'est que la résorption des fragments cataractés s'opère avec la même promptitude dans un œil atteint d'amaurose, que sur des yeux exempts de cette affection.

Enfin nous devons faire ici mention de certaines cataractes qui peuvent se former consécutivement à l'amaurose. Nous avons observé des cas, où, plus ou moins long-temps après que la vision s'était éteinte ou était sur le point de s'éteindre par l'effet d'une amaurose congestive ou organique, le cristallin ou ses annexes commencèrent à s'obscurcir ; en un mot, une cataracte se joignit secondairement à l'affection rétinienne. Dans la majorité des cas de ce genre que nous avons observés, ces cataractes secondaires présentèrent les caractères des cataractes molles. Leur origine s'explique facilement par la lésion, siégeant dans l'appareil nerveux et vasculaire de l'organe de la vision et influant nécessairement plus ou moins sur la nutrition du cristallin. L'influence sur cette dernière partie est d'autant plus grande, que l'artère centrale de la rétine fournit des branches au système cristallinien. Cette complication mérite toute l'attention, puisque dans ce cas de succession d'obscurcissement du cristallin à une amaurose, le praticien pourrait supposer un moment de s'être trompé dans le diagnostic, tandis qu'en effet derrière la cataracte nouvellement formée l'amaurose n'a pas cessé d'exister.

§ 39. — 3° *Complication de la cataracte avec des adhérences de l'iris.* — Cette complication également fréquente et annonçant presque toujours un travail phlogistique qui a précédé, est très importante, non seulement pour le traitement préparatoire, qui doit assurer le succès de l'opération, mais surtout pour le mécanisme de l'opération même. On reconnaît les adhérences de l'iris à l'irrégularité de la pupille, aux brides qui unissent les bords de l'iris à la capsule antérieure, à l'irrégularité de la prunelle augmentée par l'instillation de solutions mydriatiques, à la lenteur avec laquelle l'un ou l'autre point de la circonférence pupillaire revient à son diamètre moyen, après avoir été dilaté, etc., etc. L'adhérence de l'iris, qui complique la cataracte, peut être *partielle* ou *totale* ; c'est-à-dire, tantôt il n'y a qu'une partie de la circonférence pupillaire qui soit liée à la capsule, tantôt cette dernière est entièrement soudée à l'iris.

§ 40. — B. *Complications générales.* — Depuis long-temps les auteurs ont parlé d'une cataracte arthritique, scrofuleuse, syphilitique, rhumatismale, etc. ; quelques uns d'entre eux (M. Werneck, par exemple), ont même indiqué des caractères par lesquels il serait possible de reconnaître l'origine dyscrasique et spéciale de la cataracte. L'expérience ne nous a rien montré de constant sous ce rapport. Selon M. Werneck, (voir Kleinert, Repertorium, 1834), la cataracte arthritique s'annoncerait par une pression périodique dans le globe de l'œil, par des tiraillements dans cet organe surtout intenses pendant le temps variable, par une couleur d'un vert de mer du fond de l'œil, sur lequel on apercevrait plusieurs cônes pyramidaux, dont la base serait tournée vers les procès ciliaires, etc. La cataracte scrofuleuse, au contraire, aurait pour caractères la photophobie intense au début, des points grisâtres et arrondis occupant la capsule. Loin de contester l'exactitude des observations de M. Werneck, nous donnerons désormais une attention particulière aux apparences des cataractes qui pourraient servir à en faire reconnaître l'origine. Jusqu'ici les

circonstances concomitantes et le commémoratif ont seuls
pu nous éclairer sur ces points obscurs. Disons cependant que
certaines variétés de cataractes nous ont semblé dépendre de
telle cause plutôt que de telle autre. C'est ainsi que la cataracte capsulaire végétante nous a paru dans plusieurs cas être
d'origine rhumatismale, et dans d'autres cas de nature dyscrasique, c'est-à-dire précédée d'affections syphilitiques ou
psoriques mal guéries.

§ 41. — La *marche* de la cataracte lenticulaire, surtout de celle
qui se rencontre sur des personnes avancées en âge, est ordinairement lente ; elle commence insensiblement, et il faut quelquefois des mois, des années, avant que l'opacité soit complète.
Les cataractes dont l'origine dépend d'un travail dyscrasique,
congestif ou inflammatoire, suivent dans leur développement
toutes les phases du travail morbide qui leur donne naissance. Leur marche est chronique quand la maladie primitive
est telle ; les cataractes peuvent, au contraire, se former rapidement quand elles dépendent d'une maladie aiguë. On dit
que l'on a vu des cataractes se développer dans l'espace d'une
nuit, à la suite d'un accès de colère, etc. Nous n'avons constaté
une marche très rapide que dans les cataractes traumatiques
qui se forment quelquefois peu d'heures après l'accident. Les
cataractes capsulaires produites par des cristalloïdites aiguës se
développent aussi quelquefois en peu de temps, bien que
beaucoup moins rapidement que les cataractes traumatiques.

§ 42. — Pour examiner d'une manière convenable la question de savoir *de quelle manière la cataracte est guérissable*, il
faut, afin d'arriver à une solution satisfaisante de cette question, que nous la considérions sous un double point de vue.
En distinguant d'une part le travail physiologique ou morbide qui donne lieu à la formation de la cataracte, et en considérant d'autre part cette dernière comme produit pathologique qui oppose un obstacle mécanique à la vision, nous

sommes sûrs d'embrasser la question dans toutes ses parties.

§ 43. — *Est-il possible d'arrêter ou d'annuler le travail organique qui donne naissance à la cataracte*, ou, en d'autres termes, la guérison de la cataracte est-elle possible par un traitement pharmaceutique interne ou externe ? Si nous remontons aux causes de cette affection, nous trouvons que le plus souvent elle est le résultat, soit du défaut de nutrition, d'une espèce de mortification du cristallin due à l'âge avancé du malade, soit d'une inflammation, d'une congestion aiguë ou chronique, suite de lésions externes ou de causes constitutionnelles, telles que les diathèses arthritique, syphilitique, rhumatismale, dartreuse, etc., etc., soit enfin de ces diathèses mêmes sans véritable phlegmasie. Le premier genre de causes produit principalement les cataractes lenticulaires, et le second les cataractes capsulaires ou capsulo-lenticulaires. Il ne peut venir dans l'idée de personne de vouloir arrêter les progrès du marasme du cristallin, conséquence de l'âge naturel ou prématuré, ni de vouloir rendre de nouveau perméables les vaisseaux rétrécis, ossifiés et oblitérés, qui servent à la nutrition de la lentille. Après des recherches consciencieuses, nous sommes en droit d'accuser de mensonge ceux qui prétendent guérir les cataractes séniles par des remèdes pharmaceutiques. (V. la *Lancette française*, Gazette des hôpitaux, 1833, n. 68 et 75).

§ 44. — L'autre espèce de cataracte dont l'origine est due à un travail phlegmasique ou congestionnaire souvent constitutionnel, requiert un traitement interne avant l'opération, toutes les fois que l'affection primitive n'est pas encore éteinte, et que la cataracte ne se trouve pas encore réduite à son état simple. Nous appellerons sur ce point toute l'attention afin d'assurer dans ces cas le succès de l'opération. C'est ici le seul cas où il y ait, comme nous le dirons plus tard, une véritable *maturité* des cataractes. Nous adoptons cette expression dans

un sens pratique, et nous en faisons usage lorsque la cataracte,
résultat d'une inflammation ou d'une congestion, soit simple,
soit constitutionnelle, est affranchie de cette complication, et
que le moment est venu où il est rationnellement permis de
l'opérer.

Si la cataracte est au point de se former par suite d'une
cristalloïdite, rien n'est plus fréquent que de voir, par le traitement dirigé contre les causes qui la produisent, non seulement cesser la complication, mais l'opacité même disparaître
sous son influence. Si nous voulions regarder comme cataractes toutes les opacités inflammatoires de la capsule (comme
le font quelques charlatans et quelques ignorants qui font
profession de guérir les cataractes sans opération), nous
pourrions citer des cas très nombreux. Nous renvoyons, sous
ce rapport, à ce que nous avons dit relativement à ce point
dans le chapitre de la cristalloïdite (p. 107).

§ 45. — La guérison de la cataracte sans opération peut
avoir lieu de trois manières, dans les cas où elle n'est pas le
symptôme ou le produit d'un travail inflammatoire.

1° Guérison spontanée par l'abaissement ou par la résorption ; plusieurs exemples, dignes de foi, d'abaissement spontané de la cataracte se trouvent consignés dans les observations
de Janin. Pour qu'il puisse avoir lieu, il paraît nécessaire
qu'une lésion externe ou une secousse violente ait précédé,
ou que le corps vitré se trouve dans un état de dissolution qui
détruit les adhérences existant entre lui et le cristallin. Nous
avons vu trois cas de ce genre des plus curieux ; nous regrettons que les limites de ce travail nous empêchent d'en publier
ici les détails.

2° L'absorption spontanée de la cataracte peut avoir lieu
après des lésions qui ont déchiré la capsule de manière à exposer le cristallin à l'action macérante de l'humeur aqueuse ;
une petite ouverture de la capsule suffit quelquefois pour

produire ce résultat : les caractères traumatiques se résorbent ainsi quelquefois à mesure qu'elles se forment.

3° Guérison à l'aide d'un traitement rationnel. Ce ne sont ni les saignées, ni les révulsifs, ni les absorbants, ni les remèdes spéciaux qui méritent une confiance exclusive ; nous avons déjà fait voir quelles sont les cataractes que nous croyons devoir être soumises à un traitement autre que purement chirurgical. Ce traitement, bien qu'il ne réussisse que bien rarement à faire disparaître l'opacité et à éluder l'opération, a toujours l'avantage de combattre les complications et de rendre les chances de l'opération plus favorables. La médication doit être basée sur les règles de la pathologie en général, et sur le diagnostic exact de la cataracte. Est-elle d'origine dyscrasique, les antisyphilitiques, les antipsoriques, les antiscrofuleux, doivent être mis en usage ; paraît-elle liée à une diathèse arthritique, hémorroïdale, à une affection rhumatismale, etc., c'est par les moyens propres à guérir ces affections qu'on doit chercher à arrêter les progrès de l'opacité.

Les prétendues méthodes spécifiques inventées par le charlatanisme et prônées par l'ignorance ne méritent point d'être citées ici, d'autant plus que la cupidité des auteurs de ces merveilleuses médications en fait le plus souvent un secret.

§ 46. — Il est intéressant de savoir si les cataractes, dans les différentes périodes de leur formation ou de leur existence, peuvent changer de consistance. Telle était l'opinion des anciens, et ce fut même de cette opinion que prit naissance la question concernant la *maturité* des cataractes. Avant qu'on ne se fût livré à des recherches exactes et anatomiques sur cette affection, on croyait que la cataracte, liquide dans le principe, prenait peu à peu plus de consistance, et l'on disait qu'il n'était permis de l'opérer que lorsqu'elle était devenue mûre, rénitente, et propre à être abaissée. Cette théorie, bien que tout-à-fait erronée et contraire à l'observation, est encore professée par des chirurgiens distingués. Maintenant une question pour ainsi dire tout-à-fait opposée à celle-ci doit fixer notre attention ; il s'agit de savoir si un cristallin cataracté, d'une certaine consistance, et exposé à l'action de l'humeur de Morgagni et de l'humeur aqueuse, peut se ramollir. L'observation exacte de la marche des cataractes répond à cette question par l'affirmative. Les cataractes demi-dures, après avoir persisté pendant quelque temps, commencent à se ramollir à leur surface, soit par l'action du liquide interstitiel qui les baigne, soit par celle de l'humeur aqueuse qui pénètre la capsule d'après les lois de l'endosmose ; la cataracte se gonfle et augmente de volume : ses couches externes offrent une déhiscence d'abord très partielle, plus tard plus étendue ; et il se peut que la cataracte finisse par se fluidifier tout à-fait, ou, en d'autres termes, que la cataracte dure devienne molle et liquide. Nous ne déciderons pas si cette transformation de la cataracte est due à une sécrétion plus abondante du liquide interstitiel, à une altération de la composition de ce dernier ou de l'humeur aqueuse, ou à une modification, une solubilité plus grande du cristallin cataracté lui-même. Il nous paraît probable que le cristallin cataracté et devenu en quelque sorte un corps mort cède à l'action physique de l'humeur aqueuse et du liquide interstitiel, s'en imbibe, se gonfle, se ramollit, et va même jusqu'à se liquéfier partiellement ou en entier. Au moins peut-on conclure ainsi par l'analogie, quand on voit le cristallin d'un cadavre, extrait de l'œil avec sa capsule non entamée et jeté dans un liquide aqueux quelconque, subir tous ces changements, et de biconvexe, latéralement aplati, plus ou moins consistant, transparent et jaunâtre, devenir presque sphérique, mou ou demi-liquide, opaque et d'une couleur blanchâtre, opaline ou lactescente.

Nous avons constaté ces mêmes changements sur le vivant, mais nous n'avons rien observé qui doive faire admettre avec les anciens, qu'une cataracte d'abord molle puisse jamais dans la suite devenir dure.

Ce changement dans la consistance de la cataracte est-il de quelque influence sur le traitement? Le ramollissement successif du cristallin étant pour nous un effet résultant de l'influence chimique et physique des humeurs interstitielle et aqueuse, la maturité de la cataracte est à cet égard mise hors de question. La perspective d'un ramollissement plus ou moins prochain de la cataracte ne sera point une raison pour nous de différer l'opération, ni de tenter un traitement médical dont nous attendions la résorption du cristallin fluidifié; mais la consistance plus ou moins dure de la cataracte est un motif qui nous conduit à adopter l'une ou l'autre méthode de l'opération, comme nous le dirons plus bas.

§ 47. — On a attaché une grande importance à la *maturité* des cataractes. Nous venons de réfuter l'erreur de l'opinion qui admet que les cataractes mûrissent en devenant plus dures. Nous avons également dit que le seul cas d'une véritable maturité des cataractes est celui où un travail pathologique particulier, compliquant l'opacité du cristallin, peut aggraver les dangers de l'opération, si on n'attend pas son extinction, qu'elle arrive d'elle-même ou qu'elle soit amenée par un traitement approprié. Il nous reste à dire quelques mots sur ce qu'on appelle d'ordinaire *maturité* des cataractes. On attend d'ordinaire pour opérer que l'opacité soit devenue complète et suffisante pour empêcher le malade de distinguer autre chose que la lumière et l'ombre des corps opaques agités devant ses yeux. Si le malade a été complétement aveugle avant l'opération, et qu'il survienne quelque accident malheureux qui le prive du succès, il se console plus facilement, n'ayant au moins point fait une perte positive, quant au degré de vision qu'il possédait. Dans le cas contraire, le malade et le chirurgien pourraient regretter d'avoir consenti à une opération qui, au lieu de rendre la vision, a amené la perte de ce qui en restait encore. On voit qu'il ne s'agit ici que d'une règle de politique médicale, fort prudente à la vérité et d'une grande importance pour la tranquillité du malade et du médecin, mais qui n'est basée sur aucune indication pathologique particulière. On peut au contraire opérer avec un entier succès des cataractes incomplètes, séniles et non compliquées, quand des circonstances particulières rendent ces opérations urgentes. Nous nous sommes trouvé plusieurs fois dans ce cas; nous n'en citerons qu'un fait. Une ouvrière, trieuse de laine, a perdu depuis long-temps la vision de l'œil droit, affecté d'un staphylome de la cornée. Dans l'œil gauche il se forme une cataracte lenticulaire dure, compliquée de congestion oculaire interne. Nous combattons victorieusement la complication, mais la cataracte ne fait aucun progrès, elle reste stationnaire et incomplète, permettant à la malade de se conduire et de se livrer aux occupations du ménage et à d'autres travaux grossiers, mais la mettant dans l'impossibilité absolue de continuer son métier; le triage des laines en effet ne peut se faire par le sens du toucher seul, sans l'aide d'une vision nette. Après un mois d'attente, la cataracte ne marchant point, la pauvre femme était sur le point d'épuiser ses faibles économies, et n'avait aucun moyen de subsistance ni aucun secours; nous lui déclarâmes alors qu'elle pouvait être opérée avec toutes les chances d'un succès complet, mais qu'un accident imprévu survenant par suite de l'opération pourrait également la priver totalement de la vue; nous lui dîmes enfin que si elle se faisait opérer, elle jouait quitte ou double. Comme elle désirait ardemment se soumettre à toutes les chances, nous n'hésitâmes pas à accéder à ses vœux, et à notre grande satisfaction, à partir du moment de l'opération, pratiquée à notre clinique, elle vit bien, et la vision se fortifia si rapidement, que trois semaines après cette femme reprit ses travaux ordinaires. Nous la gardâmes

34

pendant tout ce temps à notre clinique pour la surveiller, tandis
qu'elle aurait pu la quitter le troisième jour, aucun accident
n'étant survenu. Nous lui permîmes exceptionnellement de
porter des lunettes à cataractes trois [...] de l'opération.
Plus d'un an s'est écoulé et sa vue s'est parfaitement conservée.

§ 49. — *Indications générales [...] de la cataracte.* —
L'opération est indiquée toutes les fois que la cataracte n'est
pas compliquée d'une altération [...] de l'œil non seulement incurable, mais qui rendrait [...] [...] traumatique
dangereuse dans ce sens qu'elle permettrait [...] une dégénérescence douloureuse et fatale [...] le malade. Tel est,
par exemple, le cas du fongus médullaire de la rétine, du
fongus hématode de l'œil, de [...] de l'organe, lorsque ces altérations coexistent avec la cataracte qu'on les
soupçonne. Dans ces circonstances, l'opération de la cataracte
est absolument défendue. On ne peut non plus s'attendre au
succès de l'opération lorsque la cataracte est compliquée d'une
autre lésion locale incurable, et qui souvent a déjà produit la
cécité avant même que le cristallin et la capsule ne soient
cataractés. Telles sont la circonstances l'amaurose complète,
le glaucôme, etc. Cependant il peut arriver que le médecin
se trouve forcé par les désirs du malade et de sa famille de
tenter, même en pareils cas, recueillir et de soulager par l'opération toute lueur d'un espoir de [...] [...] de la vue.
Toujours est-il de son devoir [...] [...] [...] [...] aux personnes qui entourent le malade, et de leur faire connaître
avant l'opération sa conviction [...] de l'impossibilité d'un
succès quelconque. On a souvent dit que l'opération produite
par l'opération de la cataracte pourrait quelquefois amener la
guérison de l'amaurose qui la compliquait. Nous n'avons observé aucun cas de cette nature; au contraire, nous avons
presque toujours vu l'amaurose devenir plus complète après
l'opération, la perception lumineuse disparaître entièrement,

et l'atrophie du globe marcher plus rapidement, bien que, dans ces cas, la phlegmasie traumatique soit rarement forte et le plus souvent nulle.

Telles sont les seules contre-indications absolues que nous admettions à la rigueur. L'opération de la cataracte peut être tentée, et avoir de faibles chances de succès, ou enfin l'incertitude du diagnostic peut l'exiger, dans les cas où l'amblyopie amaurotique, le glaucome, se sont développés secondairement à la cataracte et quand ces affections existent à un faible degré. Dans cette circonstance encore, le médecin ne doit point cacher à son client, ou au moins à sa famille, ses prévisions sinistres à l'égard du résultat de l'opération; il ne la tentera que sur la demande positive du malade.

Quand les complications de la cataracte sont locales ou générales, et susceptibles de guérison, elles ne sauraient par elles-mêmes contre-indiquer l'opération. Mais cette dernière doit être précédée de l'emploi des moyens propres à ramener la cataracte à sa simplicité. Ainsi on combattra les congestions oculaires, les ophthalmies et les blépharites, etc. Si ces affections sont invétérées, de manière à ne point céder rapidement ou à pouvoir être regardées comme presque incurables, ou bien si le malade, nécessiteux et forcé de se faire opérer le plus tôt possible pour pourvoir aux besoins de son existence et de celle de sa famille, ne peut consacrer au traitement préparatoire tout le temps nécessaire, en pratiquera l'opération malgré la complication, sauf à mettre le plus grand soin et la plus grande délicatesse dans les manœuvres que l'opération nécessite, et à insister sur une antiphlogose énergique, immédiatement après. Dans plusieurs cas de la nature, qui se sont présentés à nous, nous avons eu la satisfaction de réussir complétement.

Lorsque l'opacité du cristallin ou de ses annexes n'est pas complète, et qu'elle se développe sous l'influence d'un état morbide de l'économie, il peut être nécessaire de différer l'opération jusqu'à ce que la cataracte soit devenue *mûre*, dans cette seule véritable acception du mot. Enfin, s'il est impossible de prévoir l'époque, où une disposition pathologique de l'économie, telle que la diathèse rhumatismale, arthritique, etc., aura complétement disparu, on pourra opérer, tout en prévenant le malade des chances qu'il court, et en prenant les plus grandes précautions pendant et après l'opération, afin d'en assurer le succès. On aura soin de ne jamais pratiquer l'opération quand le malade souffre d'une attaque, même légère, de ces affections, ou pendant l'époque de l'année où les accès de ces maladies se montrent le plus habituellement.

§ 50. — C'est dans ce sens qu'il faut considérer la question de savoir s'il est avantageux ou non de faire précéder l'opération de la cataracte de certaines mesures préparatoires, telles qu'émissions sanguines, usage de purgatifs, application de révulsifs, diète sévère, etc. De pareilles prescriptions ne peuvent point devenir règle générale, et ne s'appliquent jamais indifféremment à tous les cas. Nous dirons même que la plupart des cataractes étant dues au marasme physiologique du cristallin, peuvent être opérées sans traitement préparatoire. Ce traitement ne devient nécessaire que lorsqu'il s'agit de combattre un état morbide de l'économie qui, en se compliquant avec l'inflammation traumatique, pourrait en augmenter la gravité, ou lorsque la cataracte s'est elle-même développée sous l'influence d'un pareil état morbide, qui ne s'est pas encore entièrement éteint. On ne saurait dire d'une manière générale si l'on doit préférer les saignées aux purgatifs, ou ces derniers aux révulsifs, etc., etc. Le choix de l'un ou de l'autre de ces moyens ne doit se faire que d'après des indications rationnelles, et conformément au commémoratif et à la marche de chaque cas individuel; or, il sera prudent de faire précéder l'opération d'une ou de plusieurs émissions sanguines, soit générales, soit locales ou révulsives, si l'examen fait découvrir des symptômes de congestion cérébrale ou cérébro-oculaire; on joindra à ces moyens les pédiluves irritants, les révulsifs d'action peu énergique, tels que les sinapismes, les purgatifs, principalement quand il y a constipation habituelle. L'application à la nuque d'un vésicatoire ou d'un séton avant l'opération, comme moyen prophylactique, est inutile et nuisible ; inutile, parce qu'il n'empêche point la phlegmasie traumatique de s'établir quand des circonstances locales ou générales y disposent; nuisible, parce qu'il ajoute une nouvelle incommodité à celles qui se trouvent déjà dans le cortége de l'opération, en forçant le malade à s'agiter, en l'empêchant de se coucher sur le dos. Il sera préférable de donner un purgatif seul quand les symptômes trahissent un état saburral des premières voies, etc.

§ 51. — L'âge ne contre-indique jamais l'opération de la cataracte ; l'expérience prouve qu'on peut opérer sans inconvénient les enfants les plus jeunes. Nous croyons utile d'opérer aussitôt que possible la cataracte congénitale , si elle est de nature à retarder, par l'abolition de la vision, le développement intellectuel de l'enfant; mais il sera toujours prudent d'éviter les époques de la dentition, et de procéder à l'opération avant ou après ces crises si souvent fatales, et qui, en appelant physiologiquement le sang vers la tête, peuvent ajouter à la lésion traumatique une congestion ou une phlegmasie cérébro-oculaire.

§ 52. — Le succès de l'opération de la cataracte est , si nous pouvons nous exprimer ainsi, sujet à mille caprices, et le pronostic est incertain même dans les circonstances les plus favorables en apparence. Certes, l'opération réussira d'autant mieux , qu'elle sera faite avec plus de dextérité et de délicatesse sur un individu exempt de toute maladie autre que l'opacité du cristallin, sur une cataracte simple et offrant les meilleurs caractères ; elle réussira enfin quand les soins, après l'opération, seront bien dirigés et bien exécutés ; mais toutes ces circonstances réunies peuvent exister, et le résultat peut néanmoins être malheureux. Une violente inflammation suit quelquefois l'opération la mieux faite et dans des cas où on s'y attend le moins. L'opération réussit d'autres fois, au contraire, malgré tous les mauvais traitements que l'œil subit pendant l'opération, et sur des individus cachectiques. On a cherché à concilier la contradiction du résultat de l'opération avec le pronostic dans certains cas, en attribuant à l'œil une propriété qu'on a appelée *vulnérabilité*; cet organe supporterait ainsi les opérations plus ou moins bien en raison inverse du degré de vulnérabilité. Cette propriété se manifeste dans certains cas par une habitude ou un extérieur particuliers; la vulnérabilité des yeux est surtout grande chez des individus à peau blanche et transparente, à cheveux blonds ou rouges, à iris d'une teinte claire, d'un bleu d'azur, à pupille très mobile. D'autres fois la constitution sanguine du malade, une irritabilité extraordinaire et la fréquence d'affections phlegmasiques antérieures à la cataracte, peuvent inspirer au médecin de justes appréhensions que l'opération ne soit suivie d'une réaction violente et dangereuse. Enfin, il est des individus chez lesquels la disposition phlogistique ne devient évidente qu'après l'opération même, et où la plasticité du sang est telle, qu'on a beaucoup de peine à empêcher des conséquences funestes pour la réussite de l'opération.

Mais ce n'est pas toujours la constitution de l'individu qu'il faut accuser dans ces cas d'insuccès; la faute n'est pas moins souvent du côté de l'opérateur. Bien des opérations auraient été couronnées d'un succès complet si l'opérateur n'avait pas commis de fautes dans l'un ou l'autre moment des manœuvres opératoires. Il ne faut souvent qu'un mouvement brusque du globe de l'œil, ou un mouvement involontaire de la main de l'opérateur, pour donner lieu à une lésion ou à une réaction qu'on

[...] ou de prudence, ou si
[...] Dans les opérations
[...] il ne faut aucune brus-
[...] grande prudence sont né-
[...] et de si petites
[...]

[...] de l'opération de la
[...] et que nous croyions
[...] as d'extracte bien
[...] nous recommandons
[...] de toujours faire
[...] même toutes les cir-
[...] une heureuse, les acci-
[...] promettre le résultat, et
[...] que nous avons indi-
[...] et après l'opération, pour en
[...]

[...] l'opération comme manœuvre,
[...] et des espèces de la ca-
taracte dont les unes sont plus difficiles à opérer que les autres, le pronostic sera meilleur pour la cataracte simple et
sénile, que pour une cataracte compliquée ou dont l'origine
est [...] La santé générale de l'indi-
vidu [...] pour le succès de l'opération [...] à craindre si la mobilité de
l'œil [...] dans l'orbite n'ajoutent
[...] la fente trop étroite des paupières [...] qui en compromet le
su[...] obligé de se cacher derrière
les voiles [...] nt.

[...] La saison [...] ous laquelle on doit opérer
n'est pas [...] L'expérience nous a appris
que le froid, la chaleur ou l'humidité sont moins à craindre

qu'un temps à changement brusque et fréquent, c'est-à-dire tantôt sec et tantôt humide, tantôt chaud et tantôt froid. Nous avons opéré lorsqu'il faisait constamment froid et humide pendant plusieurs semaines de suite, et la réaction était presque nulle. Les vissicitudes atmosphériques sont surtout fréquentes à l'époque des équinoxes, au printemps et à l'automne ; l'on fait bien alors, quand ces vicissitudes sont grandes, de remettre les opérations à une saison plus constante et uniforme. Les individus disposés aux affections rhumatiques et goutteuses supporteront mieux les lésions traumatiques en été, que pendant les saisons où se réveillent facilement leurs souffrances. On peut établir comme règle générale que le meilleur temps pour faire l'opération de la cataracte est celui où il règne le moins de maladies épidémiques, et où la température atmosphérique est la plus uniforme. On voit, d'après cela, que nous sommes loin d'approuver la règle fixée par une routine ancienne, banale, et encore assez souvent suivie aujourd'hui, de n'opérer les cataractes qu'au printemps et en automne.

§ 55. — Si les malades ont fait un voyage pour se faire opérer, nous ne différons l'opération que le temps nécessaire pour que les malades se soient reposés de leurs fatigues, et que nous ayons suffisamment observé et examiné la nature de l'affection locale et l'état général de leur santé. On ne peut pas toujours attendre qu'ils se soient acclimatés à leur nouveau séjour ; c'est une chose qui se fait trop lentement, et presque toujours les malades arrivent avec le dessein de repartir promptement.

§ 56. — Il est des auteurs qui défendent absolument que l'on opère la cataracte à un œil, tant que l'autre conserve plus ou moins la faculté de voir ; d'autres ont cru pouvoir empêcher ou arrêter le développement de la cataracte sur le second œil en opérant de bonne heure l'œil premièrement affecté. Cette

divergence dans les avis des auteurs prouve qu'il est impossible d'établir à cet égard une règle fixe; c'est à l'opérateur
qu'il appartient de consulter, dans chaque cas individuel, l'ensemble des circonstances qui défendent ou indiquent l'opération. Nous ne pensons pas que le rétablissement de la vue sur
un œil cataracté puisse généralement préserver l'autre d'une
affection identique; au moins les cas de cette nature, que nous
avons eu occasion d'observer, sont-ils trop peu nombreux pour
permettre que nous en tirions des conclusions d'une valeur
absolue. On peut établir comme règle générale qu'il ne faut
pas opérer lorsqu'un seul œil est cataracté.

Quand la cataracte est complète dans un œil, et que l'opacité commence à se former dans l'organe congénère, le malade peut désirer qu'on l'opère d'un œil avant que la cataracte
commençante de l'autre ne fasse de progrès, pour qu'il ne se
trouve pas plongé dans une cécité complète. On doit accéder
à ses désirs lorsqu'il ne voit plus assez du bon œil pour se
conduire. Nous attendons que la vision de l'œil le moins affecté ait autant décliné, parce qu'autrement les deux yeux
étant de force inégale, il pourrait en résulter quelques inconvénients; quelquefois un strabisme et une diplopie pourraient même se former, qui cependant, dans la plupart des
cas, sont susceptibles d'être améliorés par l'usage de verres à
cataracte pour l'œil opéré. La gêne qui en résulte quelquefois
pour le malade est telle, que nous conseillons généralement
d'opérer la cataracte de l'autre œil, qu'elle soit complète ou
non, dès que la première opération a réussi. Nous en exceptons les cas où le développement de l'opacité dépend d'un
travail morbide qui pourrait se localiser ailleurs que dans le
cristallin après l'opération; en d'autres termes, les cas où il
faut attendre la maturité de la cataracte dans le sens que nous
avons attribué à ce mot.

§ 57. — S'il y a cataracte double, *est-il plus convenable*

d'opérer les deux yeux à la fois, ou successivement, et après un
intervalle plus ou moins long?

Nous avons adopté dans notre pratique comme règle générale d'opérer les deux yeux à la fois, lorsque l'un et l'autre
sont affectés de cataracte. Plusieurs raisons nous engagent à
agir ainsi.

1° En subissant simultanément l'opération aux deux yeux, le
malade ne passe qu'une seule fois par les peines, les désagréments
et les privations inévitables qui accompagnent l'opération. C'est
une considération qui est certainement d'une très grande valeur,
attendu que certains malades ne se décident pas aisément à
se soumettre plusieurs fois à des opérations, à un repos absolu,
à plusieurs fois interrompu, à un régime sévère, conditions
nécessaires pour le succès.

2° En opérant un seul œil quand les deux sont affectés, on
s'expose, dans le cas d'un insuccès, à voir le malade répudier
pendant long-temps l'idée d'une seconde tentative; il préfère
rester plongé dans les ténèbres, que se soumettre de nouveau
à toutes les chances qu'il a courues une première fois. Le plus
souvent, en outre, les malades sont plus sujets à la seconde
opération que pendant la première, ce qui rend l'œil très
mobile, donne lieu à des accidents nerveux, et peut causer un
nouvel insuccès.

3° En opérant les deux yeux en même temps, il y a presque
certitude de rétablir la vision sur l'un d'eux. Nous ne connaissons aucun cas, ni de notre pratique, ni de celle de notre
maître et ami le professeur Ch. Jæger, de Vienne, où l'opération, faite avec les précautions désormais sur les deux yeux
à la fois, ait été suivie de la perte absolue de la faculté visuelle; toujours au moins un œil a été conservé. Cependant,
nous sommes loin de penser, avec certains auteurs, qu'en opérant les deux yeux à la fois, la réaction traumatique concentre toute sa violence dans l'un de ces organes, et que l'in-

flammation de ce dernier œil pour ainsi dire de révulsion pour son congénère.

La règle d'opérer simultanément les deux yeux lorsqu'ils sont atteints de cataracte, ne s'applique cependant pas sans exception à tous les cas ; il peut y avoir des circonstances qui s'opposent à cette manière d'agir.

1° Il est quelquefois utile d'attendre les effets de l'opération de la cataracte sur un seul œil, pour arriver à un résultat plus favorable sur celui qu'on opère en second lieu. La vulnérabilité et la plasticité de l'œil telles peuvent être telles, qu'il est essentiel de ne procéder, pour ainsi dire qu'en tâtonnant, et d'examiner si tel ou tel autre procédé opératoire est plus convenable, s'il faut un traitement préparatoire plus ou moins énergique, quel est le régime et le traitement à observer après l'opération, etc. L'origine dyscrasique des cataractes, leur nature compliquée, les difficultés que présente l'opération comme manœuvre, peuvent exiger les mêmes précautions. Tel est le cas, par exemple, où le malade, étant sujet à des accès nerveux, ne supporterait pas deux opérations pratiquées simultanément et presque sans intervalle. Ce sont là des cas tout à-fait individuels exigeant toute l'attention du praticien, qui doit régler sa conduite, soit sur des données antérieures à l'opération, soit sur des données qui lui sont fournies par un premier essai sur un œil seul.

2° Il peut arriver qu'une des cataractes étant molle et l'autre dure, surtout chez les personnes avancées en âge, le procédé opératoire à adopter pour l'une et pour l'autre diffère, et que l'une doive être opérée par abaissement et l'autre par extraction. Cette circonstance constitue pour nous une indication de pratiquer les deux opérations dans des temps différents. L'expérience, en effet, a démontré que la méthode d'abaissement est quelquefois suivie de vomissement. Or, de crainte que les efforts produits par les vomissements ne puissent donner lieu à des accidents dans un cas où l'on aurait pratiqué l'abaissement et l'extraction à la fois, de crainte qu'ils ne déterminent une procidence de l'iris ou de l'humeur vitrée, ou vident même entièrement le globe de l'œil opéré par l'extraction, nous préférons faire dans ce cas en deux fois l'opération, et isolément pour chaque œil. Nous n'ignorons pas qu'à cet égard nous ne partageons pas l'opinion de M. Amussat, qui, au contraire établit comme règle générale, dans le cas de double cataracte, d'opérer toujours en même temps un œil par la méthode d'abaissement et l'autre par celle d'extraction, manière de faire dont il nous assure ne jamais avoir observé les résultats fâcheux que nous redoutons.

§ 58. — La position du malade pendant l'opération est la même pour l'extraction que pour les opérations de la cataracte, que l'on pratique à l'aide de l'aiguille. Il doit être placé vis-à-vis de l'opérateur, assis sur une chaise, sur un tabouret moins élevé que celle-ci, de manière à ce que la tête du malade se trouve à la hauteur de la poitrine ou du bras légèrement fléchi de l'opérateur. Cette position assure à ce dernier de l'aisance dans ses mouvements, sans le fatiguer par l'élévation ou l'abaissement trop considérable du membre; elle paraît en même temps donner à sa main l'aplomb nécessaire pendant l'acte opératoire. Il vaut mieux que l'opérateur soit placé un peu trop haut que trop bas. Pour pratiquer l'opération de la cataracte sur des enfants dont l'intelligence n'est pas encore assez développée et qui manquent de docilité, on fait bien de les envelopper dans un lange ou dans un drap de lit; un aide les maintient sur ses genoux; un autre fixe la tête, et l'opérateur procède comme dans les cas ordinaires.

La tête du malade est fixée par l'aide placé derrière lui et chargé en même temps du soulèvement de la paupière supérieure. Si l'opération doit être faite sur l'œil droit, l'aide place la main gauche par sa surface dorsale dans le creux de la nuque du malade, tandis que la main droite est appuyée sur le front de ce dernier. Les deux mains placées de cette manière maintiennent la tête du malade et la fixent contre la poitrine de l'aide. Pour opérer l'œil gauche, les mains de l'aide doivent être appliquées de la manière inverse.

Le même aide soulève la paupière supérieure en appliquant le doigt indicateur et le médius de la main, placée sur le front, sur la peau de la paupière. A l'aide de mouvements alternatifs de ces deux doigts, on fronce successivement la peau de la paupière supérieure en petits plis; cette dernière est relevée et les doigts se glissent sous le bord libre de la paupière et des cils, de manière à ce qu'ils soient comprimés contre le bord osseux supérieur de l'orbite. Les extrémités des doigts ne doivent que peu dépasser ce rebord pour que la pulpe des doigts puisse toucher légèrement la surface du globe de l'œil dans le cas où celui-ci veut fuir en haut, en dehors et en dedans, pour se dérober à l'instrument.

L'opérateur lui-même se charge d'abaisser la paupière inférieure; il le fait avec le doigt médius de la main libre, en touchant légèrement avec l'index de cette même main le côté interne du globe oculaire pour l'empêcher de fuir du côté du nez.

Tous ces actes préparatoires de l'opération exigent beaucoup de délicatesse de la part de l'opérateur et de l'aide, ce qui s'applique surtout aux manœuvres destinées à fixer le globe. Rejetant d'abord les ophthalmostates en général comme inutiles et dangereux, nous recommandons particulièrement la plus grande précaution lorsque l'agitation de l'œil exige impérieusement le secours d'une légère pression sur cet organe à l'aide des doigts pour s'opposer à sa fuite. Dans quelques cas exceptionnels cependant, tels que des cataractes congénitales avec mouvement oscillatoire extrêmement rapide du globe,

si nous sentions le besoin d'employer un ophthalmostate,
nous préférerions la pique de Bassart ou le crochet de Richter, superficiellement implantés dans le côté interne de la
sclérotique entre la cornée et la caroncule lacrymale, et tenus
par un aide intelligent.

Une circonstance digne de toute l'attention de l'opérateur est la position du malade par rapport à la lumière.
C'est encore un problème à résoudre que le moyen de placer
le malade de manière à ce que l'opérateur ne perde jamais
de vue ni les instruments, ni la partie sur lesquelles il agit,
et qu'aucun reflet ou faux jour ne vienne le gêner pendant
l'acte opératoire. La chambre où l'on fait l'opération ne doit
être éclairée que par une seule croisée. S'il y en a plusieurs,
les autres doivent être fermées à l'aide de volets; si l'axe vertical de l'opérateur et du malade représente un plan, ils
doivent se placer de manière à ce que ce plan forme avec
celui de la croisée un angle de 45°; l'opérateur a le dos
obliquement tourné contre la croisée qui est en face du
malade; l'œil à opérer doit se trouver plus rapproché de
la croisée.

§ 59. — Les instruments servant à l'opération de la cataracte, comme en général pour toutes les opérations sur l'œil,
doivent être simples, mais travaillés avec le plus de délicatesse possible. Le volume des parties dont ils se composent
doit être en harmonie avec les tissus fins et délicats auxquels
on les applique. Il nous semble qu'il est plus utile de perfec-
tionner les instruments connus, que d'augmenter l'arsenal
d'autres instruments d'invention nouvelle, qui, tout ingénieux
qu'ils puissent être, ôtent souvent aux opérations la sûreté
de l'exécution par la complication que le mode d'emploi de
ces instruments y ajoute.

§ 60. — Les procédés opératoires imaginés pour la guérison de la cataracte ont pour but commun d'éloigner de

l'axe visuel le corps opaque qui intercepte le passage des
rayons lumineux à travers les milieux transparents de l'œil.
Nous possédons aujourd'hui trois méthodes principales qui
remplissent le but proposé. Elles consistent, soit à pratiquer
une incision dans le [illegible] médian, à travers laquelle on
extrait la totalité du corps opaque, soit à déplacer ce dernier
de l'axe visuel [illegible] dans le fond de l'œil, ou enfin à le
morceler et à laisser à l'action dissolvante de l'humeur
aqueuse [illegible] la [illegible] des chambres de l'œil. On
distingue ces méthodes par les noms d'*extraction*, d'*abaissement* et de [illegible].

§ 61. — Elles ont toutes leurs avantages et leurs inconvénients. Quiconque [illegible] de l'une ou de l'autre une
application [illegible] à toutes les espèces de cata-
racte, [illegible] pratique [illegible] éprouver bien des échecs là où le
choix de [illegible], [illegible] basé sur des indica-
tions [illegible] les [illegible]. Il n'est guère d'opération chirurgicale, si nous exceptons celle de la pupille artificielle, qui
ait reçu plus de modifications encore que l'opération de la cataracte. En énumérant la diversité des caractères des différentes
espèces de cataractes, nous avons déjà fait pressentir que la
même méthode opératoire n'est pas applicable à toutes; les
indications [illegible] si non entièrement sur un individu jeune ou
sur un [illegible] considérable, [illegible] si la cataracte est compliquée d'[illegible] ou [illegible], ou encore si la conformation de
l'œil et de ses [illegible] est telle ou telle autre, etc., etc.
Toutes ces circonstances concourent à motiver le choix de
l'une ou de l'autre méthode opératoire. Nous n'ignorons pas
qu'en nous mettant en opposition avec ceux qui, par prédilection pour telle ou telle méthode opératoire, ne pratiquent
toujours et habituellement que celle qu'ils ont adoptée,
n'importe la nature de la cataracte et des circonstances accessoires, nous heurtons les principes de bien des chirurgiens

célèbres qui se sont constitués les champions, soit de l'extraction, soit de l'abaissement ou du broiement. Nous ne pensons pas moins que le choix exclusif de la même méthode opératoire pour toutes les espèces et variétés de cataracte n'est guère en harmonie avec les progrès de la science, avec la certitude que présente aujourd'hui le diagnostic différentiel des cataractes et le perfectionnement qu'on a apporté aux trois méthodes opératoires principales. Nous croyons qu'il est convenable que celui qui doit opérer la cataracte soit, d'une part, également habile à mettre en usage l'un et l'autre procédé manuel, et d'autre part, qu'il soit bien pénétré de la connaissance de *l'objet* de l'opération, c'est-à-dire qu'il sache distinguer, d'après les caractères visibles de l'opacité, la nature de la cataracte, afin qu'il choisisse d'après ces données la méthode la plus appropriée, la plus sûre et la plus prompte pour atteindre le but de l'opération.

§ 62. — Il est d'usage, dans les traités de médecine opératoire, d'exposer les indications et les avantages ou désavantages des procédés opératoires avant la description même de ces derniers. Cette manière nous a paru peu logique par la raison qu'il est impossible d'apprécier la valeur comparative des différentes méthodes opératoires sans connaître préalablement les détails de leur exécution manuelle. Nous avons donc jugé à propos de suivre une marche contraire. Nous donnons d'abord la description de l'opération de la cataracte par extraction, abaissement et broiement, en indiquant pour chacune de ces méthodes tous les accidents auxquels l'opérateur et le malade sont exposés pendant et après l'opération, et le traitement nécessaire après celle-ci pour en assurer le succès. Lorsque nous aurons fait connaître la partie manuelle des différents procédés et les accidents qu'ils peuvent déterminer, il nous sera facile de baser sur ces données nos conclusions au sujet des avantages et des désavantages qu'ils peuvent offrir dans tel ou tel cas, et d'en déduire finalement les indications pour les diverses espèces de cataracte.

§ 63. — *L'extraction* se pratique en ouvrant la cornée et la capsule, et en faisant sortir le cristallin opaque. Le procédé le plus usité est celui de tailler avec un instrument convenable un lambeau semi-lunaire, soit horizontal, soit oblique, dans la partie inférieure de la cornée, près sa jonction avec la sclérotique.

§ 64. — Cette méthode d'ouvrir la cornée à sa partie inférieure a des avantages incontestables. La disposition de la paupière inférieure est telle, qu'il est facile de l'abaisser, et de voir parfaitement la moitié de la cornée dans laquelle le lambeau doit être taillé. Le globe, en voulant se soustraire à l'instrument, fuit plutôt en haut et en dedans qu'en bas; par conséquent, c'est la partie inférieure qui se cache le moins sous la paupière supérieure, et on fixe l'œil plus aisément en ouvrant la cornée de cette manière.

Cette disposition du lambeau a cependant l'inconvénient de l'exposer en partie ou en totalité au froissement produit par les mouvements de la paupière inférieure, dont le bord libre correspond à peu près aux lèvres de la plaie faite à la cornée. Les contractions du muscle orbiculaire agissent de manière à faire comprimer par les paupières les parties des membranes situées au-dessus et au-dessous des lèvres de la plaie, tellement qu'elles écartent celles-ci, qu'elles les rendent béantes, et qu'elles leur interposent quelquefois le bord de la paupière inférieure. Aucun des moyens recommandés tels que l'abduction de la paupière inférieure à l'aide d'une bandelette d'emplâtre agglutinatif et la direction oblique de l'incision de haut en bas et de dehors en dedans, ne peut entièrement prévenir ces inconvénients, qui sont une des causes principales de la suppuration de la plaie. Quand il n'y a pas de suppuration, ils empêchent au moins la cicatrisation rapide et complète, et

donnent quelquefois lieu à la production, dans l'endroit de
la section, d'un tissu vasculaire particulier, d'une cicatrice très
large et épaisse, d'une procidence de l'iris ou du ramollissement de la cicatrice déjà formée, suivi de suppuration. De ces
circonstances, la première peut amener, et amène le plus souvent la destruction complète du globe de l'œil; les dernières
sont gênantes, douloureuses, et diminuent, sinon annulent
le succès de l'opération; car, dans les cas les plus favorables,
les opacités de la cornée et les déformations de la pupille frappent toujours plus ou moins la portion inférieure de la pupille,
celle qui est la plus essentielle pour la vision, tandis que la
supérieure, toujours en partie couverte par le bord libre de la
paupière supérieure, est moins importante pour les fonctions
de l'œil.

§ 65. — Ces accidents deviennent beaucoup plus rares, si, au
lieu de former le lambeau dans la portion inférieure de la
cornée, on le pratique en haut et horizontalement. Alors la
plaie se trouve en rapport avec la surface interne, lisse et légèrement concave de la paupière supérieure, dont la compression
sert à maintenir les lèvres de la plaie appliquées l'une contre
l'autre; le froissement et tous les inconvénients ne peuvent
plus se produire, le bord libre de la paupière n'étant plus en
contact avec les lèvres de la plaie. La cicatrisation se fait plus
rapidement et plus solidement. Si quelque complication fâcheuse arrive, comme l'opacité de la cornée, la procidence de
l'iris, etc., les suites en sont toujours moins graves, leur position dans le tiers supérieur de l'œil, habituellement recouvert
par la paupière supérieure, ne produisant que peu de gêne
dans la vision et restant cachée à beaucoup d'observateurs et
au malade lui-même.

Bien que, contrairement à l'assertion des défenseurs zélés
de la kératotomie supérieure, nous ayons vu l'humeur vitrée
s'évacuer en partie, et même dans la kératotomie inférieure,

nous devons cependant noter, comme un des avantages de la première méthode, que les conséquences de l'évacuation partielle de l'humeur vitrée sont bien moins dangereuses lorsque la section de la cornée a été faite à sa partie supérieure que dans le cas contraire. Les contractions du muscle orbiculaire et des muscles droits de l'œil, qui souvent maintiennent béantes les lèvres de la plaie lorsqu'elle est située à la partie inférieure de la cornée, et la facilité avec laquelle le corps vitré file à travers la plaie en suivant la loi de la pesanteur, sont des circonstances qui augmentent les dangers de l'évacuation du globe de l'œil. Ce qui est pire encore, c'est que l'œil, après la kératotomie inférieure, se remplit difficilement de nouveau d'un liquide qui lui rende sa forme; l'œil reste flasque, affaissé, ridé; la suppuration s'y établit quelquefois promptement; ou, lors même qu'on est assez heureux pour empêcher cette terminaison, les rides qui se forment par l'effet de l'affaissement de la coque oculaire restent permanentes, et se soudent par l'exsudation de la matière plastique, enfin le globe s'atrophie. Ces accidents n'ont presque jamais lieu après la méthode qui consiste à ouvrir la cornée en haut. Dans ce cas les contractions du muscle orbiculaire servent plutôt à rapprocher qu'à écarter les lèvres de la plaie cornéale. Ces lèvres une fois bien affrontées, quelque grande que soit la perte de l'humeur vitrée, la coque de l'œil se remplit rapidement, non pas d'un liquide de la même densité et de la même force de réfraction que le corps vitré, mais cependant d'un liquide aqueux , qui efface les rides produites par l'expulsion d'une partie de l'humeur de l'œil, et rétablit la forme du globe oculaire. D'ailleurs l'évacuation des humeurs n'est jamais complète pendant la kératotomie supérieure; jamais on n'observe un suintement continuel de l'humeur vitrée, comme cela peut avoir lieu après la kératotomie inférieure.

On a dit, en faveur de la kératotomie inférieure, que le

cristallin sort plus aisément par la section inférieure que par la section supérieure de la cornée. Cet argument même nous paraît tourner à l'avantage de la méthode que nous défendons. La lenteur avec laquelle le cristallin se dégage par l'ouverture faite à la moitié supérieure de la cornée, est une des causes principales de la perte moins fréquente du corps vitré par cette méthode. Cet accident peut être plus facilement évité, puisque l'opérateur a souvent bien de la peine à achever la section supérieure de la cornée, et que par conséquent il est contraint par la nature des choses mêmes de se conformer à une règle dont l'omission occasionne souvent l'expulsion précipitée de l'humeur vitrée ; il est forcé, dis-je, d'achever lentement la section de la cornée.

Ajoutons à ces avantages celui que, dans la kératotomie supérieure, la plaie cornéale est moins exposée à l'irritation des larmes, dont la sécrétion est toujours augmentée par l'inflammation traumatique ; ajoutons-y enfin l'avantage que, lorsque par des circonstances fâcheuses la pupille se ferme après l'opération de la cataracte, le résultat de la formation d'une pupille artificielle est bien plus utile au malade après la kératotomie supérieure, puisqu'on peut former alors une pupille dans la partie inférieure de l'iris là où le champ visuel n'est pas intercepté par la paupière supérieure.

§ 66. — Si ce procédé a des avantages incontestables, il faut convenir, qu'à cause de la proéminence du rebord orbitaire supérieur, il est d'une exécution bien plus difficile. Quand on pratique le lambeau dans la partie inférieure de la cornée, et que l'œil se tourne dans le grand angle de manière à s'y cacher, alors, après avoir fait sortir la pointe de l'instrument dans le point opposé à celui de la première ponction, on réussit avec plus ou moins de facilité à retirer l'œil du grand angle, en imprimant au manche de l'instrument un mouvement de bascule vers la tempe. On peut le fixer avec la lame du kératotome, en même temps qu'on la fait glisser à travers la chambre antérieure pour terminer la section. La même chose n'a pas lieu quand on forme un lambeau supérieur; car après avoir fixé l'œil avec l'instrument, à peine commence-t-on à pousser la lame en avant, qu'elle imprime au globe oculaire un mouvement de rotation en dedans, mouvement qui se renouvelle chaque fois qu'on cesse de fixer l'œil à l'aide de l'inclinaison du manche vers la tempe, et on ne peut souvent terminer l'opération qu'en pressant ou fatiguant l'œil ou en blessant les paupières. Jamais cependant nous n'avons été jusqu'à présent dans le cas, et la chose peut arriver, comme le prétend M. Juengken, excellent opérateur, d'être obligé de laisser la kératotomie supérieure non achevée, à cause de ces difficultés.

§ 67. — M. Jaeger, de Vienne, l'inventeur de la kératotomie supérieure, qui lui a donné l'extension dont elle jouit aujourd'hui, a cherché à obvier à ces difficultés à l'aide d'un instrument très ingénieux qu'il a imaginé, et qu'il a appelé kératotome double.

Cet instrument, qu'avant nous on n'avait pas encore employé sur le vivant en France, se compose de deux kératotomes de Beer, réunis sur un même manche, de manière à ce que l'une des lames soit fixée, et que l'autre glisse dans une coulisse, dans laquelle on peut, au moyen d'un bouton, la faire avancer et reculer à volonté. Dans l'état de repos, ces deux lames doivent être tellement appliquées l'une contre l'autre qu'elles fassent corps, qu'on n'aperçoive presque pas d'interstice entre elles, et que leur épaisseur dépasse aussi peu que possible celle du couteau à cataracte ordinaire. Cet instrument est toujours employé de manière à ce que la lame mobile et le bouton qui lui correspond se trouvent en avant; à cet effet, l'instrument doit être construit différemment pour chaque œil. On le tient, le tranchant en haut, de la main droite pour le

côté gauche, *et vice versâ*, comme les kératotomes ordinaires,
en plaçant la pulpe du pouce sur le bouton. L'opération
se fait en trois temps, absolument comme dans l'opération
avec l'instrument ordinaire : il n'y a que le quatrième mouvement du premier temps qui diffère essentiellement. Le premier
temps, la formation du lambeau, se compose des mouvements
suivants : 1° la ponction de la cornée, faite à un quart de
ligne à peu près au-dessus de son diamètre horizontal, et
à autant de distance de son bord extérieur; 2° le passage du
bistouri à travers la chambre antérieure; 3° la contre-ponction,
pour faire sortir la pointe de l'instrument du côté opposé, à
la même distance du bord interne de la cornée, et autant au-
dessus du diamètre transversal; 4° la section de la cornée qui
se fait en poussant l'instrument, parallèlement à l'iris, jusqu'à
ce que les mouvements de l'œil vers le grand angle rendent
impossible de continuer; c'est alors que commencent les fonctions de la lame mobile, qui, poussée en avant avec le
pouce de la main qui tient l'instrument appliqué sur le bouton, termine la section, tandis qu'avec la lame immobile,
l'opérateur fixe le globe de l'œil en baissant doucement le manche de l'instrument vers la tempe. C'est cette dernière partie
du quatrième mouvement qui renferme tout ce qu'il y a de
propre à ce procédé.

§ 68. — Ce procédé offre des inconvénients que l'inventeur
lui-même n'a pas tardé à entrevoir. M. F. Jaeger, pendant
son séjour à Paris, il y a deux ans, nous a donné l'assurance
que, depuis quelque temps, il avait abandonné le kératotome
double, dont il ne se sert que dans des cas spéciaux. En effet,
plus un instrument est compliqué, et moins il se laisse guider
avec certitude, puisque l'opérateur, quelque habile et exercé
qu'il soit, est toujours en quelque sorte à la merci de l'instrument. Le kératotome simple, une fois que la contre-ponction
de la cornée est faite, suffit toujours pour fixer le globe et

pour s'opposer à sa fuite en haut et en dedans. Pour mieux
fixer le globe de l'œil, le doigt indicateur de la main qui
abaisse la paupière inférieure doit empêcher la fuite de l'œil
en dedans; à cet effet, on appuie légèrement la pulpe de ce
doigt dans l'angle interne, sur la caroncule lacrymale; en
pressant un peu de haut en bas avec le kératotome introduit
dans la chambre antérieure, on peut empêcher que l'œil ne se
tourne en haut. Ce même but est rempli par les doigts de
l'aide qui relève la paupière supérieure. Toutes ces difficultés
s'aplanissent à force d'exercice. Le malade peut contribuer
beaucoup à faciliter l'opération par l'effort de sa volonté, en
tâchant de ne pas remuer l'œil sur lequel on opère, et surtout
de ne pas presser quand le couteau achève la section de la cornée. La difficulté principale de la kératotomie supérieure gît
dans l'acte de la contre-ponction même; et, sous ce rapport, le
kératotome double ne présente aucun avantage sur toute autre
espèce de kératotome. Cet instrument est d'ailleurs de construction trop délicate pour que son emploi devienne général. Une
faute de construction, le défaut de l'application exacte de ses
deux lames, peuvent faire manquer l'opération, ou donner lieu
à des accidents graves. Le défaut principal de l'instrument
double, même le mieux fait, est celui d'être toujours plus épais
qu'une seule lame, et de produire quelquefois, vers la fin de
l'acte de l'incision, particulièrement quand la chambre antérieure est étroite, ou que l'œil exécute un mouvement brusque, une petite déchirure de la dernière bride de la cornée qui
reste à couper.

§ 69. — Le kératotome dont nous nous servons, et qui
remplit toutes les conditions nécessaires, est celui de Beer; il
est connu de tout le monde. Sa forme triangulaire est telle
qu'on peut achever la section de la cornée en un seul mouvement progressif, sans retirer l'instrument, sans tirer ou presser
sur la cornée, et sans la scier, pour ainsi dire. De cette manière,

l'ouverture faite par le kératotome, légèrement convexe sur ses deux faces, est toujours remplie, et l'humeur aqueuse ne se vide pas, avant que la section de la cornée ne soit entièrement achevée. Plus le kératotome est large (toutes proportions gardées d'ailleurs), moins il y a du danger que l'iris se place devant le tranchant. La largeur de la lame doit augmenter insensiblement de la pointe vers la base. Plus l'élargissement de la lame se fait insensiblement, plus le kératotome pénètre aisément dans la chambre.

§ 70. — Dans la kératotomie supérieure, l'aide a une tâche beaucoup plus difficile à accomplir que lorsque le lambeau doit être pratiqué en bas ; ses doigts, très rapprochés de l'instrument et de la portion de l'œil qui est l'objet de l'opération, peuvent gêner le chirurgien. Il peut plus facilement exercer une pression involontaire sur l'œil, qui devient très fâcheuse en produisant la procidence de l'iris et du corps vitré, et, avant tout, en causant le renversement du lambeau de la cornée. Ce renversement a également lieu quand il ne s'y prend pas très adroitement en abaissant la paupière, ou quand le lambeau est un peu trop grand, circonstance qu'il n'est pas toujours aisé d'éviter sans tomber dans la faute contraire et encore plus grave, celle de pratiquer une section trop petite. Par une ouverture d'une circonférence insuffisante, le cristallin ne saurait sortir sans se dépouiller d'une portion considérable de sa substance corticale, ou sans tirailler, comprimer et enflammer l'iris.

Les adversaires mêmes de la kératotomie supérieure lui accordent des avantages dans des cas de cataracte, compliquée de chute partielle de la paupière supérieure (blépharoptosis); complication qui se rencontre quelquefois chez des personnes fort âgées, et qui fait que la moitié supérieure de la cornée se trouve couverte par la paupière.

Ayant déjà tracé sommairement les modifications de l'extraction quand elle est faite à l'aide de l'instrument de Jaéger, nous pouvons traiter conjointement les autres règles pour l'extraction, soit par la kératotomie inférieure, soit par la kératotomie supérieure, puisque l'une de ces méthodes n'est pour ainsi dire que l'application renversée de l'autre.

§ 71. — L'expulsion du cristallin est toujours plus facile, lorsqu'on fait instiller dans l'œil quelques gouttes d'une solution filtrée d'extrait de belladona pendant quelques heures avant l'opération. Cependant cette dilatation doit s'opérer avec prudence, attendu que l'expulsion de l'humeur vitrée devient plus facile lorsque l'iris n'y oppose pas d'obstacle. Il est vrai que l'iris étant ainsi dilaté, souffre beaucoup moins de la compression de ses bords par la sortie souvent difficile d'un cristallin volumineux ou dur. La dilatation est surtout utile, lorsque la chambre antérieure est étroite, que la pupille est très resserrée, ou enfin lorsque l'iris est fortement bombé en avant. Dans tous ces cas, les lésions de l'iris, pendant le passage du kératotome à travers la chambre antérieure, sont moins à craindre quand la pupille est dilatée.

§ 72. — Parmi les accidents qui peuvent compliquer l'opération, indépendamment de la volonté et de l'adresse de l'opérateur, nous signalons l'agitation du malade, la grande mobilité de son œil, les attaques de nerfs, telles que des syncopes, les lipothymies, les convulsions, etc.

Quant à l'agitation du malade, et ces règles s'appliquent à toutes les opérations de cataracte, l'opérateur emploiera tous les moyens qui sont en son pouvoir pour le calmer, en lui représentant déjà, avant l'opération, le peu de dangers, le peu de douleurs dont cette opération est accompagnée; en lui montrant, dans la perspective, toutes les jouissances qu'amène avec lui le rétablissement d'une fonction aussi importante que la vision. Si l'on a affaire à des malades facilement disposés à l'inquiétude, il est essentiel de ne pas les laisser long-temps en suspens et dans l'attente de l'opération même; de ne pas leur laisser le loisir de méditer long-temps sur toutes les chances qu'ils courent; de leur montrer toujours le côté le plus beau de l'opération; de ne pas prononcer envers eux un pronostic qui soit quelque peu équivoque. On les calmera, pour le moment de l'opération, en leur administrant, déjà un jour d'avance, de petites doses d'un narcotique : par exemple, de deux en deux heures, une cuillerée d'une potion contenant une once d'eau d'oranger et une douzaine de gouttes de laudanum ou quelques gros d'eau distillée de laurier-cerise. On répétera ces doses, de demi-heure en demi-heure, le matin de l'opération même; on évitera de faire les apprêts de l'opération en présence des malades. Pendant l'opération, l'opérateur ne sera pas avare de paroles de douceur et d'encouragement. Il est cependant des personnes envers lesquelles on doit observer une conduite tout opposée, et qui obéissent mieux à la brusquerie qu'à la délicatesse des manières. C'est le tact de l'opérateur qui doit décider du choix de l'une ou de l'autre conduite dans le moment de l'opération. Toujours faut-il préparer à l'avance des moyens pour combattre les accidents nerveux, dans le cas où il s'en manifesterait; tels sont l'eau froide, l'éther, l'eau de Cologne, l'ammoniaque liquide, du vinaigre aromatique ou quelque autre liqueur spiritueuse et ranimante : au moment du spasme, l'opérateur suspendra l'opération; quelquefois il est même forcé de retirer l'aiguille de l'œil avant de l'avoir achevée; ces accidents sont plus nuisibles lors de l'opération par l'extraction que par l'aiguille.

§ 73. — *L'extraction* de la cataracte se divise en trois temps.

1° La section du lambeau de la cornée.

2° L'incision de la capsule.

3° L'expulsion du cristallin.

§ 74. — *Section du lambeau de la cornée. Conditions générales.*

Le lambeau de la cornée doit presque embrasser la moitié (inférieure ou supérieure) de la cornée.

La section doit tomber très près de la ligne de jonction de la sclérotique avec la cornée, cependant elle doit être située dans la cornée même, en laissant partout à peu près un quart de ligne à une demi-ligne d'espace entre le bord de la cornée et l'incision.

Il faut que le bord du lambeau soit parallèle à la ligne de jonction de la sclérotique et de la cornée.

La ponction et la contre-ponction de la cornée doivent être faites à la même hauteur et à un quart de ligne au-dessous (kératotomie inférieure) ou à un quart de ligne au-dessus (kératotomie supérieure) du diamètre transversal de la cornée.

La section de la cornée sera pratiquée de manière à ce que les bords de la plaie et du lambeau ne soient pas trop taillés en biseau, et puissent se joindre sans produire une cicatrice trop large ; la forme du lambeau doit être semi-lunaire.

La ponction de la cornée doit être faite verticalement, afin que la pointe du kératotome ne laboure pas les lames de la cornée avant d'avoir pénétré dans la chambre antérieure.

Pour remplir toutes les conditions que nous venons d'énumérer, on procède de la manière suivante :

Après avoir convenablement placé le malade, disposé les aides et écarté les paupières, l'opérateur saisit le kératotome entre les doigts de la main droite (pour l'œil gauche), ou de la main gauche (pour l'œil droit), comme une plume à écrire, et de manière à ce que le dos de la lame se trouve dans une direction parfaitement horizontale. Pour faire l'incision supérieure, le tranchant de l'instrument doit être dirigé en haut. Les mouvements des doigts, pour faire la kératotomie, doivent être exécutés à l'aide de flexions et d'extensions alternatives des articulations métacarpo-phalangiennes des premiers doigts. Pour bien faire ces mouvements, il est essentiel que le pouce reste fixe, et qu'on ne le fléchisse pas dans l'articulation de ses première et seconde phalanges. De même la main doit être maintenue tranquille et presque immobile.

Appuyant le quatrième et le petit doigts de cette main sur l'os de la pommette de la figure du malade, l'opérateur présente d'abord la lame du kératotome devant l'œil, parallèlement à la surface de la cornée, comme s'il voulait couvrir cette membrane de la lame de l'instrument, et dans la position que ce dernier doit offrir après avoir traversé la chambre antérieure. Cette précaution est nécessaire afin que la section de la cornée puisse être achevée à l'aide des mouvements des articulations métacarpo-phalangiennes indiquées plus haut, et sans déplacer la main, dont les quatrième et cinquième doigts doivent, pendant tout cet acte opératoire, rester appuyés sur l'os de la pommette. Ayant ainsi assuré à la main qui tient le kératotome la position convenable, on en fléchit les doigts indicateur et moyen, et on retire la lame du couteau jusqu'à ce que sa pointe se trouve perpendiculairement opposée à l'endroit où l'on doit ponctionner la cornée, et dirigée de manière comme si on voulait traverser directement l'iris. Au moment où l'œil du malade est un peu fixe, l'opérateur enfonce l'instrument dans ce sens, et pénètre dans la chambre antérieure. Arrivé là, le kératotome doit être changé de position ; l'opérateur ramène le manche vers la tempe du malade, et donne ainsi à la lame de l'instrument une direction parallèle au plan de l'iris, de manière à ce que la pointe soit dirigée vers le point de la cornée diamétralement opposé au point d'immersion, position dans laquelle le mouvement progressif du kératotome à travers la chambre doit être achevé. Pendant tout le temps que le kératotome traverse la chambre antérieure, l'œil de l'opérateur doit avoir en vue le point de la cornée où la contre-ponction doit se faire. Pour que ce

point se trouve directement opposé à l'endroit de la ponction
et sur une ligne horizontale avec ce dernier, il faut que
l'opérateur, dans la kératotomie supérieure, dirige la pointe
du kératotome un peu au-dessus, et, dans la kératotomie
inférieure, un peu au-dessous de l'endroit même où la
contre-ponction doit se faire. En observant cette règle, on
contrebalancera le déplacement du lieu de contre-ponction
produit par la fuite de l'œil en haut ou en bas. Lors même
que la pointe de l'instrument sortirait un peu trop haut ou
trop bas, et que la section de la cornée menacerait de devenir
trop grande, une légère inclinaison en avant du tranchant
du kératotome suffirait pour corriger cet accident.

Le kératotome est poussé rapidement, mais avec toute la
précaution de ne pas blesser l'iris ni de changer de position,
jusqu'à l'endroit de la contre-ponction. Le reste de l'opération doit se faire lentement ; l'opérateur doit tenir le tranchant du kératotome de manière à ce que la section de la cornée soit parallèle au bord de la sclérotique. Ce parallélisme
sera facile à obtenir toutes les fois que la ponction et la
contre-ponction de la cornée seront faites d'après les règles
que nous venons d'indiquer. La section doit être achevée en
poussant, par un mouvement égal, le couteau en avant ; ce
n'est ni en sciant, ni en pressant, que le reste du lambeau
doit être taillé. L'aide permet à la paupière supérieure de
s'abaisser lentement du moment que la section est complète ;
on recommande au malade le plus grand calme, et on le
laisse se reposer pendant quelques instants.

§ 75. — *Incision de la capsule.* — La capsule doit être incisée en plusieurs directions, et détruite, autant que possible,
pour que le cristallin puisse sortir en masse, et pour que les
fragments de la capsule ne puissent se ressouder et former ainsi
des cataractes secondaires.

Si la capsule est épaissie, végétante ou fortement désorganisée, on doit tâcher de l'extraire.

Après avoir fait relever de nouveau la paupière supérieure, et en recommandant à l'aide d'éviter soigneusement toute pression du globe, l'opérateur procède à ouvrir la capsule du cristallin.

Nous nous servons à cet effet de la lance de Beer, modifiée par M. F. Jaeger; la lance construite d'après cette dernière modification est plus courte, n'est tranchante que sur les bords de sa moitié antérieure, tandis que les bords de la moitié postérieure sont mousses, et se trouve fixée sur un manche, dont l'autre extrémité est munie de la curette de Daviel. Cette lance est d'une application très simple; en observant les règles que nous donnons ci-après pour son usage, on évite de blesser l'iris; elle se laisse facilement introduire dans la pupille, dont elle ne presse pas les bords, et présente beaucoup d'avantages sur les kystitomes dont on se sert d'ordinaire, et dont la construction et l'application sont généralement très compliquées. L'opérateur présente la lance horizontalement, les tranchants tournés en haut et en bas, au-devant de la plaie cornéale, de manière à ce que la pointe de l'instrument dépasse la partie interne de cette plaie. En pressant légèrement sur le bord de la sclérotique, il fait glisser le collet de la lance entre les lèvres de la plaie; alors il retire l'instrument en direction horizontale jusqu'à ce que sa pointe se trouve vis-à-vis de la pupille et de la capsule.

Arrivée dans l'ouverture pupillaire, la pointe de l'instrument est présentée obliquement sur la capsule; l'opérateur lui fait exécuter d'abord plusieurs mouvements en sens vertical, et ensuite plusieurs autres horizontaux pour diviser la capsule antérieure en un grand nombre de petits fragments. Ces mouvements doivent être très superficiels pour que la lance ne pénètre pas plus qu'il ne le faut dans les couches corticales du cristallin, et n'empêche la sortie en masse de ce dernier. Après cela on retire le kystitome promptement hors de l'œil, avec la précaution de ne pas blesser l'iris.

§ 76. — *Expulsion du cristallin.* — L'expulsion du cristallin doit s'opérer lentement, et moins à l'aide de pressions sur le globe de l'œil que par l'effet des contractions des muscles oculaires.

Dans la kératotomie inférieure, c'est la marge inférieure du cristallin qui se présente la première dans l'ouverture pupillaire ; dans la kératotomie supérieure, l'inverse a lieu ; le bord supérieur de la lentille se développe avant le reste. Les contractions des muscles droits de l'œil, excitées par la vulnération, suffisent souvent pour achever l'expulsion du corps opaque ; elles sont souvent même trop violentes et occasionnent la sortie d'une partie du corps vitré. Quelques mouvements rotatoires du globe peuvent les stimuler, si elles manquent d'énergie. On favorise la dilatation de la pupille, quand elle se contracte trop, en tournant le dos du malade contre la croisée ou en ombrageant l'œil davantage. Si, malgré ces mesures, le cristallin reste immobile et qu'on est convaincu d'avoir bien incisé la capsule, il est permis d'exercer à l'aide de la pulpe du doigt indicateur appliquée sur la paupière inférieure une légère pression sur la partie inférieure du globe de l'œil, pour la kératotomie supérieure, et à travers la paupière supérieure sur la partie correspondante du globe, pour la kératotomie inférieure, pression qui ne doit être ni brusque ni violente, à moins qu'on ne veuille risquer de produire la sortie de l'humeur vitrée. En se servant de la curette appliquée sur la paupière ou le globe, on ne peut pas autant graduer la pression qu'avec la pulpe du doigt. Aussitôt que le bord du cristallin commence à franchir l'ouverture pupillaire, la pression doit cesser immédiatement. C'est dans ce moment de

l'opération que la curette de Daviel, appliquée avec la concavité sur le bord du cristallin et introduite sous son bord
inférieur dans la kératotomie supérieure, peut servir pour
aider le dégagement du cristallin, qui d'ailleurs s'opère souvent sans le secours de cet instrument. Ce temps doit être
exécuté avec toute la délicatesse possible. Nous sommes bien
persuadé qu'un grand nombre des insuccès de l'extraction et
des ophthalmies violentes qui la suivent sont dus aux mani-
pulations grossières destinées à faire terminer plus vite ce
moment de l'opération qui devrait se faire avec calme et lenteur.

Ce temps de l'opération fini, l'aide laisse tomber la paupière
supérieure pour donner du repos au malade.

§ 77. — Après quelques instants on rouvre les paupières
pour se convaincre de l'état de la pupille et du résultat de
l'opération. Nous ne saurions nous ranger de l'avis de plusieurs ophthalmologistes qui pensent qu'il y a nécessité de
nettoyer scrupuleusement la pupille de tous les petits fragments ou des couches corticales diffluentes qui pendant le
trajet de la cataracte à travers le trou pupillaire peuvent s'en
être détachées. Ces parcelles molles et demi-fluides sont facilement résorbées ; le retard que l'abandon de ces fragments peut
apporter à la guérison complète, ne vaut pas les efforts souvent
pénibles et dangereux qu'il faudrait faire pour enlever tous
les restes de la cataracte. Pourvu que ce qui reste dans la
pupille n'appartienne pas à la capsule, il n'en résulte point
de cataracte secondaire. Quand la capsule saine, insuffisamment incisée, présente des lambeaux flottants, on a beau chercher avec la curette, au lieu d'en enlever quelque chose on
ne fait que la presser, ce qui n'aboutit souvent qu'à déterminer une inflammation plus forte et son opacité, c'est-à-dire
une cataracte capsulaire secondaire.

Nous dirons la même chose du précepte, donné par la plupart des auteurs, de chercher à éloigner au moyen de pressions exercées sur la cornée à l'aide de la curette, les bulles d'air qui se seraient introduites pendant l'opération dans la chambre antérieure. Nous n'avons jamais vu des accidents produits par ces petites quantités d'air enfermées dans les chambres oculaires.

Quelques auteurs parlent d'une *régénérescence du cristallin*, qui se manifesterait quelques jours après l'opération par une nouvelle opacité formée dans la pupille, et qui, selon eux, tiendrait à l'épanchement d'une substance lenticulaire non organisée. D'autres pensent même qu'un cristallin transparent puisse se reproduire au moins partiellement, après un temps plus ou moins considérable. Nous n'avons rien vu dans notre expérience qui justifie une pareille assertion. Il nous semble au contraire qu'on a confondu ce phénomène avec ces fragments du cristallin qui sont restés dans les chambres de l'œil ou avec la capsule, devenue opaque après l'opération.

Il est très important d'éloigner avec soin tout ce qui pourrait rester dans la pupille d'une capsule désorganisée, végétante et opaque. Si, après l'expulsion de la cataracte, la pupille paraît encore bordée de lambeaux opaques de la capsule, ou que la fosse hyaloïde, au lieu de paraître nette et noire, soit couverte d'une opacité de la capsule postérieure, on ne doit pas abandonner le malade avant d'avoir extrait cette membrane qui sans cela annulerait le résultat de l'opération. Pour faire l'extraction de la capsule, on se sert d'un petit crochet ou de petites pinces, pareilles à celles qu'on emploie pour l'opération de la pupille artificielle ; on introduit ces instruments comme on introduit la lance pour inciser la capsule ; cherchant ainsi à saisir la capsule ou ses lambeaux, on les arrache en une ou plusieurs fois. Si cependant cette membrane ne cédait pas aisé-ment, et si en l'arrachant, principalement quand il s'agit de son feuillet postérieur, on avait lieu de craindre la sortie du corps vitré, il vaudrait mieux différer de détacher ou de morceler la capsule opaque et le faire plus tard à l'aide d'une aiguille à lance un peu large, introduite par la sclérotique.

§ 78. — Avant de panser l'œil opéré, il faut constater si l'application des bords de la plaie cornéale est exacte. Quand une portion de l'iris s'y est engagée, accident qui arrive quelquefois, on chercherait à provoquer la contraction de la pupille en exposant l'œil au grand jour ou en frottant doucement les paupières fermées. Il n'est pas difficile de remettre l'iris en place à l'aide de la curette, et cette manœuvre est quelquefois couronnée d'un résultat avantageux, lorsqu'il s'agit de réduire une procidence de cette membrane pendant l'opération de l'extraction; tandis que cette manière d'agir ne réussit jamais dans les cas de procidence produite par l'ulcération de la cornée. Nous sommes en opposition avec les auteurs qui, dans ces circonstances et dans le but d'opérer la rétraction de l'iris, conseillent l'instillation des solutions mydriatiques. Ces moyens, loin de déterminer dans cette membrane un mouvement de rétraction vers le centre, la poussent au contraire vers la circonférence, là où se trouve l'incision de la cornée, et, au lieu d'en opérer la réduction, ils en augmentent la procidence. La lumière, en excitant le resserrement de l'ouverture pupillaire, agit dans un sens contraire à celui des moyens dont nous venons de parler. Après avoir fait fermer l'œil opéré pendant quelques minutes, et tourner le dos du malade contre la croisée, nous n'ouvrons les paupières, en faisant l'abduction de la supérieure, qu'à moitié, pour faire pénétrer soudainement la lumière dans la fente palpébrale, et exciter ainsi la contraction de la pupille. Dès que cet effet a eu lieu, nous baissons la paupière en ayant soin que le lambeau de la cornée soit bien affronté, et nous procédons au pansement.

§ 79. — Pendant qu'on est occupé à constater l'état de la pupille et de la plaie, on pourra faire exécuter au malade quelques essais de vision ; et tandis que l'opérateur s'assure par ces expériences s'il ne reste pas de fragments de capsule antérieure opaque, et s'il n'y a pas une cataracte capsulaire postérieure, il se décharge en même temps d'une partie de sa responsabilité et tranquillise le malade sur le succès de l'opération.

Le pansement que nous faisons après l'extraction est de toute simplicité. Si nous ne tenions à ce que les paupières restassent fermées pour que par leurs battements les bords de la plaie ne puissent se déranger, nous aimerions autant laisser les yeux libres ou couverts d'une simple compresse, comme après l'abaissement ou le broiement. Pour maintenir les paupières fermées, deux bandelettes étroites de taffetas d'Angleterre, et passant verticalement du front à la joue ou s'entre-croisant sur les paupières, satisfont parfaitement à cette condition. Il ne faut jamais les laisser devenir roides par les larmes et les mucosités desséchées qui s'y collent. De deux en deux jours, ou à des intervalles plus ou moins éloignés, selon les circonstances, on les change après les avoir ramollies et enlevées à l'aide d'un peu d'eau tiède ; on donne aussi issue aux larmes qui souvent irritent l'œil et inquiètent le malade.

§ 80. — Essayons de résumer sommairement les principaux préceptes qu'il faut toujours avoir en vue pour bien faire l'extraction, et de signaler en même temps les fautes qu'il est essentiel d'éviter, et les accidents qui peuvent avoir lieu pendant l'opération.

§ 81. — 1° *On doit éviter, autant que possible, que l'humeur aqueuse ne s'écoule avant que la section de la cornée ne soit achevée.* — Tant que la chambre antérieure est remplie d'humeur aqueuse, la section de la cornée est facile à pratiquer. Le kératotome traverse la chambre sans que l'iris soit en danger d'être blessé. Si, au contraire, la chambre se vide avant que l'opérateur n'ait taillé la plus grande partie du lambeau, la cornée s'affaisse, se plisse, et il est à craindre que le lambeau ne devienne irrégulier et échancré sur son bord. L'iris se place au-devant du tranchant du kératotome, et, si l'on ne parvient pas à l'en repousser, une portion de cette membrane sera emportée par le mouvement progressif de l'instrument.

Examinons maintenant les causes qui peuvent occasionner cet accident. La forme plus ou moins bonne du kératotome vient se placer en première ligne. Nous avons déjà indiqué les conditions qu'il faut observer dans sa construction. Le kératotome doit être cunéiforme; son épaisseur doit augmenter insensiblement de la pointe jusqu'à la base, de manière à ce que, dans chaque moment du premier temps de l'opération, le diamètre transversal de la lame remplisse exactement l'ouverture qu'il a faite dans son mouvement progressif. Le dos du kératotome ne doit pas être trop épais. L'ouverture étant ainsi fermée jusqu'à l'achèvement de la section cornéale, l'humeur aqueuse ne peut s'écouler. Cet accident est souvent de la faute de la méthode et de l'opérateur; il arrive surtout à ceux qui essaient, d'après Wenzel, d'ouvrir la capsule avec la pointe du kératotome, pendant que celui-ci traverse la chambre antérieure. Tout mouvement rétrograde du kératotome doit nécessairement laisser échapper l'humeur qui remplit cette dernière. Il est donc de règle de ne pas faire changer de direction au kératotome, une fois qu'on lui a donné la position horizontale suivant laquelle il doit traverser la chambre.

§ 82. — 2° *Il faut éviter de labourer les lames de la cornée en faisant la ponction de cette membrane.* — Il est fâcheux, sous plusieurs rapports, de labourer les lames de la cornée. On conçoit que la section de cette membrane, commencée et achevée dans cette fausse direction, doit être nécessairement trop petite, et que par conséquent les temps suivants de l'opération, savoir, l'incision de la capsule, l'expulsion du cristallin, deviennent d'une exécution plus difficile; une pareille section donne, en outre, aux bords de la plaie la forme de biseau; la cicatrice large qui en résulte peut considérablement gêner la vision. D'autres accidents, plus fâcheux encore, en résultent quelquefois, tels qu'une violente kératite et la suppuration de la cornée. Enfin, il peut arriver que l'opérateur, ayant pénétré dans une direction beaucoup trop oblique entre les lames de la cornée, se trouve même dans l'impossibilité d'achever l'opération. Nous avons déjà dit que cet accident dépend de l'introduction trop peu verticale du kératotome au moment de la ponction de la cornée. L'opérateur l'évitera toujours en observant attentivement la pointe de l'instrument au moment où il veut pénétrer dans la chambre antérieure. Tant que la pointe du kératotome se trouve entre les feuillets de la cornée, la portion de la lame qui a été introduite paraît mate et terne ; l'opérateur rencontre en outre une résistance extraordinaire en voulant faire avancer le kératotome. On reconnaît que l'instrument a percé la totalité de cette membrane quand on voit la pointe présenter l'éclat métallique nettement et dans toute sa pureté.

Aussitôt que l'opérateur s'aperçoit de la direction vicieuse de l'instrument, il doit le retirer et faire une nouvelle ponction. Il ne s'écoule pas d'humeur aqueuse si la pointe n'a glissé qu'entre les feuillets de la cornée.

§ 83. — 3° *Il faut éviter de blesser l'iris.* — Cet accident peut arriver en différents moments de l'opération, c'est-à-dire lors de la ponction de la cornée, pendant le trajet du kératotome à travers la chambre, et au moment où l'on veut inciser ou arracher la capsule. On peut établir comme règle générale qu'il faut éviter de blesser l'iris ; cependant l'observation de ce précepte ne doit jamais faire négliger d'autres préceptes plus importants pour le succès de l'opération. Il est reconnu que les lésions de l'iris, faites par un instrument tranchant, ne sont guère suivies d'une réaction dangereuse. Par conséquent il vaut mieux emporter une petite portion de l'iris, placée devant le tranchant du kératotome et qu'on aura vainement essayé de repousser, que de retirer l'instrument et de suspendre l'opération à cause de cet accident.

On évitera de blesser l'iris en poussant le kératotome rapidement, et dans une direction parallèle à celle de cette membrane, à travers la chambre antérieure. Cet accident arrive rarement, si l'on a su éviter l'écoulement de l'humeur aqueuse, si l'on a fait la ponction de la cornée à un quart de ligne de distance de la sclérotique, si enfin on a évité toute pression inutile sur le globe de l'œil ; souvent on réussit à replacer l'iris appliqué sur le bord du kératotome en tournant le tranchant de ce dernier un peu en avant vers la surface concave de la cornée, ou bien en appuyant légèrement l'extrémité de l'indicateur de l'autre main sur la cornée, pendant qu'on fait avancer l'instrument.

A-t-on piqué l'iris au moment de la ponction de la cornée, il sera facile de dégager la pointe de l'instrument en le retirant fort peu et avec précaution, et en faisant exécuter au manche du kératotome un petit mouvement de bascule du côté de la tempe.

§ 84. — 4° *La section de la cornée doit être assez grande pour que l'expulsion du cristallin se fasse aisément.* — Cette règle est de la plus haute importance. En la négligeant, l'opérateur non seulement multiplie les difficultés de l'opération, mais il expose encore son malade à une inflammation violente et souvent suppuratoire, conséquence presque inévitable des atteintes graves que l'organe délicat de la vue doit essuyer pendant le passage laborieux, et souvent impossible, d'un cristallin volumineux à travers une ouverture insuffisante. Cette règle doit être présente à l'esprit du chirurgien à chaque moment de l'opération. Si par malheur il lui arrive de faire la ponction plus bas ou plus haut qu'il ne le faut, il est à même de corriger sa faute, moyennant une légère modification de la contreponction, qu'il tàchera de placer autant au-dessus du point normal, que la ponction a été pratiquée au-dessous. Il vaudrait même mieux peut-être achever la section dans le bord de la sclérotique que de la rendre trop étroite. Si, malgré ces précautions, l'ouverture de la cornée n'avait pas la largeur nécessaire, il faudrait la dilater sur le bord externe, à l'aide des ciseaux de Daviel, leur surface convexe tournée du côté de l'œil du malade, et la pointe dirigée en haut. On dilate l'ouverture dans le sens de la section primitive. Nous avons essayé sur le cadavre l'ingénieux instrument inventé par M. Carron du Villards pour l'agrandissement de la section cornéale, instrument calqué sur le lithotome caché de Dupuytren, et appelé par l'inventeur kératotome à double lame. L'action de cet instrument ne nous paraissant pas offrir beaucoup de sûreté, nous préférons nous servir des ciseaux de Daviel.

§ 85. — 5° *On doit éviter la procidence de l'humeur vitrée.* — Si le cristallin est expulsé trop brusquement, une plus ou moins grande quantité de l'humeur vitrée peut s'échapper en même temps ; il arrive même quelquefois que l'humeur vitrée se fait jour à travers l'ouverture pupillaire, avant que le cristallin ne l'ait franchie, dans les cas où, malgré une trop petite incision de la cornée, on s'obstine à presser sur le globe pour forcer le passage de la cataracte.

Outre la cause que nous venons de signaler, cet accident est dû, soit à la contraction trop violente des muscles oculaires et à la compression du globe qui en résulte, soit à une pression sur l'œil exercée par l'aide, par l'opérateur, ou par la trop grande épaisseur du kératotome, ou enfin au peu de consistance de cette humeur. Cet état du corps vitré se rencontre principalement chez des personnes d'une disposition arthritique ou hémorroïdale. L'humeur vitrée perd de sa consistance après toute opération de cataracte pratiquée à l'aiguille, qu'elle soit faite par le broiement ou par l'abaissement. En voulant exécuter l'extraction sur des yeux, opérés antérieurement par l'une des susdites méthodes, il faut prendre toutes les précautions pour prévenir une perte considérable de l'humeur vitrée.

Nous ne pensons pas, avec notre estimable collègue M. Sanson (*Dict. de méd. et de chir. prat.*, t. V, 1836, p. 73), que la sortie de l'humeur vitrée, pendant l'extraction de la cataracte, puisse dépendre de ce que l'instrument destiné à inciser la capsule cristalline, ayant été porté trop profondément, ait entamé la membrane hyaloïde. Nous regardons comme difficile qu'un opérateur habile blesse la capsule postérieure pendant l'extraction. D'ailleurs lors même que quelques unes des cellules du corps vitré seraient déchirées ou lésées, la texture de cette partie ne permettrait guère, à moins qu'il ne co-existe quelque autre circonstance, une perte considérable de ce liquide.

La procidence d'une partie du corps vitré, si elle est peu considérable, n'a pas de suites fâcheuses. Quelquefois même la perte de presque la moitié de cette humeur n'empêche pas le rétablissement de la vue. Cet accident est encore moins à craindre dans la kératotomie supérieure que dans la kératotomie inférieure, comme nous l'avons suffisamment fait remarquer plus haut (voir § 65).

Le seul moyen d'éviter cet accident est d'user de toutes les précautions possibles pour que l'expulsion du cristallin se fasse doucement et sans précipitation. C'est dans ce but que nous avons prohibé comme dangereuses toute pression sur le globe de l'œil, l'incision trop petite de la cornée et de la capsule, et la trop grande dilatation de la pupille. Si les contractions musculaires sont telles, que cet accident devient probable ou inévitable, on prolongera un peu le petit arrêt que nous avons conseillé de faire vers la fin de l'opération, avant que d'inciser la dernière bride de la cornée, et on recommandera la plus grande tranquillité au malade. On fermera les paupières du malade au moment où une partie du corps vitré se présente dans la plaie. C'est là tout ce qu'il y a à faire pour prévenir une perte plus considérable de ce liquide. On recommande au malade le plus grand repos après l'opération, et l'on s'abstient de tout essai destiné à constater l'état de la vision.

M. Mackenzie propose de modifier ainsi l'extraction, dans le cas où le commémoratif du malade ou toute autre circonstance feraient présumer que le corps vitré fût dans un état de dissolution, et qu'on serait néanmoins forcé de faire l'extraction de la cataracte. La section du lambeau de la cornée ne serait pas achevée en entier; avant de la terminer on ouvrirait la capsule, et ce ne serait qu'après ce second acte de l'opération qu'on diviserait la bride restante de la cornée à l'aide d'un couteau à pointe mousse, ou de ciseaux (Mackenzie, l. c. p. 728). Ce procédé nous paraît, au contraire, devoir amener la sortie du corps vitré avant celle du cristallin.

C'est ici qu'il faut mentionner la méthode recommandée surtout dans les cas de dissolution du corps vitré, de faire l'extraction à l'aide d'une petite section de la cornée. Nous avons déjà exposé les dangers qui peuvent résulter d'une trop petite incision de cette membrane, et nous pensons qu'en observant les indications telles que nous les avons établies, on peut se dispenser de cette modification, qui nous paraît dangereuse dans ce cas.

Si le corps vitré s'échappe, avant même que le cristallin n'ait franchi l'ouverture pupillaire, on s'abstiendra de toute pression ultérieure sur le globe oculaire, et on tâchera d'extraire le corps opaque à l'aide d'un crochet ou d'une pince très fine, introduits sous le lambeau de la cornée.

La perte d'une partie du corps vitré entraîne ordinairement

après elle la formation d'une cicatrice large, et le tiraillement de la pupille vers cet endroit. Cela dépend de ce qu'en
fermant les paupières au moment de l'expulsion de l'humeur vitrée, une partie de ce liquide gélatineux reste
étranglée entre les bords de la plaie, et les maintient dans l'é-
cartement.

§ 86. — Nous avons encore à parler de quelques modifications de l'extraction, réclamées par certaines complications de
la cataracte.

Lorsque la cataracte est capsulo-lenticulaire, il est important que la capsule soit également extraite. Plusieurs auteurs
(Ware) ont conseillé d'en tenter l'extraction avant l'expulsion
du cristallin. A cet effet, ils proposent de diviser la capsule antérieure à l'aide d'une incision circulaire, pratiquée près de
la marge pupillaire.

Nous doutons que ce mode d'opérer soit couronné de succès.
Presque toujours, quand la capsule est opaque, son tissu est
tellement tenace et coriace, qu'il est extrêmement difficile,
sinon impossible, de l'inciser suffisamment. Sa rénitence est
telle, qu'on la déchatonne plutôt de ses liens avec la membrane hyaloïde, qu'on ne la divise par les tractions et pressions
exercées avec la lance. Dans ces cas, lorsque la capsule opaque ne contient pas de liquide, le meilleur procédé est de la
fixer avec un crochet introduit dans l'ouverture pupillaire, et
de l'extraire avec le cristallin en masse. Lorsque la plus grande
partie du cristallin est ramollie et liquéfiée, on pratique à
l'aide du couteau lancéiforme de Jaeger une petite section de la
cornée, qui embrasse à peu près le quart ou le tiers de la circonférence de cette membrane; après avoir ponctionné la capsule, et donné issue au liquide qu'elle contient, on extrait, à
l'aide d'un crochet, le sac capsulaire à travers la petite section
de la cornée. Dans beaucoup de cas de cataracte capsulo-lenticulaire partielle, il suffit de déchirer la capsule antérieure

dans tous les sens, comme on le fait lors même qu'elle n'est pas opaque, et d'en détruire les fragments.

Si l'on trouve, après l'extraction du cristallin, une opacité de la capsule postérieure, on cherche à éloigner cette membrane, en introduisant dans la pupille des pinces ou un crochet pour détruire la membrane opaque. Cette partie de l'opération doit être faite avec beaucoup de précaution et de délicatesse, si on ne veut pas exposer l'œil à une perte considérable de l'humeur vitrée; elle est toujours très difficile.

§ 87. — Après avoir indiqué les difficultés que l'opérateur peut rencontrer pendant l'opération, il nous reste à dire quelques mots sur les accidents qui peuvent la suivre.

La plaie de la cornée tarde quelquefois à se cicatriser. Il est très important de découvrir de bonne heure l'obstacle qui entrave la guérison.

L'inflammation traumatique, au lieu d'être simplement adhésive, est quelquefois de nature suppurative, soit que les lames de la cornée aient été labourées, soit que la constitution de l'individu soit cachectique et dispose à cette terminaison de la phlogose, soit que le bord palpébral vienne irriter la plaie et froisser le lambeau pendant le clignotement dans le cas de kératotomie inférieure, soit enfin que la phlegmasie soit trop intense. La suppuration peut se borner à une partie plus ou moins grande de la plaie, ou s'étendre sur la totalité. Les bords de la plaie sont boursouflés, couverts d'un pus blanc-jaunâtre ou jaune; la partie voisine de la cornée est opaque et terne, l'injection vasculaire et la photophobie sont tantôt intenses, tantôt nulles. On doit ici combattre énergiquement l'inflammation et éloigner tout ce qui pourrait empêcher la réunion de la plaie; il faut surtout prendre soin que les mouvements des paupières et l'irritation de la plaie par les bords libres de ces voiles mobiles ne viennent pas entretenir la phlegmasie oculaire. Dès que l'intensité des symptômes inflam-

matoires a cessé, il convient de toucher toute la partie suppu-
rante de la plaie avec un pinceau préalablement trempé dans
du laudanum de Sydenham pur ou dans une solution concentrée de nitrate d'argent, et au besoin même avec ce sel en
substance.

Un effort fait par le malade pour tousser, pour éternuer,
pour aller à la selle, pour vomir, etc., peut produire l'écartement des bords de la plaie ; une portion de l'iris, rarement
une portion du corps vitré, peuvent s'engager dans l'ouverture
béante et s'opposer ainsi à sa réunion. Alors le malade accuse d'abord une photopsie soudaine, puis la sensation d'un
corps étranger qui se trouve entre l'œil et les paupières ; cette
sensation devient quelquefois très douloureuse et communique
à l'œil une sensibilité telle, que le malade ne supporte pas le
moindre attouchement de cet organe. Rien de plus simple que
la prolongation de l'inflammation par cette cause d'irritation.
Cet accident nous a paru se manifester le plus fréquemment
lorsque la section de la cornée coïncide tellement avec la ligne
de jonction existant entre cette dernière et la sclérotique, qu'il
ne reste plus un rebord saillant de la cornée qui puisse servir
pour ainsi dire d'appui à l'iris. Cette dernière membrane, manquant ainsi de soutien, se fait facilement jour à travers les
bords de la plaie.

C'est par cette raison que nous ne saurions approuver le
conseil donné par tous les auteurs de dilater en pareil cas la
pupille à l'aide de l'application d'agents mydriatiques, tels
que la belladona, la jusquiame, etc. Au lieu de provoquer la
rétraction de l'iris, ces moyens ont la propriété de déterminer
dans cette membrane un mouvement excentrique, qui la porte
vers l'endroit même où elle manque d'appui.

Si l'on ne réussit pas à provoquer le resserrement de la
pupille par l'action de la lumière, et à réduire de cette manière la procidence de l'iris, il sera plus convenable de com-

battre l'inflammation, et d'attendre le moment où il sera permis de traiter le staphylome irien d'après les règles générales.

Quand la tumeur est petite, elle s'aplatira par l'application topique du laudanum de Sydenham, portée sur la procidence, deux, trois, ou plusieurs fois par jour, aidée au besoin par l'application de la pommade de précipité rouge. Lorsqu'elle est considérable, la cautérisation de la tumeur avec le nitrate d'argent doit précéder l'emploi du laudanum, et elle sera continuée jusqu'à l'aplatissement de la procidence et la cicatrisation complète de la plaie. Il peut même être nécessaire d'emporter une portion de la tumeur à l'aide de ciseaux courbes, ou de l'inciser avec la lancette. Mais alors la circonférence de la procidence doit s'être préalablement soudée avec les bords de la plaie par la matière plastique exsudée; sinon, une nouvelle portion de l'iris pourra s'y engager.

On ne doit pas se laisser arrêter, en pareil cas, dans l'emploi hardi de ces moyens par la crainte d'augmenter l'inflammation; elle ne perd presque jamais définitivement sa violence tant qu'on n'ose point détruire la procidence de l'iris. Les symptômes phlegmasiques disparaissent au contraire comme par enchantement, aussitôt qu'on a enlevé cette cause permanente d'irritation.

Un autre accident peut résulter de la cicatrisation incomplète de la plaie de la cornée; c'est le *kératocèle*. Il arrive quelquefois que la conjonctive et la partie superficielle de la plaie, ou, dans d'autres cas, les lames profondes de la cornée se consolident avant le reste. L'humeur aqueuse qui se reproduit rapidement presse sur la cicatrice mince et peu rénitente. Cette dernière s'élève en forme de vésicule transparente et occasionne les mêmes inconvénients que la procidence de l'iris. Le traitement est le même que celui que nous avons exposé pour cette dernière.

Il peut encore arriver chez des personnes très faibles ou

avancées en âge, que la plaie de la cornée reste long-temps sans se réunir complétement; la cornée est alors affaissée et l'humeur aqueuse s'échappe continuellement. Les instillations de laudanum, et plus tard la cautérisation des bords de la plaie avec le nitrate d'argent secondent quelquefois le travail de la cicatrisation.

§ 88. — Les principaux moyens qu'il convient de mettre en usage pour empêcher le développement d'une inflammation traumatique violente après l'extraction, sont les fomentations d'eau froide sur l'œil et les émissions sanguines générales et locales. Chez un individu de constitution pléthorique ou irritable, il sera prudent de pratiquer une saignée du bras immédiatement après l'opération. Elle sera répétée, si le malade se plaint de la moindre douleur dans l'œil, ou lorsque l'enflure des paupières fournit des indices d'une réaction trop intense. Dès que leur bord libre rougit, se tuméfie, devient luisant et légèrement diaphane, comme œdématié, on doit toujours supposer l'existence d'une phlegmasie au moins commençante et agir en conséquence. Il ne faut pas confondre avec la douleur phlegmasique la sensation produite par l'irritation du globe et de la plaie en particulier, par les larmes retenues entre les paupières; les malades sentent alors une chaleur, une cuisson, et même une espèce de corps étranger entre les paupières, sensation qui cesse dès que les larmes emprisonnées ont pu se faire jour par la fente palpébrale. Il est bon, dans ce cas, d'écarter un peu ces voiles, après avoir ramolli et abstergé, à l'aide d'une éponge douce, le mucus accumulé sur les paupières. Les fomentations d'eau froide ou d'eau glacée, au moyen de compresses appliquées sur les yeux, doivent être continuées pendant plusieurs jours, tant qu'elles ne sont pas désagréables au malade. Il est des individus rhumatisants qui ne les supportent pas. L'emploi des mercuriaux doit être proscrit pendant quelque temps après l'opération par l'ex-

traction. Ces moyens, en vertu de leurs propriétés antiplastiques, empêchent la guérison de la plaie cornéale par la réunion
immédiate. Ce n'est que lorsque la consolidation de cette
dernière est achevée qu'on peut les mettre en usage, si une
indication, un iritis par exemple, en réclame l'emploi.

La réunion des bords de la plaie s'opère dans les cas favorables en quatre ou cinq jours. Pendant les premiers jours après
l'opération, il s'écoule de temps à autre une certaine quantité
de larmes brûlantes.

Tant que la plaie n'est pas réunie, il faut que le malade
observe le plus grand repos, et qu'il reste alité. Nous n'usons
pas à l'égard de nos malades de la sévérité des autres médecins qui croient devoir les entourer des ténèbres les plus
épaisses et qui ne découvrent pas l'œil opéré avant huit et
quinze jours. Une obscurité aussi profonde de l'appartement
où le malade se trouve ne sert qu'à le rendre photophobe, et
à reculer le terme de la guérison. Cependant l'obscurité doit
être plus grande après l'extraction qu'après les opérations faites
à l'aiguille, et le malade ne doit jamais ouvrir les yeux qu'en
présence et sous la direction du médecin.

§ 89. — Sous le nom d'*abaissement* de la cataracte, on confond d'ordinaire deux méthodes essentiellement différentes;
celle de la *dépression* et celle de la *réclinaison* ou *renversement*,
que nous décrirons chacune à part.

La *dépression* ou l'*abaissement direct* se fait en déplaçant le
cristallin de haut en bas. En appliquant une aiguille convenable sur le bord supérieur du cristallin, on le fait descendre
derrière l'iris, et on le place au fond de l'œil dans le milieu
de la partie antérieure du corps vitré, de manière à ce que son
bord supérieur devienne l'antérieur, et que sa surface postérieure devienne la supérieure. Il est impossible de donner au
cristallin une autre position en l'attaquant par sa circonférence
supérieure.

La *réclinaison,* au contraire , s'effectue en plaçant l'aiguille sur la surface antérieure du cristallin et dans son diamètre diagonal , et en le rejetant, par un mouvement de bascule, en arrière, en bas et en dehors , de manière à le plonger dans a partie moyenne externe et inférieure du corps vitré, correspondant à peu près à l'espace situé entre les muscles droits externe et inférieur.

La dépression et la réclinaison peuvent être exécutées, soit par *scléroticonyxis,* en introduisant l'aiguille par la sclérotique, soit par *kératonyxis* (de κέρας , cornée, et ὀνίσσω, faire une ponction) en introduisant l'aiguille par la cornée.

§ 90. — Chacune de ces méthodes exige qu'on dilate préalablement la pupille à l'aide d'une solution d'extrait de belladona, instillée entre les paupières de deux en deux heures, ou à des intervalles plus rapprochés. On commence cette instillation vingt-quatre heures avant l'opération, et l'on en cesse l'usage une heure avant d'opérer. Quand cette précaution a été prise on évite plus facilement les lésions de l'iris, surtout quand on opère par la cornée, ensuite on observe mieux les mouvements de l'aiguille, et enfin on peut faire passer plus aisément des parcelles du cristallin dans la chambre antérieure, si on le juge utile dans le cours de l'opération. Cette dilatation de la pupille, quand elle est continuée à un certain degré après l'opération, prévient en même temps le développement de l'iritis et l'oblitération pupillaire.

§ 91. — L'abaissement fait par la dépression ou par la réclinaison se divise en trois temps principaux : 1° introduction de l'aiguille ; 2° division et destruction de la capsule ; 3° déplacement de la cataracte.

L'introduction de l'aiguille par la cornée (kératonyxis) étant la même pour la dépression (qu'il est très difficile de faire par la kératonyxis), pour la réclinaison et pour le broiement, nous en indiquerons, pour éviter des redites, les règles

une fois pour toutes. De même nous comprendrons dans une
seule description les règles pour l'introduction de l'aiguille
par la sclérotique (scléroticonyxis).

§ 92. — Nous croyons nécessaire de faire précéder les détails de ces méthodes opératoires de quelques considérations
relatives à la construction et à la forme des aiguilles qui doivent être employées.

L'aiguille avec laquelle nous exécutons la scléroticonyxis
est l'aiguille courbe de Schmidt, dont la lance a des dimensions un peu moindres que celles données par l'inventeur;
une modification essentielle et très importante, apportée par
nous à la construction de cette aiguille, consiste dans la forme
et dans la dimension que nous avons données à la tige de l'instrument. C'est la forme conique de la tige, qui nous a paru
essentiellement vicieuse; cette forme lui a été donnée pour
que l'aiguille, après avoir pénétré dans l'œil, bouchant
complétement l'ouverture qu'elle a faite, s'oppose ainsi à
l'issue des humeurs de l'œil. Cette précaution nous paraît entièrement inutile, vu la petitesse de la plaie pratiquée par
l'aiguille. D'un autre côté on n'a pas songé à un inconvénient
bien plus grave qui résulte d'une pareille construction de cet
instrument. L'aiguille, poussée en avant jusqu'à la partie
épaisse de sa tige conique, est pour ainsi dire étranglée dans
la petite ouverture faite par la lance, est gênée dans ses mouvements, et ne manque jamais de tirailler plus qu'il ne faut la
sclérotique et les membranes internes. En augmentant ainsi
les difficultés de l'opération, cette forme de l'aiguille ajoute
encore aux dangers de l'inflammation qui peut s'ensuivre.
Tandis que le calibre de la tige doit être aussi mince qu'il est
possible, sans qu'elle perde de son inflexibilité, la lance doit
avoir le double et même le triple dans ses dimensions de largeur, comparativement à la tige; la longueur de la partie
mince de la tige est de sept à huit lignes; celle de la lance

d'une ligne et un quart à une ligne et demie. Nous croyons avoir perfectionné les aiguilles en donnant à leurs tiges une forme rigoureusement cylindrique depuis la lance jusqu'à la partie qui reste en dehors de la sclérotique ou de la cornée. On se convainc facilement de la construction uniformément cylindrique de la tige, en essayant l'aiguille sur un morceau de canepin. Malgré le peu d'épaisseur et la forme cylindrique de la tige, celle-ci ne doit en rien perdre de sa solidité et de son inflexibilité. Les fabricants d'instruments atteignent ce but en confectionnant d'abord la tige et ensuite la lance, et en amincissant graduellement la première jusqu'à ce qu'elle réponde aux conditions que nous venons de signaler, sans que toutefois elle devienne flexible. La lance doit être d'une extrême finesse; elle doit être légèrement courbe sur son plat, extrêmement pointue et très acérée; ses bords, et surtout leur moitié antérieure, doivent être tranchants; elle doit pénétrer avec facilité; elle ne doit point avoir d'arête à aucune de ses surfaces; enfin, l'instrument doit être bien trempé pour ne pas se courber lorsqu'il doit vaincre la résistance des membranes fibreuses de l'œil. Si l'aiguille est de bonne qualité, le trou fait par l'instrument, poussé jusqu'au bout de sa tige, ne doit pas être plus grand que celui fait avec la lance de l'instrument seule; la tige, au contraire, doit pouvoir être poussée et retirée facilement, sans froisser les bords de la petite incision, pratiquée par la lance de l'aiguille. Par ces proportions de l'instrument, ses mouvements dans l'intérieur de l'œil deviennent faciles; le tiraillement des membranes est nul ou peu considérable, et les accidents, après l'opération, sont par conséquent moins nombreux et moins violents.

Il nous reste à dire un mot sur la lance ou pointe des aiguilles à kératonyxis; elle doit être aussi fine et délicate que le comporte la solidité nécessaire de l'instrument. Sous ce point de vue l'aiguille de M. Walther nous a servi de modèle pour la confection de celle que nous employons. Elle a une lance, longue de trois quarts de ligne ou d'une ligne au plus, et large d'un quart ou d'un tiers de ligne; mais la pointe de cette aiguille, formant sur le plat un segment régulier d'un cercle, nous a paru percer la cornée moins aisément que nous l'aurions désiré. Nous avons tâché de réunir les avantages de la pointe droite à ceux de la pointe courbe, en faisant donner à la lame de nos aiguilles une direction telle sur la tige, qu'au lieu d'être courbe, la petite lame forme un coude ou angle très obtus avec la tige. On n'a qu'à faire l'essai de ces aiguilles sur les yeux de cadavre pour constater l'extrême facilité avec laquelle elles pénètrent la cornée. A part la différence de la largeur et longueur de la lame des aiguilles à scléroticonyxis et à kératonyxis, les conditions de proportion, et principalement les proportions de la lance à la tige, sont les mêmes pour ces dernières que celles que nous venons d'exposer pour les premières.

§ 93. — 1. *Introduction de l'aiguille par la cornée* (cératonyxe, kératonyxis). — La kératonyxis peut toujours être faite de la main droite; cependant, chez des individus qui ont le nez très saillant, les mouvements de l'aiguille seraient quelquefois gênés si l'on voulait se servir de la main droite pour l'œil du même côté. L'opérateur doit avant tout éviter, par sa position, de faire lui-même de l'ombre, et tâcher que ses mouvements soient toujours libres. L'aide ayant relevé la paupière supérieure d'après les règles données plus haut, l'opérateur abaisse la paupière inférieure à l'aide du doigt médius de la main gauche; l'indicateur de cette main sert pour toucher légèrement le globe oculaire sur son côté interne, et pour l'empêcher de fuir vers le grand angle; la pratique assez généralement recommandée de supporter l'instrument pendant ses mouvements, en lui donnant pour appui l'ongle de l'indicateur, loin d'empêcher de tirailler la cornée, donnerait lieu à un plus grand tiraillement. Le point de ponction seul doit être le point d'appui de l'aiguille ; mais cet appui doit être extrêmement léger, et la tige de l'instrument, dans cette opération comme dans la kératonyxis, doit décrire des mouvements en direction contraire à ceux de la lance. La main droite prend l'aiguille à l'aide des trois premiers doigts, comme une plume à écrire, le sinus de l'angle formé par la lance et la tige regardant en haut, l'autre surface tournée en bas. On appuie les deux autres doigts sur la pommette gauche en opérant l'œil gauche, ou sur le côté gauche du nez en opérant l'œil droit. La pointe de l'aiguille doit se trouver en position verticale vis-à-vis du lieu de ponction de la cornée ; celui-ci diffère suivant la méthode d'opération qu'on choisit.

Règle générale, on doit faire pour le broiement la ponction de manière à ce que la pointe de l'instrument puisse se porter facilement sur toute la surface de la capsule et du cristallin. Le centre de la cornée est, dans ce cas, l'endroit le plus favorable. Pour faire la dépression, l'aiguille doit se trouver un peu au-dessus du diamètre transversal de la cornée et dans le diamètre vertical de cette membrane. Cependant nous verrons plus tard qu'il est presque impossible de faire une véritable dépression par la cornée. La réclinaison en dehors n'est guère possible en introduisant l'aiguille par la cornée ; la réclinaison en arrière ou le renversement du cristallin directement en arrière se fait mieux en pénétrant avec l'aiguille dans le diamètre vertical et un peu au-dessous du diamètre transversal de la cornée.

En faisant la ponction de la cornée dans le centre ou à très peu de distance du centre de cette membrane, on gagne beaucoup d'aisance pour les mouvements de l'aiguille, et l'iris est moins exposé à une lésion. On a cru devoir éviter le centre de la cornée pour introduire l'aiguille, à raison de la gêne de la vision qui peut résulter de la cicatrice de la plaie. Cette objection n'est pas fondée. La cicatrice, après la kératonyxis bien faite, est tellement petite et imperceptible, que nous ne l'avons jamais vu produire des inconvénients pour la vision.

L'aiguille, avec le sinus de son angle tourné en haut, se trouvant en position verticale vis-à-vis de l'endroit de la ponction, on pénètre rapidement jusqu'à ce que sa pointe ait traversé la cornée; alors on abaisse un peu le manche sur la joue du malade. La lance se trouve ainsi dans la chambre antérieure de l'œil; sa face convexe (servons-nous de ce mot pour abréger), est tournée vers le cristallin, et la face concave vers l'opérateur.

Ce premier temps est fini lorsque l'aiguille a gagné la pupille.

§ 94. — 2. *Incision de la capsule.* — Quoique quelques auteurs aient parlé d'un abaissement en masse du cristallin et de la capsule, et que nous ayons nous-même réussi quelquefois à atteindre ce but, il est cependant essentiel, dans la plus grande majorité des cas, de bien diviser la capsule avant d'exécuter les mouvements destinés à plonger le cristallin dans le corps vitré. Après avoir pénétré avec la lance de l'aiguille dans la chambre antérieure, l'opérateur doit éviter avec soin de ne pas en engager la pointe dans la capsule avant de l'avoir incisée. A cet effet, il porte la pointe de l'aiguille sur plusieurs points de la circonférence de la capsule, et fait décrire au manche de l'instrument des mouvements propres à opérer avec la pointe plusieurs incisions horizontales, qu'il entrecroise ensuite avec un nombre égal d'incisions verticales. Cet acte n'est pas moins difficile qu'il est important pour le succès de l'opération. Souvent on croit avoir incisé la capsule, tandis qu'on n'a fait qu'introduire la pointe de l'instrument dans sa cavité interstitielle; les mouvements qu'on fait alors, dans l'intention d'inciser la cristalloïde, servent plutôt à broyer ou à déplacer le cristallin qu'à accomplir le but qu'on s'est proposé. Il est également nécessaire d'éviter l'un et l'autre de ces inconvénients. En déplaçant de trop bonne heure le cristallin, on se crée souvent des embarras pour les temps subséquents de l'opération. Il y a donc deux règles essentielles que l'on doit observer pour l'acte de l'incision de la capsule ; savoir, de ne pas pénétrer avec la lance de l'aiguille au-delà de la surface antérieure de la capsule, et de ne pas déplacer le cristallin lui-même par les mouvements qu'on fait pour inciser cette membrane.

§ 95. — 3. *Déplacement du cristallin.* — Arrivée dans la pupille, l'aiguille est appliquée contre le cristallin, de telle sorte que sa surface convexe se trouve sur le bord supérieur de la lentille, et sa surface concave soit dirigée vers les procès ciliaires. Il y a des auteurs qui ont conseillé une position différente de l'aiguille, savoir, d'en appliquer la surface concave sur le bord du cristallin, tandis que la surface convexe de l'intrument serait tournée vers les procès ciliaires. (Juengken, Lehre, etc., p. 488). Nous n'en concevons pas le motif ; il nous semble hors de doute que, de cette manière, la pointe de l'aiguille s'engage plus facilement dans la capsule et le cristallin, et qu'on a plus de peine à le coucher définitivement dans le fond de l'œil. Le cristallin étant attaqué par la pointe et le tranchant de l'aiguille, sera en partie divisé, tandis qu'en le saisissant avec la surface convexe de l'aiguille on ne fait que le déplacer. Pour éviter ces inconvénients, les mêmes auteurs ont conseillé de tourner l'aiguille autour de son axe longitudinal dès que, pendant le mouvement de l'abaissement, le cristallin est arrivé au bord inférieur de la pupille. C'est, d'après nous, compliquer inutilement l'opération.

La dépression, nous le répétons, nous paraît toujours une méthode fort imparfaite et presque impossible à exécuter par la cornée. On ne peut guère éviter que l'aiguille, appliquée de la manière décrite sur le bord supérieur du cristallin, ne

glisse, soit sur sa surface postérieure, soit sur sa surface antérieure. En outre, sans le vouloir, on renverse le cristallin
par les manœuvres indiquées, et on fait une réclinaison imparfaite et involontaire.

Pour éviter le mouvement involontaire de glissement de
l'aiguille, que nous venons de mentionner, on a donné le
conseil d'appliquer l'instrument de manière à ce que la pointe
ne se trouve ni trop en avant ni trop en arrière, mais que le
milieu de l'aiguille soit exactement appliqué sur le bord supérieur du cristallin.

Le mouvement de déplacement est exécuté en soulevant le
manche de l'aiguille, en direction perpendiculaire, vers le
front du malade. De cette manière, la pointe de l'aiguille
abaisse directement le cristallin dans le fond de l'œil.

Cela fait, on tient l'aiguille encore un peu appliquée sur le
cristallin avant de la retirer. On le fixe ainsi au fond de l'œil,
et on laisse à l'humeur vitrée le temps nécessaire pour se
porter autour de la cataracte et pour l'emprisonner.

On retire l'aiguille dans la même direction qu'elle a eue
pendant qu'elle a maintenu le cristallin au fond de l'œil.
Avant de la retirer entièrement, on lui fait subir un léger
mouvement de rotation autour de son axe longitudinal, afin
de la dégager du cristallin, et on la retire en ligne droite,
sans abaisser ni relever le manche. Avant de faire sortir l'aiguille du globe oculaire, on observe si le cristallin reste définitivement abaissé. Il est essentiel, pendant ces mouvements,
de ne pas faire remonter l'instrument dans la direction du
mouvement qu'il a fait pour abaisser le cristallin; car c'est
ainsi qu'on fait remonter la cataracte, tandis qu'en observant
la règle que nous venons d'indiquer, on dégage au contraire
le cristallin de la pointe de l'aiguille.

Si, malgré ces précautions, le cristallin remonte, on doit
répéter les mouvements de la dépression, jusqu'à ce qu'on

réussisse à maintenir la cataracte dans le fond de l'œil. Quand la pupille reste nette, l'aiguille est définitivement retirée de l'œil dans la même direction dans laquelle elle a été introduite.

On ferme l'œil opéré immédiatement après l'opération. C'est en tournant le dos du malade vers la croisée qu'on fait des essais de vision. On ouvre l'œil pour voir si la pupille est parfaitement nette.

Après cette opération, il ne faut pas de pansement particulier. Nous avons l'habitude de faire promener le malade, immédiatement après l'opération, pendant un quart d'heure ou une demi-heure dans la chambre, ou de le laisser debout, afin que le cristallin ait la faculté de s'abaisser encore davantage par l'effet de sa propre pesanteur, ou du moins de se fixer dans la position qu'on lui a donnée par l'opération. Dès que l'opéré est couché, on lui applique sur les yeux des compresses trempées dans de l'eau froide.

§ 96. — Pour faire la réclinaison de la cataracte directement en arrière, par la kératonyxis, on introduit l'aiguille d'après la manière déjà indiquée ; seulement un peu plus bas que pour la dépression, à une demi-ligne environ du centre de la cornée. On incise la capsule de la manière que nous l'avons indiqué plus haut. Au lieu d'appliquer la surface convexe de l'instrument sur le bord supérieur du cristallin, on l'appuie contre la surface antérieure de la lentille. En faisant exécuter au manche de l'aiguille le même mouvement perpendiculaire en haut et vers le front, que dans le procédé que nous venons de décrire, la partie de la lance qui se trouve en contact avec la surface antérieure du cristallin, renverse ce dernier directement en arrière, de manière à ce que sa position verticale se trouve transformée en position horizontale. La partie qui a été surface antérieure devient ainsi surface supérieure ; le bord supérieur devient bord postérieur. Les cellules du corps vitré étant déchirées par l'intrusion de la cataracte, cette humeur gélatineuse se précipite rapidement dans le vide laissé par la cataracte, et la fixe ainsi dans sa nouvelle position au fond de l'œil. A ce procédé s'appliquent les mêmes règles que nous avons indiquées plus haut, pour empêcher la réascension du cristallin, savoir, de maintenir l'aiguille appuyée pendant quelque temps sur la cataracte, et de la retirer dans une direction différente de celle du mouvement fait pour abaisser le cristallin. On retire de l'œil l'aiguille de la même manière que dans la dépression par kératonyxis.

§ 97. — *Règles générales à observer pour la dépression et la réclinaison par kératonyxis.*

1. *La ponction de la cornée doit se trouver dans le diamètre vertical de cette membrane ; un peu plus haut que le centre pour la dépression ; au centre, ou un peu plus bas que le centre pour la réclinaison.*

En faisant la ponction de la cornée sur une ligne autre que le diamètre vertical et placée latéralement, on risque d'attaquer le cristallin par sa circonférence ou ses parties latérales, et de le faire tourner autour de son axe vertical au lieu de lui imprimer un déplacement en bas et en arrière. La hauteur de l'endroit de ponction est d'une grande importance pour l'exécution facile de la dépression ou de la réclinaison. Dans la première, en faisant la ponction plus bas qu'il ne le faudrait, nous éprouverions de la difficulté à donner au cristallin une direction dans le sens vertical, et nous le renverserions au lieu de le déprimer. En faisant la ponction trop haut, dans la réclinaison, nous risquons de ne pas plonger le cristallin assez profondément dans le corps vitré, et de ne pas l'éloigner entièrement du champ de la pupille. Plus la ponction s'éloigne du centre, plus l'incision de la capsule et les manœuvres pour saisir et déplacer le cristallin deviennent difficiles.

§ 98. — 2. *L'aiguille doit être introduite dans la pupille, et*

poussée jusqu'à la partie du cristallin destinée à recevoir sa pres-
sion, sans s'engager dans la capsule ou dans le cristallin.

Il arrive quelquefois, comme nous l'avons déjà dit, que pendant la ponction de la cornée, la pointe de l'aiguille pénétrant trop brusquement dans la chambre antérieure, s'engage plus ou moins profondément dans la capsule ou dans le cristallin.

Cet accident est très fâcheux, surtout s'il échappe à l'observation de l'opérateur. Ce dernier croyant exécuter, d'après les règles, les mouvements nécessaires pour opérer l'incision de la capsule et le déplacement du cristallin, est surpris de voir remonter, à chaque mouvement de l'aiguille, ce dernier qu'il croyait avoir définitivement plongé dans le fond de l'œil. C'est qu'il a harponné, pour ainsi dire, la cataracte avec la pointe de son instrument. Souvent, quand l'opérateur ne s'aperçoit pas de cette circonstance, il broie le cristallin sans avoir déchiré la capsule ; celle-ci devient opaque après l'opération, et en annule complétement le résultat. Si l'on s'aperçoit de cet accident pendant l'opération, on doit tâcher de dégager la pointe de l'aiguille en la retirant hors de la pupille, de manière à ce qu'on voie l'éclat métallique net et pur de la lance. On l'amène ensuite avec beaucoup de précaution sur la partie de la circonférence ou de la surface du cristallin qu'on a l'intention d'attaquer. Si l'on ne réussit pas à dégager l'aiguille par un simple mouvement de rétraction, on la tournera en même temps plusieurs fois autour de son axe longitudinal.

§ 99. — 3. *On doit éviter de blesser l'iris, en introduisant l'aiguille dans la cornée.*

Quoiqu'une légère ponction de l'iris ne soit pas en général dangereuse, elle est cependant, dans bien des cas, suivie d'un resserrement de la pupille qui gêne le reste de l'opération. Ce resserrement a souvent même lieu sans que l'iris ait été directement blessé par la seule lésion de la cornée, et quand l'action du narcotique employé localement n'a pas été d'une durée suffisante. Lorsque la pupille s'est contractée de cette manière, il est presque inévitable de continuer d'opérer sans exposer cette membrane vasculaire et irritable à la pression, au tiraillement, ou à la déchirure par la tige de l'aiguille, circonstances qui entraînent des inflammations traumatiques violentes et destructives, ou des hémorrhagies qui peuvent entraver l'opération, ou laisser dans la pupille des fausses membranes couvertes de sang desséché. Si le resserrement de la pupille est très fort, il vaut mieux, dans ces cas, retirer l'aiguille et remettre l'opération à un autre moment, où l'on aurait plus durablement dilaté la pupille à l'aide de l'instillation de moyens mydriatiques. Souvent on parvient à vaincre la contraction de la pupille, en ombrageant l'œil qu'on opère.

On évitera mieux de blesser l'iris en donnant à l'aiguille, pour ponctionner la cornée, une direction, comme si on voulait pénétrer directement dans le centre de la pupille.

§ 100. — 4. Nous verrons plus tard, en traitant des indications et des raisons qui nous font adopter telle ou telle méthode opératoire pour l'une ou l'autre espèce de cataracte, que la réclinaison de même que la dépression est le procédé qui est surtout préférable, lorsque la cataracte est *dure*.

Dans le cas où l'on s'est trompé dans le diagnostic de sorte qu'on trouve pendant l'opération, au lieu d'une cataracte dure, une cataracte liquide ou demi-molle, on devra réparer sa faute aussi bien qu'on le pourra. On ne sera guère embarrassé, lorsqu'il s'agit d'une cataracte entièrement liquide. Dans ces cas, après avoir ponctionné la capsule, la masse liquéfiée du cristallin s'épanche dans les chambres de l'œil et en remplit une grande partie. On l'abandonne à la résorption qui, même sur des personnes avancées en âge, le fait ordinairement disparaître rapidement. Qu'on fasse cependant attention, et qu'on ne se laisse pas tromper par la quantité apparemment très considérable de matière liquide épanchée dans la chambre antérieure; quantité telle qu'elle empêche le plus souvent l'opérateur de reconnaître derrière elle un noyau dur ou demi-dur du cristallin. Pour ne pas avoir affaire à une cataracte secondaire, occasionnée par un pareil noyau laissé en place, on fait toujours mieux de faire à travers le liquide épanché dans la chambre un mouvement de réclinaison. Dans ce cas sa dépression et la réclinaison sont transformées, pour ainsi dire, pendant l'acte de l'opération, en une autre méthode, celle du broiement. Il est encore essentiel, dans les cas de ce genre, de déchirer et de diviser la capsule dans tous les sens, avant de retirer l'aiguille de l'œil.

Quand pendant l'opération on découvre que la cataracte est demi-molle, c'est-à-dire, que ses couches corticales peu consistantes renferment un noyau plus dur, il arrive que l'aiguille, en déprimant ou renversant la cataracte, s'enfonce dans la substance, et n'en déplace que la partie dure. Si l'on s'aperçoit de cette circonstance, il faut faire le broiement sur les parties molles de la cataracte et les éloigner de l'axe visuel autant qu'on le peut, soit en les jetant dans la chambre antérieure, soit en les plongeant dans le corps vitré.

§ 101. — 5. *L'opérateur doit éviter de laisser glisser l'aiguille sur la surface postérieure de la capsule, et de ne pas donner au cristallin une position arcboutée contre la pupille et l'iris, ou de le faire tomber entièrement dans la chambre antérieure.*

S'il arrive que par l'opération de la réclinaison ou de la dépression, on place la cataracte de manière à ce que celle-ci s'appuie contre l'iris et presse sur cette membrane, cet accident peut donner lieu à l'iritis et à ses conséquences. La phlegmasie de l'iris revêt souvent dans ces cas une forme chronique, est rebelle au traitement, donne lieu à l'hypopion, à l'exsuda-

tion plastique dans la pupille, à l'oblitération de cette ouverture, etc.

L'irritation de l'iris paraît même se propager aux tissus
profonds de l'œil et surtout de la choroïde. Nous avons quelquefois vu cet accident suivi de la teinte glaucomateuse du
fond de l'œil.

Si à l'aide de l'antiphlogose on ne devient pas maître de
l'inflammation, sollicitée par la fausse position du cristallin,
il ne reste d'autre moyen que d'entrer avec une aiguille
à cataracte par la sclérotique, et d'éloigner le cristallin de l'iris
qu'il comprime. Il y a moins à craindre de l'acuité de l'inflammation qui peut suivre la seconde opération sur un œil
déjà irrité que de la désorganisation qui succède souvent à
l'inflammation chronique, entretenue par une cause irritante
permanente.

§ 102. — Si le cristallin, tombé contre la volonté de l'opérateur dans la chambre antérieure, empêche la vision, il y
reste souvent sans subir aucun changement; et de même que
la cataracte arcboutée contre l'iris, il peut comprimer soit
cette dernière, soit la cornée, et donner lieu à une inflammation
exsudative ou suppurative. Cet accident est infiniment plus
rare après la kératonyxis qu'après la scléroticonyxis, et nous
n'avons pas, pour notre propre compte, vu un seul cas du
passage complet du cristallin dans la chambre antérieure après
ce premier procédé.

Les lésions du corps ciliaire, de la choroïde et de la rétine
doivent être très rares quand l'opération est bien faite. Nous
ne les avons jamais observées.

§ 103. — La réascension spontanée de la cataracte après
l'opération de l'abaissement nous paraît un accident bien
moins à craindre que les auteurs en général ne le prétendent.
Malgré le grand nombre d'opérations que nous avons pratiquées et vu pratiquer, et malgré notre attention la plus scru-

puleuse sur ce point, nous avouons que nous n'en avons pas rencontré beaucoup d'exemples. Nous exposerons plus tard la raison pour laquelle nous croyons que la réascension de la cataracte est un accident rare. Nous dirons ici que le retour de la cécité attribuée généralement à la réascension de la cataracte, pour déprécier la méthode de l'abaissement, nous paraît indubitablement tenir à une toute autre cause, indépendante de ce procédé opératoire. Dans un grand nombre de cas, où d'autres médecins ont cru voir une cataracte remontée, nous n'avons découvert qu'une opacité de la capsule consécutive à la première lésion traumatique, ou, en d'autres termes, une cataracte secondaire et membraneuse. On rencontre en effet cette opacité capsulaire plus fréquemment à la suite de l'opération de l'abaissement qu'après l'extraction et le broiement, parce que dans la première de ces méthodes on néglige souvent de déchirer suffisamment la capsule. Mais elle a lieu également après l'une et après l'autre de ces méthodes. Nous nous étonnons comment des observateurs, comme M. Juengken, ont pu rester dans l'erreur à cet égard, surtout lorsqu'on est aussi près de la vérité que cet excellent auteur; cet ophthalmologiste parle de la réascension de la cataracte; mais elle n'aurait pas lieu, selon lui, par l'effet d'une secousse ou d'une pression sur l'œil; elle dépendrait au contraire de l'inflammation traumatique, et plus celle-ci serait violente, plus la réascension serait à craindre.

M. Juengken a fort bien précisé la cause de ce phénomène qu'on regarde d'ordinaire comme une réascension de la cataracte. La pupille en effet se remplit de nouveau d'une opacité grisâtre, qui se développe d'autant plus vite que l'inflammation est plus intense; mais il ne semble pas avoir observé que le siége de cette inflammation est dans la capsule même, et que c'est cette dernière qui constitue l'opacité qui survient dans la pupille.

Dans ces cas, il ne reste à l'opérateur autre chose à faire que de pratiquer l'opération de la cataracte secondaire dès que la phlegmasie a cessé.

§ 104. — Est-il vrai, comme l'ont dit quelques auteurs (M. Juengken par exemple), que dans la réclinaison on ne peut pas éloigner en même temps avec le cristallin la capsule antérieure, tandis que la chose est possible par la dépression? Nous croyons l'un et l'autre également difficiles et presque imprat:cables tant que la capsule est saine, c'est-à-dire ni opaque, ni épaissie, ni adhérente au cristallin. Nous ne voyons pas par quelle raison la dépression aurait sous ce rapport le moindre avantage sur la réclinaison. La capsule saine se déchatonne très rarement; toujours ou presque toujours elle reste en place et conserve sa transparence, tant qu'elle ne s'enflamme point. Sa phlegmasie peut survenir tardivement et amener son opacité et partant une cataracte secondaire, des semaines et même des mois entiers après l'opération.

§ 105. — L'inflammation consécutive à la kératonyxis est en général peu considérable. Pour peu qu'on ait toujours égard à la règle de ne pas faire la kératonyxis sur une cornée malade ou disposée à le devenir, la ponction de cette membrane n'entraînera guère après elle une réaction violente dans ce tissu peu sensible. Mais si l'on voulait braver cette contre-indication à laquelle nous attachons la plus grande importance, on s'exposerait à voir survenir après la kératonyxis des inflammations non moins violentes et suppuratives qu'après toute autre méthode. Ces phlegmasies seront d'autant plus à craindre que dans l'opération la cornée aura été tiraillée par les manœuvres faites avec une tige grossière et épaisse de l'aiguille ou par des tentatives prolongées d'abaissement.

Il survient néanmoins des inflammations violentes, quand le cristallin n'a pas pu être régulièrement abaissé et est arcbouté contre l'iris, ou que l'un de ses bords a passé dans la chambre antérieure et comprime l'iris. C'est cette dernière membrane et non la cornée qui dans ces cas est le point de départ de la phlegmasie.

§ 106. — Après avoir exposé les règles qu'il faut observer pour pratiquer l'abaissement par la kératonyxis, passons maintenant à la description de cette méthode faite par la *scléroticonyxis*. Nous avons déjà indiqué en quelques mots quelles doivent être les propriétés de l'aiguille qui doit servir pour ce procédé opératoire.

Quant au choix de *l'endroit de la ponction* pour exécuter la scléroticonyxis, il faut observer ici la même règle que nous avons déjà fait valoir lors de la description de la kératonyxis. Veut-on faire la dépression, il faut toujours introduire l'aiguille environ une demi-ligne ou une ligne au-dessus du diamètre transversal de l'œil. On doit pénétrer, au contraire, une demi-ligne ou une ligne au-dessous de ce diamètre, quand on veut pratiquer la réclinaison de la cataracte. Quant à la distance qui doit exister entre l'endroit de ponction et la circonférence cornéale, elle est la même pour la réclinaison que pour la dépression. On pénètre mieux à une ligne et demie ou deux lignes de la partie externe de la circonférence de la cornée, si la lance de l'aiguille a une ligne à une ligne et demie de longueur. En d'autres mots, la distance entre le bord de la cornée et le point de ponction doit être d'une demi-ligne, ou au moins d'un quart de ligne plus grande que la distance entre la pointe et le collet de l'aiguille.

§ 107. — Dans le premier temps de l'opération, en tenant l'aiguille comme une plume à écrire entre le pouce et les deux premiers doigts de la main droite pour l'œil gauche, et entre ceux de la main gauche pour l'œil droit, et en appuyant les derniers doigts sur l'os de la pommette correspondant, on cherche à diriger la lance de l'instrument sur l'endroit de ponction, de manière à ce que la surface convexe de l'aiguille

se trouve en haut et la surface concave en bas, un de ses bords
en avant et l'autre en arrière ; avant de pénétrer dans l'œil,
la direction de l'axe de l'instrument relativement à cet organe,
doit être telle que la pointe de la lance se trouve appliquée
perpendiculairement sur la sclérotique , comme si on voulait l'introduire dans le centre du globe. A cet effet on
prescrit au malade de tourner l'œil du côté du nez et de le
tenir tranquille dans cette position ; dans cet instant on achève
rapidement la ponction en faisant décrire à l'extrémité du
manche de l'instrument un arc de cercle de bas en haut afin
de faire pénétrer aisément l'instrument courbé dans l'intérieur
du globe. En pénétrant dans cette direction, on ne risque pas
de harponner le cristallin pendant le premier acte de l'opération. Aussitôt qu'on y est arrivé, on fait exécuter au manche
de l'instrument un mouvement de demi-rotation autour de son
axe longitudinal, en le tournant entre les doigts, de manière à
ce que la surface convexe de l'aiguille se trouve tournée en
avant vers l'iris et la surface concave tournée en arrière vers la
capsule et le cristallin. Après avoir donné à l'aiguille cette position, l'opérateur fait exercer au manche un léger mouvement
de bascule vers la tempe du malade.

La lance se trouve ainsi presque immédiatement derrière la
surface postérieure de l'iris. C'est dans cette direction parallèle
à l'iris que l'instrument est poussé de dehors en dedans jusque
dans la chambre antérieure et dans l'ouverture pupillaire au
devant de la cristalloïde antérieure. Si le point de ponction a
été choisi d'après le précepte que nous venons de donner , on
fait pénétrer la pointe de la lance directement entre les
procès ciliaires et le bord du cristallin et de sa capsule, à travers leurs attaches, qu'Adams a appelées le ligament suspensoir
du cristallin.

§ 108. — Dans le second temps de l'opération , lorsque la
plus grande largeur de la lance se trouve dans l'ouverture pu-

pillaire, et qu'elle y paraît avec tout son éclat métallique, on incise la capsule.

Nous avons déjà rejeté (§ 104) la règle établie par quelques chirurgiens relativement à l'abaissement par la scléroticonyxis ; savoir, qu'on doit abaisser le cristallin en masse avec la capsule et avant d'avoir préalablement incisé cette dernière. Tant que la capsule est saine, on n'obtient pas ce résultat, et alors il est toujours convenable, tant dans la méthode de la dépression que dans celle de la réclinaison, de déchirer la capsule aussi parfaitement que les circonstances le permettent. Il n'en est pas ainsi lorsque la capsule est devenue opaque; ayant acquis plus de rénitence ou ayant souvent même contracté des adhérences avec le cristallin, on réussit souvent à la plonger en même temps dans l'humeur vitrée.

L'incision de la capsule dans la scléroticonyxis se pratique de la manière suivante : La lance de l'aiguille, arrivée dans l'ouverture pupillaire, est poussée de bas en haut, et de dehors en dedans, à quelque distance de son bord supérieur et interne, de manière à ce que le diamètre longitudinal de la lance corresponde au diamètre diagonal de la capsule ; l'aiguille, disposée ainsi, est tournée un peu autour de son axe, afin que l'un de ses tranchants soit dirigé vers la surface antérieure de la capsule. On doit essayer d'inciser cette membrane par pression et par traction ; la pression ne réussit que rarement. Dès qu'on s'aperçoit que la surface de la capsule, au lieu d'être incisée, cède en arrière et forme une petite fossette, ce qui l'expose à presser sur le cristallin en dehors de son centre, à lui faire faire la culbute et à le faire passer dans la chambre antérieure, on doit renoncer à cette manœuvre. On tâche alors d'inciser la capsule dans le sens diagonal ou horizontal, en retirant un peu l'aiguille dans le sens suivant lequel elle a été introduite dans l'œil, jusqu'à ce que l'un de ses tranchants, tourné en arrière, ait, sous l'influence d'une

légère pression , sillonné et incisé la capsule dans une grande
étendue. Plusieurs incisions parallèles à la première peuvent
être pratiquées au-dessus et au-dessous d'elle. Ces manœuvres
ne sont pas exemptes de difficultés et de danger. D'une part,
il n'est jamais facile d'inciser la capsule qui cède aisément à
la pression exercée par l'aiguille ; d'un autre côté, la proximité de l'iris peut donner lieu à des lésions involontaires de
cette membrane ; les mouvements d'incision peuvent déplacer
plus ou moins le cristallin , lui donner une situation latérale
et excentrique, pousser une de ses parties vers l'iris , ou
même imprimer à ce corps une révolution sur son axe. C'est
pour ces raisons que cette manœuvre doit être exécutée avec
la plus grande délicatesse , et que l'attention de l'opérateur
doit constamment être dirigée sur tous ces accidents, qui
peuvent arriver pendant l'incision de la capsule.

§ 109. — Après l'incision de la capsule, on donne à l'aiguille
la direction nécessaire pour qu'elle puisse opérer le déplacement de la cataracte. C'est par rapport à ce temps de l'opération que divergent les méthodes de la dépression et de la
réclinaison. La *dépression* se pratique suivant les règles que
nous avons établies en parlant de la kératonyxis. Quand l'aiguille a pénétré au milieu de la pupille, elle est ramenée en
haut au devant du cristallin, et appliquée sur son bord supérieur, et la cataracte abaissée dans le sens du diamètre vertical
de l'œil, en se servant de l'instrument comme d'un levier, en
élevant le manche directement de bas en haut vers le front,
et en faisant exécuter à la lance le mouvement opposé.

§ 110. La *réclinaison* par la scléroticonyxis diffère essentiellement de celle par la kératonyxis ; au lieu de renverser
le cristallin directement en arrière , comme dans le cas où
l'on pénètre par la cornée , on cherche ici à coucher la cataracte un peu en arrière et en dehors, à peu près dans l'endroit correspondant à l'espace laissé entre les muscles droits

inférieur et externe de l'œil. Pour atteindre ce but, l'aiguille, après avoir incisé la capsule, est tournée de manière à ce que sa surface concave se trouve dirigée vers la surface antérieure du cristallin, et sa surface convexe vers l'iris. Son axe longitudinal doit toujours correspondre à un diamètre longitudinal qui s'étend de haut en bas et de dedans en dehors, et divise le cristallin en deux moitiés égales. L'aiguille étant ainsi appliquée sur la surface antérieure du cristallin, sa pointe se trouvant cachée derrière la partie supérieure et interne de l'iris, et après avoir essayé d'inciser avec la pointe de l'aiguille et par des mouvements de va et vient la capsule dans son sens diagonal, on élève le manche par un mouvement de levier en haut et en dedans, en le dirigeant vers le front et la racine du nez du malade. Pendant ce mouvement, et dès que la cataracte est déplacée de la pupille, on tâche de délivrer la pointe de l'aiguille qui peut s'être engagée dans le cristallin, en la tournant sur son axe longitudinal, et par le même mouvement de rotation que nous avons indiqué lors de la description de l'abaissement par la kératonyxis. Après que le cristallin est définitivement fixé dans l'humeur vitrée, on retire l'aiguille dans un sens opposé à celui dans lequel on l'a introduite.

§ 111. — *Règles générales pour bien faire la réclinaison et la dépression par la scléroticonyxis.* — Si nous résumons maintenant les règles principales à observer pour la réclinaison et la dépression par la scléroticonyxis, nous trouvons que sous beaucoup de rapports elles coïncident avec celles déjà données à l'occasion de la description des mêmes méthodes, faites par la kératonyxis. Nous ne parlerons ici que des points par lesquels ces méthodes diffèrent l'une de l'autre.

Pour ce qui concerne le lieu de ponction, la distance indiquée de ce dernier de la circonférence cornéale est essentielle, et en voici les raisons : En faisant la ponction de la sclérotique à une ligne et demie ou à deux lignes du bord de la cornée, on évite de blesser le ligament et les corps ciliaires. La lésion de ces organes pourrait en effet entraîner après elle de graves inconvénients. S'il est vrai que la scléroticonyxis, plus que toute autre manière d'opérer la cataracte, occasionne souvent pendant cette opération même des accidents nerveux, des mouvements convulsifs, des vomissements, etc., on doit probablement en chercher la cause dans les sympathies qui existent entre le système ciliaire et le système nerveux ganglionnaire. Le lieu de ponction que nous venons d'indiquer est en même temps celui qui, par sa situation, facilite le plus l'action du levier de l'aiguille sur la cataracte.

Il est encore essentiel que la lance de l'instrument, au moment de la ponction, se trouve appliquée sur la sclérotique de manière à ce que sa surface convexe soit tournée en haut, et sa surface concave en bas. Le tranchant de l'aiguille, placé horizontalement et parallèlement au trajet des vaisseaux et nerfs ciliaires, pourra moins blesser ces parties, surtout quand on fait pénétrer l'aiguille un peu en dessus ou en dessous de la ligne médiane, qui est traversée, comme on sait, par les principaux troncs de ces nerfs et vaisseaux.

§ 112. — Malgré ces précautions, ou quand on en a négligé l'une ou l'autre, il arrive quelquefois que la ponction de la sclérotique donne lieu à une hémorrhagie plus ou moins considérable de la conjonctive ou de la choroïde. Toutes les fois que nous avons été témoin de ces accidents, l'écoulement sanguin se fit en dehors de la coque oculaire, et n'empêcha point l'opérateur d'achever l'opération.

Quelquefois il se forme dans l'endroit de la ponction une espèce de trombus ou ecchymose produite par un peu de sang, qui soulève une partie de la conjonctive en une petite tumeur circonscrite et vésiculaire. Le sang qu'elle contient est

promptement résorbé sous l'influence du traitement antiphle-
gistique.

Jamais nous n'avons observé un épanchement sanguin dans
la chambre de l'œil ou dans l'humeur vitrée, produit par cette
cause. L'hémorrhagie s'est aussi toujours arrêtée d'elle-même
et sans donner lieu à d'autres embarras après l'opération.

Si du sang s'épanche dans les chambres de l'œil, il provient
presque toujours d'une lésion de l'iris. Dans le cas où le sang
s'accumulerait dans les chambres en quantité telle qu'on ne
pourrait plus distinguer ni la lance de l'aiguille, ni la cataracte, on a donné le conseil de retirer l'instrument et de laisser
l'opération inachevée : nous adoptons en thèse générale ce
sage conseil. L'opérateur habile peut quelquefois et exceptionnellement faire exécuter à l'aiguille impunément
les mouvements nécessaires pour renverser ou abaisser
l a cataracte, lors même qu'il ne verrait pas l'action de
l'instrument dans l'œil. Il faut, pour suivre cette ligne de
conduite, qu'il y ait quelque cause importante qui fasse dé-
s irer que la vision se rétablisse le plus promptement possible ;
dès que le sang épanché est résorbé.

§ 113. — Les accidents nerveux consécutifs à la lésion des
nerfs ciliaires sont un peu plus fâcheux. Non seulement ils peuvent contraindre à interrompre l'opération, mais encore ils sont
susceptibles de prendre un caractère inquiétant après celle-ci.
Nous ne connaissons d'autre moyen de les prévenir que l'observation des règles déjà données. Si on n'a pu les éviter, il
faut mettre en usage les moyens sédatifs ; donner à l'intérieur ou en lavements des doses réitérées de narcotiques,
d'opium, de jusquiame, de belladone, etc., etc. ; faire des
frictions, avec les mêmes substances, sur le front, la région
sus-orbitaire, en introduire par l'anus des doses élevées, etc.

§ 114. — *De quelques détails relatifs à la dépression et récli-*

naison par la scleroticonyxis.—Les mouvements de réclinaison et de dépression doivent être pratiqués avec toute la prudence nécessaire, pour ne pas blesser la rétine ou les procès ciliaires, ou comprimer et paralyser la première, en abaissant trop fortement le cristallin.

Nous ne nions pas que par des manœuvres imprudentes, maladroites et grossières, par l'opération pratiquée avec des instruments d'une forme et de dimensions vicieuses, ou par des mouvements brusques et inopinés du malade, des lésions de ces parties importantes de l'organe de la vue ne puissent avoir lieu. Cependant nous doutons qu'elles produisent constamment les accidents graves qui leur ont été attribués. La réclinaison surtout ne paraît pas mériter les reproches qu'on a faits à cette méthode; la dépression, au contraire, lorsqu'elle est faite rudement, occasionne quelquefois, dans la choroïde et dans la rétine, des déchirures dont l'existence a été constatée par des recherches anatomiques sur le cadavre. On a souvent attribué l'insuccès de l'opération de la cataracte par abaissement, à l'amaurose qui serait produite par l'effet de la pression du cristallin déplacé sur la rétine. Cette supposition des auteurs ne nous paraît pas être généralement admissible. L'amaurose se manifeste quelquefois après l'opération de la cataracte, là où il est facile de prouver l'absence de toute sorte de pression de ce genre; nous avons vu des exemples dans lesquels il y avait amaurose en même temps qu'on voyait flotter le cristallin suspendu librement derrière la partie inférieure de la pupille. Nous pensons que l'opinion si répandue de la compression de la rétine par le cristallin a été principalement propagée par les auteurs qui, l'un après l'autre, ont relaté verbalement quelques faits, racontés par Beer, d'amaurose consécutive à l'abaissement de la cataracte, et guérie par la réascension accidentelle de cette dernière.

L'amaurose peut suivre l'opération de la cataracte par scléroticonyxis, soit qu'on ait fait l'abaissement ou le broiement. Mais. c'est moins la compression de la rétine par le cristallin abaissé, que les tiraillements exercés par des instruments grossiers sur des tissus délicats, tels que la rétine, la choroïde, le corps ciliaire, qui sont la cause de cet accident. En effet, nous aussi nous avons vu survenir l'amaurose après l'opération par la sclérotique, lorsqu'elle a été faite avec les aiguilles ordinaires, dont la tige est tellement épaisse qu'il est impossible de bien exécuter les mouvements nécessaires, sans tirailler violemment les tissus étranglés pour ainsi dire par l'instrument. Ce reproche ne s'adresse pas moins au broiement qu'à l'abaissement. Nous n'avons pas observé l'accident dont nous parlons, depuis que nous avons eu l'idée de faire construire les aiguilles d'après les principes exposés plus haut (voir p. 577), et de manière à ce que la tige ne remplisse pas complétement l'ouverture de la sclérotique faite par la lance.

Ces mouvements deviennent surtout dangereux lorsqu'il s'agit d'inciser une capsule fortement tendue, soit par le liquide interstitiel de Morgagni, soit par la substance molle du cristallin, condition dans laquelle on est obligé de porter le manche de l'aiguille fortement en avant pour imprimer à sa pointe la direction nécessaire.

Une amaurose plus ou moins avancée peut compliquer la cataracte ; nous avons déjà fait voir plus haut (p. 521), que dans ces cas l'opération, qu'elle soit faite par l'une ou par l'autre méthode, accélère le plus souvent les progrès de la paralysie de la rétine et de l'atrophie de l'œil.

Que faut-il faire dans de pareils cas? Nous avouons que le pronostic est toujours mauvais. Si l'opérateur soupçonne d'avoir blessé, pendant l'opération, la rétine ou un autre tissu important de l'œil, il ne doit pas tarder à mettre en action toutes les ressources de l'art pour prévenir le développement de l'inflammation et de la désorganisation qui pourrait s'ensuivre.

Le traitement antiphlogistique trouve ici son emploi, et quelquefois on est encore assez heureux pour enrayer, à l'aide de cette médication, les suites de la lésion traumatique. Si l'amaurose ne peut être attribuée à cette dernière cause, il faut en chercher l'origine avec attention et agir d'après les indications qui résultent de sa nature. D'après ce que nous avons dit concernant l'opinion sur la compression supposée de la rétine par la cataracte abaissée, on devinera que nous n'attribuons pas beaucoup de confiance au conseil qu'on a donné de faire remonter le cristallin à l'aide de secousses, de mouvements violents imprimés au corps du malade, de vomissements, etc.; quand même cette cause de l'amaurose serait réelle, nous ne pensons pas que les moyens recommandés, dans le but de déterminer la réascension du cristallin, puissent être couronnés de succès. Nous aurons encore l'occasion de nous expliquer sur ce phénomène; qu'il nous suffise ici de dire que la réascension du cristallin est une chose extrêmement rare, et que souvent la cataracte, bientôt après avoir été abaissée, contracte rapidement des adhérences avec les tissus voisins, adhérences qui forment obstacle à ce que la cataracte, une fois déplacée, change facilement de position. Or si, d'une part, nous conservons des doutes sur la fréquence de la réascension spontanée de la cataracte après l'abaissement, nous ne saurions non plus admettre qu'une secousse du corps produite artificiellement suffise pour faire remonter derrière la pupille la cataracte qui a été abaissée.

L'amaurose, dans ces cas, a existé avant l'opération, ou bien elle en a été la conséquence. Dans le premier cas, souvent la cataracte et l'amaurose doivent leur origine à la même cause; ces cas rentrent le plus souvent dans la catégorie de ceux de cristalloïdite compliquée de rétinite chronique. On ne peut guère concevoir l'espérance qu'un traitement antiphlogistique ou constitutionnel puisse encore, après l'opération, être de quelque utilité. Presque toujours l'altération organique de la rétine a marché de pair avec celle du cristallin et de la capsule, et est devenue incurable. Si l'amaurose succède à l'opération, il se peut que le travail pathologique de la rétine ou de la choroïde ait été réveillé par la lésion traumatique. Le traitement doit être dirigé d'après les principes que nous exposerons pour le traitement des différentes espèces d'amauroses.

§ 114. — Il arrive quelquefois, dans l'opération de l'abaissement fait par la sclérotique, que le cristallin tombe complétement ou incomplétement dans la chambre antérieure. Cet accident, que nous n'avons jamais vu survenir quand la cataracte est entièrement dure et plus ou moins aplatie, arrive, d'après ce que nous avons observé, quand le cristallin a un noyau dur, entouré d'une substance corticale molle, qui lui donne la forme d'un sphéroïde. Quand on ne saisit point ces espèces de cataractes dans la diagonale de leur surface antérieure, et qu'on applique l'aiguille un peu plus haut ou plus bas, elles roulent avec une extrême facilité autour de leur axe, font pour ainsi dire la culbute, se trouvent au-devant de l'aiguille, et présentent même quelquefois un de leurs bords dans la chambre antérieure. Le moindre mouvement de l'instrument, avant qu'il n'ait été de nouveau placé au-devant du cristallin, jette ce dernier dans la chambre antérieure, ou l'applique étroitement contre la surface postérieure de l'iris. Nous n'adoptons pas, en pareil cas, le conseil donné par Dupuytren de repêcher, si l'on peut dire ainsi, la cataracte, et de la replonger dans le corps vitré. Ce célèbre chirurgien voulait, quand cet accident était arrivé, qu'on passât l'aiguille à travers la pupille, dans la chambre antérieure, et qu'après avoir accroché la cataracte sur la pointe de l'instrument on la ramenât dans la chambre postérieure pour l'abaisser de nouveau dans le fond de l'œil. On ne peut guère atteindre ce but sans exposer cet organe à des lésions dangereuses. C'est pour cette raison que,

dans de pareilles circonstances, nous ne faisons des essais pour passer l'aiguille au-devant du cristallin que quand
il y a entre celui-ci et le bord pupillaire un espace suffisamment large pour que l'on puisse être sûr de ne blesser et de
ne déchirer ni l'iris, ni le corps ciliaire, ni la choroïde, ni
la rétine. Ces lésions produisent une inflammation violente, ou,
sans signes phlegmasiques évidents, la fonte suppurative du
globe. Quand le cristallin bouche toute l'ouverture pupillaire,
soit qu'il ait passé dans la chambre antérieure, soit qu'il soit
appuyé contre la face iridienne postérieure, soit enfin que dans
cette dernière position il présente l'un de ses bords dans la
chambre antérieure, nous suivons une conduite différente.
Ainsi, lorsqu'il se trouve dans la chambre antérieure, nous re-
tirons l'aiguille, et nous ouvrons sur-le-champ la cornée avec le
kératotome; nous tâchons alors d'extraire la cataracte à l'aide
d'un crochet implanté dans sa substance, ou en la saisissant avec
une pince à érigne très fine, sans exercer sur le globe aucune
pression qui pourrait faire sortir, avec ou avant le cristallin,
le corps vitré déchiré et liquéfié. Dans les deux derniers cas, au
contraire, nous cessons toute tentative d'opération, nous cou-
chons le malade la tête aussi basse qu'il peut le supporter; nous
faisons une large saignée prophylactique; nous employons la
belladone en instillations, en frictions, et à l'intérieur, à dose
suffisante pour dilater la pupille; nous combattons l'inflammation si nous n'en pouvons prévenir le développement, et aussitôt
que l'état de l'œil le permet, nous essayons de nouveau d'a-
baisser ou de broyer le cristallin. Cette nouvelle opération
doit se faire par la sclérotique, si après la guérison le bord
pupillaire ne touche point partout à la cataracte, et par la
cornée dans le cas contraire.

Pour éviter cet accident, on fera bien, dans ces cas de cataractes sphériques, d'introduire l'aiguille au-dessus du diamètre transversal oculaire, de saisir le cristallin par son bord

supérieur, de le déplacer un peu de haut en bas, comme pour faire la dépression, puis de le renverser en arrière par sa ré-clinaison ; de cette manière l'aiguille reste toujours au-devant et au-dessus du cristallin , et ne peut le pousser en avant.

§ 115. — Les Anglais (M. Mackenzie , etc. ,) incisent la moitié postérieure de la capsule avant d'inciser le feuillet antérieur de cette membrane et avant d'abaisser la cataracte. A cet effet , dès que l'aiguille a pénétré dans la sclérotique , ils lui donnent une position telle , que la surface convexe de l'instrument se trouve tournée en arrière et sa surface concave en avant. C'est ainsi qu'à l'aide de la pointe on divise la capsule postérieure , et ce n'est qu'après cet acte qu'on amène l'aiguille au-dessous du bord inférieur du cristallin dans la chambre antérieure pour accomplir les autres mouvements. Ce procédé nous paraît non seulement compliquer l'opération , mais encore tout-à-fait inutile. Nul doute qu'en renversant la cataracte, on déchire aussi complétement et mieux la capsule postérieure qu'à l'aide des mouvements d'aiguille , qu'on exé-cute pour ainsi dire sans les voir ; nous nous abstenons entiè-rement de cette pratique. On pourrait dire que la capsule pos-térieure , suffisamment incisée , n'oppose plus d'obstacle au déplacement de la cataracte , et en facilite ainsi l'éloignement. Cette dernière raison en faveur de cette manœuvre nous paraît réfutée par l'expérience journalière, qui prouve qu'une légère pression exercée sur la cataracte avec l'aiguille déchire promptement une membrane aussi mince et aussi délicate. D'ailleurs , on n'a pas à craindre de voir la capsule postérieure non incisée devenir opaque après l'opération ; nous n'avons pas vu un seul cas de cataracte capsulaire secon-daire postérieure.

§ 116. — *Broiement de la cataracte*. — Le broiement de même que le déplacement de la cataracte , peut être fait par la scléroticonyxis et par la kératonyxis. Nous préférons en général la première méthode, par des raisons que nous énoncerons plus tard. Les aiguilles pour le broiement ne diffèrent pas de celles dont on se sert pour la scléronyxis et la kératonyxis en général.

Nous n'avons presque rien à ajouter aux règles que nous avons déjà données plus haut pour l'introduction de l'aiguille par la sclérotique ou par la cornée ; elle est la même que dans la reclinaison ou dans la dépression.

§ 117. — Le meilleur endroit de ponction de la cornée dans le broiement par kératonyxis, est le centre même de cette membrane. En introduisant l'aiguille dans ce point, on a la faculté d'en porter la lance sur toutes les parties de la capsule, et de l'inciser ainsi aussi complétement que possible. Nous avons déjà fait remarquer que l'obscurcissement central de la cornée qui pourrait en résulter est presque nul, et que nous n'en avons que très exceptionnellement observé des inconvénients sérieux pour la vision. L'aiguille sera tenue de manière à ce que l'un de ses tranchants soit dirigé en haut et l'autre en bas.

Lorsque l'aiguille a été poussée dans la pupille et dans la chambre antérieure, on en présente le tranchant au bord supérieur de la capsule antérieure. En imprimant à l'instrument un mouvement de levier, et en relevant le manche en haut, on divise la cristalloïde longitudinalement de haut en bas. Ce mouvement est répété deux ou trois fois sur d'autres lignes de la surface de la capsule, et alternativement de bas en haut et de haut en bas. Après chaque incision on retire un peu l'aiguille, afin de la dégager de la capsule et de la porter sur un autre point de sa surface. Les incisions dans le sens longitudinal étant achevées, on tourne l'aiguille de manière à ce que l'une de ses faces regarde en haut, l'autre en bas, et l'on en dirige la pointe sur les côtés de la capsule pour pratiquer, d'après les mêmes règles, plusieurs incisions horizontales qui se croisent avec les premières. En faisant ces incisions horizontales, on porte l'aiguille alternativement de gauche à droite, et de droite à gauche.

Le cristallin sera divisé de la même manière et par les mêmes mouvements que la capsule.

Si, pendant le broiement, on rencontre des fragments assez consistants de cataracte, on essaiera immédiatement d'en faire la réclinaison d'après les règles déjà données.

Plus la division de la capsule sera complète, et plus sera rapide la résorption de la cataracte; si les fragments de la cristalloïde ne sont pas écartés et rétractés, ils sont disposés à se ressouder avec une grande facilité, et à s'opposer ainsi à l'action dissolvante de l'humeur aqueuse sur la cataracte, en formant une espèce de poche membraneuse, rarement transparente, presque toujours opaque, qui renferme le cristallin broyé.

La division plus ou moins parfaite du cristallin dépend moins de la dextérité de l'opérateur que de la consistance et de certaines autres propriétés de cet organe; elle sera facile dans les cas où le cristallin, par suite de la déhiscence, est devenu cassant et a déjà commencé à se séparer naturellement en fragments triangulaires. La division sera au contraire difficile lorsque la cataracte, quoique molle, est uniformément gélatineuse, comme on la trouve surtout sur des individus jeunes. Dans ces cas, l'aiguille, pénétrant dans cette masse demi-liquide, ne la divise que fort incomplétement, malgré les mouvements qu'on lui fait exécuter; elle passe presque comme à travers un liquide, sans laisser de trace visible; le cristallin semble avoir conservé toute son intégrité, et ne présente pas d'incision ou de fente; dans ces cas il est doublement important de bien inciser la capsule.

§ 118. — *Opération de la cataracte capsulaire secondaire.*
Les fragments de la capsule, après sa division, ne sont jamais

résorbés, mais par l'effet de la destruction plus ou moins complète de cette membrane on obtient que ses lambeaux, faute d'être nourris, se mortifient, se flétrissent, se roulent sur eux-mêmes, et se rétractent derrière la pupille; lorsqu'on parvient à bien morceler la capsule, les petits fragments disparaissent en tombant au fond de la chambre postérieure.

Si plus tard les lambeaux de la capsule insuffisamment divisée deviennent opaques et obstruent la pupille de manière à empêcher l'exercice de la faculté visuelle, en un mot, s'il se forme une cataracte capsulaire secondaire, une seconde opération destinée à éloigner les lambeaux de la cristalloïde devient nécessaire.

Il est difficile et presque impossible d'enlever ces fragments par la kératonyxis. On abaisse avec plus de facilité la capsule devenue opaque et plus ou moins épaissie, en faisant pénétrer l'aiguille par la sclérotique. Cette opération est toujours entourée de certaines difficultés, dont la plupart résultent de la grande élasticité du tissu de la cristalloïde.

La manœuvre de l'abaissement de la capsule épaissie par la scléroticonyxis ne diffère pas beaucoup de l'opération de l'abaissement, en général; on introduit l'aiguille de la même manière, sans exécuter des mouvements pour inciser la cristalloïde; on cherche à séparer les adhérences qu'elle a pu contracter avec l'iris, s'il en existe, en glissant avec précaution la pointe de l'instrument entre les deux parties soudées ensemble, et on tâche de déplacer la capsule par une pression exercée sur sa surface antérieure avec une aiguille la plus large possible, et en observant les règles que nous avons indiquées plus haut. D'ordinaire il faut des mouvements répétés, car la capsule abaissée, n'ayant qu'une pesanteur minime et une grande élasticité, remonte facilement. Il est nécessaire qu'on la tienne pendant quelque temps au fond de l'œil sous l'aiguille, avant de retirer l'instrument.

§ 119. — La pointe de l'aiguille s'engage ordinairement dans un flocon de la capsule, et ne parvient pas à l'arracher ou à le déprimer. Le flocon de la capsule disparaît de la pupille, quand on exécute un mouvement de dépression ; mais il remonte aussitôt que la pointe de l'aiguille paraît de nouveau dans la pupille.

Dans un grand nombre de cas, les fragments de la capsule opaque ont contracté adhérence avec l'iris, et en faisant des essais pour arracher ces fragments, on exerce des tiraillements tels sur le tissu mou et tendre de l'iris , qu'on court le risque d'en arracher une portion du ligament ciliaire.

§ 120. — Les manœuvres nécessaires pour la destruction des fragments capsulaires sont loin d'être assujetties à des règles certaines ; les manœuvres suivantes ont été indiquées jusqu'aujourd'hui.

1° Les uns ont conseillé d'imprimer à l'aiguille des mouvements rotatoires, de manière à pelotonner pour ainsi dire la capsule sur la lance de l'aiguille, pour la plonger ensuite dans le corps vitré ou pour la jeter dans la chambre antérieure (Scarpa).

2° D'autres (Weinhold) prétendent qu'il faut pelotonner sur l'aiguille la membrane opaque dont on dépouille l'instrument en le retirant de la sclérotique.

N'accordons pas à ces théories plus de valeur qu'elles n'en méritent, car les manœuvres qu'elles prescrivent n'échouent que trop souvent. D'une part, en effet, il n'est pas aussi facile que certains auteurs le prétendent de pelotonner ou rouler la capsule autour de la lance de l'aiguille , et les adhérences existantes entre la capsule et l'iris exposent souvent au danger d'arracher cette dernière membrane ; d'autre part, il n'est pas non plus aisé de plonger la capsule dans le corps vitré , ou de la jeter dans la chambre antérieure.

§ 121. — Un autre procédé pour détruire ces fragments

capsulaires est leur extraction. On a conseillé de faire une ouverture de deux lignes, soit dans la cornée, soit dans la sclérotique, à l'aide du kératotome ou du couteau lancéolaire de Jaeger, d'introduire par cette ouverture un crochet ou des pinces très fines, et de saisir les fragments de la capsule qu'on arrache et qu'on extrait.

Malheureusement ce conseil paraît encore plus plausible en théorie qu'il n'est facile à exécuter en pratique. Nous l'avons essayé plusieurs fois, et nous avons constamment trouvé qu'on éprouve les plus grandes difficultés pour saisir avec les pinces ou les crochets cette membrane fine, délicate, qui échappe facilement aux mors de l'instrument et qui se déchire facilement sur sa circonférence, au lieu de se laisser séparer de ses attaches. Ce procédé n'est bon que quand la capsule est fortement épaissie; encore, quand elle est très adhérente, ne parvient-on à l'enlever qu'en terminant l'opération par l'excision de la capsule à l'aide de ciseaux fins et boutonnés, introduits dans la chambre antérieure.

En définitive, le procédé d'abaissement que nous avons exposé (§ 119) nous paraît le meilleur.

§ 122. — C'est dans l'opération même de la cataracte qu'il faut tâcher de détruire le mieux possible la capsule, pour empêcher qu'il ne survienne une cataracte capsulaire après l'opération. Les fragments de la capsule suffisamment divisée se contractent, se roulent sur eux-mêmes, se rapetissent, et quand même ils deviennent opaques par l'effet de l'inflammation traumatique, ils laissent dans leurs interstices assez d'espace pour que les rayons lumineux puissent impressionner la rétine.

§ 123. — Dans l'opération de la cataracte lenticulaire demidure, il arrive que les couches corticales molles se détachent quelquefois pendant l'expulsion du cristallin dans l'extraction, ou qu'elles restent dans la pupille après qu'on a abaissé le noyau dur de la cataracte. Ce sont ces parties molles que les anciens ont désignées par le nom *d'accompagnements* de la cataracte. Cependant quelquefois on a confondu la cataracte capsulaire secondaire avec ces restes du cristallin. Lorsque, quelque temps après l'opération, la pupille est de nouveau offusquée par des fragments de capsule opaque , on dit que les accompagnements de la cataracte n'ont pas été éloignés avec assez de soin. Toutes les fois cependant que ces restes de la substance cristalline opaque ne sont couverts d'aucune parcelle de la capsule, ils disparaissent par la résorption ; si des portions considérables de cette dernière sont restées, elles forment quelquefois autour des premiers un réseau opaque, imperméable à l'humeur aqueuse et les rendant inaccessibles à celle-ci et à son action dissolvante ; leur résorption ne peut donc avoir lieu. C'est une seconde espèce de cataracte secondaire capsulo-lenticulaire. Une troisième est quelquefois formée par une cataracte ou un fragment de cataracte qui a remonté. Quelques auteurs ont établi une quatrième espèce de cataracte secondaire, qui cependant ne mérite point ce nom, et qui consiste dans des fausses membranes formées par l'effet de l'ophthalmie traumatique, et obstruant l'ouverture pupillaire.

§ 124. — Il est utile que nous donnions quelques détails sur les soins à prendre après l'opération , d'autant plus qu'un grand nombre des insuccès dépend de certains préjugés, communs surtout dans quelques hôpitaux ; c'est ainsi que des chirurgiens célèbres condamnent les opérés pendant des semaines entières à la réclusion entre les rideaux de leur lit, imperméables à tout rayon de lumière ; d'autres, comme faisait Dupuytren, examinent chaque jour les yeux opérés en les exposant à la lumière intense d'une bougie ; il en est qui, à l'exemple de Dubois, les laissent se promener les premiers jours après l'opération dans des salles fortement éclairées. Nous pourrions enfin citer de nombreux chirurgiens qui, immédiatement après l'opération , couvrent les yeux d'un appareil lourd et épais, qui les comprime, appareil consistant en boulettes de charpie, compresses, bandes, etc.

Plus les soins, après l'opération, sont simples, plus ils sont rationnels. Nous avons pour principe (et dans cela nous sommes heureux de nous trouver d'accord avec les meilleurs chirurgiens) de laisser à l'organe de la vue, après toute opération, la plus grande liberté et la plus grande aisance possibles. De crainte d'ajouter aux causes de l'inflammation traumatique, nous tâchons d'éloigner tout ce qui peut exercer une gêne mécanique sur cet organe ; nous n'employons d'autre appareil après l'opération de la cataracte qu'une compresse de toile fine trempée dans de l'eau froide, et dans le cas d'opération par extraction seulement quelques bandelettes étroites de taffetas agglutinatif, à l'aide desquelles nous empêchons les mouvements des paupières. Nous nous contentons de modérer la lumière de l'appartement à l'aide de rideaux sombres, sans plonger le malade dans des ténèbres épaisses ; on ne gagne rien à soustraire complétement à l'œil son stimulus naturel. En agissant ainsi, vous exposez le malade à de plus grands dangers toutes les fois que vous examinerez l'état de son œil ; le degré de lumière dont vous avez vous-même besoin pour voir, affectera le malade photophobe d'une manière extrêmement pénible ; nous lui permettons donc, après les opérations pratiquées à l'aiguille, d'ouvrir de temps en temps les yeux pendant quelques minutes, et d'exercer, si elle est déjà revenue, la vision sur quelques objets de grande dimension et placés dans la partie sombre de l'appartement ; de cette manière l'inflammation et la photophobie deviennent beaucoup moindres qu'en suivant la pratique ordinaire de bannir tout rayon de lumière, et de n'ouvrir les yeux que six ou huit jours après l'opération.

Nous ne négligeons jamais de constater l'état de l'œil toutes les fois que nous le croyons nécessaire ; on risque bien plus à ignorer ce qui se passe dans cet organe, qu'à ouvrir une fois par jour les paupières légèrement et avec précaution ; ce n'est que quand l'inflammation se développe et augmente, que nous défendons au malade d'ouvrir les yeux.

Si nous exceptons les cas d'extraction, nous ne restreignons pas nos malades avec une sévérité mal fondée au repos absolu dans le lit. Dans le cas où nous pratiquons l'abaissement, nous leur recommandons même de se promener dans la chambre pendant une demi-heure après l'opération , et quelques heures les jours suivants. Cet exercice est très avantageux pour que le cristallin, par son propre poids, puisse s'abaisser ou rester abaissé ; la résorption se fera aussi plus promptement après le broiement, lorsqu'on permet aux malades quelques mouvements au lieu de les condamner à une immobilité complète, les portions les plus volumineuses et les plus consistantes du cristallin pouvant, par la légère secousse que leur communique l'exercice de la marche , être abaissées peu à peu et plongées au fond de l'œil dans le corps vitré ; de cette manière l'espace de la chambre postérieure suffit au développement du cristallin broyé , sans que les membranes internes souffrent par son gonflement.

§ 125. — *Valeur des différentes méthodes.* — Après avoir étudié le manuel de chacune des trois méthodes principales de l'opération de la cataracte, nous passons à l'examen des avantages et des inconvénients offerts par l'une et par l'autre.

La méthode de *l'extraction* s'est acquis le titre d'opération radicale de la cataracte. Elle enlève en effet le corps opaque entier immédiatement hors de l'œil, et quand il ne survient pas d'accidents qui détruisent le résultat de l'opération, la guérison est complète. Si l'extraction réussit, aucune partie de l'œil, hors la cornée transparente, n'est blessée. Le cristallin ne reste pas dans le globe oculaire ; il ne peut plus y agir comme corps étranger ; il ne peut pas donner lieu, après l'opération, aux symptômes de compression ou de lésion de la choroïde, du corps ciliaire ou de la rétine. On n'a pas à craindre la réascension du corps opaque, un des principaux reproches adressés à la méthode de l'abaissement ; on n'a pas non plus à redouter le gonflement du cristallin, la pression que ce dernier peut exercer sur l'iris ou sur la rétine, et l'étranglement de ces membranes, autre reproche fait et à l'abaissement et au broiement. Les cataractes capsulaires secondaires sont bien moins fréquentes après l'extraction bien faite qu'après les autres méthodes; la raison en est évidente. Bien que la division de la capsule, à l'aide de la lance introduite entre les bords de la plaie cornéale, ne se fasse pas toujours aussi complétement ni aussi facilement que le disent les défenseurs absolus de l'extraction, en alléguant les mouvements plus étendus que l'opérateur peut imprimer à la pointe et au tranchant de l'instrument, il n'est pas moins vrai que le passage forcé de la masse du cristallin à travers la capsule, même légèrement incisée, suffit pour déchirer largement cette membrane et pour en repousser les fragments sur la circonférence, de manière à les empêcher de se toucher par leurs bords et de se ressouder. Quoique la lésion de l'œil, dans l'extraction, soit beaucoup plus étendue que dans tout autre procédé opératoire de la cataracte, l'inflammation qui la suit est souvent bien moins intense qu'on ne peut le présumer, ce qui paraît tenir à la tension moindre du globe oculaire, suite de l'évacuation d'une partie des humeurs de l'œil par l'extraction, et à l'absence d'un cristallin qui peut irriter les membranes oculaires, soit par sa dureté, soit par son gonflement.

§ 126. — Ces avantages sont très considérables en apparence, cependant nous ne leur reconnaissons qu'une valeur relative. Opposons-les d'abord aux inconvénients qui rendent cette méthode difficile et dangereuse.

Le mécanisme de l'extraction est infiniment plus compliqué

et plus difficile que celui des autres procédés ; elle exige du chirurgien qui veut la pratiquer une grande habitude et une dextérité manuelle extraordinaire. Le tort que la maladresse peut amener quand il s'agit d'opérer par extraction , est le plus souvent irréparable. Cependant, disons ici que nous reconnaissons également de grandes difficultés à l'abaissement pour le bien faire , difficultés qui souvent ne le cèdent en rien à celles qu'on a à vaincre dans l'extraction. Le succès de l'extraction , comme mécanisme , dépend de maintes circonstances subordonnées à la dextérité du chirurgien, savoir : de l'intelligence de son aide, de la bonté des instruments, de la docilité du malade , etc. Pendant les divers temps de l'opération il peut arriver des accidents plus nombreux et plus graves , qui peuvent détruire son résultat d'une manière plus complète et plus irréparable que dans les autres procédés. La ponction de la cornée peut être telle, que la pointe du couteau laboure les lames de cette membrane ; l'humeur aqueuse peut s'écouler de suite après la ponction de la cornée, et donner ainsi lieu à l'affaissement de cette membrane ; l'iris se place sur le tranchant du couteau, et est exposé à être blessé. La contre-ponction de la cornée peut être mal faite ; la section peut être inégale , oblique , de manière à ce que son lambeau ne s'applique pas exactement ; il peut se renverser ; l'iris et l'humeur vitrée peuvent faire procidence ; l'œil peut s'affaisser à cause de la perte de ses humeurs ; on peut éprouver de la difficulté à faire sortir le cristallin ; la sortie pénible d'un cristallin volumineux à travers la pupille donne lieu à la compression et à l'irritation de l'iris, etc. , etc. Tels sont les accidents examinés pour la plupart dans les pages précédentes, et pouvant arriver durant l'opération même. Les accidents possibles après l'opération ne sont guère moins fréquents ; le moindre écartement des bords de la plaie cornéale, produit par un vomissement ou une toux survenue accidentellement, par des éternuments, par un mouvement un peu violent du malade, ou même par un simple effort pour aller à la garde-robe, peut donner lieu à la procidence d'une portion de l'iris entre les bords de la plaie, et les empêcher de se réunir par première intention, ou à une suppuration incomplète ou complète. L'inflammation qui suit l'opération de l'extraction, sans être toujours plus violente que celle consécutive à l'abaissement ou au broiement, amène, quand même elle n'est pas intense, très fréquemment la suppuration, et donne facilement lieu à la destruction d'une partie de la cornée et à l'occlusion de la pupille par l'exsudation de lymphe plastique ou à la fonte de tout le globe; si elle est considérable, elle laisse après elle une cicatrice large et épaisse, qui peut s'étendre sur le champ visuel; la pupille peut rester difforme. Les soins à donner au malade après l'opération de l'extraction sont des plus minutieux. Le succès de l'extraction dépend autant de ces soins que de la manière dont l'opération est faite. La moindre négligence de la part du médecin, du malade ou des personnes qui l'environnent, peut entraîner les conséquences les plus funestes. En général, il est plus rare de pouvoir revenir à une seconde opération après l'extraction qu'après les opérations pratiquées à l'aiguille, à cause de la destruction plus fréquente du globe après cette première méthode.

§ 127. — Les *indications*, qui déterminent le choix de tel ou tel autre procédé opératoire dans un cas individuel, sont dérivées de l'examen sage et réfléchi des avantages et des inconvénients présentés par la méthode spéciale, et surtout de l'*objet de l'opération*.

Après avoir exposé succinctement les inconvénients et accidents susceptibles de faire échouer la méthode de l'extraction, il en résulte pour nous, comme règle, de n'avoir recours à ce procédé opératoire que dans les cas où l'abaissement et le broiement de la cataracte ne sont pas praticables.

En nous tenant strictement à cette règle , nous donnerons la préférence à l'extraction dans les cas suivants :

1° Lorsque la cataracte est tellement molle , qu'à cause de son peu de résistance elle ne peut pas être abaissée , et que d'autre part l'âge avancé du malade, sa constitution mauvaise, cachectique ou débilitée, et l'espèce de vieillesse anticipée qui en résulte , ne laissent pas espérer une résorption suffisante des fragments du cristallin après le broiement. Nous n'ignorons pas l'objection qu'on fera à l'indication telle que nous l'établissons ici ; on nous dira que la cataracte étant molle , l'extraction ne sera pas complète ; qu'il se détachera pendant la sortie du cristallin des fragments ; que les essais faits pour les enlever pourront exposer le malade à des inflammations violentes , etc. A cela nous répondrons que toutes les fois que l'incision de la capsule sera large , le cristallin , quoique peu dur , sortira *en masse*. Supposons qu'il en reste même des fragments , soit dans la pupille , soit dans la chambre antérieure , la résorption , quelque faible qu'elle soit , ne tardera pas à les faire disparaître. C'est pour cette raison que nous avons posé en principe de ne jamais irriter l'œil en voulant enlever , à l'aide de la curette , les restes du cristallin , qu'on peut abandonner en toute sécurité à l'action résorbante des chambres oculaires.

2° Il est possible que des manœuvres d'abaissement ou de broiement mal dirigées aient fait tomber le cristallin opaque dans la chambre antérieure, et que, vu le grand volume ou le défaut de division suffisante de la cataracte, on ne puisse pas s'attendre à ce qu'elle soit résorbée ; nous n'admettons qu'exceptionnellement les tentatives faites dans le but de ramener le cristallin dans la chambre postérieure , tentatives qui donnent facilement lieu à de violentes inflammations ; dans ces circonstances, l'extraction du cristallin est indiquée.

3° L'extraction est encore praticable lorsque la cataracte e s tellement dure, qu'abaissée elle provoquerait la compression de la rétine, l'amaurose ou des inflammations chroniques très rebelles, qui souvent entraînent la perte de la vue. Nous n'admettons des cataractes pareilles que sur la foi des auteurs ; nous avons déjà dit (§ 12) n'en avoir jamais observé que dans le cas d'autres lésions du globe qui contre-indiquent tout essai d'opération d'une manière presque absolue.

4° L'extraction doit être faite dans tous les cas où les autres méthodes ont échoué plusieurs fois, particulièrement si des adhérences partielles, mais assez étendues, de l'iris en ont été la cause ; mais dans ces circonstances l'extraction seule du cristallin ne suffit pas, il faut exciser en même temps la portion adhérente de l'iris. Si quelques essais faits avec l'aiguille pour détacher ces adhérences ne réussissent pas bientôt, il faut s'en désister ; le tiraillement de l'iris et du corps ciliaire ne manque presque jamais de provoquer une inflammation violente. L'extraction peut encore être exigée pour des fragments de cataracte qui n'ont pas été absorbés ni se sont abaissés d'eux-mêmes ; on la pratiquera alors par une très petite incision (*voy.* § 85).

Il est des cas où l'extraction de la cataracte, quoique ne pouvant pas toujours rétablir la vision, est le seul moyen qui reste pour diminuer les souffrances insupportables du malade. Nous voulons parler de ces cas de cataracte traumatique, où le cristallin, déplacé par l'effet de la lésion, exerce une pression continuelle sur l'iris, ou tiraille cette membrane de manière à déterminer des douleurs circum-orbitaires qui ne cessent qu'après l'éloignement du cristallin, qui, dans cette circonstance, agit comme un corps étranger. Cela s'applique également à certains cas de cataracte glaucomateuse, où le cristallin, ramolli et gonflé, acquiert un volume tel, qu'il remplit toute la chambre antérieure, et se trouve en contact avec la cornée. Dans ces cas, il arrive que

tous les moyens, émissions sanguines, narcotiques à haute
dose, etc. , restent impuissants pour modérer les douleurs
atroces des malades. L'extraction du cristallin nous paraît être
une ressource de l'art qui n'a pas encore été tentée jusqu'ici,
et qui cependant, vu la cause des douleurs, nous semble promettre un soulagement instantané et radical.

5° L'extraction est indiquée dans les cas de cataracte où la
capsule antérieure est presque coriace et couverte de végétations saillantes, dans la cataracte aride siliqueuse.

6° Enfin , on aura recours à ce mode opératoire dans le cas
de cataracte branlante ou natatile , sans ramollissement ou
fonte du corps vitré.

§ 128. — Il est encore quelques circonstances qni peuvent
indiquer le choix de la méthode par extraction, mais qui restent
toujours subordonnées à celles que nous venons d'exposer.

L'extraction étant le mode le plus prompt de guérir la
cataracte, elle sera préférable lorsqu'il s'agit de ne pas faire
perdre du temps au malade et de ne pas revenir une seconde
fois à l'opération ; on adoptera donc cette méthode lorsqu'on
aura affaire à des individus fort avancés en âge, qui n'ont
guère de temps à vivre, et auxquels il importe de ne passer
aucun de leurs jours précieux en attentes inutiles. Le calme
propre à ces personnes , et le peu de réaction qui suit les lésions traumatiques, garantissent chez elles le succès de l'extraction. Dans quelques cas rares, des personnes pourraient également être impatientes de recouvrer promptement la vision
pour passer des actes importants ou pour ne point perdre des
places et des fonctions salariées dont leur existence dépend ;
ces circonstances donnent des indications pour le praticien.

Nous considérerons comme contre-indications de l'extraction :

1° Toutes les conditions opposées à celles que nous avons
mentionnées dans les indications.

2° L'étroitesse de la chambre antérieure, la convexité de l'iris, l'étroitesse de la fente des paupières, la saillie démesurée des rebords orbitaires et la position profonde des yeux qui en résulte, la grande mobilité de ces organes. Mais tous ces obstacles ne constituent pas des contre-indications absolues ; la dextérité et l'habitude peuvent les vaincre, et il ne faut pas en tenir compte quand il existe des indications urgentes. La cornée est quelquefois si petite, qu'on risque, en faisant l'extraction, d'en intéresser une trop grande partie par la section du lambeau, ou bien d'occasionner la compression de l'iris en voulant faire sortir la cataracte à travers une incision qui n'est pas assez large.

3° Des circonstances invincibles qui empêcheraient le malade de se tenir tranquille après l'opération, telles que des quintes de toux habituelles, un vomissement chronique, des accès nerveux, asthmatiques, des maladies organiques, souvent le caractère et le jeune âge seuls du malade.

4° Une complication incurable avec une maladie qui pourrait favoriser la suppuration, telle qu'une affection goutteuse invétérée, ou un haut degré de pléthore, principalement si une telle cause a déjà provoqué la fonte purulente après une opération. La perte d'un œil en général, par un accident ou par une opération, mais particulièrement quand l'extraction d'une cataracte y a donné lieu, est une circonstance qui devra presque toujours assurer la préférence à l'opération pratiquée par l'aiguille.

5° L'extraction est contre-indiquée dans le cas où les malades manquent de soins suffisants ; par cette raison il faut choisir avec beaucoup de restriction les sujets pour l'extraction dans les hôpitaux, où le nombre des infirmiers ne suffit pas d'ordinaire à celui des opérés.

6° Une dernière circonstance qui défend l'extraction, est la complication d'opacités partielles considérables de la cornée, particulièrement quand il existe dans cette membrane une tendance à l'inflammation chronique.

§ 128. — *L'abaissement de la cataracte* offre de grands avantages ; en effet, la lésion traumatique de l'œil dans l'abaissement est loin d'être aussi considérable que celle qui est nécessaire pour l'extraction : le premier de ces procédés opératoires est, dans un grand nombre de cas, d'exécution plus facile et expose moins aux dangers d'une inflammation, d'une suppuration et d'une destruction de l'organe que le second ; on n'est pas forcé d'astreindre le malade, après une opération d'abaissement, à un repos absolu, comme cela est nécessaire après l'extraction ; on n'a pas à redouter, comme après cette dernière, les moindres efforts que le malade fait pour éternuer, pour aller à la garde-robe ou pour tousser. On peut permettre aux opérés, qui ne peuvent rester long-temps couchés sur le dos, de se promener dans la chambre, de se mettre de temps à autre dans un fauteuil ; on peut leur accorder également la faculté d'ouvrir de temps en temps les yeux et de fixer quelques gros objets peu éclairés, ce qui, comme nous l'avons déjà dit (§ 88), prévient la photophobie et une inflammation violente. En pratiquant l'abaissement on n'a pas à craindre d'inciser l'iris pendant l'opération ; l'œil n'est presque jamais, dans les cas de réussite, défiguré par des cicatrices larges de la cornée. Le résultat de l'opération peut être aussi immédiat et satisfaisant après l'abaissement qu'après l'extraction. Cette opération est encore praticable quand même il existe des adhérences entre la capsule et l'iris.

Cependant ces avantages ne manquent pas d'être contrebalancés par des inconvénients ; nous devons dire toutefois que ces derniers ont été exagérés par beaucoup d'auteurs. Si les résultats immédiats de l'abaissement ne paraissent pas offrir le même degré de certitude que ceux obtenus par l'extraction, nous en attribuons la cause en grande partie à l'imperfection

du manuel de l'opération, et à la légèreté avec laquelle la
plupart des chirurgiens appliquent en pratique l'une ou
l'autre méthode d'opérer, sans conformer leur manière d'agir
à des indications fixes et basées sur la nature de la cataracte.
Pour ce qui concerne le premier point, nous désirons vivement, pour le succès et la perfection du manuel de l'extraction et de l'abaissement, qu'on trouve le moyen de déchirer
ou de détruire suffisamment la capsule antérieure pour empêcher la formation des cataractes secondaires. C'est là une des
causes les plus fréquentes de l'insuccès de l'abaissement, et
nous considérons, en effet, le déchirement plus complet de la
capsule pendant l'expulsion du cristallin, comme un des principaux avantages de la méthode d'extraction.

Nous ne pouvons pas confirmer l'opinion de plusieurs ophthalmologistes distingués (entre autres M. Juengken), relativement à la résistance que l'élasticité du corps vitré opposerait
en certains cas à la manœuvre de l'abaissement. Nous nous
sentons porté à croire que, dans les cas où le cristallin ne reste
pas abaissé pendant l'opération, cette circonstance est rarement due à l'élasticité trop grande de l'humeur vitrée, et
beaucoup plus souvent, soit à ce que la pointe de l'aiguille se
trouve engagée dans le cristallin ou dans la capsule, soit à ce
qu'il y ait des adhérences entre la partie inférieure de la capsule et de l'iris, et peut-être même de la membrane hyaloïde.
La réascension du cristallin abaissé est un accident dont nous
avons déjà parlé plus haut (voir p. 589), et qui, selon nous, n'est
pas aussi fréquent que le prétendent certains auteurs. Le cristallin reste abaissé par son propre poids, et l'humeur vitrée se ferme
au-dessus de ce corps, plongé dans cette substance; souvent même une exsudation plastique se forme autour de la lentille, et
l'emboîte en quelque sorte comme dans une capsule. La compression ou la lésion de la rétine par le cristallin abaissé trop

profondément, et l'amaurose qui doit s'ensuivre, est une autre objection faite à la méthode par abaissement, et dont la valeur a également été examinée dans les pages précédentes (voir p. 599 et suiv.). Il existe des faits d'anatomie pathologique qui démontrent incontestablement la déchirure de la rétine par l'abaissement imprudent du cristallin ; on l'a trouvé logé quelquefois entre la rétine et la choroïde. Ces faits suffisent-ils pour articuler un reproche sérieux contre la méthode de l'abaissement ? est-ce la méthode qu'il faut accuser, si quelques personnes la pratiquent maladroitement ? Est-il impossible à l'opérateur, dans le cas individuel, d'apprécier la profondeur à laquelle il peut abaisser sans blesser la rétine ? A toutes ces questions on peut répondre catégoriquement par la négative.

§ 129. — Quant aux *indications de l'abaissement*, il résulte de tout ce qui précède que cette méthode est préférable aux autres dans les cas suivants :

1° Lorsque la cataracte est dure ou demi-dure, les cataractes sont très propres à être abaissées. Il n'y a que la dureté pierreuse de la cataracte qui exclue l'abaissement.

2° L'abaissement s'applique aux cataractes compliquées d'adhérences avec l'iris, faciles à détacher et de peu d'étendue. Dans cette circonstance, l'abaissement doit toujours être fait par scléroticonyxis. Bien que les auteurs prétendent que dans ces cas on ne peut s'attendre à un résultat heureux, que lorsque les adhérences intéressent moins d'un tiers de la marge pupillaire, nous avons fait l'abaissement avec succès dans des cas où les adhérences s'étendaient sur presque toute la circonférence du bord pupillaire. Seulement faut-il avoir soin de maintenir l'ouverture pupillaire largement dilatée après l'opération, par l'usage interne et externe de la belladona. Si on ne réussit pas à détruire ces adhérences trop étendues, c'est à l'excision d'une portion de l'iris qu'il faut recourir.

3° Les cataractes secondaires et les cataractes capsulaires adhérentes peuvent souvent être facilement abaissées. L'opération doit alors être faite par la sclérotique (voir p. 607).

4° L'abaissement par scléroticonyxis est encore praticable , lorsque l'extraction ou le broiement ne peuvent être faits à cause d'un état morbide de la cornée , qui fait craindre l'inflammation de cette membrane.

5° L'abaissement est la méthode préférable dans des circonstances où le malade manque des soins minutieux qui sont nécessaires après l'extraction , et dans les cas où cette dernière est impossible ou trop difficile à cause de la construction de l'œil ou de l'orbite (étroitesse de la chambre antérieure , enfoncement du globe dans l'orbite , saillie de son rebord supérieur).

Cette dernière indication n'a qu'une valeur relative. Plusieurs de ces difficultés peuvent être aplanies par la dextérité de l'opérateur.

6° L'abaissement doit être préféré à l'extraction chez les sujets qui , à raison d'une difformité, d'une disposition aux accès d'asthme , d'un état nerveux ou d'une débilité extrème , sont dans l'impossibilité de rester long-temps couchés sur le dos.

Les *contre-indications de l'abaissement* se déduisent facilement de ce qui précède.

1° Les cataractes trop molles n'offrent pas assez de résistance à l'aiguille pour pouvoir être abaissées. D'autre part , il est à craindre que l'abaissement d'une cataracte fort dure ne donne lieu à l'irritation de la rétine , sollicitée par la présence du cristallin , qui peut agir à l'instar d'un corps étranger. Les précautions qu'on prend à cet égard sont prudentes , bien que nous soyons loin de partager la crainte générale des praticiens au sujet de la pression exercée sur la rétine par le cristallin abaissé. Nous avons déjà dit que nous ne croyions cette crainte fondée que dans le cas de cataractes pierreuses, cataractes que nous n'avons observées jusqu'ici que sur des yeux presque atrophiés, ou qui étaient compliquées d'autres états morbides, contre-indiquant l'opération ou rendant son succès douteux.

2° Les cataractes capsulaires, à capsule coriace et très épaissie, la cataracte végétante, pyramidale, aride, siliqueuse, celles à bourse purulente, n'admettent pas d'abaissement.

§ 130. — Examinons encore *si l'abaissement doit être fait de préférence par la scléroticonyxis ou la kératonyxis.*

Si l'on ne considère que les parties de l'œil directement exposées à la lésion par l'une ou l'autre de ces méthodes, l'opération par la cornée paraîtrait préférable à celle qui est faite par la sclérotique. Les plaies de la cornée, a-t-on dit, sont suivies de moins d'accidents dangereux que celles de la sclérotique. Dans la scléroticonyxis, d'ailleurs, la lésion intéresse, en même temps que la sclérotique, la choroïde, la rétine, et souvent les procès ciliaires. Dans la kératonyxis on ne perd jamais l'instrument de vue; il est facile de porter l'aiguille sur tous les points de la capsule et du cristallin; l'œil est fixé et ne peut pas exécuter de mouvements latéraux. L'opération par la sclérotique est surtout à craindre chez des individus de disposition rhumatismale ou goutteuse, qui n'essuient guère la lésion d'un tissu fibro-vasculaire impunément, et sans que ce dernier ne devienne le siége d'une réaction inflammatoire, dont les suites sont incalculables. Cependant on a exagéré les dangers de la scléroticonyxis ainsi que les bons effets de la kératonyxis. La cornée peut s'enflammer violemment et suppurer, le cristallin jeté contre l'iris provoquer de violentes phlegmasies, et d'autres accidents fâcheux avoir lieu, comme il a été exposé. Par contre, la scléroticonyxis, dans la majorité des cas, n'expose point, quand on suit les règles que nous avons données, aux dangers qu'on a tant signalés, et ne produit point une ophthalmie plus violente que la kératonyxis.

Chacune de ces méthodes a donc son utilité et ses indications spéciales, et il est impossible de proscrire ni l'une ni l'autre d'une manière absolue. On tenterait vainement de faire l'abaissement par la kératonyxis, lorsque la cataracte est compliquée d'adhérences capsulo-iriennes. Pour détacher ces dernières, l'aiguille doit être introduite par la sclérotique et poussée horizontalement entre la capsule antérieure et l'iris, afin qu'on puisse la faire agir à la fois avec la pointe, le tranchant et la totalité de la lance assez large. Introduite par la cornée, elle n'agirait qu'insuffisamment par la pointe; la lance trop petite de l'aiguille à kératonyxis, loin d'agir par pression et de détacher ainsi la capsule de ses adhérences, ne ferait que des déchirures incomplètes. L'abaissement de la cataracte capsulaire secondaire ou membraneuse se fait aussi mieux par la scléroticonyxis que par la kératonyxis. Cette espèce de cataracte est souvent adhérente ; si même elle ne l'est pas, on arrache mieux la capsule de ses liens naturels en la saisissant avec le plat ou les côtés de l'aiguille, qu'en opérant avec la pointe seule. Il serait dangereux de faire la kératonyxis lorsque la pupille est resserrée, et qu'on ne réussit pas à la dilater malgré l'emploi des moyens mydriatiques. On risque, dans ce cas, en introduisant l'aiguille à travers la cornée et la pupille, de froisser et de blesser l'iris. La kératonyxis n'est pas applicable quand la cornée est le siége d'ulcères, de taies ou de cicatrices, et à plus forte raison quand il y a dans cette membrane une tendance à une inflammation chronique.

Nous préférons en général la réclinaison à la dépression. Il n'est guère possible de déprimer suffisamment le cristallin sans le récliner en même temps, ou du moins sans le coucher sur le plat de manière à ce qu'une de ses surfaces soit tournée en haut et l'autre en bas; tant qu'il conserve sa position verticale, ses surfaces étant parallèles à l'iris, une partie du cristallin restera toujours visible dans la pupille, et en dépassera le bord inférieur.

§ 131. — Essayons également de peser les avantages et les désavantages de la méthode du *broiement*.

Si la résorption du cristallin s'achève, la méthode du broiement mérite aussi bien que l'extraction le nom d'une méthode radicale. En effet, le travail organique fait ici ce que dans l'extraction on fait à l'aide d'instruments. Le cristallin disparaît entièrement, la différence n'est que dans la lenteur avec laquelle on obtient ce résultat au moyen du broiement; mais aussi la lésion traumatique nécessaire pour broyer la cataracte n'est-elle rien en comparaison de celle qu'il faut faire pour l'extraire. Quand même on ne réussit pas la première fois, rien n'empêche qu'on ne répète plusieurs fois l'opération sur le même œil. Si l'opération est faite avec dextérité et par la kératonyxis, la cornée, la capsule et le cristallin sont les seules parties comprises dans la lésion; le broiement par la kératonyxis peut même s'exécuter sur des enfants et sur des individus très mobiles. Cette méthode exige moins de soins consécutifs que toute autre, dès qu'aucun accident n'a eu lieu pendant l'opération.

Il ne faut pas se dissimuler, d'autre part, que le résultat du broiement est peu certain, et qu'il se passe quelquefois plusieurs mois, même des années, avant que le malade acquière un certain degré de faculté visuelle. La lenteur avec laquelle la résorption s'opère, et la nécessité de revenir quelquefois à plusieurs reprises à l'opération, sont des inconvénients dont le malade doit être prévenu pour qu'il ne s'impatiente pas inutilement. Si la cataracte est totalement ou partiellement dure, elle résiste presque toujours opiniâtrément à la dissolution, et malgré des essais réitérés de discission, l'opérateur se voit à la fin forcé d'appliquer une autre méthode.

Souvent la capsule n'étant pas suffisamment divisée, se ressoude, et soustrait ainsi le cristallin à l'action dissolvante de l'humeur aqueuse. Le gonflement de la masse du cristallin, exposé par le broiement à une espèce de macération, donne souvent lieu à des névralgies et à des accidents phlegmasiques aussi violents qu'on les observe après l'extraction ou l'abaissement; les fragments du cristallin peuvent pour ainsi dire s'arcbouter contre l'iris, et devenir la cause d'irritations continuelles et d'altérations considérables, telles que l'atrésie de la pupille. Nous ne connaissons pas les raisons qui font croire à M. Mackenzie que la méthode de broiement de la cataracte puisse donner lieu à la lésion des vaisseaux de nutrition du corps vitré, et occasionner la dissolution de la membrane hyaloïde, dont les effets, propagés à la rétine, produiraient l'amaurose (*Ouvr. cit.* p. 709).

§ 132. — Il est facile, d'après ce qui précède, d'indiquer les cas spéciaux où l'on pourra et devra employer la discission de la cataracte.

1° Toute cataracte molle ou liquide peut être broyée si l'âge et la constitution du malade permettent d'espérer la résorption.

2° La discission sera choisie de préférence lorsqu'il s'agit d'opérer sur des individus jeunes, chez lesquels la résorption a lieu d'ordinaire avec une grande rapidité, et chez lesquels, à cause de la mobilité naturelle à leurs années, des accidents accompagnent et suivent plus facilement l'extraction.

3° Par ces raisons, le broiement est la méthode applicable aux enfants, dans la cataracte congéniale, où l'extraction peut être regardée comme impossible ou presque impossible.

4° Il est des maladies chroniques, telles qu'une toux habituelle, qui indiquent le broiement d'une cataracte molle, ou contre-indiquent l'extraction. Cette indication à elle seule ne suffit cependant pas pour décider du choix de la méthode;

elle devient catégorique quand elle co-existe avec l'étroitesse de la chambre antérieure et les autres circonstances qui aggravent les difficultés et les dangers de l'extraction.

Le broiement doit être exclu :

1° Chez des individus avancés en âge, où l'on ne peut pas espérer que la résorption des fragments du cristallin se fasse, ou chez ceux dont la constitution cachectique, débile et usée établit une espèce de vieillesse anticipée.

2° Lorsque la cataracte est d'une certaine consistance.

3° Lorsqu'elle est capsulaire, et surtout quand la capsule est tellement dégénérée que ses lambeaux, divisés, ne se rétractent point.

4° Quand il s'agit de rétablir promptement la vision, par exemple, chez des vieillards qu'il est important de ne pas condamner à perdre des jours précieux en attentes inutiles.

5° Chez des personnes sujettes à des névralgies sus-orbitaires, sous-orbitaires ou oculaires, que cette opération pourrait de nouveau réveiller.

§ 133. — *Est-il préférable de faire le broiement par la cornée ou par la sclérotique ?* Dans les cas ordinaires, nous pensons qu'il vaut mieux se servir de la scléroticonyxis, l'aiguille pouvant être plus librement portée sur tous les points de la capsule, et une aiguille très large lacérant beaucoup mieux le feuillet séreux. Nous réservons la kératonyxis pour des cas de cataracte molle, ayant une capsule très convexe, fortement tendue, et touchant presque partout la surface postérieure de l'iris, par la raison que l'aiguille introduite par la sclérotique ne peut souvent manœuvrer sur la capsule qu'en tiraillant fortement la sclérotique. Nous préférons en outre la kératonyxis, dans les cas de cataractes molles, sur des yeux très mobiles, comme, par exemple, des cataractes congénitales où, après la ponction de la sclérotique, la cornée se cache continuellement sous les paupières ou dans le grand angle ; dans

ces derniers cas, l'aiguille introduite par la cornée, empêche
la fuite de l'œil, et on ne perd jamais de vue l'objet de l'opération. Peut-être, cependant, vaudrait-il mieux alors se servir d'une aiguille large comme l'aiguille droite de Beer, qu'on
introduit au milieu, entre le centre de la cornée et son bord
inférieur, un peu plus haut ou à la même hauteur que le
bord inférieur de la pupille dilatée, et qu'on dirige obliquement de bas en haut. Nous nous proposons de faire des essais
sur ce point, ayant quelquefois éprouvé de la difficulté à inciser la capsule avec une aiguille aussi fine que celle dont nous
nous servons d'ordinaire pour la kératonyxis.

Quand on opère par la sclérotique, on peut jeter les fragments du cristallin broyé dans la chambre antérieure, non
pas que la résorption soit plus forte dans celle-ci, comme depuis
Beer on l'a dit sans raison suffisante, mais parce que, quand
l'on débarrasse la chambre antérieure d'une partie du cristallin
morcelé, la cataracte ne se gonfle pas tant, et les symptômes
inflammatoires et nerveux deviennent moins intenses. Quand
on opère par la cornée on doit éviter cette manœuvre tant recommandée par les auteurs. Si l'on se sert d'une aiguille dont
la tige remplit assez exactement l'ouverture faite par la lance,
pour empêcher l'humeur aqueuse de s'écouler, on froisse et
on tiraille la cornée, dont on peut provoquer la suppuration.
Si, au contraire, on se sert d'une aiguille à tige plus mince,
à chaque mouvement qu'on fait pour jeter des fragments du
cristallin dans la chambre antérieure, un petit jet d'humeur
aqueuse s'écoule par la plaie, en entraînant vers celle-ci un
ou plusieurs lambeaux de la capsule, qui y deviennent adhérents; transparents au moment de l'opération, ils deviennent
opaques plus tard, rétrécissent le champ de la pupille, et
rendent la vision trouble.

§ 134. — Après avoir exposé les indications de chaque méthode opératoire, nous allons formuler succinctement les in-

dications d'après les différentes espèces et variétés des cataractes, en y ajoutant les modifications et les variations des procédés qu'elles peuvent nécessiter.

Nous avons déjà dit que toutes les opacités placées derrière la pupille, et qu'on désigne, d'après Beer, sous le nom de *fausse cataracte*, exigent l'opération de la pupille artificielle.

Les *cataractes lenticulaires dures* (§§ 12 et 24) s'opèrent par la réclinaison, sauf les cas où elles sont d'une consistance presque osseuse ou pierreuse (§ 12), cas auxquels l'extraction peut seule convenir. La cataracte *verte* (§ 24) et la cataracte *noire* (§ 25) appartiennent à cette catégorie. Toutefois, cette dernière, à cause de sa rareté, mérite d'être opérée par extraction, pour que l'on puisse faire les recherches nécessaires sur l'aspect et la nature de cette cataracte.

§ 135. — Les *cataractes demi-dures* (§§ 12 et 13) peuvent être opérées par la réclinaison, dans les cas où la couche de substance corticale est peu considérable et gélatineuse. Elles s'abaissent d'ordinaire avec le noyau auquel la substance corticale est collée et pour ainsi dire adhérente. Si une petite portion de cette substance corticale reste dans la pupille, elle se résorbe facilement, quand même on ne la broie pas, pourvu que la capsule ait été bien incisée.

§ 136. — Les *cataractes demi-molles* (§ 13) peuvent encore être opérées, dans beaucoup de cas, par la réclinaison ; le noyau est alors abaissé, et il reste dans la pupille une assez grande quantité de substance molle qu'il faut broyer. Ces cataractes sont presque toujours très globeuses ou arrondies, de manière à présenter la forme d'un sphéroïde. Par cette raison elles sont sujettes (voir § 112) à une rotation autour de leur axe horizontal ou diagonal, quand, au lieu de les saisir exactement dans la direction de celui-ci, on les touche au-dessous ; cette rotation les fait tomber dans la pupille ou dans la chambre antérieure. Pour éviter ce grave inconvénient, il vaut mieux pratiquer d'abord la manœuvre que nous avons prescrite pour la dépression (voir § 95), déplacer le cristallin directement de haut en bas , dans l'étendue d'une ligne ou d'une ligne et de-mie , puis terminer l'opération par les mouvements de la ré-clinaison. De cette manière , dans le cas même de la chute du cristallin dans la pupille ou dans la chambre antérieure , on gagne assez d'espace pour pouvoir, sans craindre de blesser des organes importants, passer l'aiguille dans la chambre anté-rieure , et essayer de ramener le cristallin dans l'autre cham-bre , ou le plonger au fond de l'œil.

§ 137. — Les *cataractes lenticulaires molles* (§ 13) doivent être broyées sur les individus jeunes et bien portants ; elles seront extraites sur les individus âgés , débiles et cachectiques, dont la constitution n'admet pas l'espérance d'une résorption complète et assez prompte.

§ 138. — Les *cataractes morgagniennes* exigent la même mé-thode d'opération. Il est rare, avons-nous dit, que le liquide morgagnien ait seul perdu sa transparence ; presque toujours, dans cette circonstance, le cristallin est devenu opaque , et quand même il ne le serait pas , il le deviendrait après l'inci-sion de la capsule et l'évacuation du liquide interstitiel ; il faut donc qu'il soit broyé ou extrait en même temps.

§ 139. — Les *cataractes lenticulaires liquides* doivent être opérées, non par le broiement , mais par l'incision multiple de la capsule, qu'on peut faire à l'aide de la kératonyxis, en prenant bien garde de ne pas pousser la lance de l'instrument au-delà de la capsule antérieure , ou mieux peut-être, en in-troduisant une aiguille droite et bien tranchante par la sclé-rotique, pour inciser largement la capsule. Il serait inutile et nuisible ici de faire l'extraction , le liquide contenu dans la cavité de la capsule ne pouvant nullement, comme le ferait un cristallin consistant, agrandir l'ouverture de la capsule, et l'incision de la cristalloïde pouvant bien plutôt blesser l'iris lors de l'extraction que lors de la scléroticonyxis, quand son flot grisâtre masque la pupille. On conçoit que les mouvements d'incision de la capsule, derrière un liquide trouble qui la cache, doivent mieux se faire quand la tige de l'intrument a un point d'appui fixe dans la sclérotique, et quand la pupille peut être dilatée par l'action d'un extrait narcotiqne, que quand ce point d'appui manque, et que la crainte de la sortie du corps vitré nous empêche d'agrandir artificiellement l'ouverture pupillaire.

§ 140. — Les *cataractes capsulaires antérieures pures*, c'est-à-dire sans opacité du cristallin, n'existent guère en premier lieu que quand elles sont partielles, et alors elles n'indiquent pas l'opération, la vision restant presque toujours assez bonne ; et en second lieu, quand le cristallin a été détruit ou lésé par une opération de cataracte ou une lésion traumatique accidentelle. Dans ce dernier cas, la cataracte capsulaire est secondaire, et doit être opérée par la dépression en introduisant l'aiguille par la sclérotique au-dessus de son diamètre transversal, en saisissant la capsule par son bord supérieur, et en tâchant de l'arracher par des mouvements de pression, faits alternativement de haut en bas et d'avant en arrière.

Ces mouvements doivent être souvent répétés dans ces divers sens, jusqu'à ce que la capsule soit plus ou moins complétement plongée au fond de l'œil. Elle se roule d'elle-même difficilement, et plus rarement qu'on ne l'a dit.

Ces cataractes sont presque toujours adhérentes, ce qui leur rend applicables les considérations du § 130.

§ 141. — Les *cataractes capsulaires postérieures*, heureusement fort rares, présentent les plus grandes difficultés pour l'opération. Si on les opère par abaissement, il faut qu'on abaïsse ou qu'on broie le cristallin sain et transparent ; par conséquent on agit sans savoir quel est le résultat de la manœuvre ; en outre, le cristallin abaissé peut remonter sans qu'on le sache, ou ses fragments, quand on l'a broyé, peuvent se gonfler et se rapprocher tellement, que les lambeaux de la cristalloïde postérieure sont comprimés contre le corps vitré, rapprochés, et très facilement soudés ensemble par l'exsudation de lymphe plastique. Leur adhérence naturelle à l'hyaloïde, que les manœuvres faites ne détruisent que difficilement et partiellement, concourt encore très activement à abolir complétement le succès de l'opération. Le plus souvent, après l'opération pratiquée de cette manière, une cataracte lenticulaire et capsulaire antérieure vient se joindre à l'opacité primitive de la cristalloïde postérieure ; il est donc infiniment préférable, on peut même dire absolument indispensable d'opérer les cataractes de cette espèce par l'extraction. Après l'issue du cristallin transparent on fait exécuter au malade quelques essais pour constater le degré de vision d'une manière un peu plus exacte que dans les autres cas de cette opération ; on examine attentivement la pupille et le fond de l'œil, ainsi que le cristallin extrait. Si la vision est aussi nette que dans les cas d'extraction de cataracte purement lenticulaire, si le fond de la pupille paraît noir, et ne présente plus le même aspect strié qu'avant l'opération, et si, sur la surface postérieure du cristallin, on reconnaît des stries légèrement opaques, d'un blanc grisâtre, présentant la même forme et la même disposition que celles observées avant l'opération au fond de l'œil dans la région correspondante à la capsule postérieure, alors on termine l'opération par le pansement ordinaire, sans faire des essais inutiles pour extraire la capsule postérieure, qui n'est pas malade ; car dans ce cas on s'est trompé, et on a pris pour une cataracte capsulaire postérieure ce qui n'était qu'une de ces opacités striées et partielles de la substance corticale postérieure du cristallin. Lorsqu'au contraire le cristallin sort entièrement transparent, que le malade n'y voit

point du tout, ou ne voit pas plus distinctement qu'avant l'opération, et que le fond de la pupille continue à présenter la
même opacité qu'avant l'opération ; alors on introduit entre
les lèvres de la plaie, et dans la pupille, le petit crochet dont
on se sert dans l'opération de pupille artificielle, ou une petite pince très fine, avec les précautions recommandées
pour l'incision de la capsule (voyez § 75). On porte
cet instrument jusqu'au fond de l'œil et sur la capsule
postérieure ; on la saisit, et on tâche de l'extraire en
entier, en défendant au malade tout effort des muscles oculaires. Si on se sert de la pince, on l'introduit fermée dans la
pupille, et on n'ouvre ses branches que quand leurs pointes se
trouvent sur la capsule ; on implante les dents par lesquelles
elle se termine dans cette membrane, puis on les ferme et on
les retire fermées pour l'entraîner. Si la capsule ne sort pas
en masse, on tâche de l'enlever par lambeaux à l'aide de la
pince ; quand on n'y réussit pas, on introduit de la même manière une aiguille courbe et large, et on arrache la capsule
postérieure, jusqu'à ce que la pupille soit devenue claire.
Toutes ces manœuvres, et principalement celles qu'on exécute
à l'aide de l'aiguille, sont très difficiles ; en général, il faut
toujours s'attendre dans cette opération, surtout quand on incise la cornée sur son bord supérieur, à une perte d'une
portion plus ou moins considérable du corps vitré, ce qui rend
cette opération très dangereuse.

Quand on doit la pratiquer sur les deux yeux d'un
même individu, il vaut mieux la terminer entièrement
sur un œil, et ne passer à celle de l'autre qu'après avoir fermé
le premier avec des bandelettes de taffetas agglutinatif. En
procédant autrement on risquerait de voir survenir une perte
trop considérable du corps vitré, par l'œil le premier opéré,
pendant les contractions musculaires que le malade ferait dans

l'opération du second, et qui se propageraient à son congénère, par suite de la sympathie naturelle entre ces organes
pairs.

§ 142. — Les *cataractes capsulaires antéro-postérieures* sans
cristallin, c'est-à-dire les cataractes arides siliqueuses, s'abaissent difficilement dans la plupart des cas; à cause de leur élasticité il vaut mieux les extraire par le procédé modifié que nous
avons indiqué dans le § 86; on agrandit ou on diminue l'incision
de la cornée plus ou moins suivant le volume de la cataracte.

§ 143. — Les *cataractes capsulo-lenticulaires* (§ 21) peuvent
s'opérer de différentes manières. Quand elles présentent les signes de la cataracte dure (§ 12), on les abaisse sans faire aucun
essai d'inciser la capsule, trop consistante pour la déchirer pendant l'opération; on la plonge en entier avec le cristallin au fond
de l'œil; ainsi elle ne laisse pas de lambeaux dans la pupille, et
par conséquent ne donne point lieu à une cataracte secondaire.

La *cataracte cystique* (§ 21) doit être opérée par l'extraction.
Si elle paraît très petite, on ne fait qu'une incision peu étendue avec le couteau lancéolaire de Jaeger; la cataracte est extraite à l'aide d'une petite érigne qu'on plonge dans le centre
de la capsule.

§ 144. — La *cataracte branlante* (§ 22) est très difficile à opérer.
Quand elle est capsulo-lenticulaire et que la capsule est assez
épaisse, on peut l'opérer de la manière que nous venons d'indiquer pour la cataracte cystique. Quand la capsule, au contraire,
est saine, on essaie de l'abaisser à l'aide d'une aiguille courbe et
très large, que l'on tiendra long-temps appliquée sur la surface
du cristallin dès qu'on l'aura abaissé. Si le cristallin remonte
toujours, le mieux sera peut-être de passer l'aiguille à sa surface postérieure, de le pousser en avant, de le jeter dans la
chambre antérieure, et de l'y maintenir fixé, d'après le précepte donné par M. Mackenzie, à l'aide de la même aiguille que
l'on confie à un aide habile; puis on incise la cornée, et l'on

extrait le cristallin à l'aide d'un crochet qu'on implante dans sa surface antérieure ; l'aiguille sera retirée dès que le cristallin sera saisi avec l'érigne. Dans ce cas, ainsi que dans tous ceux où l'on est forcé de faire l'extraction, après que l'opération a déjà été pratiquée par l'aiguille ou, en général, sur un œil présentant les signes d'une liquéfaction du corps vitré, on fait bien de toujours exécuter la kératotomie supérieure. Quand cette incision est bien faite, les lèvres de la plaie s'affrontent facilement; et quand bien même une portion considérable du corps vitré liquéfié se serait échappée pendant l'opération, une quantité égale d'humeur aqueuse la remplace bientôt, et le globe oculaire conserve sa forme et son volume, ainsi que la faculté visuelle; la réfraction est seule diminuée, circonstance à laquelle il est facile de remédier à l'aide de lunettes biconvexes plus fortes. Quand au contraire l'incision est faite sur le bord inférieur de la cornée transparente, le corps vitré suinte continuellement entre les lèvres de la plaie qu'il soulève par son propre poids, et qui sont en outre écartées par le froissement continuel qu'exerce la paupière inférieure, froissement qu'on n'évite qu'incomplétement en opérant l'abduction de cette paupière à l'aide d'une bandelette agglutinative qu'on y colle, et qu'on tire fortement sur la joue et autour de l'angle de la mâchoire inférieure.

§ 145. — La *cataracte luxée* ou jetée accidentellement dans la chambre antérieure doit être extraite par l'incision de la cornée, en implantant dans sa surface antérieure un crochet, ou en passant derrière la surface postérieure une spatule ou une curette peu courbe, à moins qu'elle ne sorte spontanément immédiatement après l'incision de la cornée.

Nous avons eu occasion de voir et d'opérer dernièrement deux cataractes luxées d'une espèce bien rare, singulière et très curieuse, toutes les deux produites par une violente contusion du globe oculaire, et toutes les deux siégeant dans l'œil droit du malade. Sur un homme d'une quarantaine d'années, le cristallin sortit par une déchirure de la sclérotique, à une ligne à peu près du bord supérieur interne de la cornée, et alla se loger sous la conjonctive, où il était devenu opaque. La conjonctive fut incisée, le cristallin ramolli sortit incomplétement, le reste fut enlevé avec la curette, et les lambeaux de la conjonctive furent excisés. Dans le deuxième cas, dont le sujet était une femme d'une cinquantaine d'années, la sclérotique s'était déchirée à peu près dans le même endroit; le cristallin, dont la moitié inférieure externe se trouvait encore dans la chambre antérieure, était logé, avec sa moitié supérieure interne, entre la sclérotique d'un côté, et la conjonctive et une portion de la cornée d'autre part. Nous incisâmes la conjonctive et le cristallin sortit en masse. Dans les deux cas la guérison fut complète, et la vision se rétablit. Nous publierons ces cas en détail dans notre prochaine revue clinique.

§ 146. — La *cataracte congénitale* doit être opérée par le broiement avec une aiguille droite, introduite soit par la sclérotique, soit par la cornée. Il faut tâcher avant tout de bien inciser la capsule ; lorsque cette membrane est bien détruite, le cristallin, toujours plus ou moins mou dans ces cas, se résorbe avec une prodigieuse facilité, quand même on ne l'aurait pas touché du tout. Les aiguilles courbes ayant le désavantage de mal inciser, nous nous servons dans cette opération d'un instrument à tranchant droit. Quand l'œil fuit tellement qu'il se cache sous la paupière supérieure, et qu'on ne voit qu'une très petite portion du bord inférieur de la cornée, de manière à ne point pouvoir ponctionner la sclérotique dans l'endroit d'élection, on peut introduire l'aiguille droite de Beer ou celle de Saunders obliquement par la cornée, en face du bord inférieur de la pupille dilatée, et inciser la capsule en différentes directions. Dans ces sortes d'opérations, on peut aussi se servir avec avantage d'un spéculum, comme par exemple, de l'ophthalmostate de M. Luzardi.

§ 147. — Les *cataractes striées et disséminées* ne s'opèrent que quand elles sont devenues complètes, et qu'elles ont pris les caractères des autres cataractes qu'on doit opérer.

§ 148.—La *cataracte végétante* (cataracte pyramidale des auteurs) peut être opérée comme les autres cataractes capsulaires ou lenticulaires, soit par l'abaissement quand toute la capsule est opaque, soit par le broiement quand la végétation est placée au centre d'une capsule saine et transparente dans toute sa circonférence, où la portion centrale hypertrophiée peut être quelquefois plongée au fond de l'œil avec les portions broyées du cristallin; mais, en général, il vaut mieux, dans ces cas, faire l'extraction du cristallin et de la capsule.

§ 149. — Les cataractes adhérentes étant des cataractes de toutes les espèces, compliquées d'adhérences entre la cristalloïde antérieure et la surface postérieure de l'iris, doivent être opérées d'après les indications fondées sur les données que nous avons exposées dans les paragraphes qui précèdent, sauf les modifications suivantes.

Dans les cataractes capsulaires ou capsulo-lenticulaires dures, après avoir introduit l'aiguille de la manière que nous avons indiquée, on détache les adhérences en partie en les divisant avec le tranchant de l'aiguille, en partie en pressant pendant la réclinaison sur la cataracte.

Dans les cataractes lenticulaires molles, quand les adhérences ne sont que partielles, et principalement quand elles n'occupent que la marge pupillaire interne, on introduit l'aiguille par la sclérotique, et l'on broie le cristallin après avoir détruit la capsule le plus complétement possible; si, au contraire, l'adhérence s'étend à toute la marge pupillaire, ou même seulement à toute la partie externe de la marge pupillaire, il est impossible d'introduire l'aiguille entre l'iris et la capsule, sans l'avoir perforée d'arrière en avant, ce qui rend l'opération plus difficile, et dans ce cas il vaut presque toujours mieux opérer l'incision de la capsule par le kératonyxis. Si l'opération ne réussit pas de cette manière, et s'il reste toujours des fragments capsulaires opaques trop grands pour permettre une vision nette, il convient de faire l'extraction de ces lambeaux en modifiant l'opération comme nous l'avons déjà indiqué. On ouvre la cornée latéralement et presque à son point de jonction avec la sclérotique à l'aide du couteau lancéolaire de Jaeger; on introduit une petite pince fine et courte entre les lèvres de la plaie de la capsule pour la saisir et l'extraire. Quant à la manière d'opérer des cataractes capsulaires secondaires adhérentes, nous l'avons exposée dans le paragraphe 120.

L'inflammation plastique et dyscrasique, qui le plus souvent est la cause de ces cataractes, se réveille presque toujours après l'opération, s'empare des lambeaux de la capsule, les ressoude, les hypertrophie de nouveau, et donne fréquemment lieu à l'iritis et à l'épanchement dans la pupille d'une matière fibro-albumineuse puriforme, et quelquefois même purulente. Ces phénomènes peuvent, il est vrai, avoir également lieu après l'extraction; mais ils suivent plus fréquemment l'opération faite à l'aiguille; le gonflement des cataractes de cette espèce, presque toujours trop molles pour se laisser abaisser, rapproche alors et tend les lambeaux flottants de la cristalloïde, et donne lieu à la tension et à la phlogose des membranes internes.

§ 150. — Il est une cataracte capsulo-lenticulaire que nous n'avons pas encore mentionnée jusqu'ici parce que nous ne l'avons jamais observée, au moins dans sa forme bien caractérisée, et que nous ne citons que sur la foi de Schmidt, de Beer et de leurs successeurs, nous voulons parler de la *cata-*

racte boursée (*cataracta cum bursâ ichorem continente*). Dans cette espèce de cataracte il existerait entre le cristallin et la capsule postérieure, au dire des auteurs, une poche membraneuse contenant du pus ; et après l'extraction du cristallin, cette espèce de kyste se déchirerait et laisserait écouler son contenu, qui disparaîtrait par la résorption ; dans le cas contraire, il faudrait le saisir à l'aide d'une érigne ou d'une pince fine, et l'extraire.

§ 151. — Après la destruction de la lentille cristalline il est nécessaire, pour que la netteté de la vision soit rétablie, c'est-à-dire afin que le malade puisse lire et écrire, et s'occuper d'autres travaux minutieux, qu'il se serve de lentilles biconvexes, savoir, de lunettes à cataracte d'un foyer différent selon que l'opéré a été presbyte ou myope avant qu'il fût atteint du trouble de la vision.

Le temps et l'espace nous défendent d'entrer dans des détails sur le choix de ces lunettes ; nous n'insisterons que sur un seul précepte, celui de faire prendre au malade des lunettes aussi tard que possible. Il est d'observation que par l'exercice la vision gagne tellement, que quelquefois les malades finissent par n'avoir plus besoin de verres ; c'est ce qui arrive principalement quand ils sont myopes, cas dans lequel une diminution de la force réfringente de l'œil est si avantageuse, et quand ils sont très jeunes ; l'œil s'accommodant alors plus facilement aux distances, et l'assiduité ainsi que l'habitude triomphant des circonstances les plus extraordinaires, la vision acquiert souvent une netteté et une force égales à celles d'un œil qui n'a jamais été cataracté.

Cette dernière circonstance est une des raisons les plus concluantes qui nous engagent à conseiller d'opérer les cataractes congénitales d'aussi bonne heure que possible.

IV.

DE L'AMAUROSE.

§ 1. — Si , dans la doctrine des ophthalmies, la médecine
oculaire a atteint sans contredit le plus haut degré de certitude
et de positivisme dont la pathologie soit susceptible , il faut
avouer que dans le chapitre que nous abordons maintenant, et
non sans les plus vives craintes, tout est empreint de cet état
d'incertitude et de vague qui caractérise l'étude de la physiologie et de la pathologie du système nerveux. Les volumineuses publications sur l'amaurose n'ont en général jusqu'ici que
peu contribué à éclairer la science, et souvent, au lieu de
faire avancer la question du diagnostic et du traitement de
cette triste et terrible maladie, on n'a fait que l'obscurcir
davantage. Trop peu hardi pour oser espérer que , dans ce
travail, nous imprimerons un progrès considérable à la connaissance de cette affection , nous ne nous imposons qu'un but,
celui de classer d'une manière peut-être plus logique que ne
l'ont fait nos devanciers , les innombrables variétés et espèces
que les auteurs ont fait entrer dans le cadre de l'amaurose, de
préciser, d'une manière plus positive et plus conforme aux
symptômes et à l'anatomie pathologique, la localisation de ses
espèces, et partant, les médications diverses qui conviennent à
chacune d'elles. Si nous atteignons ce but, nous aurons fait
un grand pas; plus tard, les travaux de nos confrères finiront
peut-être par rapprocher la connaissance de cette maladie de
la perfection qu'a déjà aquise celle de la plupart des affections
dont s'occupe la pathologie oculaire.

§ 2. — Une foule de maladies, les plus différentes les unes des autres, ont été comprises dans le même cadre, et désignées sous le nom d'amaurose. Il est donc indispensable, au commencement de ce chapitre, que nous fixions bien nos idées sur la signification du mot *amaurose.*

§ 3. — L'amaurose consiste dans la perte complète ou incomplète de la vue, par suite d'un état pathologique de la rétine, ou des parties qui lui donnent naissance ; état pathologique non accompagné de phénomènes matériels appréciables et constants, et ne présentant aucun symptôme auquel on puisse donner le nom de pathognomonique.

La rétine est l'épanouissement membraniforme du nerf optique, dont les racines se trouvent en rapport de continuité avec les fibres nerveuses du cerveau, de la moelle allongée, et même de la moelle épinière ; par leur rapport avec des nerfs qui émanent de cette dernière, ces racines s'anastomosent avec le système nerveux ganglionnaire. Des états pathologiques de toutes ces parties peuvent donc donner lieu à l'amaurose, qui par cela même devient le symptôme d'affections nombreuses de toutes les portions du système nerveux.

§ 4. — Cette définition peut se traduire ainsi en une description des caractères physiologiques et anatomiques de l'amaurose :

Caractères physiologiques : — Perte complète ou incomplète de la faculté visuelle.

Caractères anatomiques : — Divers changements de texture de la rétine ou de ses origines, mais ordinairement reconnaissables seulement à l'autopsie. Souvent aussi, ces altérations de texture manquent entièrement, de manière à nous forcer à admettre un vice de l'innervation sans altération matérielle appréciable.

§ 5. — Les symptômes essentiels ne sont donc, dans un très grand nombre de cas, que négatifs ou subjectifs, de sorte que le médecin, éclairé seulement par les rapports du malade, est réduit à baser son diagnostic et à s'expliquer la nature du mal, plutôt par les symptômes concomitans, que par les symptômes locaux ou essentiels. On a bien donné, comme pathognomoniques, quelques symptômes, tels que l'immobilité de l'iris et la dilatation de la pupille, etc.; mais ces circonstances peuvent manquer entièrement dans les amauroses les plus complètes, et l'on voit quelquefois l'amaurose d'un œil être tellement exempte de tout changement sous ce rapport, qu'on ne parvient absolument que par l'examen de l'état de la vision à découvrir, quel est l'œil affecté. Quant aux autres symptômes, nous verrons qu'ils varient également d'après la différence des espèces de la maladie.

Bien que souvent il n'y ait aucun phénomène positif qui trahisse la maladie dont il s'agit ici, quelle que soit d'ailleurs l'inconstance des symptômes, on parvient cependant, dans un grand nombre de cas, à rassembler et à grouper ces derniers, de manière à ce qu'ils forment un ensemble caractérisant assez bien la maladie, prouvant qu'elle est due à un trouble de l'innervation de la rétine, et permettant d'opposer à ce trouble un traitement rationnel basé sur sa nature et ses causes.

§ 6. — Pour partir toujours des mêmes principes, que nous avons fixés en parlant des ophthalmies, si nous considérons d'abord l'amaurose d'après son siége, nous trouvons que ses symptômes, dans le même organe, varient encore, et qu'après les avoir classés d'après les différences de leur nature, il en reste d'autres attribuables à la variété de leurs causes. Le siége de l'amaurose étant trop multiple et trop variable, les différences de nature, au contraire, se réduisant facilement à quelques unes seulement, il sera préférable de baser les principaux ordres sur la différence de la nature, et d'établir les espèces et les sous-espèces d'après le siége et les causes de la maladie.

§ 7. — Avant d'entrer dans les détails appartenant aux différents ordres et aux différentes espèces, nous allons exposer ici quelques généralités sur les symptômes et la marche de l'amaurose, sauf à y apporter les modifications nécessaires, lorsque nous en serons à la description des espèces.

On a assez fréquemment admis que les cataractes se forment lentement, tandis que les amauroses, au contraire, se développent brusquement; on a même fait de cette circonstance un caractère distinctif de ces deux maladies. Cette distinction, d'après nous, est erronée. L'amaurose n'est foudroyante qu'exceptionnellement, et quand elle dépend d'une maladie dont l'invasion est soudaine ou très rapide. Presque toujours elle survient graduellement, et en affectant d'abord un œil; souvent le malade croit à l'invasion brusque, quand, l'un de ses yeux étant depuis long-temps affaibli, il ferme accidentellement l'œil sain et s'aperçoit soudainement de l'affection de l'autre.

Au début, il y a une foule de symptômes peu importants en apparence, mais caractéristiques pour la nature de la maladie, et démontrant un dérangement dans les fonctions de la rétine. Les objets paraissent entourés d'un léger voile, leurs contours sont moins nettement dessinés, ils semblent brisés, tordus, oscillants ou vacillants, et se heurtant les uns contre les autres. Quand le malade veut lire ou écrire, les lettres et les lignes lui paraissent mal alignées ou en mouvement, se rapprocher, se superposer les unes aux autres. Souvent il ne voit qu'une portion des objets ou d'un seul objet, tantôt il n'en voit que la partie centrale, tantôt une des parties latérales ou la moitié supérieure ou inférieure (*hémiopie*, *visus dimidiatus*). Quelquefois il n'aperçoit les objets que dans une certaine direction, et les perd de vue aussitôt que l'œil ou la tête change de position.

L'amaurose peut se borner à une petite partie de la rétine; le malade croit alors avoir constamment une tache noire devant l'œil. Chez d'autres malades frappés de cécité presque complète, l'un ou l'autre point de la rétine, surtout dans sa partie latérale, conserve encore néanmoins quelque sensibilité. Quelquefois il voit double (*diplopie*), et cela d'un seul œil, l'autre étant fermé. Cette double vue doit être distinguée de celle qui survient par suite d'un strabisme produit lui-même par l'inégalité existant entre l'œil sain et l'œil malade; dans ce cas, la diplopie disparaît quand l'un des yeux, n'importe lequel, est fermé. Quelquefois les objets paraissent au malade défigurés; la flamme d'une bougie, par exemple, lui paraît longue et déchirée. Ce phénomène, connu sous le nom de *métamorphopsie* (*visus defiguratus*), serait, selon Beer, caractéristique pour les amauroses cérébrales, et surtout organiques. Cependant il n'a rien de constant. Une foule d'aberrations et d'hallucinations bizarres de la vue surviennent dans cette période de la maladie; des corpuscules de différentes formes et couleurs semblent voltiger devant l'œil (1). La vision est sujette à des variations de degré périodiques, sans type fixe, et que souvent rien n'explique. Elle ne peut être fatiguée pendant quelque temps sans que tous ces symptômes augmentent considérablement. Même sans fatigue appréciable, tous ces phénomènes deviennent plus continus, plus marqués et plus gênants; la vision s'affaiblit de plus en plus. Ce premier degré a été désigné sous le nom d'*amblyopie* (ἀμβλύς *obtus*, vision obtuse ou trouble), ou *amblyopie amaurotique*. Cette distinction n'est pas sans importance; les cas de guérison rapportés appartiennent pour la plupart à cette catégorie, et avec de l'attention

(1) L'imagination du malade fait paraître ces hallucinations quelquefois sous les formes les plus extraordinaires. C'est ici qu'il faut rapporter l'histoire, relatée par Saint-Yves, d'un chanoine atteint d'amblyopie, et qui, en regardant dans un livre, voyait son œil malade parfaitement représenté. Nous conservons parmi nos dessins les figures les plus bizarres de cette sorte, dessinées par les malades eux-mêmes.

de la part du médecin , et de la bonne volonté de la part du malade, on les guérit presque tous , tandis que, passé ce terme , ils deviennent ordinairement incurables. Quelquefois tous les symptômes énoncés de l'amblyopie n'existent pas d'une manière permanente , et ne surviennent qu'au moment où le malade fait un effort pour reconnaître les objets, ou se fatigue les yeux pendant quelque temps. Cette variété de l'amblyopie a été décrite à part (à tort selon nous) par M. Juengken sous le nom d'*hebetudo visus* (1).

§ 8. — Quand l'affection augmente, tous ces symptômes deviennent plus marqués et plus continus ; il arrive une époque où ils ne disparaissent plus. Si un œil seul a été affecté, souvent l'autre devient malade également. La vision s'exécute de plus en plus mal ; le malade ne distingue que les gros objets , et ne voit plus que pour se conduire. L'affection est alors devenue une véritable amaurose (*amaurosis*, obscurcissement de la vue, de αμαυρεῖν , rendre obscur). Plus tard , le malade finit par ne plus distinguer que le jour des ténèbres, et même cette perception de la lumière se perd à la fin (*amaurose complète*). Alors, quand l'affection est double , des symptômes qu'il est difficile de méconnaître viennent se joindre à ceux observés auparavant , et donner à la maladie l'empreinte d'un cachet tout-à-fait particulier. L'œil devient terne et semblable

---

(1) Ce que M. Juengken a décrit sous le nom d'*hebetudo visus*, n'est que le premier degré d'amblyopie où le malade voit parfaitement ou presque parfaitement bien , mais où la vue ne supporte pas la moindre fatigue et se trouble dès que le malade applique les yeux pendant quelque temps, ou même pendant quelques minutes. Nous ne voyons pas de raisons qui nous engageraient d'admettre avec M. Juengken un grand nombre de sous-espèces d'une affection qui n'est elle-même qu'une variété de l'amblyopie. On pourrait l'appeler *amblyopie passagère* ou *momentanée* , pour la distinguer de l'amblyopie et de l'amaurose *consommées*. M. Juengken en distingue très bien la simple faiblesse de la vision , qui reste quelquefois après les ophthalmies violentes , les blessures , etc.

à celui d'un cadavre, il ne fixe plus aucun objet, et semble être dirigé dans le vague; il cherche la lumière avec une espèce d'avidité, et roule en mouvements oscillatoires, comme s'il était mu par le désir de la rencontrer. Le malade marche la tête haute et exposée le plus possible aux rayons lumineux, mais en chancelant et en tâtonnant. En le voyant de loin, on peut reconnaître le caractère de la maladie, et le distinguer de celui qu'offre une personne cataractée. Son facies a aussi d'ordinaire quelque chose de particulier, et prend avec le temps un teint pâle et plombé; l'altération qui survient dans l'économie peut être assimilée à celle qu'éprouve une plante qui s'étiole par la privation de la lumière. Cette *habitude extérieure* des malades amaurotiques a été indiquée par plusieurs auteurs comme signe pathognomonique de l'affection. C'est une erreur grave. Cette habitude n'est bien remarquable que dans les cas complets et anciens. On la chercherait vainement dans ceux d'amblyopie et d'amaurose commençante, et c'est précisément dans cette période de l'affection que la certitude du diagnostic est le plus à désirer.

§ 9.—*La dilatation et l'immobilité de la pupille* ont été souvent citées comme caractères pathognomoniques de l'amaurose, et admises même dans la définition de cette affection. Cette opinion est entièrement erronée. Dans la description des diverses espèces d'amauroses, telles que nous les distinguons suivant leur nature congestive, éréthique, torpide ou organique, nous ferons voir que, contrairement à l'opinion encore assez généralement reçue en France, le resserrement de la pupille constitue un caractère essentiel dans certaines espèces. La dilatation et la fixité de la pupille appartiennent surtout à l'amaurose torpide et organique. Nous ignorons complétement jusqu'ici la cause d'où dépend ce phénomène; la paralysie de la rétine ne suffit pas pour l'expliquer. Tantôt, en effet, il y a abolition complète de la vision, sans que les mouvements de l'iris aient souffert, tantôt il existe un très haut degré de mydriasis, sans que la vision se trouve autrement affectée que par la sur-excitation que détermine dans la rétine une trop grande quantité de lumière qui vient la frapper. La question sur la valeur de ce phénomène, dans l'amaurose, ne s'éclaircira que lorsque nous aurons acquis des notions plus précises sur les rapports physiologiques qui produisent les mouvements de l'iris. L'impression que reçoit la rétine de la lumière se transmet-elle au cerveau, et les mouvements de l'iris sont-ils un *mouvement de réflexion*, pour nous servir de l'expression introduite dans la physiologie par MM. J. Mueller et Marshall Hall? Nous le pensons. En effet, combien de fois ne voyons-nous pas la contraction de l'iris de l'œil sain provoquer sympathiquement des mouvements dans l'iris de l'œil frappé d'amaurose, tandis que la pupille de ce dernier reste fixe et immobile, tant que l'œil sain n'est pas exposé, en même temps que son congénère, à l'impression de la lumière. Dans ce cas, l'œil malade, quoique ayant perdu la faculté de transmettre l'impression de la lumière au cerveau, a encore conservé celle de recevoir la réflexion ou la réaction motrice; cette dernière détermine des mouvements dans l'iris des deux yeux, du moment où l'impression de la lumière a été transmise aux parties centrales du cerveau par la rétine de l'œil sain. Ou bien le cerveau, par l'effet d'une altération organique ou d'une lésion quelconque, a perdu sa sensibilité pour les impressions lumineuses; il ne jouit plus de la faculté d'agir comme centre de la perception visuelle, mais il conserve la faculté de communiquer aux branches de la troisième paire des nerfs l'impression nécessaire pour les mouvements de l'iris. Nous croyons utile de transcrire ici l'explication anatomique de ce phénomène, telle qu'elle est donnée par M. Mackenzie :

« Supposons d'une part, dit cet auteur, que la fonction visuelle s'accomplisse dans l'endroit où les nerfs optiques s'unissent aux tubercules quadrijumeaux, et communiquent par ce moyen avec la partie postérieure de la moelle allongée; supposons, d'un autre côté, que la communication incontestable entre les nerfs optiques et la troisième paire s'effectue plus en avant à la base du cerveau, et il nous sera facile d'offrir une explication assez plausible du phénomène dont il est question. La troisième paire, en effet, paraît en arrière du *tuber cinereum* ; cette dernière partie du cerveau se trouve en rapport de connexion évidente avec les nerfs optiques. Ce n'est pas du *tuber cinereum* même, mais plutôt de la substance centrale et grise des pédoncules du cerveau que la troisième paire semble naître; et, sous ce rapport, cette paire de nerfs, de même que la sixième et la neuvième paires, la portion dure de la septième et la portion de la cinquième paire qui n'entre point dans la composition du ganglion semi-lunaire, offrent une certaine analogie avec les racines antérieures des nerfs spinaux. »

§ 10. — Les caractères de l'amaurose varient beaucoup selon la *nature* de la maladie. En général, elle peut être *irritative, torpide* ou *organique*.

Espèce I. — Amaurose irritative.

§ 11. — L'*amaurose irritative* fait reconnaître pour cause l'*irritation sanguine congestive* ou l'*irritation nerveuse*.

Sous-espèce I. — *Amaurose irritative congestive.*

§ 12. — L'*amaurose irritative congestive* se manifeste d'ordinaire chez des individus forts, le plus souvent bruns, à face plus ou moins colorée, dont le pouls est développé, habitués aux liquides excitants et à une nourriture succulente et animalisée, ayant une tendance à l'embonpoint et une disposition aux congestions sanguines. L'iris, dans ce genre, a presque

toujours une couleur foncée et présente une grande turgescence; il est bombé et convexe en avant, de manière à rétrécir l'espace de la chambre antérieure. La pupille est étroite
et souvent très contractée; elle ne se dilate que peu et lentement, seulement dans une obscurité assez marquée; souvent
elle ne se dilate point du tout; sa contraction, au contraire,
est très vive dès que le malade passe brusquement de l'ombre
à la clarté. Nous nous étonnons que M. Marjolin fasse dépendre
le resserrement de la pupille, dans certaines amauroses, d'une
inflammation de l'iris. Le malade voit bien moins au grand
jour; il cherche l'ombre et l'obscurité; la vision devient plus
nette au crépuscule. Non seulement le grand jour l'éblouit,
mais il produit encore une impression pénible et souvent
douloureuse; la photophobie, par conséquent, est plus ou
moins marquée, rarement cependant jusqu'à provoquer un
larmoiement. Le malade aperçoit les objets avec des couleurs
plus vives; leurs dimensions lui paraissent plus grandes qu'elles
ne le sont réellement; il voit voltiger devant ses yeux des filaments, des globules, des boules, des disques ronds ou diverse-
ment configurés, de petits serpents, des toiles d'araignée ou des
faisceaux de poils de différentes couleurs, noirâtres ou grisâtres
dans les degrés moindres, lorsque la photophobie est peu
considérable (*myodesopsie, mouches volantes*). Quand elle est
plus marquée, ces corps sont d'un rouge jaunâtre, quelquefois ce sont des taches brillantes et luisantes, rarement verdâtres (*chroopsie, croupsie, vision colorée*), des disques lumineux,
de véritables étincelles, des éclairs, des roues de feu (*photopsie*); les objets imaginaires paraissent presque toujours en
mouvement. C'est en regardant, et après avoir regardé le jour
ou une surface fortement éclairée, principalement quand elle
a une couleur claire, comme un mur blanc ou jaune, que ces
visions lumineuses se manifestent avec le plus d'intensité;
mais l'obscurité complète n'en garantit point le malade, et

il continue même à les voir quand il ferme les yeux. Souvent
une sensation de tension dans le globe oculaire, et quelquefois même une douleur sourde et profonde dans cet organe,
au fond de l'orbite, accompagne ces hallucinations visuelles.
Les autres caractères généraux déjà énumérés s'y joignent, et
dès que l'affection a dépassé le premier degré que M. Juengken appelle *hebetudo visus*, et est devenue une amblyopie bien
confirmée, tous les symptômes ont une constance et une per-
manence qui manquent dans l'amaurose irritative nerveuse. Si
la vision est meilleure le soir, on sent bien que cela est dû à la
photophobie. Des signes de congestion vers d'autres organes,
principalement vers le cerveau, s'y joignent fréquemment
sans être cependant essentiels pour le diagnostic; tous les symptômes augmentent sous l'influence d'un traitement stimulant. Outre la lumière, les autres causes excitantes augmentent le trouble de la vision; ainsi un bon repas, quelques
verres de vin, une tasse de café, un exercice du corps un peu
violent, l'abaissement de la tête pour saisir un objet, suffisent
quelquefois pour brouiller totalement la vue déjà affaiblie,
et pour donner au malade les plus vives inquiétudes.

Si la pupille n'est pas trop contractée, on voit derrière cette
ouverture, au fond de l'œil, un nuage léger d'un blanc grisâtre, une opacité commençante présentant l'aspect d'une
surface terne et concave; elle est due à la congestion siégeant
dans la rétine, et ôtant à cette membrane sa demi-diaphanéité
naturelle; ce caractère est très marqué après les rétinites,
quand la pupille n'est plus contractée.

Sous-espèce II. — *Amaurose irritative nerveuse.*

§ 12. — Les mêmes symptômes, mais avec quelques modifications assez significatives, existent dans l'*amaurose par irritation nerveuse.* **L'**absence de la turgescence de l'iris et des

signes généraux de la congestion, la périodicité dans les caractères de la maladie, qui disparaissent et reviennent de temps à autre, leur variabilité, les successions fréquentes et subites du mieux et du pis, trahissent suffisamment l'irritation nerveuse de la rétine; le nuage grisâtre manque au fond de l'œil; cette amaurose affecte des individus grêles et délicats, plutôt débiles que forts, blonds, à face ordinairement pâle, à iris bleu, d'une très grande impressionnabilité, et dont le pouls est faible et peu développé; l'irritation nerveuse se communique quelquefois aux paupières, et se manifeste par leur clignotement presque continuel. La maladie se présente souvent avec des accès pendant lesquels on observe tout le cortége des symptômes nerveux; ces symptômes d'ailleurs accompagnent presque toujours cette maladie, qui n'est en général que le signe d'un déréglement dans les fonctions du système nerveux tout entier, et principalement des nerfs ganglionnaires.

§ 13. — Quand l'amaurose irritative a existé pendant un certain temps, à l'irritation continue succède d'abord la surexcitation, et enfin la paralysie plus ou moins complète de l'organe affecté. On sent bien que dès le commencement de la période paralytique de la maladie, les symptômes doivent changer. Cette transition se fait rarement d'une manière brusque; le plus souvent elle a lieu graduellement. Des symptômes torpides viennent peu à peu se joindre aux symptômes éréthiques, et de là dérive fréquemment un mélange fort bizarre et toujours très embarrassant pour le médecin de symptômes de nature opposée, ce qui augmente les difficultés déjà si grandes du traitement. Dans beaucoup de cas, cependant, les symptômes irritatifs disparaissent complétement ou presque entièrement à une période plus ou moins avancée de la maladie. Un certain nombre d'amauroses débutent même avec le caractère torpide ou paralytique; mais malgré tout ce qu'en disent certains auteurs, ces cas forment la plus grande minorité; nous y reviendrons en parlant des causes.

Espèce II. — Amaurose torpide.

§ 14. — Dans l'*amaurose torpide*, l'iris ne présente pas de turgescence ; cette membrane n'est pas plus bombée à sa surface antérieure que dans l'état normal, et quelquefois même elle l'est moins. La chambre antérieure est large, et souvent elle le paraît même plus qu'elle ne l'est en effet, par suite de la dilatation plus ou moins grande de la pupille qui accompagne assez constamment ce genre d'amaurose. Quelquefois cette dilatation va jusqu'à la rétraction complète de l'iris derrière la circonférence de la cornée, ou s'en rapproche beaucoup. L'iris perd plus ou moins de sa mobilité, devient lent dans ses mouvements, et finit par cesser entièrement son jeu. Pour bien constater le degré de mobilité de l'iris, il faut, en observant cette membrane, contraindre le malade à fermer complétement l'œil sain ; car il est d'ancienne observation que l'iris d'un œil amaurotique ne répond point par la contraction de la pupille à la sollicitation de la lumière qui frappe la rétine malade, tandis que cette même pupille se dilate et se contracte sympathiquement quand l'iris de l'œil sain est exposé à l'action des rayons lumineux. « On connaît par ce seul signe, dit Saint-Yves, qu'il n'y a plus du tout de vue dans l'œil malade, et ce signe est si particulier à cette maladie (à la goutte sereine) qu'il ne se trouve point dans le glaucome, où la prunelle présente toujours la même dilatation. » Ce phénomène peut s'expliquer quand on songe que le tissu iridien est fourni de nerfs tirant leur origine de la troisième et de la cinquième paires. La sympathie de la sensibilité rétinienne et des mouvements de l'iris ne paraît s'effectuer qu'à l'aide des communications intracrâniennes du nerf optique et des cinquième et troisième paires. La sensibilité de la rétine peut s'étendre jusqu'à l'abolition totale de la vision, sans que cela empêche la lumière de produire, dans certains cas, sur la rétine une impression suffisante pour déterminer sur le nerf optique et ses racines cérébrales une excitation qui se transmet aux racines des nerfs de l'iris, et provoque les mouvements de cette membrane. Cette transmission de la sensation à la substance cérébrale s'opère plus-aisément encore lorsqu'il n'y a qu'un seul œil frappé d'amaurose, et que l'une des rétines a conservé sa sensibilité intacte.

Plus le jour est sombre, plus le ciel est couvert et brumeux, moins le malade y voit; il recherche le grand jour et la lumière la plus éclatante; il se place près des croisées ou de la lumière artificielle, et directement en face du jour; son œil recherche la lumière avec une telle avidité, que certains auteurs ont dit avec un langage énergique qu'il existait alors une véritable faim de la lumière (*photolimos*, *photolimia*). Dès que le jour baisse, les amaurotiques n'y voient plus; la paupière supérieure paraît aux malades plus pesante; ils peuvent à peine se défendre contre le sommeil. Korb en trouve la cause dans la prédominance des contractions du muscle orbiculaire. Quand ce symptôme est saillant dans le commencement d'une amblyopie torpide, il constitue l'*héméralopie* ou *vision du jour* (*visus diurnus*). C'est le matin, après le repos de la nuit, qui a permis à la sensibilité de se concentrer de nouveau dans l'œil; c'est au grand jour, après un bon repas ou l'usage d'une certaine quantité d'un liquide stimulant quelconque, que le malade voit le mieux. Richter a connu une femme, presque entièrement aveugle, qui voyait très bien une heure après avoir pris du vin de Champagne; une autre femme, citée par le même auteur, recouvrait momentanément la vue chaque fois qu'elle se promenait à grands pas dans son jardin; une troisième la recouvrait pour quelque temps par l'effet de la secousse occasionnée par l'évulsion d'une dent.

Les évaporations d'ammoniaque, les lotions spiritueuses ou
avec l'eau froide fortifient toujours momentanément la vue
des personnes affectées de la sorte. Les objets leur paraissent
presque tous présenter des couleurs plus sombres ; ils ne
voient point de taches lumineuses ou colorées, mais seulement des filaments ou des disques noirs qui semblent fixés
devant l'œil et presque toujours dans les mêmes rapports avec
l'axe de cet organe , et ne se déplaçant qu'avec lui. Ces appa-
ritions n'augmentent pas au grand jour, et semblent même
diminuer quelquefois ou disparaître dans des endroits plus
éclairés. Selon Himly les malades affectés d'amaurose torpide
croient souvent apercevoir un réseau avec pulsation, phénomène qui s'explique peut-être par la pression de la choroïde
sur la rétine. Aucune sensation tensive ou douloureuse n'accompagne cette espèce d'amaurose ; le malade se plaint quelquefois d'éprouver une certaine immobilité dans l'œil et un
engourdissement ou une insensibilité dans le voisinage de cet
organe.

Selon Korb l'amaurose éréthique se développerait à la circonférence de l'expansion rétinienne, et s'étendrait de là
au centre de cette membrane, de sorte que l'horizon visuel
du malade se rétrécirait progressivement des côtés vers le
centre ; l'amaurose torpide affecterait, d'après cet auteur,
la marche opposée : « *Hoc genus amauroseos*, dit-il, *è centro
retinæ primum initium capit, et in circuitu visus adhuc valet, et
si morbus etiam increscit, lucis splendor ipsis semper è lateribus
manet.* »

Les symptômes présentent la même constance dans cette espèce que dans l'amaurose irritative sanguine, quand elle a succédé à celle-ci. Quand elle a , au contraire, suivi l'amaurose
irritative, ou qu'elle a de suite débuté sous forme torpide,
souvent dans le premier cas, et quelquefois dans le second,
il y a encore des oscillations assez considérables et des amélio-

rations de la vue, qui surviennent subitement et se passent
aussi rapidement. Il ne faut cependant point se méprendre sur
ce point; souvent les malades se trompent et trompent le médecin, en croyant voir des objets qu'ils n'aperçoivent point,
mais qu'on est dans l'habitude de leur montrer, ou dont ils
connaissent les formes, la place et la disposition. Tel est le
désir des aveugles, de disputer pas à pas le terrain à la nuit
qui doit les entourer, que non seulement des femmes et des enfants, chez lesquels c'est chose naturelle et très ordinaire, mais
des hommes même, et des esprits d'une trempe supérieure,
cèdent à ces illusions, et entraînent dans leur erreur les personnes qui les entourent, et leurs médecins eux-mêmes.

Au lieu de symptômes de congestion ou d'accidents nerveux généraux, on observe quelquefois sur les individus
affectés de cette espèce d'amaurose des symptômes d'autres
maladies asthéniques et paralytiques, secondaires ou non à
des affections irritatives.

Le nuage grisâtre dans la pupille persiste quand il a existé
dans la période irritative, et devient même plus manifeste;
car la dilatation de la pupille, qui ne manque que rarement
dans cette période, en admettant plus de lumière et éclairant
davantage le fond de l'œil, le rend plus apparent sans que
pour cela il ait réellement augmenté. Des observations ultérieures doivent nous apprendre si ce phénomène est plus manifeste dans des yeux bleus et grisâtres à cause de la pâleur
du pigmentum (Fr. Jaeger).

Espèce III. — Amaurose organique.

§ 15. — Ces diverses espèces d'amauroses, dont les unes ne
présentent pas de caractères anatomiques appréciables aux
sens, dont les autres n'en présentent que de peu saillants,
peu remarquables, peu permanents, et nullement comparables

aux altérations anatomiques siégeant ailleurs que dans la pulpe nerveuse, ne peuvent persister long-temps sans qu'il ne se manifeste à la longue une désorganisation très appréciable au moins après la mort.

Les symptômes de la maladie n'en éprouvent point un grand changement, seulement ils augmentent plus rapidement, et la cécité devient bientôt complète. Presque toujours la maladie alors a déjà passé à l'état torpide ; il n'est pas rare cependant de voir un certain nombre des caractères irritatifs persister. Quand le siége de la maladie est dans la rétine (*voy.* amaurose rétinienne), le nuage qu'on observe au fond de l'œil devient particulièrement marqué, blanchâtre, étendu ; quelquefois même il se rapproche davantage de la pupille, ce qui cependant n'arrive guère que dans le fungus médullaire de la rétine, qu'on ne peut point regarder comme une simple variété de l'amaurose organique. Quelquefois le globe oculaire offre au toucher une rénittence moindre que dans l'état naturel.

§ 16. — Chez des personnes avancées en âge, l'amaurose, n'importe sa nature, est quelquefois accompagnée d'une teinte opaque, un peu verdâtre, située profondément derrière la pupille ; cette opacité est due, comme nous avons déjà eu occasion de le dire, au reflet produit dans le fond de l'œil par la teinte jaunâtre du noyau du cristallin. Nous avons fait observer, en parlant de la cataracte, que cette coloration du cristallin est un phénomène physiologique et presque commun à la plupart des vieillards. Cependant la co-existence accidentelle de ce changement de couleur du cristallin et d'une amblyopie quelconque a donné lieu à l'introduction d'une espèce particulière d'amblyopie dans le cadre nosologique. Beer, attribuant à tort cette opacité à l'absence partielle de la couche pigmenteuse de la choroïde, a décrit une espèce d'amblyopie caractérisée par cette opacité sous le nom d'*amblyopie sénile.*

Une erreur semblable a fait dire à M. Mackenzie que l'a-
maurose, chez les vieillards, existe rarement sans un certain
degré de glaucome.

Nous nous sommes suffisamment expliqué sur cette teinte
jaunâtre du cristallin dans le mémoire sur la cataracte, qui peut
ainsi former une complication accidentelle de l'amblyopie,
mais entièrement indépendante du siége et de la nature congestive, torpide ou organique de cette dernière.

§ 17. — *Causes de l'amaurose.* — Il existe beaucoup d'opinions erronées au sujet des *causes de l'amaurose* et de leur
influence relative sur la production des diverses espèces de
cette affection. On est, par exemple, généralement porté à
regarder une amblyopie ou une amaurose comme asthénique
par la raison que le sujet qui en est affecté paraît être d'une
constitution débile ; c'est ainsi que l'amblyopie, quand elle
atteint des individus qui ont subi des pertes de liquides organiques, par l'allaitement, par la masturbation, a été considérée comme une affection invariablement asthénique.

Rien n'est plus faux que cette opinion, si l'on consulte
l'expérience. En effet, nous voyons journellement des individus épuisés et cachectiques en apparence, et qui présentent
néanmoins les symptômes évidents d'une amblyopie congestive ou éréthique ; nous en avons observé de nombreux
exemples, et naguère encore nous avons traité d'une amblyopie congestive une fille affectée de chlorose au plus haut
degré, et que nous avons guérie par un traitement combiné
de moyens anticongestifs pour l'organe de la vue, et de
moyens toniques pour l'état général de l'économie. L'expérience démontre que ces états asthéniques peuvent être accompagnés d'irritation et de congestion locales quand des
causes excitantes ont agi sur l'organe de la vision ; que d'autres fois, mais plus rarement, la constitution du malade annonce la pléthore, tandis que l'affection oculaire revêt néan-

moins le caractère de la torpeur. Personne ne voudra nier la haute importance de cette distinction pour le pronostic et pour le traitement. Quand il s'agit du choix des moyens curatifs, la nature de l'amblyopie, telle qu'elle est traduite par les symptômes, mérite de fixer la première l'attention de l'observateur. Ce n'est qu'après avoir consulté ces symptômes que l'examen des causes et de la constitution des malades peut ajouter ou ôter quelque chose à la certitude du diagnostic et modifier le traitement.

Nous avons cru faire précéder de ces réflexions l'énumération des diverses causes de l'amaurose, afin qu'on n'attache pas plus de valeur qu'il ne faut à la classification des agents morbifiques, d'après la différente nature de l'amblyopie; cette distinction n'a pour nous qu'une importance et qu'une application partielles.

§ 18. — Il est des auteurs qui prétendent que l'amaurose peut être héréditaire, et qui citent à cet égard des exemples de familles où cette affection se serait transmise de génération en génération; c'est ainsi que Beer dit avoir connu une famille dans laquelle toutes les femmes qui n'avaient pas eu d'enfants perdaient la vue au retour de l'âge; les hommes présentaient également une disposition à l'amaurose. Demours cite des cas analogues. Nous avons vu dans quelques familles plusieurs enfants être atteints d'amaurose congénitale, qui nous a paru le symptôme d'une hydrocéphale partielle; toutefois, nous sommes loin de penser que telle soit toujours l'origine de l'amaurose congénitale.

En examinant l'influence que la différence de l'âge semble exercer sur la fréquence de l'amaurose, on trouve que cette affection est moins fréquente chez les enfants que chez les adultes, par la simple raison que la plupart des causes, donnant lieu à l'amaurose, attaquent de préférence ces derniers.

Les femmes paraissent y être plus sujettes que les hommes.

Chez elles, les irrégularités du flux menstruel, le retard dans l'apparition et l'époque de la cessation de cette évacuation, la suppression des lochies, la sécrétion du lait, jouent un rôle important dans la production de l'amaurose.

§ 19. — Nous avons déjà parlé, en traitant de la rétinite, de l'influence de ce que nous appelons *constitution oculaire*, sur la production de cette affection ; l'organisation individuelle de l'œil mérite une mention à part dans la considération des causes de l'amaurose. Il est bien reconnu que les yeux à iris foncé sont particulièrement disposés à cette affection. Selon Beer, sur vingt-cinq à trente individus affectés d'amaurose, il n'y en aurait qu'un seul à iris gris ou bleu, les autres auraient tous les yeux foncés. Ce phénomène doit-il être attribué à ce que ces yeux sont doués d'une sensibilité plus grande, ou se rencontre-t-il de préférence chez les individus disposés aux congestions cérébro-oculaires ? Nous n'oserions le décider ; il nous suffit, quant à présent, d'avoir pris note de ce fait sous le point de vue statistique.

Les professions méritent une part dans l'examen des causes de l'amaurose. En parlant de la rétinite, nous avons eu soin de signaler celles qui, par la fatigue directe de la rétine, disposent cette membrane à l'inflammation chronique et à l'amblyopie.

Il faut y joindre encore les professions qui obligent les individus qui les exercent à travailler la tête baissée et le ventre comprimé; tels sont les métiers de tailleur, de cordonnier, etc.; et nous voyons en effet chez eux que l'amaurose est une affection très fréquente. Les peintres en miniature, les mécaniciens, les horlogers, etc., sont disposés à l'amaurose nerveuse et congestive.

La géne dans la circulation veineuse du bas-ventre, fréquente chez les personnes que leurs occupations obligent à une vie sédentaire, donne souvent lieu à l'origine d'affections hémorroïdales, et ces dernières, à leur tour, sont, surtout chez les hommes, une cause fréquente de l'amblyopie et de l'amaurose.

§ 20. — Les causes qui agissent d'une manière plus directe sur la rétine, telles que la lumière trop intense, la vue d'éclairs, d'éclipse de soleil, les fatigues de l'organe visuel par des travaux très fins, par des veilles, par des pleurs, par l'exercice de certains métiers, etc., ont été en partie exposées en parlant de la rétinite. Les auteurs citent une foule d'exemples d'amauroses soudaines produites par l'imprudence de regarder les éclipses de soleil. A ces observations nous ajouterons que nous avons donné nos soins à cinq personnes qui furent atteintes d'amblyopie de nature torpide chez les unes, irritative chez les autres, après avoir trop long-temps fixé le soleil lors de l'éclipse qui eut lieu l'année dernière.

Parmi les causes occasionnelles de l'amaurose, il nous reste à citer la suppression brusque de la transpiration cutanée, ou d'une sécrétion morbide, mais chronique, ou enfin des exanthèmes. Nous venons d'observer, chez un enfant âgé de douze ans, un cas curieux de ce genre, où l'amaurose complète, survenue à la suite d'une rougeole répercutée, céda à l'emploi interne des sudorifiques et à l'application des révulsifs cutanés. Nous rapporterons cette observation en détail dans notre prochaine revue clinique.

En parlant de la rétinite, nous avons fait connaître un grand nombre de circonstances relatives à l'exercice de l'organe visuel, qui peuvent donner lieu à la rétinite chronique et à l'amaurose. Il nous reste à dire que cette dernière affection est souvent due à l'inégalité du foyer visuel des deux yeux chez le même individu. Lorsqu'un œil est myope et l'autre presbyte, complication assez fréquente et souvent négligée, il arrive, dans la majorité des cas, que, pour éviter le trouble résultant de l'usage simultané des deux yeux, l'individu ainsi disposé n'en emploie toujours qu'un seul, et laisse l'autre inactif, sans le vouloir ni sans s'en apercevoir ; il s'ensuit insensiblement une faiblesse de l'œil non exercé qui peut se terminer par une paralysie complète. Le malade ne s'en aperçoit souvent que lorsque l'autre œil, fatigué par des efforts continuels, est frappé d'une autre cause morbifique, et commence à son tour à s'affaiblir.

§ 21. — Les causes de l'amaurose congestive sont celles que nous avons énumérées en faisant l'étiologie de la rétinite. Chez des individus de constitution pléthorique, cette affection peut facilement succéder à des efforts musculaires qui donnent lieu aux congestions cérébro-oculaires. C'est ainsi que les douleurs d'enfantement, les convulsions, les éternuements, ont quelquefois produit ce genre d'amaurose ; la suppression d'une évacuation sanguine physiologique ou devenue habituelle, celle du flux menstruel, des hémorroïdes, des saignements de nez, l'omission d'une saignée lorsque le malade en a contracté l'habitude, peuvent devenir des causes occasionnelles de cette affection. Nous mentionnerons encore l'insolation, l'abus des boissons alcooliques, les efforts faits pour vomir, la toux, la grossesse.

Les yeux proéminents et durs au toucher y sont particulièrement disposés.

L'amaurose éréthique ou nerveuse se rencontre principalement chez les individus d'une constitution nerveuse, chez les malades hypocondriaques, épileptiques, chez les femmes hystériques, chez des personnes dont la santé a éprouvé des atteintes sous l'influence de travaux intellectuels et des veilles soutenues (maladie par conséquent fréquente chez les gens de lettres), sous l'influence des émotions tristes, des maladies nerveuses convulsives, typhoïdes, des pertes de sang ou autres liquides organiques, tels que le sperme, le lait, etc., surtout lorsque ces pertes se sont faites rapidement.

Richter a observé une amaurose survenue après la ponction

du ventre, chez une femme affectée d'ascite. L'état de vacuité de l'estomac paraît pouvoir produire l'abolition passagère de la faculté de voir. Il s'en trouve des exemples dans les *Ephé-mérides des curieux de la nature*, décade 3, ann. 5, obs. 107, et dans Guillé, *Nouv. rech. sur la cat. et la goutte sereine*, p. 99.

Ces dernières causes peuvent également produire l'amaurose torpide, et il est difficile de baser une division des causes de l'amaurose sur la nature congestive, torpide ou organique de cette affection. Chaque cas individuel présente des variations qui demandent à être étudiées à part. Telle cause peut pro-duire l'amaurose congestive, éréthique ou torpide, selon que son action coïncide avec certaines circonstances qu'il est im-possible de signaler avec détail, et sur la nature desquelles nous sentons le besoin de faire de nouvelles recherches. L'âge de l'individu n'est pas une des circonstances les moins impor-tantes; bien que les différences de l'âge n'excluent pas d'une manière absolue l'une ou l'autre espèce de l'amaurose, il n'est pas moins vrai que les amauroses de nature congestive ou éré-thique sont plus fréquentes chez des sujets jeunes, tandis que chez les vieillards cette affection revèt, dans la majorité des cas, le caractère de la torpeur ou de l'altération organique.

§ 22. — *Pronostic.* — Le pronostic de l'amaurose conges-tive et de l'amaurose nerveuse est moins fâcheux que celui de l'amaurose torpide; ce dernier est moins fâcheux encore que celui de l'amaurose organique. Celle-ci est dans la plu-part des cas incurable, à moins qu'elle ne soit encore à sa pé-riode de début, et due à un travail pathologique général (par exemple, la syphilis), susceptible d'être combattu par un traitement énergique. Le degré de la perte de la faculté vi-suelle est d'une haute importance, lorsqu'il s'agit du pronos-tic de cette désolante affection. Lorsque la vue est éteinte à un tel degré que la lumière même ne peut plus être perçue, la guérison est fort peu probable, bien que nous ayons obtenu un succès complet dans un ou deux cas de cette nature, et que d'autres aient rapporté des guérisons semblables. L'art est puissant, au contraire, dans la plupart des cas d'amblyopie, pourvu que toutes les circonstances nécessaires, telles que la position du malade, sous le rapport des soins qu'il peut se donner, sa bonne volonté quelquefois, viennent seconder les effets d'un traitement rationnel. Souvent c'est déjà servir beaucoup les intérêts du malade que de lui conserver le degré de vision qui lui reste. L'amblyopie négligée ne reste presque jamais stationnaire, elle ne tarde pas à se terminer par la cécité complète. La durée de la maladie est un autre point à considérer, pour décider la question de la curabilité ou de l'incurabilité de l'amaurose. Il reste peu d'espoir au malade dont l'affection est très ancienne, et n'a pas été soumise à temps à un traitement convenable. Si un œil est frappé d'amaurose, il est assez fréquent de voir l'autre s'affecter consécutivement et de la même manière. Nous en trouvons l'explication dans la liaison sympathique de deux organes remplissant la même fonction, et dans la fatigue que doit supporter l'œil resté sain, lorsque l'autre est frappé d'inaction. Peut-être que plus souvent encore cette circonstance est due à ce que l'amaurose est le produit de causes constitutionnelles. La fréquence de la transmission de l'amaurose d'un œil à l'autre a fait naître, chez quelques auteurs, l'idée bizarre de proposer l'extirpation de l'œil amaurotique. Nous n'avons rien à répondre à un pareil égarement de l'esprit ; nous doutons fort que jamais on ait osé dans la pratique faire l'application de ce précepte.

Le diagnostic de l'amaurose et de ses espèces, la recherche de son siége et des causes qui la produisent dans chaque cas individuel, sont, sans aucun doute, entourés de difficultés sans nombre ; peu de praticiens ont la patience de les vaincre à force d'attention et d'observation soutenues. Ceux qui ne se lasseront pas d'un examen scrupuleux et réitéré, afin de pénétrer dans les détails les plus minutieux du commémoratif et de l'état actuel de leurs malades, obtiendront souvent des succès là où d'autres ont déjà prononcé une sentence irrévocable et funeste.

§ 23. — *Traitement de l'amaurose.* — Les diverses espèces de l'amaurose n'étant point des affections de nature identique, elles n'admettent pas de traitement qui soit uniforme et indistinctement le même dans tous les cas. La médication qu'il faut opposer à cette maladie doit donc reposer sur les mêmes bases que le diagnostic de ses espèces et de ses variétés.

Les indications thérapeutiques découlent : 1° de la nature congestive, nerveuse, torpide ou organique de l'amaurose ; 2° de son siége, selon que l'affection principale se localise dans la rétine, dans le cerveau, dans la moelle épinière ou dans le système ganglionnaire; 3° des causes qui la produisent. Après avoir exposé les caractères de l'amaurose d'après sa nature, nous y joignons immédiatement les règles thérapeutiques qui résultent des différences admises sous ce rapport.

§ 24. — Le traitement de l'amaurose congestive et inflammatoire coïncide avec celui de la rétinite chronique. On aura recours à l'emploi énergique des saignées générales et locales, des saignées révulsives, des frictions mercurielles, des purgatifs et des mercuriaux à l'intérieur, à l'usage de la belladona à l'intérieur et à l'extérieur, des révulsifs à action superficielle et à distance de l'œil au début, et de ceux à action profonde ou suppurative dans une période plus avancée de l'affection, joignant à ces moyens les lotions et affusions froides de la tête et des yeux, continuées pendant long-temps. Tels sont en résumé les moyens qui répondent aux indications de l'amaurose congestive; nous croyons inutile de les exposer ici avec détail après en avoir traité suffisamment lors de la description de la rétinite. Il est nécessaire que le malade évite la lumière trop vive, sans rester toujours dans une obscurité absolue, qui, en exaltant la sensibilité de la rétine, augmenterait l'héliophobie, et entraverait la guérison. Quant à la guérison spontanée de l'amaurose congestive par des hémorrhagies du nez, de l'anus, de l'utérus, etc., les fastes de l'art n'en renferment qu'un petit nombre d'exemples.

§ 25. — L'amaurose irritative nerveuse réclame le traitement qu'on oppose en général aux névroses, sauf les modifications qu'exige la spécialité de l'organe affecté. Les indications principales sont :

1° Calmer l'exaltation locale de la sensibilité nerveuse.

2° Empêcher le changement de l'irritation ou de la surexcitation nerveuse en irritation sanguine ou en paralysie.

3° Seconder les effets calmants des moyens topiques qui remplissent l'indication première, par un traitement général calmant, antispasmodique et quelquefois tonique, surtout lorsque la constitution du malade est débile et cachectique; et éloigner en même temps tout ce qui pourrait entretenir l'affection d'une manière directe ou indirecte.

§ 26. — *Première indication.* — A la première indication répond l'emploi des narcotiques, et surtout leur application locale sur les yeux et sur les parties qui les avoisinent. Certains narcotiques, tels que la belladona, la jusquiame, le datura-stramonium, etc., etc., ont une action sédative particulière sur la sensibilité de la rétine ; nous donnons la préférence à la belladona, dont les effets nous paraissent être et plus prompts et plus certains. Les frictions sur les sourcils, le front, les tempes, d'extrait de belladona sans fécule, répétées trois à quatre fois par jour, suffisent souvent à elles seules pour délivrer les malades des fantômes visuels qui les tourmentent et les poursuivent. Rien ne justifie la crainte de la paralysie rétinienne qui, d'après quelques auteurs, résulterait de l'usage prolongé de ces narcotiques. Nous l'avons continué pendant des mois sans avoir rien observé de semblable ; il faut néanmoins certaines précautions dans leur emploi, si l'on veut s'en servir avec avantage. Dans les cas d'amblyopie nerveuse, où il s'agit de diminuer la sensibilité de la rétine, et non d'obtenir la dilatation de la pupille, il importe de régler l'emploi de la belladona de manière à ce que son action se borne au premier effet, celui de calmer l'exaltation nerveuse. Dès que la pupille commence à se dilater, on fait bien de diminuer la dose de la belladona, ou d'en cesser l'emploi pour le moment; sinon, on s'expose à priver le malade des effets sédatifs de cet agent à cause de la trop grande quantité de rayons lumineux qui, par suite de la dilatation de la pupille, viennent frapper et irriter la rétine. Cet effet passé, on peut revenir de nouveau à l'application modérée de la belladona. Les frictions faites avec l'extrait de belladona sur le front et dans le voisinage de l'organe visuel, sont préférables dans ces circonstances aux instillations entre les paupières d'une solution filtrée de l'extrait ou d'une décoction concentrée de l'herbe; ces derniers modes d'application provoquent plus promptement sur l'iris une action qu'on veut éviter. On recommande en outre au malade, pour mitiger l'impression douloureuse de la lumière, l'usage de lunettes légèrement bleues.

Les lotions froides sur les yeux, répétées plusieurs fois par jour, les affusions et douches d'eau froide sur ces organes, les douches faites avec des eaux ferrugineuses, et continuées chaque fois pendant cinq, dix ou quinze minutes, secondent puissamment les autres sédatifs, et sont en même temps les moyens les plus sûrs pour empêcher le passage si facile de l'irritation nerveuse à l'irritation sanguine.

§ 27. — *Seconde indication.* — 1° Rien n'est plus dangereux dans des cas pareils (et cela s'applique aussi bien à l'amaurose congestive qu'à l'amaurose éréthique) que l'usage intempestif des lotions ou des vapeurs stimulantes, aroma-

tiques, ammoniacales, éthérées, ou celui des révulsifs énergiques, tels que les vésicatoires, l'onguent ammoniacal de
Gondret, les moxas et l'ustion sincipitale et des régions voisines
de l'œil. L'amblyopie congestive et nerveuse s'aggrave rapidement sous l'influence de ces derniers moyens, qui non seulement appellent le sang vers l'organe visuel, mais qui en outre
augmentent l'agitation nerveuse locale et générale. Il en est de
même de l'électricité, du galvanisme et de l'électro-poncture
employés dans ces cas, bien que leur action soit beaucoup
moins violente et par conséquent beaucoup moins dangereuse.

Rien n'est plus difficile dans le traitement des amauroses
nerveuses que de trouver le terme moyen. Le praticien est
toujours entre deux craintes, celle d'exciter la rétine et de
transformer l'exaltation nerveuse de cette membrane en congestion ou en maladie organique, et l'autre de la laisser aller
faute d'excitants à un état de torpeur plus désolant encore. Il
faut que l'homme de l'art suive avec la plus scrupuleuse
attention la marche et les modifications des phénomènes de
l'amblyopie s'il veut éviter ces écueils. Aussitôt que, sous
l'influence des moyens stimulants, il se joint aux symptômes
d'excitation nerveuse d'autres symptômes qui caractérisent la
congestion, savoir : des photopsies, des visions de couleurs,
des maux de tête plus ou moins continus, des vertiges, des
tintements d'oreilles, l'injection de la face, de la dureté et de la
plénitude dans le pouls, etc., il faut immédiatement suspendre
tout ce qui peut stimuler, et remplacer ces moyens par d'autres
que nous avons indiqués pour le traitement de la rétinite.
Règle générale, il vaut toujours mieux, en pareil cas, aller un
peu trop loin dans les mesures antiphlogistiques, que de les
négliger, ou d'insister mal à propos sur l'usage des excitants.

§ 28. — 2° L'amaurose nerveuse peut prendre une marche
tout-à-fait opposée. Les phénomènes d'excitation cèdent la

place à ceux de la torpeur ; au lieu de visions lumineuses , la vue des malades se couvre d'un brouillard épais, sombre et noir ; ils cherchent la lumière au lieu de l'éviter, etc. , etc. Dans ces circonstances le traitement de l'amaurose nerveuse doit être remplacé par celui que nous indiquerons plus bas pour l'amaurose torpide.

§ 29. — *Troisième indication.* — 1° Souvent il ne suffit pas de calmer localement l'exaltation de la sensibilité de la rétine ; cet effet n'est pas durable, à moins qu'il ne soit secondé par un traitement général d'abord sédatif, calmant, et ensuite propre à imprimer au système nerveux un certain degré de résistance aux influences morbifiques, en un mot, à lui donner du ton. Dans le but de calmer l'agitation nerveuse générale qui accompagne souvent cette espèce d'amaurose, nous recommandons l'usage interne et prudent de la belladone, de la digitale, de l'eau de laurier-cerise, de la ciguë et même de l'opium. Dans des cas pareils, où il s'agit de diminuer la sensibilité du système nerveux, M. Himly vante beaucoup le camphre donné à doses progressives. Il recommande en outre la belladona et la quassie amère.

§ 30. — 2° Attendu que le plus grand nombre de ces cas d'amaurose attaquent des individus d'une constitution délicate et originairement nerveuse, des sujets dont le système nerveux s'est affaibli à force de chagrins, d'émotions tristes, d'infortunes et de revers, attendu que souvent ces personnes sont forcées de subvenir aux besoins de leurs familles par un travail fatigant pour la vue, tel que la couture, l'ouvrage de tapisserie, l'horlogerie, la profession de mécanicien, etc., qu'elles doivent même passer des nuits au travail ; combien ne doit-il pas y avoir de difficultés pour le médecin qui veut remplir l'indication thérapeutique que nous venons d'établir, et faire cesser en même temps l'excitation locale de l'organe de la vision ? Il est impossible, en effet, d'arrêter les

progrès de l'amblyopie aussi long-temps que le malade reste
sous l'empire de ces circonstances fâcheuses, et souvent l'affection devient incurable par cela même que le médecin n'a
pas le pouvoir d'arracher le malade à une position triste et
malheureuse.

Le repos des yeux et le calme de l'âme sont deux conditions
indispensables pour le succès de la cure de l'amaurose nerveuse.

§ 31. — 3° Les moyens curatifs ne tarderont pas à exercer
une action favorable sur la totalité du système nerveux, lorsqu'on pourra entourer le malade de soins hygiéniques nécessaires pour assurer leur succès. Les toniques, les préparations
de quinquina et de fer, les bains froids ou ferrugineux sont
convenables, pourvu que la santé générale du malade ne
contre-indique pas leur emploi. Nous avons obtenu plusieurs
fois, dans l'amblyopie nerveuse et torpide, des effets très
remarquables de l'usage interne du sous-carbonate de fer à
hautes doses ; cet agent paraît même être supporté dans les
cas où la nature de l'amblyopie n'est ni purement nerveuse,
ni franchement congestive, état intermédiaire qui embarrasse
souvent le praticien. La dose par laquelle nous commençons
est ordinairement celle d'un demi-scrupule en poudre donnée
trois fois (un demi-gros par jour). Peu à peu la dose que l'on
donne dans les vingt-quatre heures peut être portée à un gros
et demi et plus. Rarement les malades se plaignent d'une pesanteur à l'épigastre après l'ingestion de ce médicament. Dans la
plupart des cas l'appétit, les forces et la santé générale s'améliorent sensiblement sous l'influence de cette médication ; nous
possédons quelques faits très remarquables où le sous-carbonate de fer presque à lui seul a achevé la guérison de l'amblyopie nerveuse.

§ 32. — Les moyens stimulants trouvent leur application
dans le *traitement de l'amaurose torpide ;* c'est ici qu'il s'agit de

faire sortir à tout prix l'organe visuel de l'état de stupeur ou
de paralysie dans lequel il est plongé. L'excitation doit être
locale et générale. Disons cependant qu'il serait à désirer qu'en
général on fût moins pressé d'agir dans le sens de cette indication qui demande toujours beaucoup de précautions. On est
si disposé à cacher un diagnostic défectueux sous le nom de
paralysie de la rétine, et à user en pareil cas d'agents violents,
qu'on ne saurait trop recommander la prudence à cet égard, pour
éviter les conséquences funestes d'une stimulation précoce.
Après des lésions externes, après une commotion, le cerveau
et surtout la rétine se trouvent souvent comme dans un
état d'asphyxie, se présentant avec le cortége des phénomènes torpides. Qu'on ose appliquer, dans des circonstances
semblables, les stimulants énergiques, et l'on est sûr d'éveil-
ler dans l'organe momentanément paralysé un mouvement
réactionnaire exorbitant, qui plus tard sera suivi d'une paralysie complète. Le minimum de vitalité resté à l'organe as-
phyxié ne supporte qu'un minimum d'excitation; ce n'est
qu'en raison directe du retour de l'innervation qu'il est permis de graduer l'excitation.

§ 33. — Un régime nourrissant, l'usage du vin, des préparations de quinquina, des ferrugineux, de l'arnica, etc.,
remplissent l'*indication générale*. Nous ne dirons rien de plusieurs autres moyens recommandés dans le traitement de l'a-
maurose torpide, tels que la pulsatille, l'éllébore, le phosphore, etc., dont l'utilité ne nous est pas encore démontrée par
notre propre expérience, mais qui paraissent agir dans le
même sens. M. Himly attribue une efficacité particulière à la
gomme ammoniaque, par la raison que cette substance, selon
lui, a la propriété de provoquer des photopsies chez l'homme
sain. Nous avouons n'avoir jamais observé de pareils effets
de ce médicament, que nous employons fréquemment, comme
les gommes férulacées en général, quand il s'agit d'exciter

ou de modifier l'innervation languissante, ou autrement vicieuse, du système ganglionnaire.

§ 34. — Nous possédons un très grand nombre de moyens externes stimulants, recommandés et employés tour à tour dans les diverses espèces d'amauroses, et dont l'usage devrait rester réservé au traitement de l'amaurose torpide. Telles sont les frictions des régions voisines de l'orbite, avec des mélanges spiritueux, le baume de Fioraventi, le baume de vie de Hoffmann, l'esprit de lavande, de serpolet, de romarin; les huiles éthérées, la teinture de cantharides, les préparations qui contiennent du phosphore, les évaporations spiritueuses, éthérées et ammoniacales vers l'œil; l'irritation des branches naso-ciliaires par l'usage des poudres sternutatoires. Telle est l'ustion sincipitale dont nous avons constaté les plus tristes effets dans toutes les autres espèces d'amauroses, hors l'amaurose torpide, de sorte que nous ne pouvons pas blâmer assez l'usage général qu'on veut en faire; l'application de l'onguent ammoniacal, de plusieurs vésicatoires volants, successivement placés sur la région sus-orbitaire et sur les tempes; l'application des moxas, l'électricité, le galvanisme, l'acuponcture, la galvano-poncture, la cautérisation du pourtour de la cornée, et enfin la strychnine, employée en frictions ou par la méthode endermique. Le grand nombre des moyens que nous venons d'énumérer nous paraît démontrer, plus que tous les arguments, l'insuffisance de l'art dans cette triste affection, et le peu de succès des essais faits pour y trouver remède. Si l'amaurose est de nature torpide, il est permis d'employer successivement l'un et l'autre de ces moyens, en observant les gradations et les précautions nécessaires. L'emploi des vésicatoires volants sur le front, et de la strychnine, nous a donné quelquefois des résultats satisfaisants dans les amauroses, et plus souvent dans les amblyopies.

Nous commençons ordinairement par des frictions sur le

front faites trois ou quatre fois par jour, avec une solution
alcoolique et éthérée de cet alcaloïde (2 à 4 gr. sur 2 onces
d'alcool et 1 once d'éther), et nous passons ensuite à l'application d'un quart ou d'un demi grain de strychnine par jour,
sur la plaie d'un vésicatoire, placé dans le voisinage de l'œil.
Nous avons toujours soin de suspendre l'usage de cet agent
énergique du moment où il fait naître des phénomènes d'irritation ou de congestion, des photopsies, des douleurs dans
l'œil et dans la tête, de l'insomnie, de l'agitation, des mouvements convulsifs, une rougeur des membranes externes de
l'œil, etc., ce qui arrive assez fréquemment, et indique le
plus souvent un reste de tendance irritative de l'affection.

§ 35. — L'amaurose organique n'est pas toujours incurable. Les causes qui l'ont produite sont d'une très grande influence sur le pronostic. Dans les cas principalement où une
affection syphilitique, nouvelle ou ancienne, paraît avoir occasionné cette espèce d'amaurose, il y a souvent lieu d'espérer
beaucoup d'un traitement antisyphilitique suivi avec énergie.
Ces cas cependant sont extrêmement rares, et quand la cécité
est due à cette cause, il y a toujours des symptômes manifestes
d'affection syphilitique, le plus souvent secondaire ; quand
on ne trouve point ces derniers, on ne peut rien espérer du
traitement antisyphilitique. Le sublimé corrosif donné à l'intérieur, les frictions mercurielles à hautes doses, jointes à une
diète extrêmement sévère, ou au *cura famis*, ont souvent amené
la guérison complète dans des cas qui paraissaient désespérés.

M. Langenbeck rapporte plusieurs exemples fort remarquables de guérison d'amaurose organique par l'usage interne
du deuto-chlorure de mercure. Ce praticien l'administre en
solution (d'un grain de sel sur 6 onces d'eau, avec addition
d'un scrupule de laudanum et de 3 gros de gomme), dont
le malade prend une cuillerée à bouche matin et soir. Donné
à une dose plus élevée, le sublimé provoquerait, selon lui, la

salivation avant qu'il ait produit les effets qu'on en attend.

§ 36. — La recherche des causes qui produisent l'amaurose est d'une importance très grande pour le traitement de cette affection. De même que les ophthalmies peuvent se combiner avec certains états pathologiques des divers systèmes de l'économie, de même aussi, les lésions de l'appareil nerveux de la vision présentent des combinaisons d'où résultent de nouvelles indications thérapeutiques fort importantes. Si nous voyons les affections inflammatoires combinées résister quelquefois opiniâtrément au traitement antiphlogistique simple, et céder promptement à ce traitement combiné avec les moyens antidyscrasiques, l'amaurose d'origine dyscrasique réclame aussi, outre les moyens indiqués par son caractère congestif ou torpide, des agents propres à combattre les causes qui le compliquent.

Quand donc l'on trouve un rapport direct entre l'amaurose et certaines causes qui paraissent l'avoir produite, ces dernières fournissent des indications thérapeutiques de la plus haute valeur qui ne doivent jamais être négligées. C'est ainsi que ce qui vient d'être dit sur le traitement de l'amaurose organo-syphilitique s'applique aussi aux autres espèces de cette maladie dues à une cause vénérienne.

Lorsque l'amaurose paraît être le résultat d'une métastase, par suite de la suppression de la transpiration cutanée, d'un exanthème aigu ou chronique, de la sécrétion d'un ulcère devenu habituel, il est nécessaire de rétablir la sécrétion physiologique ou pathologique du système dermatique par les sudorifiques, l'émétique, les exutoires; ces derniers, appliqués surtout à l'endroit le plus voisin de celui qu'occupait le travail pathologique qui a disparu. Beer dit avoir observé et traité à lui seul vingt cinq cas d'amaurose survenus à la suite de la suppression d'ulcères chroniques du pied, et deux cas d'amaurose consécutive à la guérison de la gale. Il prétend avoir guéri tous les cas, sans exception, de ce premier genre, et un cas du second genre. En pareille circonstance, tout en remplissant l'indication relative aux causes, on ne doit jamais oublier d'agir en même temps, et avant tout, selon le siége de l'amaurose, selon sa nature congestive, irritative, torpide ou organique, et de baser sur l'ensemble de ces indications le traitement à employer dans chaque cas individuel. Les mêmes causes peuvent produire des amauroses de différente nature. C'est ainsi que l'amaurose, déterminée par la grossesse, est tantôt nerveuse, tantôt congestive. La première ayant lieu dans le commencement de la grossesse, est accompagnée de vomissements et d'autres symptômes nerveux; la seconde espèce survient à la fin de la grossesse, et est accompagnée de symptômes de congestion cérébrale, de constipation et de symptômes de pression que l'utérus distendu exerce sur les gros troncs vasculaires. On trouve dans les auteurs et dans la pratique un grand nombre d'exemples de succès obtenus par des moyens employés d'après l'indication des causes. Nous avons déjà parlé plus haut d'un cas appartenant à notre pratique d'une amaurose consécutive à la disparition subite de la rougeole, et qui fut guérie par un traitement révulsif et sudorifique (§ 20).

Le séton à la nuque, malheureusement d'un emploi trop général et routinier dans l'amaurose, peut être avantageux dans le cas où la suppression d'une sécrétion pathologique a donné naissance au trouble de la vision, ainsi que dans certaines amblyopies irritatives, qui sont restées rebelles aux moyens exposés plus haut, et où il s'agit de tenter une révulsion énergique comme dernière ressource thérapeutique.

L'amaurose survenue après la suppression du flux menstruel ne guérit souvent qu'avec la réapparition de cette évacuation pathologique. Depuis Richter, on en rapporte des exemples nombreux, auxquels nous pourrions encore en ajouter beaucoup d'autres de notre pratique. Il est donc important de rap peler à tout prix le mouvement fluxionnaire vers le système utérin, à l'aide des émissions sanguines révulsives, des irritants de la peau, appliqués aux membres pelviens, des aloétiques, de la sabine et autres emménagogues. Si ces moyens ne suffisent point, on peut tenter le courant électrique en le dirigeant des lombes à travers le bassin dans tous les sens, et de là aux cuisses et aux pieds (Scarpa).

§ 37. — Toute amaurose peut être ramenée par ses symptômes à l'une des trois espèces que nous avons décrites, et plus particulièrement à l'une des deux premières ; car la troisième ne varie pas essentiellement, et la distinction qu'on en fait tient plutôt au diagnostic et au pronostic qu'à la différence des moyens thérapeutiques. De ces trois espèces, les deux premières peuvent être regardées comme fondées sur le *siége général* de la maladie, c'est-à-dire sur le *système* dans lequel on peut la localiser, car l'amaurose congestive se rattache au système sanguin, l'amaurose irritative nerveuse au système nerveux, et c'est encore ce dernier qui est au moins principalement affecté dans l'amaurose torpide ou paralytique. Mais, outre les caractères de ces espèces, les amauroses présentent encore dans leur cortége une foule de symptômes et de traits divers, exerçant une grande influence sur le traitement. Ces symptômes se rapportent au *siége spécial de la maladie*, c'est-à-dire à l'organe affecté ; car, bien qu'on leur assigne, en général, pour siége la rétine, cette membrane, dans la plupart des cas, non seulement ne présente point à l'autopsie des lésions anatomiques manifestes, mais encore les symptômes ne sont pas de nature à pouvoir être rapportés au nerf optique ou à son expansion membraniforme, ou au moins il est impossible de les rattacher exclusivement à des lésions physiologiques ou anatomiques de ces parties. Une attention suivie et l'observation exacte montrent qu'au contraire d'autres parties de l'œil, ou bien le cerveau, la moelle épinière, le système nerveux ganglionnaire, les viscères mêmes sont souvent exclusivement ou simultanément malades, et provoquent un trouble dans les fonctions visuelles, soit parce que les origines des faisceaux du nerf optique remontent jusqu'à eux, soit parce que de nombreuses anastomoses des nerfs spinaux lient ces faisceaux aux nerfs ganglionnaires, et parce que le nerf trisplanchnique lui-même forme des anastomoses avec le cerveau, le nerf optique et les nerfs ciliaires. Ces sous-espèces composent le groupe des amauroses sympathiques et symptomatiques admises par les auteurs depuis Richter et Beer, groupe trop vague et trop peu conforme à l'esprit rigoureux de la médecine moderne. Suivant toujours dans les classifications la méthode naturelle, et animé du désir d'éclairer autant que possible la pathologie oculaire par les lumières que nous fournit l'anatomie pathologique, nous avons cru pouvoir faire l'essai d'une classification qui nous semble plus méthodique, et en même temps plus pratique. Bien que, pendant des années entières, nous ayons travaillé à cette classification, en la modifiant constamment quand l'observation nous montrait quelques cas nouveaux, que notre premier cadre ne pouvait recevoir; bien que notre cadre actuel soit déjà plus vaste et plus exact, que celui qui a été présenté par M. le docteur Beger de Dresde, d'après nos leçons cliniques dans le *Journal d'ophthalmologie* du professeur d'Ammon, bien enfin qu'il puisse déjà servir à quelques besoins des praticiens, nous le croyons encore très imparfait, et susceptible de corrections et améliorations nombreuses.

Le docteur Copeland, dans son *Dictionnaire de médecine et de chirurgie*, a essayé une classification semblable, mais, selon nous, moins vaste et moins complète, et dans laquelle toutes les espèces et variétés ne se classent pas aussi parfaitement et aussi naturellement.

Pour que la classification soit complète et exacte, on peut

former les groupes principaux dé l'amaurose en considérant le siége, et les espèces en considérant la nature de la maladie.

Pressé par le temps et l'espace, cet ouvrage s'étant déjà accru bien au-delà du volume que lui assignait sa destination primitive et sa nature élémentaire, nous n'exposerons que très sommairement les groupes et espèces, nous réservant de donner une attention plus marquée aux espèces les plus importantes pour le praticien. Qu'on nous pardonne donc l'inégalité qu'on remarquera dans les différentes parties de ce travail.

GENRE I. — AMAUROSE RÉTINIENNE.

§ 38. — Le siége de la maladie est dans la rétine; cette membrane seule est affectée; les symptômes sont donc ceux que nous avons exposés plus haut, sans complication de ceux que produit le dérangement des fonctions d'autres organes. La rétine étant l'épanouissement du nerf optique, il est naturel que dans un grand nombre de cas, dans la plupart même, ce nerf soit malade en même temps. Nous composerons un second groupe de tous les cas où ce nerf est seul ou plus particulièrement affecté.

C'est dans ce groupe que l'aspect grisâtre ou blanchâtre de la pupille, et l'apparence d'une opacité opaline et concave au fond de l'œil sont plus particulièrement marqués et fréquents; c'est surtout dans la troisième espèce, l'amaurose rétinienne organique, que ce symptôme est manifeste.

Ce groupe contient, après l'amaurose cérébrale, les cas les plus nombreux.

ESPÈCE I. — AMAUROSE RÉTINIENNE IRRITATIVE.

SOUS-ESPÈCE 1. — *Amaurose rétinienne congestive.*

§ 39. — C'est dans cette espèce que les symptômes exposés

§ 12, l'étroitesse de la pupille, la photophobie, la chroupsie, la photopsie, la nyctalopie symptomatique, les mouches volantes, l'avancement convexe de l'iris dans la chambre antérieure, etc., sont particulièrement marqués. Quand l'affection est portée à un haut degré, de manière à faire participer à la plénitude les autres membranes du globe oculaire, on observe souvent une certaine dureté et une proéminence de cet organe; la fixité dans le regard des amaurotiques et une certaine immobilité de l'œil qui accompagnent si souvent la goutte sereine, sont même quelquefois dues à cette circonstance.

Quand l'irritation sanguine congestive augmente, elle se rapproche de la sub-inflammation de la rétine; alors le malade commence à éprouver une douleur sourde, pressive et profonde dans le globe oculaire ou derrière celui-ci, au fond de l'orbite, semblable à celle que produirait, soit la pression d'un doigt sur la surface antérieure du globe, soit celle d'un corps volumineux développé entre lui et le sommet ou les parois de l'orbite. Quelquefois cette douleur est vague et indéfinie, quelquefois elle est mieux déterminée, plus positive, et il s'y joint une sensibilité du globe oculaire; le toucher augmente la douleur et la ramène plus positivement à la partie postérieure du globe. Une légère injection des vaisseaux de la conjonctive peut accompagner cet état.

Les *causes* sont celles que nous avons indiquées pour l'amaurose congestive en général.

Le *pronostic* et le *traitement* ne varient en rien du pronostic et du traitement de la rétinite sub-aiguë ou chronique.

Sous-espèce II. — *Amaurose rétinienne inflammatoire.*

§ 40. — Quand la congestion et l'irritation augmentent, elles passent à un état de sub-inflammation et d'inflammation;

une véritable *rétinite*, soit chronique, soit sub-aiguë, se manifeste, les mêmes symptômes persistent, augmentent, et deviennent plus continus, tandis qu'auparavant ils présentaient encore des rémissions. Quelquefois de véritables rétinites presque aiguës ont été désignées comme des amauroses. La photophobie devient intolérable, le moindre rayon lumineux qui frappe directement l'œil fait souffrir le malade; la pupille, extrèmement contractée, devient trouble, terne, et se remplit quelquefois d'un liquide fibro-albumineux grisâtre; la douleur est plus marquée dans cette espèce, mais dans ce cas je ne l'ai pas observée si constante et si aiguë que le dit M. *L. Janson* : « L'amaurose inflammatoire s'annonce par deux signes constants et pathogno - moniques, ce sont le resserrement des pupilles et les douleurs vives et lancinantes que le malade éprouve lorsqu'il veut essayer les yeux à la lumière. » Cet état constitue une véritable rétinite dont les symptômes ont été suffisamment exposés, et sur lesquels nous ne reviendrons pas. Les rétinites aiguës, comme nous l'avons déjà dit, sont très rares ; presque toujours elles sont chroniques ou sub-aiguës, et se présentent sous forme d'une amaurose. Plus cette affection est chronique, plus elle est facilement méconnue, ce qui malheureusement arrive à des praticiens très distingués. C'est ici, comme dans l'amaurose cérébrale, congestive et inflammatoire, que l'emploi des vésicatoires volants promenés sur le front, et celui de la cautérisation sincipitale sont éminemment funestes, et j'en ai vu de tristes exemples.

§ 41. — Dans cette sous-espèce une sorte d'hémorrhagie chronique de l'intérieur de l'œil peut suivre l'irritation prolongée de la rétine et des membranes adjacentes; un épanchement sanguin plus ou moins abondant peut se faire d'une manière lente dans l'une des chambres de l'œil, et masquer en quelque sorte la nature de la maladie en faisant attribuer

la perte de la vision à l'obstacle mécanique. Si l'on n'a pas
été très attentif à la marche et aux symptômes de la maladie,
on ne découvre souvent l'amaurose que trop tard après la résorption du sang.

§ 42. — Un épanchement d'un liquide séreux ou mêlé
de fibro-albumine se fait quelquefois dans cette espèce d'a-
maurose. M. Roehling a vu une enfant, âgée de cinq ans et
aveugle des deux yeux depuis quinze jours par suite d'une
amaurose complète. Dans l'humeur aqueuse nageaient de petits flocons blancs visibles à l'œil nu. La cécité était survenue
brusquement après la disparition subite de la petite rougeole,
l'enfant étant sorti et ayant subi un refroidissement au moment où l'éruption était à son développement le plus complet.
En dehors de la cécité il n'y avait point d'autre symptôme
morbide ; la pommade stibiée appliquée à la nuque, l'usage
interne du calomélas, de l'arnica, du camphre et du soufre
doré d'antimoine, administrés à l'intérieur et aidés de l'usage
de bains entiers sinapisés, rétablirent la vision complétement
en cinq jours. Trois ans après, M. Roehling revit l'enfant,
qui n'avait pas eu la moindre rechute.

Il est à regretter que ce praticien n'ait pas dit un mot sur
la présence ou l'absence d'autres symptômes locaux qui au-
roient pu servir à mieux fixer l'espèce d'amaurose dont il
s'agissait dans ce cas ; c'était probablement une amaurose irritative et sub-inflammatoire, comme celle qui succède quelquefois à la disparition d'exanthèmes suivie d'épanchement et
devenue torpide, sans avoir entièrement dépouillé le caractère
inflammatoire, ce qui expliquerait l'action favorable de
moyens opposés, tels que le calomélas et le soufre doré d'une
part, et l'arnica et le camphre d'autre part.

§ 43. — Une autre espèce d'épanchement fibro-albumineux
plastique dans et derrière la pupille, dans le tissu et sur la
surface antérieure de la cristalloïde antérieure, a lieu dans les

cas où l'inflammation chronique ne se borne pas à la membrane sensitive, envahit la choroïde, l'iris, le cristallin et sa capsule, etc. ; il en résulte des adhérences de l'iris au cristallin, des cataractes capsulaires, et alors on reconnaît facilement la nature inflammatoire de l'amaurose ; mais quand ces symptômes sont moins marqués et se bornent à quelques stries opaques plus ou moins pâles sur la capsule, à quelques filaments lymphatiques ou quelques points ou plaques de pigmentum bordant la pupille et la rendant irrégulière et fixe, alors la difficulté du diagnostic, dont nous avons déjà parlé, est plus grande. Cette variété passe souvent rapidement à l'état organique, mais elle peut rester encore accessible à un traitement rationnel après un laps de plusieurs années ; dans ces cas l'iris est quelquefois concave à sa surface antérieure.

Sous-espèce III. — Amaurose rétinienne irritative nerveuse.

§ 44. — Elle se caractérise par les symptômes généraux de l'amaurose irritative nerveuse ; leurs causes sont les mêmes, de sorte qu'il ne nous reste presque rien à dire sur cette espèce.

La *commotion* de la rétine par la contusion du globe oculaire ou des blessures (plaies contuses) de la tête, produit très rarement cette espèce d'amaurose ; elle est plus fréquemment la cause d'une amaurose paralytique.

L'amaurose *périodique* est aussi plus souvent une variété de l'amaurose paralytique que de l'amaurose nerveuse irritative. Nous reviendrons sur ces deux variétés à l'occasion de l'amaurose rétinienne torpide.

Sous-espèce IV. — Amaurose rhumatismale.

§ 45. — Elle tient le milieu entre l'amaurose irritative san-

guine et l'amaurose nerveuse, et présente les symptômes généraux de l'amaurose irritative, sans les symptômes de turgescence et de congestion propres à cette première, et les caractères nerveux de la seconde. Les symptômes d'irritation
sont moins marqués que dans ces deux autres espèces, et l'irritation est moins fixe, plus passagère, passant bien plus vite
à l'état torpide; ce n'est que dans le début de la maladie que
l'irritation est bien manifeste. Elle reconnaît pour causes l'a-
baissement subit de la température, le refroidissement qui
agit sur l'œil seulement ou sur toute la surface cutanée; l'action du froid sur les séreuses, et la présence dans le globe
oculaire d'une membrane appartenant au système séreux
(la membrane de Jacob), donnent de cette cause une explication suffisante.

Le resserrement de la pupille, la photophobie, la photopsie, etc., n'existent qu'au début, et sont moins marqués que
dans les autres espèces. Cette amaurose est souvent précédée
ou accompagnée d'une sensation de froid ou de fraîcheur
dans la tête, le front ou la région péri-orbitaire, pénétrant
quelquefois jusque dans l'orbite ou dans le globe oculaire.
Arrivée à un plus haut degré, elle présente souvent des douleurs occupant le même siége, augmentant pendant le froid
et l'humidité, ou pendant les changements de temps, diminuant quand le temps est sec, chaud, ou simplement constant.
La pupille se dilate bientôt jusqu'à un diamètre moyen, et
prend en même temps une forme irrégulière, le plus souvent perpendiculairement ovalaire et quelquefois presque
quadrangulaire, mais irrégulièrement. Ces changements de
forme surviennent quelquefois sans dilatation, sa mobilité
diminue, la vision faiblit à mesure, le plus souvent les deux
yeux s'affectent simultanément ou à peu de distance.

Un officier d'une trentaine d'années, qui m'a été adressé
par M. Broussais, éprouvait un trouble de la vue accompagné

d'une sensation de froid insupportable dans le front et le vertex, qui le forçait, particulièrement quand le temps changeait et que la température atmosphérique baissait, à s'envelopper la tête de plusieurs mouchoirs. Les pupilles étaient étroites, un peu carrées et fort peu mobiles. Un rhumatisme articulaire chronique du genou gauche avait précédé de peu de temps le début du trouble visuel ; il n'y avait pas de symptômes de congestion cérébrale, mais un soupçon d'hémorroïdes non développées. Une ou deux applications d'une douzaine de sangsues à l'anus, l'usage interne de la teinture de semence de colchique, et plus tard une tisane sudorifique, moyens approuvés par l'illustre professeur qui m'avait adressé ce malade, modifièrent favorablement l'affection ; les eaux sulfureuses thermales furent ordonnées après ; mais n'ayant pas revu le malade, je ne sais si elles ont amené une guérison complète et radicale. — Une femme âgée, affectée d'amblyopie amaurotique avancée, sans avoir jamais eu des douleurs rhumatismales, était tourmentée par une fraîcheur, c'est-à-dire par une sensation de froid dans toute la tête ; les anti-rhumatismaux la guérirent entièrement.

§ 46. — Le *prónostic* de l'amblyopie rhumatismale, reconnue à temps et traitée conformément à la nature de son origine, n'est pas trop fâcheux. Le feuillet séreux de la rétine est probablement dans ces cas le siége de la fluxion. Ici, comme dans d'autres affections de nature rhumatique, il n'est pas rare de voir participer d'autres tissus séreux ou fibreux, tels que la sclérotique, la cornée ou l'iris, à l'irritation rhumatismale ; la sclérotite ou l'iritis séreux alternent quelquefois avec les symptômes de l'amaurose rétinienne ; plus souvent cette dernière s'accompagne de symptômes d'ophthalmie externe.

Le *traitement* de l'amaurose rhumatismale est celui de l'amaurose congestive ou nerveuse, plus les moyens exigés par la spécialité de la cause qui lui a donné origine ; les révulsifs et les antirhumatiques offrent ici de grandes ressources au praticien qui sait les combiner habilement avec les moyens sédatifs ou antiphlogistiques. L'usage interne de la teinture des semences de colchique, de l'aconit, des antimoniaux, des sulfureux, du gaïac, des tisanes sudorifiques de salsepareille, de sassafras, de bardane, des tiges de douce-amère, etc., doit être continué pendant long-temps pour rétablir l'équilibre de la transpiration, qui le plus souvent a été brusquement supprimée. Cette espèce d'amaurose cède quelquefois promptement à l'administration d'un vomitif. Dans une période plus avancée de la maladie, quand elle commence à montrer une tendance à l'état torpide, l'action des sudorifiques doit être soutenue par les vésicatoires, les moxas placés à la nuque ou sur l'apophyse mastoïde, et par d'autres modes de révulsion dermatique.

L'électricité, l'acuponcture et le galvanisme peuvent être tentés dans ce dernier cas, quand tous les symptômes d'irritation ont disparu, et que l'amaurose rhumatismale menace de se terminer par l'amaurose torpide.

Espèce 11. — Amaurose rétinienne torpide ou pa ralytique.

§ 47. — Les symptômes, les causes, le pronostic et le traitement sont les mêmes que dans l'amaurose torpide en général.

Sous-espèce I. — *Commotion et insolation de la rétine.*

§ 48. — Cette amaurose n'est peut-être qu'une sous-espèce de l'amaurose rétinienne torpide, cependant elle en diffère par la soudaineté avec laquelle elle se manifeste, et par l'abolition totale de la faculté visuelle ; elle est ordinairement due à des causes traumatiques. Cette espèce d'amaurose a été dé-

crite par quelques auteurs sous le nom d'*apoplexie oculaire*.
Souvent c'est une véritable *commotion* de la rétine déterminée
par une chute, des coups portés directement sur l'œil ou sur
la région orbitaire, par de violentes contusions, ou bien
encore par une détonation produite à une très petite distance
de l'œil ; souvent, au moment où l'accident a lieu, le malade
croit voir une flamme jaillir de ses yeux, et immédiatement
après il se trouve plongé dans la nuit la plus épaisse. La commotion de la rétine est tout-à-fait analogue à celle du cerveau.
Le système nerveux de l'œil, dit Lawrence, est dans ce cas
atteint de la même manière que le cerveau dans les lésions
traumatiques du crâne ; le terme de *commotion* est applicable
à l'une et à l'autre de ces affections, toutefois l'emploi de
ce mot n'exclut pas l'idée d'une déchirure ou d'une rupture
vasculaire.

§ 49. — La paralysie de la rétine, après de pareils accidents, peut être *totale*, c'est-à-dire affectant toute la surface de
cette expansion nerveuse, ou *partielle* et restreinte soit à l'une,
soit à l'autre moitié de la rétine, ce qui donne lieu au *visus
dimidiatus*. Peut-être y a-t il, dans les cas de commotion rétinienne, des lésions appréciables dans l'arrangement des globules nerveux, que des recherches microscopiques plus exactes
nous feront encore connaître.

La pupille est dilatée et immobile ; fréquemment on la voit
tiraillée latéralement ou perpendiculairement, soit que l'une
ou l'autre des branches ciliaires ait souffert, soit qu'une lésion
organique, comme un épanchement sanguin, ou bien encore
la déchirure d'une des membranes internes donne lieu au déplacement d'une partie de l'iris.

La commotion est souvent accompagnée de déchirure des
parties internes de l'œil, et d'autres lésions dont l'existence se
dérobe à nos regards. L'épanchement de sang dans les chambres de l'œil fait quelquefois soupçonner un état analogue

dans les interstices qui séparent les tissus oculaires profonds.
Ce soupçon devient une certitude lorsqu'on aperçoit derrière
la pupille et dans le fond de l'œil un reflet concave rougeâtre
ou pourpre, d'apparence luisante et oscillatoire.

§ 50. — L'*insolation* de la rétine produit également l'espèce
paralytique de l'amaurose rétinienne. Qui ignore le supplice
cruel employé par les anciens contre certains coupables, et qui
consistait à aveugler le patient en l'obligeant à fixer des mi-
roirs métalliques concaves? On a vu des personnes, surtout
des militaires, devenir aveugles après une marche fatigante
pendant les grandes chaleurs, et pendant que leurs yeux et
leur tête étaient exposés à l'action du soleil. C'est en partie à
cette espèce qu'il faut rapporter les amauroses produites par
l'impression soudaine d'un éclair, par l'imprudence d'observer à l'œil nu le soleil qui s'éclipse, etc. L'amaurose, paralytique dans ces cas, succède quelquefois à une rétinite aiguë,
mais souvent l'œil est frappé d'emblée de cécité, sans que
celle-ci ait été précédée de symptômes d'irritation.

§ 51. — M. B. Langenbeck, dans son excellent ouvrage sur
la rétine, distingue deux variétés d'apoplexie de la rétine, l'une,
qui dépend de la distension exorbitante des vaisseaux propres
à cette membrane, l'autre qui est due à la rupture de ces vaisseaux et s'accompagne d'épanchement sanguin dans les tissus
profonds de l'œil. Nous est-il permis, dans l'état actuel de nos
connaissances sur l'amaurose, d'établir des distinctions aussi
subtiles pour n'arriver d'ailleurs à aucun résultat thérapeutique? Existe-t-il même un nombre suffisant de faits qui prouvent que la distension seule des vaisseaux rétiniens soit apte
à produire la forme apoplectique de l'amaurose?

§ 52. — L'anatomie pathologique a constaté l'existence d'ecchymoses dans le tissu de la rétine, sous la forme de taches
rouges plus ou moins grandes; cette altération se trouve fréquemment dans les yeux des individus morts par strangula-

tion. Les ecchymoses ne conservent pas long-temps leur aspect primitif; le sang est résorbé à l'exception de la partie colorante qui résiste à la résorption, et prend l'aspect brunâtre du pigmentum (Langenbeck). L'origine de ces taches, dans des cas de rétinite, peut s'expliquer par l'intensité de l'action vasculaire, qui donne lieu à l'exhalation de sang dans le tissu rétinien.

§ 53. — Lors même que les symptômes de l'amaurose torpide ont succédé immédiatement à une lésion externe, le rétablissement de la fonction visuelle n'est pas impossible, pourvu qu'on ne tarde pas à employer un traitement convenable. On commettrait une erreur grave en voulant appliquer à cette espèce d'amaurose les règles thérapeutiques que nous avons établies pour le traitement de l'amaurose torpide en général. Les antiphlogistiques hardiment employés peuvent seuls avoir ici des résultats heureux en empêchant la réaction inflammatoire de surgir ou en enrayant les progrès de la phlogose des parties internes lorsqu'elle a commencé; les principes généralement connus pour le traitement de la commotion du cerveau s'appliquent à celui de la commotion rétinienne.

Sous-espèce II. — *Amaurose intermittente.*

§ 54. — Cette espèce d'amaurose est fort rare; il en existe cependant quelques exemples parfaitement constatés. Elle ne diffère en rien d'autres affections intermittentes, et présente tous les caractères de ce genre remarquable de névroses. Intermittence complète ou du moins rémittence fort évidente, persistance de la cécité pendant un certain laps de temps, après lequel elle disparaît comme par enchantement, souvent terminaison critique de l'accès par des sueurs, par des sédiments critiques dans les urines, et amélioration ou guérison rapide par les antipériodiques; tels sont les symptômes de cette espèce d'amaurose. Presque toujours elle a en quelque sorte le caractère des fièvres intermittentes pernicieuses ; si le type régulier de l'affection est méconnu, et qu'on néglige de lui opposer les antipériodiques, l'accès revient ou plus tôt ou plus violent, ou persiste plus long-temps, jusqu'à ce qu'enfin la cécité finisse par devenir complète et permanente. La maladie présente, dans la plupart des cas, les symptômes d'une amaurose rétinienne torpide.

On saisira mieux les caractères de cette variété dans un exemple fort remarquable rapporté par M. Kuehlbrand.

« Mademoiselle S..., âgée de dix-huit ans, d'une constitu-
» tion robuste, perdit subitement la vue au mois de septem-
» bre 1826 ; ses pupilles, plutôt dilatées que contractées,
» étaient immobiles ; la conjonctive était peu rouge ; il n'y
» avait point de douleur dans l'œil ; il existait une céphal-
» algie frontale. L'origine de l'affection fut attribuée à un
» refroidissement. Le jour où elle perdit la vue, elle avait
» senti des tiraillements, un malaise accompagné de frissons
» le long de l'épine dorsale ; le froid fut suivi de la sensation de
» chaleur. Pendant les frissons mêmes sa vue se troubla, et
» bientôt elle ne put distinguer aucun objet ; peu s'en fallait
» qu'elle ne confondît le jour avec les ténèbres. La cécité
» fut accompagnée d'une chaleur de tout le corps, de pléni-
» tude et d'accélération dans le pouls ; soif vive, urines fon-
» cées ; la malade était inquiète. On lui administra une potion
» avec l'acétate d'ammoniaque ; un vésicatoire à la nuque, des
» pédiluves irritants, furent prescrits. Il survint alors une sueur
» abondante exhalant une odeur particulière ; la vision se ré-
» tablit après dix heures de cécité. Afin de constater la nature
» intermittente de l'affection, M. Kuehlbrand ne donna que
» des sudorifiques. Le troisième jour, réapparition des mêmes
» phénomènes ; la cécité fut plus complète que la première
» fois ; la malade ne distinguait même pas le jour. La durée

44

» de l'accès fut la même; la faculté de voir se rétablit comme
» la première fois, après une transpiration abondante; dix
» doses de sulfate de quinine, chacune d'un grain et demi,
» suffirent pour guérir la malade. »

§ 55. — Il ne faut pas confondre avec ce genre d'amaurose
une autre variété que nous appellerons *amaurose périodique*.
Celle-ci offrant, comme la première, des intermittences complètes et des retours de la cécité après un certain laps de
temps, dépend de circonstances plus ou moins accidentelles,
telles que la complication ou l'origine menstruelle, hémorroïdale, hystérique, hypocondriaque de l'amaurose, qui
impriment à cette affection un caractère périodique. Les retours sont dans ce cas moins réguliers, et se font à des
intervalles plus éloignés, par exemple, de quatre en quatre
semaines. Beer, Schmucker et Pechlini signalent des cécités
périodiques qui précédaient chaque époque menstruelle, et
disparaissaient lorsque l'écoulement était établi.

§ 56. — L'amaurose périodique n'est, d'autres fois, qu'un
symptôme d'une névralgie faciale; elle en accompagne les
accès, disparaît avec elle et par les mêmes moyens. Ces derniers cas d'amaurose périodique sont probablement dus aux
rapports sympathiques du système ciliaire avec les nerfs de la
face. M. Delpech a observé un cas remarquable de ce genre
sur un militaire affecté de névralgie frontale à la suite d'un
coup de baïonnette, et accompagnée d'amaurose périodique
qui commença avec le lever du soleil, disparut à midi, et reparut le soir.

Plusieurs observations d'héméralopie et de nyctalopie
doivent être classées dans l'amaurose intermittente et périodique.

§ 57. — Le *traitement* de l'amaurose intermittente coïncide
avec celui des affections intermittentes. Le quinquina ou le
sulfate de quinine doit être administré comme dans les fièvres

pernicieuses, à haute dose, pendant les intervalles apyréti-
ques. Si quelque circonstance ou quelque complication particulière défend l'usage interne des préparations de quinquina, on peut les administrer sous forme de lavement ou
par la méthode endermique. Après avoir diminué la longueur
et l'intensité des accès par la quinine, on pourrait essayer
l'usage interne du sous-carbonate de fer à la dose de douze
grains quatre à six fois par jour ; ses excellents effets dans les
névralgies intermittentes permettent au moins de conclure
qu'il pourrait y avoir de l'avantage à l'employer dans la maladie dont il s'agit.

§ 58. — L'amaurose périodique menstruelle, hémorroïdale,
hystérique, et qui trouve sa place plutôt dans le groupe des
amauroses ganglionnaires que dans celui des amauroses rétiniennes, réclame l'emploi de moyens aptes à rétablir le flux
menstruel ou hémorroïdal, ou à guérir l'affection primitive
qui a donné naissance à l'amaurose et qui l'entretient. Nous
reviendrons sur ce sujet lorsque nous traiterons de l'amaurose
ganglionnaire.

§ 59. — L'amaurose périodique névralgique cesse souvent
avec promptitude aussitôt qu'on parvient à enlever les causes
de l'irritation des filets nerveux, en éloignant, par exemple,
une esquille d'os, un corps étranger, en divisant une cicatrice qui exerce un certain tiraillement sur les fibres nerveuses, etc. A part l'indication de la cause, le traitement de
cette amaurose est celui de la névralgie. Le sulfate de quinine,
le sous-carbonate de fer, les préparations arsénicales, l'électricité, le magnétisme minéral, ont été vantés tour à tour.
Malheureusement il est quelques cas qui résistent opiniâtrément à tous les efforts de l'art.

Espèce III. — Amaurose rétinienne organique.

§ 60. — Le tissu de la rétine, et surtout sa pulpe nerveuse, est sans contredit le siége de beaucoup d'altérations qui échappent, par leur ténuité et leur finesse excessive, à tous les moyens d'exploration que la science possède; il est donc possible qu'un grand nombre d'amauroses rétiniennes, rapportées aujourd'hui à l'espèce congestive ou torpide, méritent plutôt d'être placées dans la catégorie des amauroses organiques. Nous comprenons dans cette catégorie tous les cas d'amaurose où la perte de la vue dépend d'une altération anatomique quelconque de la rétine même, ou d'une cause organique ayant son existence hors le tissu rétinien, mais agissant sur lui d'une manière directe et immédiate, par exemple, une tumeur qui le comprime.

Cette espèce d'amaurose touche de très près à l'amaurose ophthalmique. Plus nous nous approcherons de cette dernière espèce, plus nous reconnaîtrons qu'en classant tel ou tel cas d'altération organique parmi les amauroses, nous donnons une trop grande valeur au symptôme de la perte de la vue; nous retrouverons ici des cas qui figurent déjà ailleurs dans le tableau systématique des maladies oculaires.

La désorganisation de la rétine est presque toujours la suite d'un travail pathologique antérieur; il est donc important pour le diagnostic de cette espèce d'amaurose de s'enquérir scrupuleusement de tous les détails du commémoratif. Dans la plupart des cas un état dyscrasique, une lésion externe, une inflammation aiguë ou chronique des tissus internes existent encore ou ont précédé l'abolition de la faculté visuelle. L'amblyopie congestive et torpide finissent presque toujours par devenir organiques. La cécité est complète, les malades ont, pour ainsi dire, soif de lumière (*photolimos*), la pupille est dilatée et immobile, le fond de l'œil grisâtre, mat comme de la corne, blanchâtre ou jaunâtre, d'apparence concave; on voit dans quelques cas distinctement de petits vaisseaux se ramifier sur cette surface blanche et concave; quelquefois la couleur blanchâtre du fond de l'œil est circonscrite à une partie, à la moitié de la rétine. Tous ces phénomènes sont dus à l'altération organique de cette membrane, qui perd sa diaphanéité ; quelquefois même une exsudation jaunâtre et élevée s'avance de la surface de la rétine et s'approche du cristallin. Ces derniers phénomènes cependant appartiennent, dans la plupart des cas, à une altération *sui generis* de la rétine, trop considérable pour ne point constituer une maladie à part, au terrible fongus médullaire, ou cancer encéphaloïde de cette membrane.

Il n'y a point de douleurs, ni dans l'œil, ni dans la tête ; le globe oculaire présente quelquefois au toucher une résistance moindre que d'ordinaire ; d'autres fois l'inverse a lieu, l'œil paraît avoir acquis une certaine dureté ; souvent, à défaut de tous les autres indices du caractère organique de l'amaurose rétinienne, il existe des altérations concomitantes d'autres tissus oculaires, tels que l'iris, la sclérotique, etc., qui font présumer quelque état analogue de la rétine.

La rétine perd sa diaphanéité ; son épaississement peut être la suite d'une exsudation plastique à sa surface ou dans son tissu. La matière plastique revêt quelquefois la surface rétinienne comme une nouvelle couche membraneuse. Ces exsudations donnent souvent lieu aux adhérences de la rétine et de la choroïde.

La rétine peut se ramollir. M. Langenbeck jeune distingue le ramollissement (amphiblestrodomalacia) idiopathique et deutéropathique de la rétine. Le premier état accompagne et produit quelquefois les amauroses dues à des causes affaiblissantes, aux excès vénériens, qui donnent en même temps lieu au ramollissement de la moelle épinière, et à l'amaurose dite mercurielle. Comme exemples du ramollissement deutéropathique de la rétine, cet auteur cite les cas de suppuration de la rétine, le ramollissement qui succède à l'inflammation de cette membrane, celui qui accompagne l'hydropisie oculaire, et surtout l'hydropisie sous-choroïdienne et sous-rétinienne ; enfin, le synchysis du corps vitré. La rétine peut être atrophiée ; cet état accompagne ordinairement l'atrophie de tout le globe oculaire ; mais il peut exister aussi d'une manière isolée.

La rétine peut être le siége de tumeurs de nouvelle formation, qui toutes produisent l'amaurose ; les neuromes ou ganglions de la rétine ont été décrits par MM. Heusinger, Rudolphi, Weller et Langenbeck.

L'œil de chat amaurotique, ou le commencement de la dégénérescence encéphaloïde de la rétine, que déjà nous venons de mentionner, doit également trouver sa place parmi les altérations rétiniennes qui produisent l'amaurose. Il est inutile d'énumérer ici les phénomènes qui le caractérisent.

Enfin, est-ce ici ou parmi les amauroses organiques du nerf optique, qu'il faudra placer les altérations de l'artère centrale de la rétine, sa dilatation anévrismale, son oblitération et son ossification ?

GENRE II. — AMAUROSE OPHTHALMIQUE.

§ 61. — Cette catégorie se compose de diverses affections accompagnées de cécité et siégeant dans l'un ou l'autre des tissus qui font partie du globe oculaire. La distinction de ce genre est, pour vrai dire, tout-à-fait superflue. En effet, l'amaurose n'est dans ce cas (comme dans beaucoup d'autres) qu'un symptôme isolé d'un état pathologique ou d'une altération quelconque de l'une ou de l'autre partie de l'œil. En formant de ces affections différentes une division de l'amaurose, nous n'avons pour but que de rendre complète notre classification, et d'indiquer la place à laquelle certaines variétés d'amaurose, admises par la plupart des auteurs, doivent être rapportées.

L'altération de consistance, de volume du globe oculaire,
l'injection et l'état variqueux des vaisseaux sclérotico-conjonc-
tivaux, l'altération de l'iris, la déformation de la pupille, etc.,
que plusieurs auteurs (entre autres M. Juengken) énumèrent
parmi les signes propres à l'amaurose, annoncent toujours
une affection autre que celle de la rétine ou du système nerveux
de l'appareil optique, et ne devraient pas trouver place dans
la description de cette classe de maladies.

L'amaurose arthritique des auteurs est-elle, en effet, dans la
plupart des cas, autre chose qu'un symptôme qui accompagne
les altérations de la choroïde et de ses tissus contigus, conséquences de l'ophthalmie du même nom? La description qu'on
donne de l'amaurose syphilitique n'est-elle pas en tout conforme à celle de la dernière période de l'iritis syphilitique ou
des symptômes dus aux exostoses de l'orbite? Il faut dire,
cependant, que certaines amauroses d'origine syphilitique
paraissent être tout-à-fait indépendantes de ces lésions de l'iris
ou des os de l'orbite.

Les symptômes de ces amauroses sont alors extrêmement
obscurs; leur caractère est plutôt torpide que congestif. Affaiblissement graduel de la vision, paresse dans les mouvements
de la pupille, légère irrégularité de cette ouverture sans photophobie, sans photopsie; voilà souvent les seuls phénomènes
par lesquels se manifeste cette affection. Bien des fois ce n'est
que le succès surprenant de la médication par le traitement
spécial, et particulièrement par les mercuriaux, qui vient co-
roborer l'opinion de la nature syphilitique de cette espèce
d'amaurose. Disons toutefois que dans les cas peu nombreux
que nous avons vus de cette espèce, nous avons toujours
trouvé, soit des symptômes manifestes de syphilis secondaire,
soit une affection vénérienne primitive complétement négligée. C'est encore ainsi que l'on peut donner le nom d'amaurose ophthalmique à la cécité qui accompagne la cirsophthal-

mie, les staphylomes de la sclérotique et du corps ciliaire, le glaucome, l'atrophie et l'hydrophthalmie.

Le tissu médullaire de la rétine peut être comprimé et paralysé par les varicosités des vaisseaux choroïdiens, par du liquide amassé dans l'interstice choroïdo-rétinien, scléroticorétinien, ou dans le corps vitré, par le cristallin plongé trop profondément dans l'opération de l'abaissement de la cataracte.

GENRE III. — AMAUROSE DU NERF OPTIQUE.

§ 62. — Nous distinguons au nerf optique une partie intra-orbitaire et une partie intra-crânienne. La congestion, l'inflammation et la névrose de la partie orbitaire de ce nerf ne sauraient être séparées des affections analogues de la rétine; d'autre part celles de la partie intra-crânienne du nerf rentrent dans le cadre des affections cérébrales ou méningiennes. Il ne nous reste donc à traiter ici que de l'amaurose organique du nerf optique.

Elle se manifeste par les caractères connus de l'amaurose organique en général. Il s'y joint quelquefois une sensation sourde de pression, de tension dans la partie postérieure de l'orbite. L'œil peut se déplacer dans l'une ou l'autre direction, la mobilité du globe peut éprouver une altération, lorsque la compression du nerf optique est due à une maladie organique de l'orbite. L'œil peut s'atrophier.

Les altérations qui donnent lieu à l'amaurose organique du nerf optique ont leur siége en dehors de ce nerf, ou dans son névrilème, ou bien dans son tissu médullaire. De ce nombre sont les tumeurs de différente nature qui le compriment, les épanchements, les kystes, les concrétions calculeuses, formés entre le nerf et sa gaîne, l'endurcissement, le ramollissement, l'atrophie, la dégénérescence fongoïde de sa substance, la dilatation anévrismale de l'artère centrale.

Le diagnostic de cette espèce d'amaurose, qui souvent s'associe à l'exophthalmos, est très difficile.

La thérapeutique diffère d'après la nature de l'altération dont elle est le symptôme. Nous renvoyons à ce que les auteurs ont dit sur le traitement de l'exophthalmos.

GENRE IV. — AMAUROSE TRIFACIALE.

§ 63. — Depuis qu'un physiologiste célèbre, et dont le nom fait autorité, M. Magendie, a découvert, par d'intéressantes expériences sur des animaux vivants, que la section du nerf trifacial donne lieu, entre autres phénomènes, à la dilatation de la pupille et à la cécité, on a assigné à ce nerf un rôle important dans la fonction visuelle, et on a admis une amaurose particulière résultant de ses lésions. Avant M. Magendie, déjà Platner, Beer et M. Ribes (d'autres ont parlé d'amauroses causées par des affections des nerfs alvéolaires guéries par l'extraction de dents cariées), avaient ramené certaines amauroses à des lésions du nerf frontal.

Nous avons recherché, dans notre nombreuse pratique ainsi que dans les ouvrages, des exemples d'amauroses pouvant être ramenées à ces lésions. Nous avons vu de nombreux cas d'affections névralgiques ou paralytiques du nerf tri-facial ou de ses branches, accompagnées de symptômes d'une vision plus ou moins affaiblie, et de la dilatation de la pupille; mais, dans tous ces cas, la vision reprenait sa netteté normale, dès que le malade regardait les objets à travers une petite ouverture pratiquée dans un papier noir, ou à travers des lunettes parfaitement opaques, à l'exception d'une petite ouverture transparente existant à leur centre. Nous devons par conséquent regarder ces affections comme des mydriasis, c'est-à-dire comme des dilatations de la pupille dépendantes d'une lésion des nerfs ciliaires.

On s'explique facilement la grande influence que doit avoir, sur les fonctions des nerfs ciliaires, et sur la mobilité de la pupille, le nerf trijumeau, qui fournit, par son rameau nasal, la racine longue du ganglion ophthalmique, lequel donne naissance à presque tous les nerfs ciliaires. Dans les expériences de M. Magendie, on n'a pas essayé si l'application d'un appareil qui eût remédié à la trop grande dilatation de la pupille n'aurait pas rétabli plus ou moins complétement la netteté primitive de la vision; avant d'adopter une opinion définitive sur la question importante de savoir quelle est la part du nerf trifacial dans l'acte de la vision, nous croyons devoir attendre que ces essais soient répétés et modifiés dans ce sens.

Quant aux cas cités d'amaurose tri-faciale, nous n'en connaissons aucun où les lésions concomitantes du cerveau et des origines du nerf optique, n'aient pas rendu un compte suffisant de l'abolition de la vision. Les cécités produites par des lésions de la région frontale et sus-orbitaire ont toujours été, jusqu'à présent, soit des mydriasis, soit des amauroses cérébrales évidentes, produites par des contusions et leurs suites, telles que des commotions du cerveau, des encéphalites, etc., etc.

Nous devons dire au sujet du trouble visuel, produit par des lésions des nerfs sous-orbitaires ou alvéolaires, que nous n'avons pas encore eu occasion de le constater jusqu'ici; nous pensons que ces cas aussi rentrent probablement dans la catégorie des mydriasis. Nous nous proposons de réunir en un mémoire nos réflexions et observations sur les faits de cette nature, dès que la terminaison de cet ouvrage nous aura accordé quelques moments de loisir.

La suppression de la sécrétion de la pituitaire joue-t-elle un aussi grand rôle dans la production de l'amaurose que Beer, Demours et d'autres l'indiquent? Il est vrai que dans un grand nombre d'amauroses commençantes, les malades accusent une sécheresse particulière, ou une plénitude dans la narine cor-

respondante , et que souvent on les soulage en provoquant la
sécrétion de la pituitaire. Ce phénomène peut s'expliquer par
la sympathie des nerfs naso-ciliaires avec d'autres nerfs de
l'appareil visuel, et cette amaurose, que nous n'avons guère
eu occasion d'observer , serait une variété de l'amaurose tri-
faciale.

GENRE V. — AMAUROSE CÉRÉBRALE.

§ 64. — Nous sentons combien est incomplète la description
de l'amaurose cérébrale, telle qu'il est possible de la présenter
dans l'état actuel de la science. Nous nous réservons d'ailleurs
le droit d'apporter des changements aux idées que nous allons
exposer, dès que nous les trouverons en opposition avec l'expérience. Au reste, nous croyons devoir rappeler ici, qu'en
exposant sommairement quelques idées détachées sur l'amaurose, nous avons moins eu la prétention d'offrir à nos confrères un mémoire complet sur cette matière difficile , que d'établir à cet égard un corollaire d'idées qui pût servir de base
et de point de départ à des recherches futures , plus consciencieuses et plus fertiles en résultats qu'elles ne l'ont été jusqu'à
ce jour. Si l'expérience nous apprenait plus tard que nous
nous sommes engagé dans une fausse route, nous serions le
premier à adopter les modifications exigées par les progrès de
la science.

Quelles sont d'abord les parties de la masse encéphalique
qui concourent directement à l'accomplissement de la fonction
visuelle ? Il existe à ce sujet les opinions les plus divergentes.
Nous sommes encore loin de connaître l'origine exacte des
nerfs optiques, et les rapports de connexion de leurs fibres
avec les ganglions du cerveau.

C'est dans le lieu d'entrecroisement (*chiasma* , décussation),
que les nerfs optiques, selon Burdach , perdent leurs pro-

priétés de nerfs ; toute la partie située en arrière du chiasme est considérée par cet auteur comme la partie cérébrale proprement dite du nerf optique (*tractus opticus*). Il a , suivant Burdach , ses racines 1° dans les cordons antérieurs ou olivaires , et 2° dans les cordons postérieurs , et principalement dans les cordons cunéiformes de la moelle épinière.

§ 65. — L'amaurose cérébrale de même que l'amaurose rétinienne peut être de nature irritative (congestive ou nerveuse), torpide ou organique.

Les symptômes de l'amaurose cérébrale sont d'une double espèce : 1° ceux qui se rapportent immédiatement à l'organe visuel lui-même et à sa fonction (*symptômes oculaires*) ; 2° ceux qui sont relatifs au cerveau et à ses fonctions (*symptômes cérébraux*).

L'amaurose cérébrale se caractérise donc par la combinaison des symptômes oculaires que nous avons fait connaître comme signes pathognomoniques de l'amaurose en général , avec des symptômes cérébraux.

Le cerveau étant le centre qui perçoit les sensations visuelles , ses affections peuvent intercepter et abolir l'innervation de l'organe de la vision sans que celui-ci éprouve une lésion directe ; ainsi l'amaurose cérébrale peut exister indépendamment d'une lésion directe de l'œil.

Pour la symptomatologie , nous renvoyons le lecteur à tout ce que nous avons dit relativement aux symptômes oculaires de l'amaurose ; ces symptômes sont absolument les mêmes pour l'amaurose cérébrale et pour l'amaurose rétinienne. Aucune expérience ne nous porte jusqu'ici à croire, par exemple, que les rapports de la mobilité, de la contraction ou de la fixité de la pupille soient différents dans l'une et dans l'autre. Cependant nous sommes loin de dire que ce point ne soit pas digne d'attention et susceptible de nouvelles recherches.

Les symptômes oculaires qui indiquent le caractère congestif, éréthique, torpide et organique de l'amaurose cérébrale, ne diffèrent pas non plus de ceux énumérés dans l'histoire de l'amaurose en général. Vouloir les détailler de nouveau serait tomber dans des redites fastidieuses.

Il suffit ici de faire l'exposé rapide des symptômes cérébraux qui, en se surajoutant aux symptômes oculaires, nous permettent de chercher dans le cerveau le siége de l'amaurose.

§ 66. — Dans toutes les affections de l'axe cérébro-spinal, et partant dans l'amaurose cérébrale, souvent les phénomènes morbides des organes périphériques ont lieu du côté opposé à celui du centre de l'innervation où l'altération pathologique a son principal siége. On a désigné ce phénomène, si important dans l'étude des maladies des centres nerveux, sous le nom d'*effets croisés*. On peut dire en général que, sauf quelques cas rares, les effets croisés ont constamment lieu quand la lésion organique siége au-dessus de l'entre-croisement des cordons pyramidaux de la moelle épinière. Les cas d'exception que nous avons eu l'occasion d'observer ne sauraient infirmer cette règle ; à part leur rareté, ces cas manquent de données positives et précises nécessaires pour pouvoir être opposés au grand nombre d'observations contraires. Nous avons trouvé l'absence du phénomène des effets croisés toutes les fois que la lésion spinale avait son siége au-dessous de cette portion du cordon rachidien.

Si tel est le rapport existant entre les organes sensoriaux et les centres nerveux en général, il existe cependant pour l'organe de la vision une disposition anatomique qui ne permet pas que l'on étende sans restriction cette règle pathologique à l'amaurose cérébrale. L'entre-croisement des fibres des nerfs optiques, qui mérite, à cet égard, une considération particulière, au lieu d'être complet, comme celui des pyramides, n'est qu'une semi-décussation.

Tel est, du moins, le résultat principal des recherches anatomiques, zootomiques, physiologiques et pathologiques faites jusqu'ici sur ce sujet. Sans vouloir entrer plus loin dans cette question, si souvent discutée et non encore épuisée, sur l'entre-croisement des nerfs optiques, nous croyons pouvoir formuler nos conclusions de la manière suivante:

1° Chez certains animaux, l'entre-croisement des nerfs optiques est complet, de telle sorte que ces nerfs ne sont pas même réunis par du tissu cellulaire, et que sur des individus de la même espèce, tantôt le nerf de l'œil droit passe au-dessus de celui de l'œil gauche, et tantôt ce dernier, au contraire, passe au-dessus du premier;

2° Sur d'autres animaux les nerfs s'entre-croisent d'une manière plus fixe, et sont réunis plus ou moins étroitement par du tissu cellulaire;

3° Sur d'autres encore, l'entre-croisement des fibres des nerfs optiques est complet, de manière que de la section du nerf du côté gauche, derrière sa décussation, résulte la cécité de l'œil du côté opposé, et que l'atrophie de l'œil d'un côté produit le marasme du nerf du même côté, au-devant du chiasma et de celui de l'autre côté, derrière l'entre-croisement;

4° Chez l'homme, une portion de ces fibres s'entre-croise, et une autre se dirige depuis leur point d'origine dans l'un des hémisphères jusque dans l'œil du côté correspondant, et sans nullement dévier du côté opposé. En outre, il existe, d'après les recherches récentes de M. Cruveilhier, une espèce de commissure transversale au-devant de la partie antérieure du chiasma.

5° Par suite de ces dernières dispositions anatomiques du nerf optique de l'homme, dans l'amaurose cérébrale, l'œil d'un côté est tantôt paralysé simultanément avec les extrémités du côté opposé, et tantôt avec celles du même côté, et l'atrophie d'un œil est tantôt accompagnée de celle du nerf optique dans ses deux portions du même côté, et tantôt de celle de sa portion antérieure du côté correspondant, et de sa portion postérieure du côté opposé.

Dans l'amaurose spinale, ces circonstances restent les mêmes, que la moelle allongée soit affectée au-dessus ou au-dessous de l'entre-croisement des pyramides. L'explication apparente de cette anomalie devient facile quand on se rappelle les circonstances suivantes : les fibres de la moelle épinière qui concourent à la formation des racines du nerf optique, venant des cordons olivaires (olives), et non pas des cordons pyramidaux (pyramides), ne subissent, par conséquent, aucun entre-croisement ; les impressions seront donc directement transmises du côté affecté de la moelle épinière à l'hémisphère correspondant du cerveau ; de là elles se transmettent indifféremment tantôt à l'un des yeux, tantôt à l'autre, comme dans l'amaurose cérébrale.

Des recherches ultérieures doivent venir confirmer ou modifier ce que nous venons de dire ; nous sentons fort bien que nous sommes encore très loin de la solution définitive de cette question intéressante.

Espèce I. — Amaurose cérébrale congestive.

§ 67. — De toutes les amauroses cérébrales, celle-ci est la plus fréquente. Elle précède même le plus souvent l'amaurose cérébrale torpide et organique.

La congestion est active ou passive ; elle peut tenir à un afflux trop violent du sang vers le cerveau, ou à quelque obstacle qui s'oppose au reflux régulier de ce liquide.

Les symptômes qui font connaître cet état du cerveau sont : constitution pléthorique de l'individu ; coloration et injection rouge de la face (d'un rouge vif ou livide, selon le caractère artériel ou veineux de la congestion) ; battement des artères carotides et temporales ; pesanteur et douleurs plus ou moins violentes de la tête ; tantôt la tête paraît aux malades comme serrée par une bande, tantôt la céphalalgie se circonscrit aux tempes, au front, à la région sus-orbitaire ; l'orbite paraît être trop étroite pour le globe oculaire, et celui-ci augmente de volume ; les maux de tête sont continus ou rémittents ; ils s'aggravent par l'action des causes stimulantes, après un repas un peu abondant, par des boissons excitantes, le vin, le café, par des marches fatigantes, par les grandes chaleurs ; l'affection est aggravée par tout ce qui augmente la congestion cérébrale, par une position déclive de la tête, par les efforts pour aller à la garde-robe. Le malade se plaint de somnolence ou d'insomnie, ou bien le sommeil est agité par des rêves. Des étourdissements ; des vertiges obligent quelquefois le malade de se soutenir pour ne pas tomber ; des tintements et des bourdonnements d'oreilles, des palpitations de cœur ou d'autres symptômes, trahissent l'orgasme et la pléthore générale du système sanguin.

Les symptômes de pléthore ou de congestion cérébrale que nous avons indiqués sont compliqués de symptômes d'amblyopie ou d'amaurose irritative.

La congestion cérébrale peut exister, quoiqu'on n'observe aucun signe de pléthore générale. Souvent il paraît s'établir dans l'encéphale une espèce d'attraction morbide qui y appelle l'abord trop grand de la masse sanguine ; la circulation n'est pas uniforme comme elle devrait l'être. Il est d'autres cas où la pléthore locale du cerveau dépend d'une accumulation passive du sang en dedans du crâne, par l'effet d'un obstacle qui s'oppose à son reflux par les veines jugulaires. La congestion cérébrale et l'amaurose, occasionnées par la grossesse, par des tumeurs du col, par des goîtres, des anévrismes carotidiens, etc., en fournissent des exemples.

§ 68. — L'*origine* de l'amaurose cérébrale congestive est

souvent due à l'action simultanée ou successive de plusieurs causes.

On peut ramener ces causes à deux chefs principaux, relatifs à la nature active ou passive de la congestion cérébrale qu'elles provoquent.

Dans la première série de causes, nous comprenons :

1° L'état de pléthore générale, soit qu'il tienne à une constitution originairement athlétique du malade, ou qu'il soit la suite d'une architecture particulière du corps, connue sous le nom d'habitude apoplectique, et se caractérisant par une taille petite, ramassée, par le développement démesuré de la tête, par le peu de longueur du col, la largeur des épaules et de la poitrine, le grand volume de l'abdomen, etc.

2° La pléthore morbide et accidentelle, suite de la suppression de l'une ou de l'autre évacuation devenue habituelle pour l'économie, telles que les pertes menstruelles ou hémorroïdales, les épistaxis, les saignées négligées après avoir été long-temps faites régulièrement à certaines périodes de l'année, etc.

3° La congestion cérébrale produite par des travaux intellectuels prolongés, par des veilles, surtout quand il s'y joint des fatigues de l'organe visuel, des travaux microscopiques, une vie sédentaire, des pleurs continuels, etc.

4° La congestion cérébrale occasionnée par l'action trop intense de la chaleur, pendant des marches faites à l'ardeur du soleil ou dans une saison excessivement chaude.

La congestion cérébrale peut être passagère ; souvent alors l'amaurose, qui en dépend, l'est également. Boerhaave raconte le cas d'un homme qui fut atteint d'amaurose chaque soir qu'il s'enivra de vin ; la vue s'abolit, en raison de la quantité prise des boissons : l'ivresse passée, la vision se rétablit.

Le pouls est plein et dur ; les excrétions se font tardivement ; les malades sont ordinairement constipés ; les excréments sont durs et d'un brun foncé ; les urines sont plus rouges que dans l'état naturel.

Cette espèce d'amaurose est souvent produite par une affection organique du cœur, ou par une impulsion du sang trop violente, due tantôt à un état d'hypérémie dans les organes thoraciques en général, tantôt à une irritation sub-inflammatoire chronique de l'organe central de la circulation, avec tendance à l'épaississement de ses parois. L'autopsie ne constate pas rarement l'hypertrophie du ventricule gauche, etc. Il ne faut donc jamais oublier l'examen des fonctions du cœur et l'auscultation.

§ 69. — La congestion cérébrale passive peut dépendre :

1° De la compression des veines jugulaires par des tumeurs situées au col, des goîtres, des tumeurs anévrismales, des kystes, et par des cravates trop serrées, etc.

2° De la gêne de la circulation chez des personnes qui sont obligées de porter sur la tête ou sur le dos des fardeaux lourds.

Richter rapporte le cas d'une personne pléthorique qui, lorsqu'elle retenait l'haleine en fixant des objets éloignés, voyait une espèce de réseau disparaissant et reparaissant alternativement avec les mouvements de systole et de diastole du cœur. Le même auteur raconte le cas d'un homme frappé subitement de cécité pendant que, chargé d'un fardeau lourd, il montait un escalier.

3° De l'obstacle opposé au reflux du sang de la tête par différentes maladies du cœur, et principalement par les altérations de l'orifice auriculo-ventriculaire de la cavité droite de cet organe.

4° De la compression des grosses veines par l'utérus dans l'état de grossesse ; par des tumeurs contenues dans les cavités abdominale ou thoracique, par les intestins distendus par des excréments durs et volumineux, etc.

Il est même possible que des lésions organiques du cerveau,

pas assez considérables pour se trahir par des symptômes faciles à reconnaître, irritent les parties adjacentes de l'encéphale ou de ses méninges, et donnent lieu à des congestions cérébrales plus ou moins violentes. L'amaurose cérébrale congestive est souvent un des premiers symptômes qu'on observe dans le principe des tubercules, du fongus, et d'autres tumeurs qui se développent dans les organes intra-crâniens.

§ 70. — *Terminaisons*. L'amaurose cérébrale congestive, qui ne dépend pas de causes irrémédiables et qui est d'origine récente, offre assez de chances de guérison. Souvent aussi **tous** les symptômes de congestion ont disparu, et la cécité persiste. Alors la congestion a ordinairement donné lieu à des altérations organiques inaccessibles aux ressources de l'art, à des épanchements sanguins, séreux, etc. L'amaurose prend le caractère d'une affection torpide ou organique, transition dont nous avons décrit la marche et les phénomènes.

Souvent la congestion cérébrale passe inopinément à l'apoplexie ou à l'inflammation encéphalo-méningienne ; les symptômes de ces affections s'ajoutent alors à l'amaurose. Cependant il nous semble que Demours s'exprime trop généralement lorsqu'il répète d'après Boerhaave : « L'amaurose, due à une pléthore sanguine, est *constamment* une annonce d'apoplexie imminente. »

Sous-espèce I. — Amaurose cérébrale apoplectique.

§ 71. — L'apoplexie cérébrale est ordinairement accompagnée d'une espèce d'amaurose, qui diffère de l'état que nous avons fait connaître sous le nom d'apoplexie rétinienne. La première dépend de la compression soudaine qu'exercent sur la masse encéphalique des vaisseaux cérébraux énormément distendus, ou l'épanchement d'une plus ou moins grande quantité de sang, ou de sérosité à la surface ou dans l'intérieur de l'organe cérébral. L'amaurose, qui constitue un symptôme de cette affection, est l'effet naturel de l'obstacle opposé par la lésion cérébrale à l'innervation de l'appareil optique. Cette espèce d'amaurose peut devenir torpide, si la compression persiste au-delà d'un certain temps. Le plus souvent les pupilles sont fixes et immobiles, et toute sensation de lumière est abolie. Lors même que les symptômes oculaires sont ceux qui caractérisent l'amaurose torpide, le traitement doit être basé sur la nature de la cause et de l'affection cérébrale. L'amaurose, qui n'est ici qu'un symptôme, n'exige pas de traitement à part et différent de celui de l'apoplexie. Les terminaisons de l'apoplexie (épanchements, kystes, suppurations, tubercules, etc., etc.) rentrent dans l'ordre des affections organiques. Toute trace de congestion peut avoir disparu ; ce n'est qu'alors qu'il est permis de traiter l'amaurose, d'après la nature spéciale des phénomènes oculaires.

Nous ne savons rien encore de précis sur l'ordre dans lequel se succèdent les symptômes de l'apoplexie, tant au moment où l'affection ne fait que naître, que lorsqu'elle est prête à disparaître. C'est ainsi que l'amaurose peut être un des premiers phénomènes qui annoncent la menace d'apoplexie, et un des derniers qui cèdent au traitement.

Le traitement de l'amaurose cérébrale congestive ne diffère pas de celui indiqué pour l'amaurose congestive en général (§ 24) ; nous croyons inutile d'en exposer une seconde fois les détails.

Sous-espèce II. — Amaurose cérébrale inflammatoire.

§ 72. — La congestion et l'inflammation du cerveau et de ses enveloppes se présentent avec des caractères qui se confondent tellement, qu'il nous paraît presque impossible de bien préciser les phénomènes qui appartiennent à l'un et à l'autre de ces états.

Après avoir indiqué les caractères de l'amaurose congestive

cérébrale, il ne nous reste rien à ajouter pour l'espèce inflammatoire, sinon que dans cette dernière les symptômes cérébraux sont un peu plus intenses, un peu plus constants et
moins variables.

La congestion se transforme aisément en inflammation ; de
transitoire ou passagère qu'elle était, elle devient permanente.
La plasticité du sang augmente ; des exsudations de matière
plastique ont lieu ; il se forme des suppurations, des fausses
membranes, des épanchements lymphatiques, séreux, des
tissus de nouvelle formation, etc., etc.

L'inflammation, qui occupe ou avoisine les parties de l'encéphale destinées à innerver l'appareil optique, produit nécessairement l'amaurose. C'est à ce symptôme, faisant partie
d'une affection étendue au-delà de l'appareil optique, que
nous donnons le nom d'amaurose cérébrale inflammatoire.

Un enfant est atteint d'encéphalite aiguë ou de ce qu'on a
appelé fièvre hydrocéphalique aiguë ; il se plaint de maux de
tête, auxquels succèdent des convulsions et l'abolition de la
vision, un strabisme, la fixité et la dilatation des pupilles, et
enfin le coma. La congestion encéphalique, suivie d'épanchement soudain et séreux dans les ventricules ou dans la cavité
arachnoïdienne donnent la raison de la succession de ces phénomènes. L'amaurose dans ces cas fournit un exemple de l'a-
maurose cérébrale inflammatoire.

Il est des cas où l'enfant ne succombe pas à l'acuité de
l'inflammation ; les symptômes d'irritation ont disparu, et la
cécité persiste ; il en est d'autres où l'hydrocéphale et la cécité
se sont développées lentement ; dans la majorité de ces cas,
l'amaurose, qui a été d'abord congestive, devient torpide et
organique.

Quand bien même nous parviendrions à distinguer en
théorie l'amaurose cérébrale congestive de l'amaurose cérébrale inflammatoire, cette distinction serait de fort peu de

valeur pour le praticien. Les mesures thérapeutiques qu'il doit
mettre en action sont les mêmes pour l'une et l'autre espèce.
Elles ne varient que d'après l'intensité des phénomènes, les
causes qui ont provoqué la maladie, la période à laquelle elle
est arrivée, la constitution de l'individu malade, etc.

Sols-espèce III. — Amaurose cérébrale traumatique.

§ 73. — La cécité que déterminent certaines lésions du
crâne se classe naturellement parmi les amauroses cérébrales
congestive, inflammatoire et asthénique. La secousse du cerveau a-t-elle été considérable, y a-t-il eu véritable commotion
de l'encéphale, l'insensibilité est ordinairement générale, et
s'étend aussi bien à la vision qu'aux autres fonctions sensoriales. Immédiatement après l'accident, le système nerveux est
comme frappé de stupeur; l'amaurose dans cette période est
de nature torpide; cet état est quelquefois permanent. Les cas
de cette nature sont cependant rares; le plus souvent, l'insensibilité, la stupeur instantanée, ne tardent pas à faire place à
une réaction plus ou moins intense; le sang se précipite avec
violence vers les parties offensées, il s'y établit un état congestionnaire, phlogistique. L'amaurose partage le caractère de
l'affection cérébrale. Souvent elle disparaît en même temps que
celle-ci, et sous l'influence du traitement qu'on oppose à cette
dernière. D'autres fois, elle persiste après que les autres symptômes alarmants se sont dissipés, et malgré les moyens les plus
énergiques, elle devient torpide ou organique.

Souvent quand on croit avoir combattu avec succès les effets
immédiats des lésions externes du cerveau et avoir prévenu
leurs funestes conséquences, il arrive que long-temps après la
disparition des phénomènes primitifs, la vue commence à
s'affaiblir; le malade se plaint de céphalalgie, quelquefois très
circonscrite; il s'y joint des mouvements convulsifs, des symptômes de paralysie, des accès épileptiformes, etc. Le cerveau

ou ses enveloppes n'ont pas cessé dans ces circonstances d'être le siége d'une inflammation chronique ; quelquefois, par exemple, entretenue par une esquille détachée de la table interne du crâne, cette inflammation se termine par l'induration, le ramollissement du cerveau, par des épanchements plastiques, par la formation de néoplasmes (tumeurs accidentelles), etc.

Le traitement antiphlogistique, employé de bonne heure et au début de ces phénomènes alarmants, peut seul arrêter les progrès de l'inflammation chronique, des dégénérescences consécutives et de l'amaurose qu'elles produisent.

Sous-espèce IV. — *Amaurose symptomatique du delirium tremens.*

§ 74. — Il existe une espèce particulière d'irritation encéphalique décrite pour la première fois par Sutton, sous le nom de *delirium tremens*, et appelée encore par quelques auteurs *folie des ivrognes*. Cette affection, constamment déterminée par l'abus des liqueurs alcooliques, est souvent accompagnée d'une amblyopie amaurotique, ou d'une amaurose irritative dont la nature particulière est très facile à reconnaître quand l'affection principale a atteint son apogée. Il n'en est pas de même quand elle ne fait que commencer, et quand l'amblyopie se trouve, comme c'est le plus souvent le cas, parmi ses symptômes peu développés ou ses signes précurseurs ; quand cette espèce d'amblyopie est franchement irritative et existe sur des individus robustes et sanguins, elle est encore assez facile à reconnaître, même à son début, par ses signes ordinaires ; mais il y a des cas où, sur des sujets d'une santé peu florissante, ou même d'une constitution débile et cachectique, cette maladie se montre avec des signes qui font d'abord hésiter le praticien, même le plus exercé.

Ainsi, les malades se plaignent d'abord d'un trouble de la vision accompagné de peu de symptômes irritatifs ou même exempts de tout signe d'irritation cérébro-oculaire ; les contours des objets leur paraissent mal dessinés, et les objets même leur semblent nager ou trembloter ; leur vue baisse et devient plus courte. Quelquefois ils voient des taches vermiculaires, tantôt légèrement brillantes, tantôt grisâtres et plus ou moins sombres. Enfin, les symptômes sont de nature, tantôt à laisser du doute sur la nature torpide ou irritative de la maladie, tantôt à la faire paraître irritative malgré la constitution débile de l'individu, tantôt enfin à faire croire à l'existence d'une amblyopie torpide, malgré la vigueur apparente du malade. Si, dans ces cas, on examine le genre de vie, on finit par découvrir l'abus des spiritueux ; ou, si le malade n'en convient pas, on lui demande si le matin il se sent mal à son aise, faible, tremblotant, tant qu'il n'a pas pris quelques gouttes d'une boisson spiritueuse quelconque ; s'il éprouve des vomituritions ou des nausées tant qu'il est à jeun ; s'il a des sueurs nocturnes, des rêves, qui se rapportent à l'exercice de son état ou de son métier, etc., ou d'autres symptômes de delirium commençant. S'il répond par l'affirmative, le mot de l'énigme est trouvé, et l'on peut hardiment faire le traitement du delirium tremens. L'abstinence complète ou presque complète des boissons alcooliques, l'usage habituel d'une limonade sulfurique, un régime végétal, des bains de pieds irritants, des lotions, des fomentations et des ablutions froides de la tête, des yeux et de la région circum-orbitaire, particulièrement pendant la durée des bains de pieds, des purgatifs salins, le repos des yeux et de l'intelligence, l'exercice au grand air, les saignées générales et locales dans le cas d'une constitution forte, d'un pouls plein, fort et serré, et de la présence de symptômes congestifs.

Dans le cas d'un développement assez remarquable du

symptôme du délire, de petites doses de préparations opiacées ou d'eau distillée de laurier-cerise sont les moyens qui
nous ont réussi à guérir cette affection, même quand elle
était déjà assez avancée. Nous n'avons jamais eu besoin d'employer des révulsifs autrement que pour éviter la rechute, en
nous bornant aux plus doux, tels qu'un vésicatoire de Janin
porté pendant une semaine. Plusieurs fois nous avons vu des
rechutes dès que les malades recommençaient à se livrer à
l'abus des boissons. Nous avons eu dernièrement la satisfaction d'obtenir une guérison complète sur un confrère de la
campagne, où l'affection avait déjà atteint une hauteur telle,
qu'il était dans l'impossibilité de suivre les travaux de sa profession. Chez ce malade, aucun exutoire n'a été nécessaire.
L'amblyopie, considérée comme symptôme du delirium tremens, n'a été décrite nulle part, à ce que nous sachions.

Cette espèce, qu'on peut regarder comme l'effet d'une sorte
de narcotisme produit par les liqueurs alcooliques, fait la
transition naturelle à l'espèce suivante.

Sous-espèce V. — Amaurose produite par les narcotiques.

§ 75. — On a beaucoup parlé d'amauroses déterminées
par l'usage des narcotiques; notre expérience ne nous a fait
reconnaître jusqu'ici des cas pareils que quand le narcotisme avait produit une congestion cérébrale ou un épanchement avec les symptômes de l'irritation ou de la compression
parmi lesquels peut se trouver l'amaurose; nous n'avons
jamais vu ces amauroses non accompagnées du narcotisme
général. C'est particulièrement la belladone, dont l'usage interne et même externe a été accusé de produire l'amblyopie
et l'amaurose, et des observations assez nombreuses ont été
rapportées à l'appui de cette assertion. Nous croyons pouvoir dire, sans crainte d'être taxé d'exagération, que peu de

praticiens ont fait autant que nous un usage aussi fréquent de la belladone et à des doses aussi élevées, principalement à l'extérieur, et cependant nous n'en avons jamais vu résulter le moindre symptôme d'amblyopie. Il est au contraire très ordinaire de voir le symptôme qui suit constamment l'emploi particulièrement local de la belladone, c'est-à-dire la dilatation de la pupille ou le mydriasis, produire, quand il est arrivé à son plus haut degré, un trouble plus ou moins notable de la vision. Ce trouble, cependant, comme nous l'avons déjà dit à l'occasion de l'amaurose trifaciale (§ 63), dû à la lésion fonctionnelle des nerfs ciliaires, est tout-à-fait indépendant de la rétine, dont les fonctions ne sont que momentanément lésées par le nombre excessif de rayons lumineux qui viennent la frapper. Le même moyen que nous avons déjà indiqué, celui d'un morceau de papier où l'on pratique une pupille artificielle, vient constamment rectifier l'erreur du diagnostic, et fait, par son application sur l'œil, cesser le trouble de la vision. La belladone a en outre un effet particulier, qu'elle détermine tout aussi bien, quand on l'administre à l'intérieur, que quand elle est appliquée localement, c'est de produire des visions singulières d'objets défigurés et risibles, de mouches volantes, ainsi que d'autres hallucinations visuelles. Nous reviendrons sur ce point important de pathologie et de matière médicale dans le mémoire sur le nerf trifacial, et le système ciliaire que nous avons annoncé § 63.

Sous-espèce VI. — Amaurose cérébrale irritative nerveuse.

§ 76. — Le cerveau, aussi bien que les autres parties du système nerveux, peut être le siége de névroses. Ces dernières, en affectant les portions de l'encéphale destinées à concourir à la fonction visuelle, se manifestent par l'affaissement ou l'abolition totale de la vision sans lésion sensible de l'œil.

L'amaurose cérébrale nerveuse attaque des sujets d'une constitution très nerveuse et sensible, qui ont été long-temps en proie à des émotions tristes, qui ont éprouvé des revers de fortune, et qui en même temps étaient forcés de se livrer à une occupation fatigante pour la vue. Il est de ces individus, se disant eux-mêmes très nerveux, d'un caractère extrêmement sensible et mobile, sujets aux migraines et se plaignant d'un affaiblissement notable de la vue. Chez eux l'iris a conservé sa contractilité; l'œil présente la constitution que nous avons fait connaître sous le nom de constitution oculaire nerveuse; il n'y a pas de signes qui indiquent une irritation sanguine cérébrale ou oculaire; l'examen le plus scrupuleux ne découvre qu'un état d'éréthisme nerveux général.

Cependant cet état n'est rien moins que fréquent; les apparences trompent souvent, et là où, au premier coup d'œil, on a cru trouver un simple éréthisme nerveux, l'observation exacte découvre plus tard des symptômes de congestion qui modifient le diagnostic et le traitement; ainsi beaucoup d'affections, prises au premier regard pour des névroses cérébrales, pour un simple éréthisme du grand centre nerveux, sont reconnues plus tard, et après un plus mûr examen comme dépendantes du ramollissement de la substance encéphalique.

Le traitement de l'amaurose cérébrale nerveuse ne varie en rien de celui de l'amaurose nerveuse en général, et se compose de l'emploi des sédatifs et des toniques généraux, accompagné des mesures hygiéniques que nous avons déjà exposées.

Espèce II. — Amaurose cérébrale torpide.

§ 77. — Le cerveau, dans l'état d'anémie ou d'asthénie, plonge les organes des fonctions sensoriales dans un état analogue d'insensibilité. Souvent nous voyons la vue s'affaiblir ou s'abolir pendant l'état de syncope, occasionnée par une saignée abondante. Les malades voient des couleurs variées, les objets leur paraissent noirs, leur vue s'obscurcit et la défaillance survient. Cette espèce d'amaurose momentanée se passe presque toujours aussi subitement qu'elle est survenue. Dans des cas rares elle devient stationnaire et permanente. Les anciens expliquaient cet accident par l'affaissement du cerveau, qui occasionnait, selon eux, la lipothymie. L'amblyopie ou l'amaurose, chez les personnes chlorotiques, celle qui succède à des pertes trop abondantes de liquides nutritifs, de sang, de lymphe, etc., sont souvent de cette espèce. Les malades se plaignent d'un vide dans la tête; elle est le siége de douleurs sourdes, d'une sensation de bandeau qui serrerait le front, souvent d'une douleur fort caractéristique à l'occiput; pâleur et maigreur générales, froideur des membres et de la surface du corps, faiblesse du pouls et impotence musculaire; voilà les traits principaux de cet état pathologique.

Les phénomènes visuels sont ceux de l'amaurose torpide en général; au début de l'affection les malades éprouvent une amélioration rapide de la vue après un bon repas ou après s'être excités par des boissons stimulantes, du vin, du café, ou par des émotions gaies.

Faut-il classer dans cette espèce l'amaurose que les ophthalmologistes anglais (Wallace, Mackenzie) ont vue succéder aux affections typhoïdes? L'amaurose consécutive au typhus aurait cela de particulier, qu'ayant persisté long-temps, pendant des semaines et des mois, sans aucune apparence d'inflammation, elle finirait par se compliquer de phénomènes d'iritis, et surtout de décoloration de l'iris. Nous n'avons jamais rien vu qui ressemblât aux faits cités par ces auteurs, et nous suspendons notre jugement jusqu'au moment où l'occasion se présentera pour confirmer par l'expérience la réalité de leurs récits.

Le traitement de l'amaurose cérébrale torpide coïncide avec celui de l'amaurose torpide en général; c'est dans cette espèce que les révulsifs excitants, placés près de la tête ou sur la tête même, tels que les vésicatoires volants promenés sur le front et l'ustion sincipitale, par exemple, trouvent plus particulièrement leur emploi.

Espèce III. — Amaurose cérébrale organique.

§78. — Les altérations qui produisent cette espèce d'amaurose sont extrêmement nombreuses; on peut les classer dans l'ordre suivant.

1° *Altérations organiques du péricrâne.*

Sir Everard Home et Abercrombie ont donné la description d'une espèce d'inflammation et d'épaississement du péricrâne, accompagnés de pression sur l'encéphale et d'amaurose, qui méritent de trouver place ici.

§ 79. — 2° *Altérations organiques du crâne.*

Quelquefois on ne trouve après la mort, chez des malades amaurotiques, que des exostoses en forme de pointes saillantes (*spicula*) partant de la surface interne du crâne, et qui ont produit pendant la vie, une irritation continuelle de la masse cérébrale avec laquelle elles étaient en contact (Beer). Les exostoses de diverses parties du crâne sont une cause fréquente des maladies organiques du cerveau, et par conséquent de l'amaurose cérébrale organique. Les exostoses sont souvent accompagnées de la carie des os qu'elles affectent. Ces altérations peuvent être l'effet d'un travail syphilitique, goutteux, rachitique, etc.

§ 80. —3° *Altérations organiques des enveloppes de l'encéphale.*

Les méninges peuvent être le siége d'ossifications partielles, de dégenérescence fongoïde , carcinomateuse , de tubercules , de kystes ou d'hydatides.

§ 81. —4° *Anévrisme des artères cérébrales.*

Ware a le premier fait entrevoir l'influence que la dilatation du cercle artériel peut avoir sur la production de l'amaurose. Si cette dilatation a lieu dans la partie postérieure de ce cercle , dit cet auteur, il en résulte une compression des nerfs oculo-moteurs et une abolition plus ou moins complète des mouvements du globe et des paupières; si, au contraire, la dilatation occupe la partie antérieure du cercle artériel , elle exerce une compression sur les nerfs optiques , et la perte de la vision dérive nécessairement de cette compression. Les deux effets seront réunis dans le cas où la dilatation s'étendra à la totalité du cercle artériel.

Nous admettons la possibilité d'une pareille origine de l'amaurose ; c'est à l'expérience d'en constater la réalité.

§ 82. — 5° *Altérations organiques de l'encéphale.*

Telles sont l'induration , le ramollissement, la suppuration de la masse cérébrale; les tissus de nouvelle formation qui peuvent s'y développer, les dégénérescences médullaires, mélanotiques, tuberculeuses, hydatiques, enkystées, etc. Ne pouvant raisonnablement présenter ici l'exposé des maladies organiques du cerveau , il nous suffit d'avoir sommairement indiqué les principales affections de ce genre qui peuvent donner naissance à l'amaurose. Nous supposons connus les phénomènes locaux et généraux qui en laissent deviner l'existence. L'amaurose qui les accompagne n'offre rien qui la distingue de l'amaurose organique en général. Beer a essayé de tracer des caractères particuliers par lesquels il croit possible de reconnaître l'amaurose due aux désorganisations du cerveau. Elle attaquerait, d'après cet auteur, les deux yeux à la fois ; les malades verraient les objets sous des formes bizarres, défigurés (*visus defiguratus, metamorphopsie*) ; les mouvements

de l'œil et des paupières seraient convulsifs ou abolis, etc. ;
ces caractères ne se trouvent point confirmés par l'observation
comme appartenant exclusivement aux cas de cette nature.

§ 83. — 6° *Hypertrophie* ou *dégénérescence du corps pituitaire* (Rayer).

Cet organe se trouvant en contact immédiat avec la décussation des nerfs optiques, ses altérations ne peuvent pas exister
sans donner lieu à l'amaurose.

§ 84. — Le traitement de l'amaurose cérébrale organique
est celui de l'amaurose organique en général. Les moyens les
plus puissants sont les mercuriaux employés à l'extérieur et à
l'intérieur avec une grande énergie, et accompagnés d'une
diète sévère (*cura famis*). Le deutochlorure d'hydrargyre mérite une recommandation particulière ; les moxas, les cautères
appliqués à la racine du cuir chevelu et l'ustion sincipitale,
peuvent rendre de grands services, et au moins ralentir la
marche de la maladie quand elle n'est plus compliquée de
symptômes d'inflammation ou de congestion.

GENRE VI. — AMAUROSE SPINALE.

§ 85. — On peut signaler comme un progrès notable, dans la
connaissance des maladies nerveuses, les résultats obtenus dans
les derniers temps par les recherches plus exactes de Marshall-
Hall, de Griffin, d'Ollivier, de Wenzel, de Enz, de Hinterberger
sur la physiologie et la pathologie de la moelle épinière. Il
est évident que cette partie du système cérébro-spinal, qui
joue un si grand rôle dans les fonctions de la vie organique et
animale, ne peut guère avoir une influence pathogénique
moindre que le cerveau lui-même. Aussi a-t-on trouvé, depuis
qu'on prend plus de soin à examiner la colonne vertébrale,
que la moelle épinière présente bien plus souvent des phénomènes morbides qu'on ne le croit généralement. Qui aurait

jamais pensé que les fièvres intermittentes fussent toujours accompagnées de sensibilité d'une ou de plusieurs vertèbres,
comme nous l'apprennent les recherches intéressantes de
M. Kremers ; que la chorée , comme nous l'avons pressenti
depuis long-temps, et comme viennent le confirmer les expériences de M. Stiebel, soit le plus souvent due à une irritation
de la moelle épinière ?

L'amaurose peut également être symptomatique d'une affection de la moelle épinière. La continuité de toutes les parties
du système nerveux , et les rapports directs de liaison entre
l'appareil nerveux de l'organe de la vision et l'axe spinal ,
sont là pour expliquer l'origine des amauroses de cette espèce.
Nous sentons vivement le besoin de nouveaux éclaircissements
sur ce point obscur de la pathologie oculaire que nous osons
seulement effleurer dans l'intention d'y appeler l'attention des
praticiens.

Il y a différents modes d'exploration qui doivent être successivement mis en usage, si l'on veut s'assurer de l'état de la
moelle épinière.

Copeland veut qu'on passe une éponge trempée dans de
l'eau presque bouillante le long de la colonne dorsale. La région qui correspond à la partie malade de la moelle est plus
sensible et douloureuse que le reste de la colonne.

La pression directe, exercée sur chaque vertèbre pendant
que le malade est couché à plat sur le ventre , est un moyen
d'exploration souvent plus efficace que le précédent. On
examine chaque vertèbre à part, en suivant la longueur de
la colonne de haut en bas. Le malade se plaint à l'endroit
affecté d'une douleur ou d'une sensation désagréable locale,
ou bien la pression sur une vertèbre, sans être douloureuse, provoque instantanément des douleurs et un malaise
dans une partie correspondante du système nerveux, quelquefois même dans un endroit non correspondant, comme des

coliques quand on touche les vertèbres dorsales, etc. C'est ainsi que chez une de nos malades, affectée de fièvre intermittente pernicieuse, nous pûmes provoquer à volonté une syncope en pressant sur la première ou sur la seconde vertèbre dorsale. Ces sensations succèdent quelquefois à un léger attouchement des vertèbres, tandis qu'une pression plus forte est indolore.

Ces détails sur l'exploration de la moelle épinière sont d'autant plus importants, que de l'exactitude avec laquelle l'examen de la colonne est fait dépend la certitude du diagnostic, et la possibilité de confirmer par de nouveaux faits l'existence d'une connexion étroite entre les affections de la moelle épinière et certaines espèces d'amaurose.

§ 87. — L'amaurose spinale est, de même que l'amaurose rétinienne ou cérébrale, de nature irritative, torpide ou organique. Nous ne connaissons point jusqu'ici de symptômes directement relatifs à l'apparence ou aux fonctions de l'organe visuel qui puissent servir à faire distinguer l'amaurose, qui a son point de départ dans la moelle épinière, des autres espèces de cette affection. Les phénomènes visuels qui indiquent le caractère irritatif, torpide ou organique de l'amaurose, restent les mêmes. Quelquefois il s'y joint des symptômes d'un dérangement dans la motilité du globe oculaire, diplopie, strabisme. Les caractères de diagnostic doivent être pris dans l'examen des causes, qui ont donné naissance à l'affection, et des symptômes en dehors de l'organe visuel qui compliquent l'amaurose.

Les premières sont de nature à porter leur action directement ou spécialement sur la moelle épinière.

Les symptômes par lesquels se traduisent les affections de la moelle épinière sont la sensibilité d'une ou de l'autre partie de la colonne vertébrale, des douleurs au dos, des spasmes ou des accidents paralytiques dans les organes innervés par la moelle épinière (pharynx, voies aériennes, organes de la circulation, rectum, vessie, organes génitaux, extrémités supérieures et inférieures, etc.)

§ 88. — Nous allons indiquer d'une manière succincte les principales causes qui peuvent donner lieu à l'amaurose spinale irritative (congestive ou éréthique nerveuse). La plupart de ces causes provoquent, outre l'affaiblissement ou l'abolition de la vision, des phénomènes qui ne laissent pas méconnaître la nature de l'organe, dans lequel ils ont leur point de départ. C'est à l'énumération de ces causes spéciales que se rattache dans l'ordre naturel l'exposé des modifications que peuvent subir les groupes des phénomènes tant de l'affection spinale que de l'amaurose concomitante.

Espèce I. — Amaurose spinale irritative.

§ 89. — Nous avons indiqué, en parlant de l'amaurose cérébrale, les substances narcotiques qui, par leur action sur le cerveau, peuvent troubler la vision et donner lieu à une sous-espèce particulière d'amaurose cérébrale congestive.

Il est d'autres substances vénéneuses qui, portant leurs effets plus spécialement sur la moelle épinière sont également aptes à provoquer un état amaurotique qui, à raison de la spécialité de ses causes et des phénomènes concomitants, mérite de trouver place dans le chapitre de l'amaurose spinale.

Nous ne possédons que fort peu de données sur cette variété de l'amaurose spinale. L'abus du tabac et la substance vénéneuse qui peut se former dans les boudins lorsqu'ils commencent à se décomposer, semblent de nature à la produire.

M. Mackenzie est porté à attribuer à l'usage étendu qu'on fait du tabac, soit qu'on le mâche, soit qu'on le fume, l'origine d'un grand nombre d'amauroses. Il est difficile de prouver, dit cet éminent auteur, que la cécité soit due

à une cause particulière, lorsque diverses causes également
aptes à la produire n'ont pas cessé d'agir simultanément pendant un certain laps de temps sur un individu. Il est encore
plus difficile de préciser les effets d'une substance vénéneuse
dont on fait journellement usage pendant des années, mais à
des quantités telles que leur influence délétère momentanée
n'est que très peu considérable, et que l'insensibilité de l'une
ou de l'autre partie du système nerveux ne devient manifeste
qu'après que les effets de ces petites quantités se sont pour
ainsi dire accumulés dans l'économie. Nous connaissons assez
bien les conséquences que produisent de petites portions d'alcool, d'opium, de plomb, d'arsenic, de mercure et d'autres
poisons, en opérant long-temps sur la constitution. Pouvons-
nous douter qu'une substance aussi énergique que le tabac
produise des effets funestes semblables, et qui lui sont propres ?

Les considérations judicieuses de M. Mackenzie, concernant les effets nuisibles du tabac, méritent l'attention particulière des praticiens, bien que nous n'ayons pas rencontré
dans notre pratique des faits qui soient de nature à corroborer
l'opinion du professeur de Glasgow, au sujet de l'influence du
tabac sur la production de l'amaurose.

La substance vénéneuse contenue dans certains boudins
(*Wurstgift* des Allemands) paraît produire des symptômes
d'irritation spinale; si ces derniers se compliquent d'amblyopie ou d'amaurose, celle-ci mérite à juste titre d'être regardée
comme une amaurose spinale irritative.

§ 90. — A côté de l'amaurose spinale irritative, produite
par l'action de certaines substances vénéneuses, se place très
naturellement l'amaurose due aux effets lents d'un métal généralement connu pour son influence pernicieuse sur le système
nerveux, et particulièrement sur la moelle épinière. Les
affections produites par le plomb portent tous les caractères

de l'irritation spinale, et c'est à cette dernière que les meilleurs pathologistes rapportent l'origine de la colique de Poitou, du tremblement saturnin , etc.

L'amaurose, observée dans le cortége des symptômes toxiques causés par les préparations de plomb, reconnaît la même origine que ceux-ci ; aussi l'amaurose saturnine disparaît-elle le plus souvent en même temps que les autres symptômes nerveux.

Les cosmétiques et fards blancs, dans la composition desquels entrent le plus souvent des préparations saturnines , donnent quelquefois lieu à des phénomènes analogues.

§ 91. — L'épilepsie , la chorée et l'hydrophobie peuvent s'accompagner d'affaiblissement et de perte de la vision. Ces affections étant presque toujours dues à un état d'irritation ou à quelque autre lésion de la moelle épinière , nous pensons devoir mentionner ici l'amaurose symptomatique qui les accompagne dans certains cas. Les phénomènes visuels sont tantôt de nature irritative, tantôt de nature torpide.

Dans un cas de pseudo-hydrophobie (l'affection fut guérie), rapporté dans la Lancette anglaise, la malade, qui n'était pas d'une constitution nerveuse , eut une douleur soudaine dans le derrière de la tête, et en même temps la vue sembla se couvrir d'un rideau épais et rempli de lances brillantes (full of bright spears) ; cinq jours plus tard les yeux furent brillants , saillants et très sensibles à la lumière, les pupilles légèrement contractées. Les autres symptômes étaient ceux de l'hydrophobie : répugnance pour les aliments et pour les boissons , spasme pharyngien, etc. On ne saurait méconnaître dans ce cas le caractère irritatif des symptômes visuels.

Nous traitâmes, en 1832, une jeune personne âgée de quatorze ans et demi , et non menstruée, pour une danse de Saint-Guy, se manifestant par des contractions des extrémités et de l'angle de la bouche du côté gauche. Ce qui donna un

ntérêt particulier à cette malade , ce fut la douleur de la colonne vertébrale dont elle se plaignait , et un affaiblissement
des yeux tel, qu'elle ne pouvait plus vaquer à ses occupations.
Les pupilles, dilatées de temps à autre , continuaient cependant leur jeu ; l'œil gauche était plus faible que celui du côté
opposé. La malade guérit par un traitement révulsif , joint
aux antispasmodiques, à la valériane, etc.

Il faut noter comme une dernière variété de l'amaurose
spinale irritative, celle qui est produite par des plaies du col.

ESPÈCE II. — AMAUROSE SPINALE TORPIDE.

§ 92. — Parmi les espèces de l'amaurose spinale torpide
nous comptons :

1° L'amaurose produite par l'allaitement trop prolongé ,
surtout chez un individu d'une constitution originairement
nerveuse et irritable.

2° L'amaurose déterminée par la débauche et l'onanisme.

3° L'amaurose occasionnée par la perte d'autres liquides
peu proportionnée à la constitution faible d'un individu , par
les saignées abondantes, un dévoiement difficile à arrêter, par
la leucorrhée.

L'amaurose spinale torpide présente , par rapport à la fonction visuelle , les mêmes phénomènes que l'amaurose torpide
en général ; ses symptômes sont une gaze ou un brouillard épais
et noir qui semblent s'interposer entre les objets et les yeux
du malade, un vif désir de lumière, l'immobilité et la dilatation de la pupille , le défaut de photopsie , quelquefois la
myodesopsie, souvent une abolition soudaine et brusque de
la faculté visuelle sans aucun signe d'irritation ou de congestion. Mais ce qui constitue le caractère principal de cette
espèce d'amaurose, c'est la concomitance de symptômes qui
se rapportent particulièrement à une affection co-existante de
l'axe spinal ou d'une partie du cordon de la moelle épinière.

Les malades accusent des douleurs dans les reins, dans les lombes, dans la région du dos; lors même qu'ils ne s'en plaignent pas, une pression exercée sur toute la longueur de la colonne vertébrale fait découvrir dans une ou dans plusieurs des vertèbres une sensibilité qui n'existe pas dans le reste de ce pilier osseux. L'examen des vertèbres doit être fait avec un soin scrupuleux si l'on ne veut pas s'exposer à des erreurs. L'affection de la moelle épinière se trahit en outre par d'autres symptômes qui se rapportent aux organes innervés par la moelle, faiblesse, vacillation, froideur, engourdissements, soubresauts et contractions involontaires des extrémités, constriction spasmodique de la gorge, dysphagie, gêne de la respiration sans lésion organique des voies aériennes, symptômes de phthisie pulmonaire, sensation d'une bande circulaire autour du corps, intermittence et irrégularité des battements du cœur et du pouls, dérangement des fonctions digestives, constipation, difficulté de la miction ou impossibilité de retenir les urines, impotence des fonctions des organes génitaux, suppression des menstrues, etc., etc.

M. Langenbeck jeune pense qu'un grand nombre de ces cas d'amauroses peuvent s'expliquer par la co-existence du ramollissement de la rétine avec le ramollissement de la moelle épinière, assertion dont l'expérience seule peut confirmer la valeur.

Espèce III. — Amaurose spinale organique.

§ 93. — Nous avons fait voir plus haut que les altérations organiques du cerveau peuvent produire l'amaurose; d'autre part, les rapports qui existent entre l'axe cérébro-spinal et les nerfs optiques sont tels, que les maladies organiques de la moelle épinière ne doivent guère étendre moins souvent leur influence sur l'appareil nerveux de l'organe de la vision. Aussi observons-nous fréquemment l'amaurose dans le cortége des symptômes des altérations graves qui ont quelquefois leur siége dans l'une ou dans l'autre partie de la colonne vertébrale et de l'organe qu'elle renferme. La maladie de Pott, la carie, les exostoses des vertèbres, les tumeurs de différente nature qui peuvent s'y développer, le ramollissement de la moëlle, etc., sont autant d'affections qui peuvent entraîner l'amaurose après elles. Nous en savons cependant encore moins que de l'amaurose cérébrale organique; les signes déjà exposés lors de la description des autres espèces de l'amaurose spinale, sont les seules qui peuvent ici servir de guide; c'est à l'observation ultérieure à recueillir avec un soin scrupuleux tous les matériaux propres à jeter du jour sur ce sujet.

Les causes de cette espèce d'amaurose organique sont celles des altérations qui la déterminent primitivement; le plus souvent la lésion organique a été précédée d'une congestion ou d'une inflammation de ces organes.

Le praticien peut concevoir quelque espoir quand la période de la congestion et de l'inflammation ne fait que passer à celle de la véritable désorganisation, et quand l'ensemble des symptômes le met sur la voie des causes qui ont donné lieu au développement de l'altération. Le traitement n'est que rarement, pour ne pas dire presque jamais, couronné même d'un succès partiel; il coïncide entièrement dans ses bases avec celui de l'amaurose cérébrale organique.

GENRE VII. — AMAUROSE GANGLIONNAIRE OU ABDOMINALE.

§ 94. — Il est des cas d'amaurose qui dérivent indubitablement d'un état morbide des viscères abdominaux. L'affaiblissement de la vision est précédée de phénomènes de nature à ne point laisser méconnaître le dérangement de l'innervation et de la circulation abdominales: pression et sensation de malaise à l'épigastre, tension des hypocondres, lassitude générale, anorexie, digestion pénible, flatulence, irrégularité dans les évacuations, amertume de la bouche, lenteur et intermittence du pouls, céphalée frontale, etc. Il s'y joint des symptômes de disposition hémorroïdale, goutteuse, hypocondriaque, hystérique, etc. S'il y a amblyopie, elle se modifie, au début, d'après le degré plus ou moins fort de la souffrance abdominale, ou d'après la disposition morale plus ou moins mélancolique du malade. Il y a ordinairement un mieux notable pendant les premières heures de la matinée. La liberté des fonctions abdominales exerce une influence remarquable sur l'état de la vision. Les symptômes locaux révêtent plus souvent les caractères de l'amblyopie torpide, que ceux de l'amblyopie irritative.

§ 95. — C'est là ce que nous voulons désigner par le nom *d'amaurose ganglionnaire ou abdominale*. Plusieurs variétés de cette espèce d'amaurose sont décrites par les auteurs sous le titre *d'amauroses sympathiques*. Ces dernières s'expliquent, selon nous, facilement par la continuité de toutes les parties du système nerveux, et c'est pour cette raison que nous comprenons l'amaurose hémorroïdale, menstruelle (ces dernières peuvent aussi être de véritables amauroses cérébrales), goutteuse, hypocondriaque, hystérique, vermineuse, et certaines amauroses qui accompagnent la grossesse, etc., etc., sous la dénomination commune d'amaurose ganglionnaire. S'il est permis de nous exprimer d'une manière métaphorique, nous dirons que l'une ou l'autre partie du système ganglionnaire représentant dans ces cas un des pôles de la chaîne du système nerveux, transmet son affection à l'autre pôle, dont le siége est la rétine.

§ 96. — L'expérience ne nous a appris aucun symptôme particulier qui servirait à faire distinguer ces différentes variétés de l'amaurose ganglionnaire, si ce n'est les phénomènes

de l'hypocondrie, de l'hystérie, des irrégularités hémorroïdales ou menstruelles, l'affection vermineuse. L'amaurose elle-
même se traduit dans ces circonstances, comme dans toutes
les autres, par les symptômes de la congestion, de la torpeur
ou de l'altération organique. Le traitement qu'elle réclame
doit être dirigé d'après ces caractères, et d'après la nature
de l'affection abdominale qui paraît lui avoir donné naissance.

§ 97. — C'est aux cas de ce genre que s'applique quelquefois
avec avantage une méthode de traitement, à laquelle Schmucker, Richter et Scarpa ont voulu donner une étendue trop générale. Les moyens recommandés dans l'amaurose, par ces illustres praticiens, ont pour but d'exciter les extrémités nerveuses
du système ganglionnaire abdominal, et de provoquer par là
une modification salutaire de l'innervation vicieuse de l'organe visuel. Il y a toujours du danger à se laisser aller à l'emploi routinier d'une pareille méthode. Les émétiques et les
évacuants qui la composent peuvent convenir lorsque les
causes de l'amaurose sont de nature à en réclamer l'emploi.
Ils sont au contraire désavantageux, si l'amaurose ganglionnaire est accompagnée d'un état congestif, si elle est due à la
suppression du flux hémorroïdal ou menstruel, état qui,
cédant souvent sans difficulté aux saignées révulsives, peut
s'aggraver singulièrement sous l'influence d'un empirisme intempestif.

Il suffira, quant à présent, de donner la division de ce genre
d'amaurose dans ses espèces et sous-espèces, afin qu'on puisse
se faire une idée nette de leur nature et du traitement qu'elles
exigent.

Espèce I. — Amaurose ganglionnaire irritative.

Sous-espèce I. — *Amaurose ganglionnaire congestive.*

§ 98. — La pléthore abdominale, la dysménorrhée et l'aménorrhée, la suppression du flux hémorroïdal, etc., peuvent

produire l'amaurose par leur influence directe sur le système nerveux ganglionnaire, sans produire une congestion cérébro-oculaire. Cette origine de la maladie, ainsi que celle des autres espèces, indique en même temps son traitement.

Sous-espèce II. — *Amaurose ganglionnaire nerveuse irritative.*

§ 99. — Elle est presque toujours un symptôme de l'hypocondrie, de l'hystérie et d'autres affections nerveuses sur des individus chez lesquels ces affections produisent plutôt un état d'excitation générale du système nerveux qu'un état d'insensibilité. L'amaurose vermineuse, plus rare que ne l'ont dit les auteurs, est le plus souvent une variété de cette sous-espèce ; on sait que dans cette dernière variété le symptôme de la dilatation pupillaire est singulièrement développé.

Cependant, depuis quelque temps, nous soupçonnons que l'affection, regardée ordinairement comme une amaurose vermineuse, est plus souvent une simple mydriase. L'amaurose gastrique ou saburrale des auteurs, c'est-à-dire l'abolition plus ou moins complète et plus ou moins permanente de la vision, par suite d'un excès de table, d'une indigestion, d'une super-sécrétion bilieuse, etc., qui cède très constamment à l'emploi de la méthode anti-gastrique et évacuante, appartient encore à cette espèce.

Espèce II. — Amaurose ganglionnaire torpide.

§ 100. — Elle se montre sur les individus hypocondriaques et hystériques, chez lesquels il y a moins de réaction et d'excitabilité, et plutôt un état de passivité et d'apathie. L'amaurose vermineuse peut aussi quelquefois la produire. Les auteurs, et particulièrement Beer, ont signalé une espèce de goutte sereine qui suivrait l'abus des médicaments amers et l'usage journalier de quantités considérables d'une bière trop forte. Cette espèce, que nous n'avons jamais eu occasion d'observer, peut être rangée ici et être expliquée par la surexcitation des houppes nerveuses de la muqueuse gastrique, suivie d'un état de torpeur et d'asthénie voisin de la paralysie.

Espèce III. — Amaurose ganglionnaire organique.

§ 101. — Les nombreuses altérations organiques des viscères abdominaux, et principalement des organes parenchymateux et glandulaires, tels que le foie, la rate, les reins, les ganglions mésentériques, etc., leur hypertrophie, leur état tuberculeux, leur dégénérescence squirrheuse ou cancéreuse, etc., doivent nécessairement entraîner des anomalies nombreuses de l'action nerveuse des plexus abdominaux et du grand nerf sympathique dans le cortége desquels l'amaurose se trouve assez fréquemment comme symptôme; c'est particulièrement le foie dont les engorgements, l'hypertrophie et les tubercules produisent assez souvent une diminution ou l'abolition de la vision, qui ne disparaît ou ne s'amende qu'avec l'affection principale. De simples engorgements inflammatoires chroniques produisent assez souvent la même espèce de cécité, et peut-être même aurions-nous pu établir sur cette base une autre sous-espèce de l'amaurose ganglionnaire irritative en lui donnant le nom d'amaurose ganglionnaire sub-inflammatoire.

Il est facile de voir que dans toutes ces espèces et sous-espèces de l'amaurose ganglionnaire, le traitement doit être d'abord uniquement dirigé contre la maladie principale. Plus tard, des moyens locaux choisis d'après l'espèce et appliqués à la région oculaire, tels que l'extrait de belladona dans les amauroses irritatives, et les frictions excitantes ou les vésicatoires volants dans les amauroses torpides, peuvent concourir d'une manière efficace à compléter le traitement.

TABLEAU
des ophthalmies

	OPHTHALMIE CATARRHALE.	OPHTHALMIE RHUMATISMALE.	OPHTHALMIE ÉRYSIPÉLATEUSE.
Siége.	La conjonctive palpébro-oculaire est seule affectée dans l'ophthalmie catarrhale: aucun autre tissu de l'œil ne participe à l'affection. Dès que la sclérotique commence à s'injecter, l'ophthalmie catarrhale se combine et devient soit une ophthalmie catarrho-rhumatismale, soit une ophthalmie catarrho-arthritique.	La sclérotique est le tissu principalement affecté ; l'inflammation de cette membrane peut s'étendre d'une part à la conjonctive, et d'autre part à la cornée, au feuillet séreux de l'iris et à d'autres tissus fibro-séreux de l'œil et de ses dépendances.	L'ophthalmie érysipélateuse siége dans la conjonctive oculaire et dans le tissu cellulaire, sous conjonctival. Le tissu cellulaire intra-orbitaire et celui des paupières peuvent, en même temps que la conjonctive, être le siége du gonflement érysipélateux.
Symptômes anatomiques. *1° Dans la conjonctive.*	La conjonctive palpébrale est couverte de stries fines, d'un rouge vermillon, et présente une surface uniformément rouge ou veloutée. On y distingue dans quelques cas des granulations circonscrites, d'une teinte un peu plus claire et légèrement diaphane. La conjonctive palpébrale, et surtout le grand pli de cette membrane, sont relâchés, et il peut arriver que leur volume soit deux fois et même trois fois plus grand que celui qu'ils offrent à l'état normal. L'injection de la conjonctive oculaire est composée de vaisseaux à distribution régulière. Leurs troncs sont tournés du côté de la conjonctive palpébrale ; ils sont légèrement flexueux et à peu près parallèles entre eux : en s'approchant du miroir de l'œil ils se bifurquent et se terminent par des pointes très déliées, à une ligne et demie ou deux lignes de la circonférence de la cornée, de manière à laisser autour de celle-ci un espace, en forme de bande, exempt de rougeur.	La conjonctive ne présente d'injection que lorsque l'ophthalmie rhumatismale se complique d'ophthalmie catarrhale. Dans ce dernier cas, on voit dans la conjonctive, autour de la circonférence cornéale, une zone vasculaire, composée de vaisseaux dont la direction est parallèle à celle des vaisseaux sclérotidiens, que nous allons décrire ci-dessous. Les vaisseaux situés dans la conjonctive se distinguent de ceux de la sclérotique en ce qu'ils sont situés plus superficiellement, qu'ils se déplacent avec les mouvements des paupières, qu'ils sont d'un calibre plus gros, et qu'ils communiquent avec d'autres vaisseaux venant de la conjonctive palpébrale.	L'injection de la conjonctive, dans l'ophthalmie érysipélateuse, est confluente ; la conjonctive se gonfle, prend une teinte d'un rouge pâle-jaunâtre, assez uniforme, devient laxe, se plisse facilement, et présente l'aspect d'une membrane infiltrée.

SYNOPTIQUE

combinées.

OPHTHALMIE VEINEUSE.	OPHTHALMIE SCROFULEUSE.	OPHTHALMIE SYPHILITIQUE.	OPHTHALMIE VARIOLEUSE.
L'ophthalmie veineuse affecte simultanément les tissus fibro séreux et vasculaires de l'œil ; elle se localise, par conséquent, dans la conjonctive, la sclérotique, la cornée, l'iris, et principalement dans la choroïde dont la congestion ou l'inflammation coexiste toujours avec les symptômes phlegmasiques des autres membranes sus-nommées.	La conjonctive scléroticale est le tissu d'élection où se fixe l'ophthalmie scrofuleuse, mais elle peut affecter en même temps la sclérotique, la cornée, l'iris et la choroïde, surtout lorsqu'elle se complique.	L'iris est le seul tissu de l'œil affecté par la syphilide chancreuse. La propagation de l'ophthalmie syphilitique à des parties autres que l'iris est le plus souvent due à des complications.	Le siège de cette ophthalmie est dans la peau des paupières et dans toutes les parties de la conjonctive ; pustules varioleuses, nombreuses sur la surface externe des paupières, tuméfaction érysipelateuse de ces voiles membraneux.
L'injection conjonctivale est composée de gros vaisseaux fort distincts les uns des autres, et presque variqueux, non parallèles entre eux, ayant leurs troncs disposés comme s'ils sortaient de dessous la conjonctive palpébrale près de son grand pli, et se ramifiant par bifurcation. Les troncs se divisent en deux branches dont chacune se subdivise en deux ou plusieurs rameaux ; ceux-ci bordent la circonférence de la cornée en forme d'arcade, et vont s'anastomoser en quelques endroits avec des rameaux provenant d'autres troncs vasculaires. Dans les cas où l'ophthalmie veineuse survient à la suite d'une ophthalmie catarrhale, l'injection de la conjonctive ne présente souvent que les caractères de cette dernière, avec cette différence que les vaisseaux sont d'une couleur plus foncée, qu'ils sont entremêlés d'autres vaisseaux plus gros et variqueux, enfin que l'injection ne tarde pas à devenir confluente.	L'injection de la conjonctive scléroticale est partielle et composée d'un petit nombre de vaisseaux presque parallèles entre eux, réunis en faisceaux ou en paquets, qui occupent une partie circonscrite de la conjonctive scléroticale ; ces vaisseaux se terminent brusquement près du bord de la cornée sans le dépasser. L'injection occupe dans la majorité des cas la partie de la conjonctive, qui avoisine les commissures des paupières. Dans les cas où l'ophthalmie lymphatique est compliquée d'ophthalmie catarrhale, le lacis vasculaire, quoique toujours partiel, se compose de deux plans de vaisseaux, les uns occupant la conjonctive, les autres le tissu cellulaire, sous-conjonctival. Les vaisseaux sont superposés, de manière à former un réseau à mailles carrées irrégulières ; quelques uns d'entre eux sont volumineux, d'un rouge violacé et réunis en faisceaux, comme ceux qui constituent l'injection scrofuleuse simple ; d'autres se croisent avec les premiers, sont plus fins, d'un rouge cinabre, et se continuent avec des vaisseaux situés dans la conjonctive palpébrale.	Il n'existe point d'injection conjonctivale dans l'ophthalmie syphilitique.	Pustules varioleuses, qui se développent dans les différentes parties de la conjonctive ; ces pustules sont petites, jaunâtres et élevées au-dessus du niveau de la membrane ; injection intense des membranes externes.

	OPHTHALMIE CATARRHALE.	OPHTHALMIE RHUMATISMALE.	OPHTHALMIE ÉRYSIPÉLATEUSE.
2° *Dans la sclérotique.*	L'ophthalmie catarrhale, à l'état simple, n'est jamais accompagnée d'injection scléroticale. Cette dernière ne devient apparente que lorsque l'ophthalmie catarrhale se complique d'ophthalmie rhumatismale ou arthritique.	L'ophthalmie rhumatismale présente une zone vasculaire composée de vaisseaux d'un rose carmin, droits, disposés parallèlement, qui commencent au point où la sclérotique se réunit à la cornée, s'éloignent de cette dernière membrane en devenant de plus en plus déliés, et se terminent enfin à une ligne à peu près de la circonférence cornéale. Ces vaisseaux sont situés au-dessous de la conjonctive, et ne se déplacent que par le mouvement du globe oculaire. Ils forment autour de la cornée une couronne semblable à celle d'une fleur radiée. Souvent quelques unes des pointes de ces vaisseaux, les plus voisines de la cornée, dépassent le bord de cette membrane d'un huitième ou d'un quart de ligne, quelquefois d'une demi-ligne, et forment sur les confins de la cornée un petit cercle, ou le plus souvent un segment de cercle vasculaire très étroit, qui constitue un des signes différentiels de la sclérotite rhumatismale.	L'injection confluente de la conjonctive, et le gonflement du tissu cellulaire sous-conjonctival, masquent la sclérotique sous-jacente, et ne permettent pas de constater l'état de cette membrane. L'absence de photophobie et d'épiphora, dans l'ophthalmie érysipélateuse, nous permet toutefois de conclure que la sclérotique est exempte d'inflammation.
3° *Dans la cornée.*	Tant que l'ophthalmie catarrhale ne devient pas blennorrhagique, ou tant que la conjonctive palpébrale n'est pas le siége de granulations dures et résistantes, la cornée ne participe point à l'affection. Dans le premier cas, cette membrane peut se ramollir, et se couvrir d'une substance pulpeuse qui finit par perforer la cornée, ou bien le boursouflement de la conjonctive oculaire, en se continuant de proche en proche jusqu'à la cornée, donne lieu à l'infiltration d'une matière puriforme entre ses lames. La kératite vasculaire résultant du frottement d'une conjonctive granulaire contre la surface lisse du miroir de l'œil, kératite décrite par les auteurs sous le nom de *pannus*, se caractérise par l'injection et l'épaississement du feuillet conjonctival de la cornée, et surtout de sa partie supérieure.	Dans l'ophthalmie rhumatismale il se forme très fréquemment, et sans que les vaisseaux de la sclérotique se prolongent sur la conjonctive cornéale, une *phlyctène* transparente de la grosseur d'un grain de millet, d'un grain de chènevis, ou tout au plus d'une petite lentille. Cette phlyctène, en se rompant, donne lieu à une petite ulcération très superficielle, dont le fond reste clair et transparent, et qui, en se cicatrisant, laisse à sa place une facette semblable à celle d'un diamant taillé. L'inflammation rhumatismale peut affecter les lames profondes de la cornée. Cette membrane devient inégale, comme sablée, aspergée de petits points extrêmement fins; bientôt il se forme dans la cornée des plaques opaques blanches ou légèrement bleuâtres, qui sont dues à l'épanchement d'une matière fibro-albumineuse entre les lames de cette membrane.	La cornée conserve son intégrité dans l'ophthalmie érysipélateuse.

OPHTHALMIE VEINEUSE.	OPHTHALMIE SCROFULEUSE.	OPHTHALMIE SYPHILITIQUE.	OPHTHALMIE VARIOLEUSE.
Il existe dans l'ophthalmie veineuse un cercle de vaisseaux plus foncés que ceux qui composent la zone rhumatismale, mais affectant la même disposition autour du bord de la cornée. Les vaisseaux qui forment cette zone présentent des anastomoses nombreuses. Mais ce qui caractérise principalement l'injection veineuse de la sclérotique, c'est la présence d'un anneau bleuâtre, ou blanc-bleuâtre, plus ou moins complet, large d'un tiers de ligne, ou moins large, qui entoure la cornée et qui sépare la zone vasculaire de la circonférence de cette membrane (*cercle veineux ou arthritique*).	La sclérotique est souvent affectée chez les individus atteints d'ophthalmie scrofuleuse, mais alors cette dernière n'est plus simple. La sclérotite ne présente dans ces cas d'autres caractères que ceux de la sclérotite rhumatismale; l'ophthalmie lymphatique, accompagnée de sclérotite, n'est qu'une combinaison avec l'ophthalmie rhumatismale.	Dans les cas où l'ophthalmie syphilitique est accompagnée d'une injection scléroticale, cette dernière dépend d'une complication rhumatismale accidentelle. Cependant on trouve quelquefois, dans le cortége des signes anatomiques de l'ophthalmie syphilitique, une zone d'un rouge violacé, large d'une ligne à une ligne et demie, d'une teinte uniforme, dans laquelle on ne distingue point de vaisseaux séparés, et qui entoure la cornée. Cette zone, qu'il ne faut pas confondre avec l'injection rhumatismale, a été décrite sous le nom de *cercle dyscrasique*.	La sclérotique est le siège d'une injection très vive.
Dans l'ophthalmie veineuse la cornée devient quelquefois le siége d'un épanchement inter-lamellaire, et d'une ulcération très circonscrite; celle-ci offre une forme irrégulièrement ovalaire; elle est beaucoup plus longue que large. Ses bords sont comme déchirés, et plus ou moins taillés à pic; le fond de l'ulcère est couvert d'une matière grisâtre, qui, vers l'époque de la guérison, devient pulvérulente, crétacée ou jaunâtre.	La cornée peut être affectée de différentes manières dans l'ophthalmie scrofuleuse. Elle peut être le siège d'une kératite *non-vasculaire* ou *primitive*: alors la cornée entière, ou une partie de cette membrane, devient trouble; sa surface devient inégale, comme sablée, et est parsemée d'une foule de petits points extrêmement fins; d'autres fois les altérations de la cornée consistent dans des épanchements inter-lamellaires de matière lymphatique, qui soulève les feuillets superficiels de cette membrane en forme de pustule, sont la suite d'une complication rhumatique et ont été décrites sous le nom d'*ophthalmie rhumatismo-scrofuleuse* (pag. 355). Enfin, dans la combinaison catarrho-scrofuleuse, les vaisseaux de la conjonctive scléroticale peuvent se continuer sur le feuillet conjonctival de la cornée où ils affectent souvent la même forme fasciculaire, qui est particulière à l'injection lymphatique de la conjonctive scléroticale.	La cornée ne présente pas de lésion dans l'ophthalmie syphilitique.	Des pustules se développent sur la cornée: cette membrane devient le siége de points suppuratifs blanchâtres d'abord, puis jaunâtres, qui s'élèvent peu à peu; la suppuration ne tarde pas à affecter la substance de la cornée, et y prend la forme d'une pustule assez acuminée et élevée, ou plus tard celle de l'onyx.

	OPHTHALMIE CATARRHALE.	OPHTHALMIE RHUMATISMALE.	OPHTHALMIE ÉRYSIPÉLATEUSE.
4° Dans l'iris.	L'iris reste exempt d'inflammation dans l'ophthalmie catarrhale.	L'ophthalmie rhumatismale peut se transmettre à la sclérotique, à la membrane de l'humeur aqueuse, au feuillet séreux, qui tapisse la surface antérieure de l'iris, et enfin au parenchyme même de cette membrane. Il existe alors, outre les caractères anatomiques de la sclérotite, une constriction de la pupille, qui devient, le plus souvent, perpendiculairement ovalaire: l'iris change de couleur, et sa texture rayonnée commence à s'effacer.	Dans l'ophthalmie érysipélateuse l'action phlogistique ne s'étend pas à l'iris.
5° Dans la choroïde.	La choroïde n'est pas affectée dans l'ophthalmie catarrhale simple.	Dans l'ophthalmie rhumatismale la phlogose ne s'étend pas à la choroïde.	Affection nulle de la choroïde.
Symptômes physiologiques. *1° Sécrétion.*	Dans l'ophthalmie catarrhale la sécrétion muqueuse de la conjonctive est augmentée; les paupières sont collées le matin par des mucosités desséchées. Le mucus sécrété plus abondamment s'amasse surtout dans la région des angles de l'œil. Cette sécrétion peut devenir très copieuse et puriforme ; elle constitue alors un des symptômes de l'ophthalmie blennorrhagique qui n'est qu'une ophthalmie catarrhale très intense. L'ophthalmie catarrhale est souvent accompagnée de larmoiement qui provient moins d'une augmentation de la sécrétion lacrymale que d'un obstacle mécanique opposé à la libre circulation des larmes par le boursouflement des voies lacrymales absorbantes.	La sécrétion muqueuse n'est pas augmentée tant que l'ophthalmie rhumatismale ne se complique pas de conjonctivité catarrhale. L'ophthalmie rhumatismale est accompagnée de larmoiement dû à une véritable *hyperdiacrisie*, ou augmentation de la sécrétion lacrymale; il est en harmonie avec l'intensité de l'inflammation ; les larmes qui s'échappent des paupières, au moindre effort qu'on fait pour écarter ces voiles, sont chaudes, brûlantes, et corrodent quelquefois la peau avec laquelle elles sont en contact.	Dans l'ophthalmie érysipélateuse, la sécrétion muqueuse est à peine augmentée ; il n'y a point d'épiphora.

OPHTHALMIE VEINEUSE.	OPHTHALMIE SCROFULEUSE.	OPHTHALMIE SYPHILITIQUE.	OPHTHALMIE VARIOLEUSE.
Lorsque l'ophthalmie veineuse envahit les tissus vasculaires de l'œil, l'iris change de couleur, la couche pigmenteuse semble disparaître à sa surface postérieure ; cette membrane prend un aspect marbré, et est marquetée de plaques plus ou moins grandes, d'une couleur d'un gris d'ardoise ou bleuâtre, quelquefois un peu nacré. L'iris prend une teinte sale et perd sa structure fibrillaire. La pupille est dilatée, immobile et transversalement ou perpendiculairement ovulaire, ou bien cette ouverture est resserrée et irrégulière, à cause d'adhérences qui se sont formées entre sa marge et la cristalloïde antérieure.	L'iris peut s'affecter dans l'ophthalmie scrofuleuse ; cette membrane change quelquefois de couleur et de texture, et des exudations peuvent se former dans l'ouverture pupillaire. Cependant, nous ne connaissons pas de symptômes particuliers, sinon les caractères déjà énoncés de l'ophthalmie scrofuleuse, qui puissent servir à faire distinguer cette espèce d'iritis des autres.	L'ophthalmie syphilitique se fixe toujours dans l'iris sous la forme de l'inflammation de son parenchyme. Le petit cercle de cette membrane prend une teinte livide violacée ou cuivrée ; son tissu se tuméfie et forme un anneau élevé, composé de flocons épais et tomenteux. La pupille devient irrégulière et affecte le plus souvent la configuration d'un ovale oblique de bas en haut et de dehors en dedans, dont l'extrémité supérieure et interne est plus ou moins anguleuse. Il se forme quelquefois sur l'une ou l'autre partie de la surface antérieure de l'iris une ou plusieurs élévations jaunâtres, roussâtres, circonscrites, à surface inégale et floconneuse, qui semblent analogues aux végétations condylomateuses.	L'iris peut être affecté secondairement dans l'ophthalmie varioleuse.
L'ophthalmie veineuse est constamment accompagnée de congestion ou d'inflammation de la choroïde ; elle se trahit par l'injection variqueuse des membranes externes de l'œil, injection dont les vaisseaux s'anastomosent avec ceux des corps ciliaires et de la choroïde, et que nous avons décrite sous le nom d'*injection abdominale* (page 307) ; la congestion de la choroïde se manifeste, en outre, par la présence du cercle veineux autour de la cornée, par les altérations de l'iris et les changements dans la forme de la pupille, et surtout par l'apparence *glaucomateuse* du fond de l'œil, qui paraît être le siége d'une opacité concave et d'un vert de mer.	La choroïde, de même que l'iris, peuvent s'affecter dans des cas rares où l'ophthalmie scrofuleuse s'étend au-delà des membranes externes de l'œil. C'est presque toujours la partie antérieure de la choroïde qui est le siége de l'inflammation scrofuleuse. Les symptômes anatomiques par lesquels elle se manifeste sont ceux que nous avons indiqués dans la description générale de la choroïdite. (Pag. 113 et seq.)	L'inflammation peut se transmettre à la choroïde et à la rétine : nous ne connaissons pas jusqu'ici des symptômes particuliers par lesquels la phlegmasie de ces membranes, secondaire à l'iritis syphilitique, diffère de la choroïdite et de la rétinite en général.	L'ophthalmie varioleuse peut se propager aux tissus les plus profonds de l'œil et par conséquent à la choroïde.
La sécrétion muqueuse de la conjonctive présente quelques caractères particuliers chez les personnes arthritiques prises d'ophthalmie ; elle est souvent de nature âcre et corrosive, et le mucus ressemble quelquefois à une écume blanchâtre, qui s'amasse dans les angles ou dans les plis de la conjonctive (*écume arthritique*). Le larmoiement qui accompagne la sclérotite paraît être moins violent que dans l'ophthalmie rhumatismale.	La sécrétion muqueuse de la conjonctive n'est pas augmentée dans la conjonctivite lymphatique simple ; les mucosités desséchées qui, chez des individus lymphatiques, se trouvent souvent amassées sur les bords des paupières, proviennent soit de la complication de la conjonctivite lymphatique avec l'ophthalmie catarrhale (ophthalmie catarrho-lymphatique), soit d'une blépharite glandulaire et de la sécrétion augmentée des follicules ciliaires. L'ophthalmie scrofuleuse n'est accompagnée de larmoiement que dans les cas où elle est compliquée de sclérotite rhumatismale (ophthalmie rhumatismo-scrofuleuse).	Toutes les fois que dans l'iritis syphilitique il y a augmentation de la sécrétion muqueuse ou lacrymale, cette inflammation n'est plus simple ; une ophthalmie catarrhale ou rhumatismale s'est alors jointe à l'iritis syphilitique.	La sécrétion des follicules ciliaires et de la conjonctive est augmentée. Les mucosités desséchées entre les bords palpébraux collent ces derniers et s'opposent à l'écoulement libre des larmes.

	OPHTHALMIE CATARRHALE.	OPHTHALMIE RHUMATISMALE.	OPHTHALMIE ÉRYSIPÉLATEUSE.
2° *Douleur.*	Sensation de démangeaison, de cuisson superficielle, qui augmente surtout le soir et le matin ; le malade croit sentir du sable ou un corps étranger entre les paupières.	Douleur lancinante qui augmente surtout lorsqu'on essaye d'ouvrir les paupières. Tantôt cette douleur, bornée au globe oculaire, est superficielle ; tantôt elle est accompagnée d'élancements dans la tempe et au côté de la tête correspondant à l'œil malade. Cette douleur fait souvent des rémissions qui lui donnent un caractère périodique.	Le gonflement de la conjonctive oculaire, faisant saillie entre les paupières, donne lieu à une sensation désagréable de picotement, de froissement et de tension.
3° *Photophobie.*	Point de photophobie tant que l'ophthalmie catarrhale est simple.	La photophobie est violente, et en harmonie avec le degré d'intensité de la sclérotite. Le malade ne peut pas ouvrir au grand jour l'œil affecté, tandis qu'il l'ouvre spontanément dans un jour modéré ou dans une demi-obscurité.	Point de photophobie.
4° *Vision.*	La vision est trouble vers le soir à cause des mucosités sécrétées alors en plus grande quantité, et se précipitant, en forme de filaments, sur le miroir de l'œil. Le trouble de la vision est passager et cède le plus souvent aux frictions des paupières avec le doigt.	Tant que l'ophthalmie rhumatismale reste concentrée dans la sclérotique, la vision est peu troublée, ou ne l'est pas du tout ; mais le trouble devient plus considérable dès que la cornée, la membrane de l'humeur aqueuse et l'iris commencent à s'affecter.	La vision n'éprouve point d'altération dans l'ophthalmie érysipélateuse.
5° *Coincidence de la phlegmasie oculaire, avec une affection siégeant dans d'autres organes.*	Souvent l'ophthalmie catarrhale est précédée ou accompagnée d'affections catarrhales de l'une ou de l'autre partie du système muqueux. Les malades sont atteints, en même temps, de coryza, de bronchite, de catarrhe des voies intestinales, etc.	Dans le cortège de l'ophthalmie rhumatismale se trouvent souvent des affections rhumatismales d'autres organes. D'autres fois la même cause qui donne naissance à l'affection rhumatique de l'œil, a agi en même temps sur une partie quelconque du système muqueux, d'où il résulte que l'ophthalmie rhumatismale se trouve alors accompagnée d'une affection catarrhale d'un autre organe.	L'érysipèle de la conjonctive n'est souvent que le résultat de l'extension d'un érysipèle de la face ou des paupières à la muqueuse oculaire.

OPHTHALMIE VEINEUSE.	OPHTHALMIE SCROFULEUSE.	OPHTHALMIE SYPHILITIQUE.	OPHTHALMIE VARIOLEUSE.
Au début, sensation d'un froid glacial, d'engourdissement dans le front, les paupières, à la superficie de l'œil, dans le côté correspondant de la tête : parfois, sensation illusoire d'un cheveu, d'un fil, d'une toile d'araignée, qui touche superficiellement le front et les paupières. Dans la période de la plus grande intensité, douleur térébrante et lancinante, occupant le fond de l'orbite et la région sous-orbitaire, et s'irradiant à la tempe, à l'occiput et à la joue. Ces douleurs sont rémittentes et s'exaspèrent surtout vers le soir; elles sont souvent accompagnées de photopsie.	La conjonctivite scrofuleuse simple n'est pas accompagnée de douleur; ce n'est que dans ses complications avec l'ophthalmie catarrhale ou rhumatismale qu'on rencontre les sensations douloureuses qui accompagnent ces dernières espèces d'ophthalmie.	Douleurs violentes occupant la région sus-orbitaire du côté affecté, et s'irradiant quelquefois aux régions voisines de la tête; ces douleurs s'exaspèrent pendant la nuit, ont le plus de violence vers minuit, et perdent de leur intensité vers le matin.	L'éruption de l'exanthème sur la conjonctive s'annonce par une sensation de tension, de graviers et de douleurs lancinantes, que les malades éprouvent au-dessous des paupières. A mesure que l'inflammation et la suppuration envahissent une plus grande partie du globe oculaire, la douleur devient plus aiguë et plus violente.
La photophobie existe lorsqu'il y a sclérotite; cependant elle est moins violente dans la sclérotite arthritique que dans la sclérotite rhumatismale.	Toutes les fois que l'ophthalmie scrofuleuse est accompagnée de photophobie et de blépharo-spasme, on découvre des traces plus ou moins évidentes de la sclérotite rhumatismale, qui accompagne l'ophthalmie ou qui l'a précédée.	L'ophthalmie syphilitique, quand elle existe seule et qu'elle est exempte de complication, n'est jamais accompagnée de photophobie.	La sensibilité à la lumière est très grande; des larmes brûlantes s'écoulent de la fente des paupières.
La vision peut rester nette, tant que l'ophthalmie veineuse ne s'étend pas très loin au delà de la conjonctive; mais, à mesure que le cercle veineux se forme autour de la cornée et que le fond de l'œil devient verdâtre, la vue se couvre d'une gaze, d'un brouillard qui devient de plus en plus épais, et qui peut finir par une cécité complète.	Dans la conjonctivite scrofuleuse la vision n'éprouve aucune atteinte; elle ne commence à se troubler que dans le cas où la cornée et les tissus profonds de l'œil s'enflamment; alors le trouble de la vision est en harmonie avec les altérations produites par la phlegmasie de ces tissus.	La faculté visuelle est plus ou moins altérée en raison de l'intensité de l'inflammation et des exsudations plastiques formées dans l'ouverture pupillaire.	Le trouble de la vision est en harmonie avec la véhémence de l'inflammation et avec l'obscurcissement de la cornée.
L'ophthalmie veineuse est toujours précédée d'un dérangement dans les fonctions des viscères abdominaux, dont nous avons compris les symptômes sous le nom de *pléthore abdominale* (page 298); des douleurs goutteuses, des hémorroïdes irrégulières, des anomalies ou la cessation du flux menstruel, et une congestion cérébro-oculaire dépendant de ce trouble de la circulation, précèdent ou accompagnent cette ophthalmie.	La plupart des individus atteints d'ophthalmie scrofuleuse présentent une habitude particulière, dont nous avons fait connaître les caractères (pag. 367); des affections scrofuleuses d'autres organes, des éruptions cutanées, des ulcères lymphatiques, des engorgements glandulaires, des affections du système osseux, précèdent souvent l'ophthalmie scrofuleuse, et coexistent quelquefois avec cette dernière.	Une syphilide chancreuse précède constamment plus ou moins long-temps le développement de l'iritis syphilitique; il se peut que des affections vénériennes d'autres organes co-existent avec l'ophthalmie de cette nature.	L'ophthalmie varioleuse se montre toujours dans le cortège d'une éruption varioleuse générale.

	OPHTHALMIE CATARRHALE.	OPHTHALMIE RHUMATISMALE.	OPHTHALMIE ÉRYSIPÉLATEUSE.
Terminaisons.	Résolution ; chémosis ; état granulaire de la conjonctive ; pannus produit par cette dernière. Absence de pustules et d'ulcérations sur la conjonctive ou sur la cornée.	Résolution ; développement de phlyctènes sur la cornée ; ulcérations superficielles de cette membrane par suite de la rupture de ces phlyctènes ; exsudations dans l'ouverture pupillaire lorsque l'iris a été affecté.	Résolution ; œdème de la conjonctive.
Causes.	Abaissement subit de la température qui agit sur la muqueuse de l'œil. La cause de la maladie et celle des *catarrhes*, ou irritations sécrétives des membranes muqueuses, sont identiques; la portion *muqueuse* de la conjonctive (celle qui couvre et avoisine les paupières douée d'un *corps papillaire*; est principalement affectée. Il y a, en outre, souffrance du *système muqueux* dans une grande étendue. Tous ces détails justifient le nom d'ophthalmie catarrhale que nous donnons à cette phlegmasie.	Abaissement subit de la température qui agit sur les tissus fibro-séreux de l'œil. L'irritation des membranes fibro-séreuses par suite de variations brusques de la température atmosphérique constitue le rhumatisme ; c'est pour cela que nous avons donné à la phlegmasie des membranes fibro-séreuses de l'œil, par suite de refroidissement , le nom d'ophthalmie rhumatismale.	Refroidissement exerçant son influence sur des personnes d'un tempérament bilieux; quelquefois origine épidémique. Cette phlegmasie, qui présente tous les caractères d'un érysipèle, et qui doit son origine aux mêmes causes, mérite le nom d'ophthalmie érysipélateuse.
Traitement.	Le traitement de l'ophthalmie catarrhale se compose des indications suivantes : 1° Indication antiphlogistique qui le plus souvent est remplie par l'action répercussive des collyres astringents; 2° Indication résultant de la suppression momentanée de la transpiration cutanée indication à laquelle répond l'usage des sudorifiques; 3° Lorsque l'ophthalmie catarrhale est rebelle à ce traitement, déplacement de l'irritation sécrétive sur d'autres parties du système muqueux (purgatifs), ou sur la peau (vésicatoires).	Le traitement de l'ophthalmie rhumatismale est dirigé d'après les indications suivantes : 1° Indication antiphlogistique ; émissions sanguines générales et locales , l'usage des mercuriaux, révulsion superficielle ; 2° Indication antirhumatique remplie par l'emploi des préparations antimoniales , les sudorifiques, le colchique , etc.; 3° Révulsion énergique établie sur la peau dans les cas de récidives fréquentes.	Le traitement de l'ophthalmie érysipélateuse consiste dans les indications suivantes : 1° Indication antigastrique remplie par l'administration d'un vomitif ou d'un purgatif; cette indication est secondée par l'usage de légers sudorifiques; 2° Indication topique, emploi de compresses simples ou de sachets aromatiques sur les paupières.

OPHTHALMIE VEINEUSE.	OPHTHALMIE SCROFULEUSE.	OPHTHALMIE SYPHILITIQUE.	OPHTHALMIE VARIOLEUSE.
Résolution : ulcération profonde de la cornée et ses suites lorsque cette membrane se perfore; glaucome, et par là cécité complète, dégénérescence, staphylome de la choroïde. Dans les cas d'iritis, exsudations dans la pupille et souvent oblitération de cette ouverture.	*Conjonctivite scrofuleuse :* résolution ; pustules qui se forment sur la jonction de la sclérotique et de la cornée, et quelquefois sur cette dernière à l'extrémité des faisceaux vasculaires ; ulcérations plus ou moins profondes lors de la rupture de ces pustules. Dans les cas d'ophthalmie catarrho-lymphatique, la pustule se forme à quelque distance de la circonférence cornéale. *Kératite et ophthalmie scrofulo-rhumatismale :* résolution, épanchements interlamellaires dans la cornée, onyx, ulcération de cette membrane, hypopion, leucome. Dans les cas d'iritis et de choroïdite, altération plus ou moins moins grave de ces membranes.	Résolution: condylome de l'iris : exsudation dans la pupille et atrésie de cette ouverture.	La suppuration de la cornée laisse après elle des leucomes avec ou sans synéchie, des ulcères, des staphylomes de l'iris : elle peut se terminer par la destruction totale de la cornée et même par la fonte purulente de l'œil : la blépharite et la conjonctivite chronique, la chute des cils, le trichiasis, l'entropion et l'ectropion, le larmoiement, la blénorrhée et l'oblitération du sac lacrymal doivent être nommés parmi les suites de cette ophthalmie.
Causes générales des affections goutteuses hémorroïdales et dysménorroïques. La nature particulière de cette ophthalmie, due à la sympathie existant entre la choroïde et le système de la veine porte, et à la complication avec la congestion d'un sang veineux, destiné à être rejeté par les vaisseaux abdominaux, nous l'a fait désigner sous le nom d'*ophthalmie veineuse.*	Causes générales des affections lymphatiques ; prédominance du système lymphatique, qui est très prononcée dans toute la constitution. Rien de plus rationnel que d'admettre que cette prédominance du système lymphatique imprime à la phlegmasie locale un cachet particulier, et de l'appeler ophthalmie scrofuleuse.	Développement secondaire à la suite d'une syphilide chancreuse. Le virus portant son action sur un tissu particulier du globe oculaire où il provoque une inflammation qui ne cède qu'à un traitement spécifique, nous avons le droit de l'appeler phlegmasie syphilitique.	L'origine de cette ophthalmie est toujours celle par contagion.
Nous distinguons dans le traitement de l'ophthalmie veineuse deux indications principales : 1° Indication antiphlogistique qui doit être employée dans une grande étendue et aidée de l'usage externe et interne des narcotiques, pour diminuer les douleurs et la sensibilité de la rétine ; 2 Indication tendant à régulariser la circulation veineuse, et à stimuler les sécrétions des viscères abdominaux, par le moyen de saignées révulsives, des aloétiques, des sulfureux, des emménagogues, et des moyens connus sous le nom d'anti-arthritiques. Dans une période plus avancée de l'ophthalmie veineuse, les exutoires les plus énergiques, qui augmentent l'irritation dans le début de l'ophthalmie, deviennent éminemment utiles vers son déclin, pour accélérer la marche de la guérison et prévenir les rechutes.	Les indications thérapeutiques se résument dans les chefs suivants : 1° Indication antiphlogistique remplie par les émissions sanguines, les purgatifs, les mercuriaux et les révulsifs dermatiques ; 2° Indication antilymphatique qui réclame l'emploi des purgatifs, des mercuriaux, des antimoniaux, des préparations d'iode et de baryte, des alcalins, des toniques, et surtout des mesures propres à mettre le malade dans des conditions extérieures contraires à celles qui favorisent le développement des affections scrofuleuses.	Le traitement de l'ophthalmie syphilitique est basé sur deux indications principales : 1° Indication antiphlogistique consistant dans l'emploi énergique des émissions sanguines générales et locales, des purgatifs, des révulsifs, de frictions mercurielles et belladonisées, etc. ; 2° Indication antisyphilitique spécifique remplie par l'administration des préparations mercurielles pénétrantes telles que le deuto-chlorure de mercure, etc.	La partie prophylactique du traitement consiste à détourner l'éruption varioleuse de l'organe de la vision par des moyens topiques répercussifs, par l'emploi local de la pommade mercurielle sur les paupières, par les révulsifs, et enfin par la méthode ectrotique. L'ophthalmie varioleuse doit être combattue par les moyens antiphlogistiques, joints à des moyens qui diminuent la tension des paupières, tels que des liquides émollients appliqués sur les paupières.

EXPLICATION DES PLANCHES.

Planche Ire.

Planche II.

Planche III.

Planche IV.

La première figure de la quatrième planche représente une *cataracte lenticulaire dure*. L'opacité qu'on voit dans la pupille est d'un gris très foncé ; elle est uniforme, ne présente pas des nuances variées ; l'opacité est tout au plus un peu plus prononcée au centre que vers la circonférence. Un cercle noirâtre se dessine sur l'opacité concentriquement au bord pupillaire ; il provient de l'ombre projetée par l'iris sur la cataracte, ombre d'autant plus marquée que la distance existant entre la cataracte et le bord pupillaire est plus grande. Ce cercle noirâtre est, conjointement avec la couleur foncée du cristallin, un des principaux caractères qui indique sa dureté toujours accompagnée d'une diminution considérable de volume.

La seconde figure de cette planche représente une *cataracte lenticu-*

laire demi-molle et déhiscente. Elle se distingue par sa couleur blanchâtre assez prononcée, par son volume considérable, qui en pressant sur l'iris maintient la pupille forcément dans un état de dilatation et empêche ses mouvements. La pression exercée par le cristallin gonflé est cause du renversement partiel du bord de l'uvée en avant ; il ne faut pas confondre le cercle noir qui dans ce cas borde l'iris, avec l'anneau qu'on observe dans la première figure et qui est due à l'ombre projetée par l'iris sur l'opacité. Une foule de stries s'étendant toutes de la circonférence du cristallin vers son centre, donnent à la cataracte un aspect étoilé ; plusieurs de ces stries sont un peu plus larges et laissent entrevoir les couches plus profondes du cristallin. Au centre, vers lequel toutes ces stries convergent, les fragments déhiscents de la cataracte se séparent de manière à laisser entrevoir le noyau du cristallin.

Dans la troisième figure de la même planche, qui représente une *cataracte capsulaire antérieure,* l'opacité, située très près de la pupille, est d'un blanc beaucoup plus tranché que dans les deux figures précédentes. L'opacité n'est pas uniforme, on y reconnaît facilement des inégalités, des stries, qui sont même saillantes au-dessus de la surface de la capsule. En haut, l'opacité est bordée par un segment de pigmentum noir de l'uvée ; dans cet endroit, la marge pupillaire adhère à la capsule dégénérée.

TABLE DES MATIÈRES.

BIBLIOTHEQUE ROYALE

CORRIGENDA ET ADDENDA.

Page 174, 15e ligne d'en haut, lisez *exsudation*, au lieu de *excrétion*.
— 329, 7 — d'en haut, lisez *fig. 1*, au lieu de *fig. 2*.
— 335, 18 — d'en haut, lisez *injection*, au lieu d'*affection*.
— 355, 8 — d'en haut, lisez *kérato-conjonctivite*, au lieu de *kérato-conjonctive*.
— 377, 9 — d'en haut, lisez *conjonctive*, au lieu de *conjonctivite*.
— 475, 5 — d'en bas, effacez les mots *derrière la pupille*.
— 476, 12 — d'en haut, lisez *raison inverse*, au lieu de *raison directe*.
— 479, 10 — d'en haut, lisez *une fausse cataracte n'est pas une cataracte*, au lieu de *une fausse cataracte n'en est pas une*.
— 479, 6 — d'en haut, effacez tout le passage, depuis les mots, *comme on le verra*, jusqu'aux mots, *caractéres généraux*.
— 495, 8 — d'en bas, lisez *et la pénurie vasculaire de la capsule postérieure*, au lieu de, *que dans l'artère centrale la rétine*.
— 503, 12 — d'en bas, lisez : *que nous allons signaler p. 512*, au lieu de, *que nous avons signalé*.
— 505, 11 — d'en bas, lisez : *quelquefois*, au lieu de, *souvent*.
— 508, 12 — d'en haut, lisez : *peu distinctement*, au lieu de, *indistinctement*.
— 521, 2 — d'en haut, lisez : *plusieurs fois*, au lieu de, *deux fois*.
— 522, 5 — d'en haut, effacez les mots : *à l'irrégularité de la pupille*.
— 526, 1 — d'en haut, lisez : *cataractes*, au lieu de, *caractères*.
— 533, 17 — d'en haut, ajoutez après, *les enfants les plus jeunes*, les mots : *et les personnes les plus vieilles*.
— *id.*, 12 — d'en bas, lisez : *l'époque de la dentition et celle du développement du cerveau*, au lieu de, *les époques de la dentition*.
— 540, 16 — d'en haut, lisez : *vis-à-vis de l'opérateur, assis sur une chaise, le malade doit être placé sur un tabouret moins élevé que celle-ci, etc., etc.*
— 542, 5 — d'en haut, ajoutez après le mots : *par un aide intelligent, ou le spéculum de M. Lusardi, tenu par l'opérateur.*
— 546, 5 — d'en haut, lisez : *la suppuration*, au lieu de, *la première*.
— 547, 6 — d'en bas, ajoutez après : *le globe oculaire*, les mots, *et la vision*.
— *id.*, 3 — d'en bas, ajoutez après : *le globe oculaire*, les mots, *et de l'humeur aqueuse*.
— 557, 4 — d'en haut, lisez : *au-dessous*, au lieu de, *au-dessus*.

Page 557, 6e ligne d'en bas, ajoutez après : *pendant quelques instants*, les mots, *avant d'achever la section de la cornée et après l'avoir terminée.*

— 565, 19 — d'en haut, ajoutez après: *toute sa pureté*, les mots, *et quand on ne sent plus de résistance.*

— 556, 10 — d'en haut, lisez : ὀνύσσω , au lieu de , ὀνίσσω.

— 380, 4 — d'en haut, lisez : *sclérotonyxis*, au lieu de , *kératonyxis.*

— 587, 12 — d'en bas, effacez les mots : *de même que la dépression.*

— 588, 10 — d'en bas, effacez les mots : *ne pas.*

— 623, 12 — d'en bas, ajoutez après : *sur le dos*, les mots, *et enfin chez les enfants.*

— 646, 17 — d'en haut, lisez : ἀμαυροῦν au lieu de ἀμαυρεῖν.

— 649, 8 — d'en bas, lisez : *reconnait*, au lieu de , *fait reconnaitre.*

— id., 1 — d'en bas, lisez : *dans cette sous-espèce*, au lieu de , *ce.*

— 658, 5 — d'en haut, lisez : *cette teinte peut*, au lieu de , *qui peut, etc.*

— 678, 1 — d'en haut, lisez : *genres*, au lieu de , *groupes.*

— id., 6 — d'en haut, lisez : *genres*, au lieu de , *groupes.*

— 685, 13 — d'en haut, lisez : *action*, au lieu de , *cause.*

Page 552 et 553. Effacez la dernière ligne de la page 552, et la première de la page 553.

Nous prions le lecteur de rectifier, dans le mémoire de la cataracte, la succession des paragraphes, à partir du paragraphe 64, jusqu'au paragraphe 79, dans l'ordre suivant:

§§ 69, 70, 71, 72, 73, 74, 75, 76, 77, 78, 79, 64, 65, 66, 67, 68.

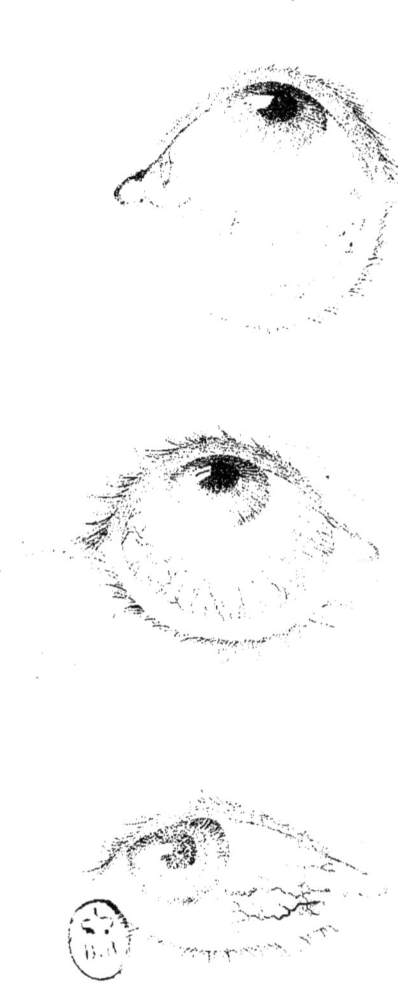

De Berre ad nat pinx.   Lith. Lemquermans du trm S.G. Paris

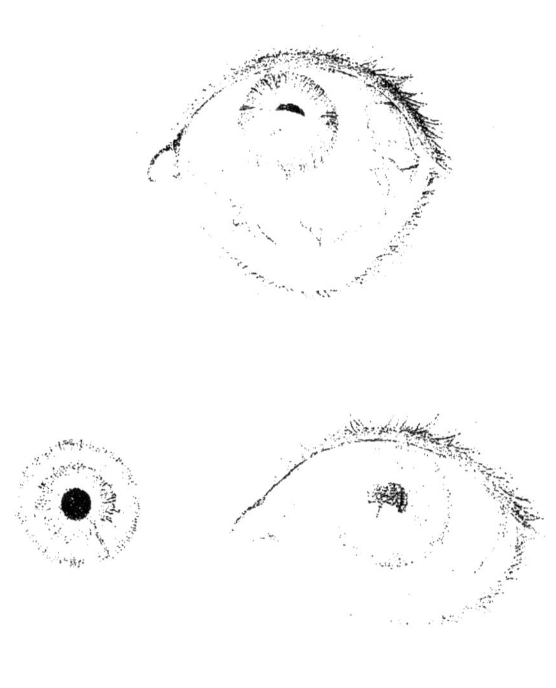

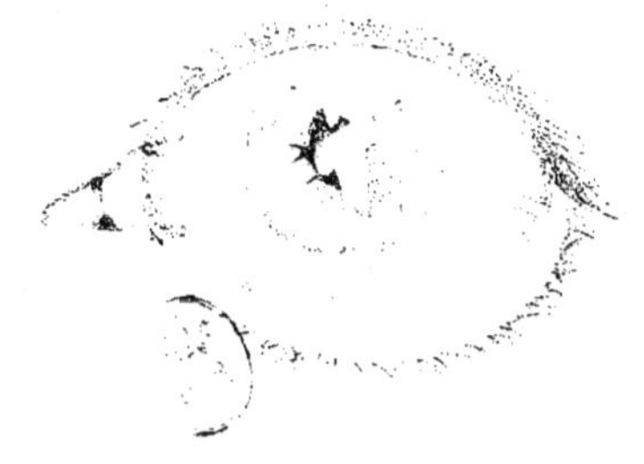

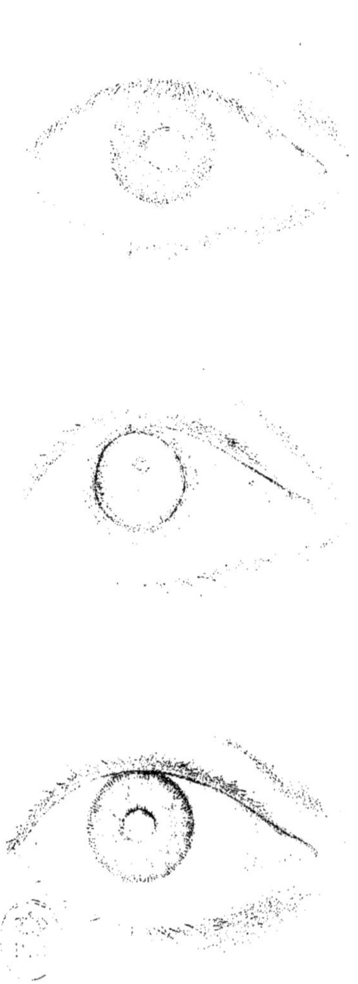

L. Brau del. ...   Lith. Bec...... de ....S G Paris.